DIAGNÓSTICO E TRATAMENTO EM PNEUMOLOGIA

Sociedade de Pneumologia e Tisiologia do Estado do Rio de Janeiro

DIAGNÓSTICO E TRATAMENTO EM PNEUMOLOGIA

Sociedade de Pneumologia e Tisiologia do Estado do Rio de Janeiro

EDITORES
Alexandre Pinto Cardoso
Eucir Rabello
Fernanda Carvalho de Queiroz Mello
João Pedro Steinhauser Motta
Michelle Cailleaux

MANOLE

SOPTERJ

Produção editorial: Eliane Usui
Projeto gráfico: HiDesign Estúdio
Imagem da capa: Plínio Ricca
Capa: Plínio Ricca
Diagramação: HiDesign Estúdio
Ilustrações: HiDesign Estúdio

CIP-BRASIL. CATALOGAÇÃO NA PUBLICAÇÃO
SINDICATO NACIONAL DOS EDITORES DE LIVROS, RJ

Diagnóstico e tratamento em pneumologia / editores Alexandre Pinto Cardoso ... [et al.]. – 1. ed. - Santana de Parnaíba [SP] : Manole, 2021.
il.

Inclui bibliografia e índice
ISBN 9786555764376

1. Pneumologia. 2. Aparelho respiratório - Doenças. 3. Pulmões - Doenças - Diagnóstico. 4. Aparelho respiratório - Doenças - Tratamento. 5. Pulmões - Doenças - Tratamento. I. Cardoso, Alexandre Pinto.

21-73210 CDD: 616.24
CDU: 616.24

Camila Donis Hartmann - Bibliotecária - CRB-7/6472

1ª edição – 2021

Editora Manole Ltda.
Alameda América, 876
Tamboré – Santana de Parnaíba – SP – Brasil
CEP: 06543-315
Fone: (11) 4196-6000
www.manole.com.br | https://atendimento.manole.com.br/

Impresso no Brasil
Printed in Brazil

Eu quase que nada não sei. Mas desconfio de muita coisa.

Guimarães Rosa, *Grande Sertão: Veredas*

Sobre os editores

Alexandre Pinto Cardoso

Professor Associado IV de Pneumologia da Faculdade de Medicina da Universidade Federal do Rio de Janeiro (UFRJ). Diretor de Saúde do Instituto de Doenças do Tórax (IDT) da UFRJ. MD-PhD.

Eucir Rabello

Mestre em Pneumologia pela UFRJ. Pós-graduado em Educação em Saúde pela Universidade de São Paulo (USP). Chefe da Divisão de Ensino e Pesquisa e do Serviço de Pneumologia do Hospital de Força Aérea do Galeão (HFAG). Coordenador e Professor Titular de Pneumologia do Curso de Medicina da Universidade de Vassouras.

Fernanda Carvalho de Queiroz Mello

Graduada em Medicina e Residência Médica em Pneumologia pela UFRJ. Mestre e Doutora em Medicina – Clínica Médica – Setor Pneumologia na UFRJ. Pós-doutorado na Johns Hopkins University. Professora Titular de Tisiopneumologia da Faculdade de Medicina da UFRJ. Pesquisadora do CNPq nível 2. Presidente da Sociedade de Pneumologia e Tisiologia do Estado do Rio de Janeiro (SOPTERJ) – biênio 2019-2021.

João Pedro Steinhauser Motta

Médico Pneumologista do IDT/UFRJ. Mestre em Pneumologia pela UFRJ. Atuação como Pneumologista com foco em Broncoscopia Intervencionista na Lungenklinik Hemer, Alemanha, de 2010-2012.

Michelle Cailleaux Cezar Ferreira

Pneumologista do IDT/UFRJ. Residência em Pneumologia e Tisiologia pelo IDT/UFRJ. Doutorado em Pneumologia pela UFRJ. Título de Especialista em Pneumologia e Tisiologia pela SBPT. Editora-chefe da *Pulmão* RJ, 2020-2021.

Sobre os autores

Agnaldo José Lopes
Professor Adjunto da Disciplina de Pneumologia e Tisiologia da Faculdade de Ciências Médicas da Universidade do Estado do Rio de Janeiro (UERJ).

Alessandro Severo Alves de Melo
Médico Radiologista. Professor Associado do Departamento de Radiologia da Faculdade de Medicina da Universidade Federal Fluminense (UFF). Membro Titular do Colégio Brasileiro de Radiologia.

Alexandre Pinto Cardoso
Professor Associado IV de Pneumologia da Faculdade de Medicina da Universidade Federal do Rio de Janeiro (UFRJ). Diretor de Saúde do Instituto de Doenças do Tórax (IDT) da UFRJ. MD-PhD.

Amanda Schwambach Velten
Graduação em Medicina pela Universidade Vila Velha. Residência em Clínica Médica pelo Núcleo Estadual do Ministério da Saúde no Rio de Janeiro (NERJ/MS), para o Hospital Geral de Nova Iguaçu, e em Pneumologia pela UFRJ.

Amir Szklo
Médico Pneumologista. Mestre em Pneumologia pela UFRJ. Coordenador do Setor de Broncoscopia do Instituto de Doenças do Tórax do Hospital Universitário Clementino Fraga Filho (HUCFF/UFRJ).

Ana Alice Amaral Ibiapina Parente
Professora Adjunta de Pediatria da UFRJ. Pneumologista Pediátrica do Instituto de Puericultura e Pediatria Martagão Gesteira (IPPMG/UFRJ).

Ana Maria Silva Araújo
Médica Pneumologista do Serviço de Fisiopatologia Pulmonar do IDT/UFRJ.

Ana Paula Barbosa
Pneumopediatra. Gerente de Doenças Pulmonares Prevalentes da Secretaria Municipal de Saúde de Rio de Janeiro. Coordenadora do Programa de Tuberculose de São Gonçalo. Mestrado pelo Programa de Clínica Médica do HUCFF.

Ana Paula Santos
Mestre em Ciências Médicas pela UFRJ e Doutora em Ciências Médicas pela UERJ. Pneumologista do Hospital Universitário Pedro Ernesto (HUPE-UERJ) e do IDT/UFRJ. Foi Editora-chefe da *Revista Pulmão RJ* no biênio 2014-2015. Membro do Global TB Network. Pesquisadora do Laboratório de Pesquisa Clínica em Tuberculose da UFRJ e revisora de periódicos científicos nacionais e internacionais.

Anamelia Costa Faria
Pneumologista. Mestre em Pneumologia pela UERJ, Área de Atuação em Medicina do Sono pela Associação Médica Brasileira/Sociedade Brasileira de Pneumologia e Tisiologia (AMB/SBPT). Coordenadora do Ambulatório de Distúrbios Respiratórios da Clínica Piquet Carneiro – UERJ. Diretora Técnica da Clínica Somnus (RJ).

Antonio Vinícius Torres da Silva
Graduado em Medicina pela UFF. Residência em Clínica Médica e em Oncologia Clínica pelo HUCFF/UFRJ.

Arnaldo José Noronha Filho
Especialista em Pneumologia pela AMB. Professor Auxiliar de Pneumologia da Faculdade de Ciências Médicas da UERJ (FCM-UERJ). Pneumologista do Ministério da Saúde.

Arthur Vianna
Pneumologista e Coordenador da UTI da Clínica São Vicente. Mestre em Pneumologia pela UFF. Especialista em Medicina Intensiva pela Associação de Medicina Intensiva Brasileira (AMIB).

Audry Cristina de Fátima Teixeira Machado
Médica Pneumologista. Professora Assistente de Clínica Médica-Pneumologia da Faculdade de Medicina da Universidade Estácio de Sá.

Auriston Ferraz da Costa
Pneumologista da Prefeitura de Resende/RJ. Coordenador da Residência de Clínica Médica do Hospital Municipal Dr. Munir Rafful. Preceptor do Curso de Medicina do Centro Universitário de Volta Redonda (UniFOA).

Bernardo Henrique Ferraz Maranhão
Professor da UFRJ. Chefe do Serviço de Pneumologia do Hospital Universitário Gaffrée e Guinle (HUGG) da Universidade Federal do Estado do Rio de Janeiro (UNIRIO). Médico do Hospital Federal de Ipanema, Ministério da Saúde.

Bernardo Massière
Diretor do CenterVasc-RIO. Coordenador da Pós-graduação de Cirurgia Endovascular do Instituto D'or de Pesquisa e Ensino. Professor do Curso de Pós-graduação de Cirurgia Vascular e Endovascular da Pontifícia Universidade Católica do Rio de Janeiro (PUC-RIO). Doutor em Medicina pela UFRJ.

Bernardo Tessarollo
Médico Radiologista. Membro Titular do Colégio Brasileiro de Radiologia e Diagnóstico por Imagem (CBR). Presidente da Sociedade de Radiologia do Rio de Janeiro – Biênio 2019-2020. Primeiro-secretário do CBR. Membro da Câmara Técnica de Radiologia do Conselho Regional de Medicina do Estado do Rio de Janeiro (CREMERJ).

Bianca Abbud Camerano
Pneumologista pela UERJ.

Bodo Wanke
Coordenador do Laboratório Nacional de Referência para Micoses Sistêmicas do Instituto Nacional de Doenças Infecciosas Evandro Chaga da Fundação Oswaldo Cruz (FIOCRUZ).

Bruna Leite Marques
Residência Médica em Pneumologia pela UERJ. Pneumologista do Hospital Quinta D'Or e do Hospital Estadual Ary Parreiras. Pneumologista Associada da Clínica Barros Franco – Consultoria em Aparelho Respiratório.

Bruno Rangel Antunes da Silva
Médico Pneumologista. Doutor em Medicina pela UERJ.

Camila Edith Stachera Stasiak
Médica Nuclear do Centro de Imagem Copa D'Or e do Labs A+.

Carlos Alberto de Barros Franco
Membro Titular da Academia Nacional de Medicina. Professor Titular de Pós-graduação em Pneumologia da PUC-Rio. Professor Adjunto Aposentado da UFRJ. Diretor Médico da Clínica Barros Franco – Consultoria em Aparelho Respiratório.

Carlos Eduardo Teixeira Lima
Mestre em Cirurgia Torácica pela UFRJ. Membro Titular da Sociedade Brasileira de Cirurgia Torácica (SBCT). Cirurgião Torácico do Hospital Universitário Pedro Ernesto (HUPE). Coordenador do Programa de Cirurgia Torácica do I'Dor. Membro Fundador do Cirurgia Torácica Robótica.

Carlos Henrique R. Boasquevisque
Professor Associado de Cirurgia Torácica na Faculdade de Medicina da UFRJ.

Carlos Leonardo Carvalho Pessôa
Doutorado em Pneumologia pela UFRJ. Professor Adjunto de Pneumologia da UFF.

Carlos Nunes Tietboehl Filho
Graduado em Medicina pela Fundação Universidade Federal de Ciências da Saúde de Porto Alegre. Especialista em Toxicologia Aplicada pela Pontifícia Universidade Católica do Rio Grande do Sul (PUCRS), em Medicina do Trabalho pela Universidade Federal do Rio Grande do Sul (UFRGS) e em Higiene Ocupacional pelo Serviço Social da Indústria. Mestre e Doutor em Ciências Pneumológicas pela UFRGS. Residência Médica pela Irmandade Santa Casa de Misericórdia. Médico da Secretaria da Saúde do Estado do Rio Grande do Sul e Médico Cedido da SSMA da Hospital de Clínicas de Porto Alegre.

Carlos Pereira Nunes
Professor Adjunto do Curso de Medicina do Centro Educacional Serra dos Órgãos (Unifeso). Membro Titular da Academia de Medicina do Estado do Rio de Janeiro.

Carmem Lucia Teixeira de Castro
Farmacêutica Bioquímica do Centro de Atenção e Investigação da Tuberculose e outras Doenças Pulmonares da UFF.

Carolina Costa
Psiquiatra do Serviço de Psiquiatria e Psicologia Médica do Hospital Universitário Clementino Fraga Filho e do Programa de Estudos e Assistência ao Uso Indevido de Drogas (PROJAD) do Instituto de Psiquiatria do Rio de Janeiro (IPUB/UFRJ). Colaboradora do Núcleo de Estudos e Tratamento do Tabagismo do Hospital Universitário Clementino Fraga Filho (NETT).

Célio de Barros Barbosa
Graduado em Medicina pela UERJ. Residência em Pneumologia pelo IDT/UFRJ. Especialista em Preceptoria em Saúde pela Universidade Federal do Rio Grande do Norte (UFRN). Mestre em Clínica Médica pela UFRJ. Professor Assistente de Pneumologia e Semiologia Médica da Universidade de Vassouras/RJ. Médico Assistente do Serviço de Pneumologia do Hospital Universitário da Universidade Federal de Juiz de Fora (UFJF). Supervisor do Programa de Residência Médica em Pneumologia do HU-UFJF. Preceptor em Pneumologia dos médicos residentes do HU-UFJF e dos residentes de Clínica Médica do HU de Vassouras – Universidade de Vassouras/RJ.

Christiane Mello Schmidt
Pneumologista Pediátrica. Professora Adjunta de Pediatria da Faculdade de Medicina da UFF. Mestre em Saúde da Criança e do Adolescente e Doutora em Ciências Médicas pela UFF.

Membro do Departamento de Doenças Respiratórias da Sociedade de Pediatria do Estado do Rio de Janeiro.

Clarissa Baldotto
Oncologista Clínica – Oncologia D'Or. Diretora Executiva do Grupo Brasileiro de Oncologia Torácica. Mestre em Oncologia pelo Instituto Nacional de Câncer. Doutora em Ciências Médicas pelo Instituto D'Or de Pesquisa e Ensino.

Claudete Aparecida Araújo Cardoso
Infectologista Pediátrica. Mestre e Doutora em Medicina pela Universidade Federal de Minas Gerais (UFMG). Pós-doutora em Doenças Infecciosas pela Universidade da Califórnia, Berkeley. Professora Associada do Departamento Materno-Infantil da UFF. Membro da International Union Against Tuberculosis and Lung Disease (The Union) e da Coordenação da Área de Pediatria da REDE-TB. Consultora do Ministério da Saúde na área de Tuberculose Pediátrica.

Cláudia Henrique da Costa
Professora Associada de Pneumologia da Faculdade de Ciências Médicas da UERJ. Coordenadora da Comissão de Doenças Intersticiais da Sociedade de Pneumologia e Tisiologia do Estado do Rio de Janeiro.

Cyro Teixeira da Silva Junior
Professor Titular de Pneumologia da Faculdade de Medicina da UFF.

Daniel Waetge
Professor da Faculdade de Medicina da UFRJ. Coordenador do Grupo de Circulação Pulmonar da UFRJ.

Débora de Paula Mendes de Oliveira
Residência Médica no HU-UFJF. Primeiro-tenente Médica Pneumologista Assistente do Serviço de Pneumologia do Hospital de Força Aérea do Galeão (HFAG).

Domenico Capone
Professor Associado de Pneumologia da UERJ. Médico Radiologista do HUCFF-UFRJ e do IDT/UFRJ.

Eduardo Pamplona Bethlem
Professor Emérito da UNIRIO. Doutor em Pneumologia pela Escola Paulista de Medicina da Universidade Federal de São Paulo (EPM/UNIFESP). Livre-docente em Pneumologia na UNIRIO.

Elizabeth Jauhar Cardoso Bessa
Médica do Serviço de Pneumologia e Tisiologia do HUPE-UERJ e do Hospital Central do Exército. Doutoranda pela UERJ.

Emílio Conceição de Siqueira
Professor Responsável pela Disciplina de Anatomia Aplicada à Clínica da Universidade de Vassouras.

Eucir Rabello
Mestre em Pneumologia pela UFRJ. Pós-graduado em Educação em Saúde pela Universidade de São Paulo (USP). Chefe da Divisão de Ensino e Pesquisa e do Serviço de Pneumologia do HFAG. Coordenador e Professor Titular de Pneumologia do Curso de Medicina da Universidade de Vassouras.

Evaldo Marchi
Professor Associado da Faculdade de Medicina de Jundiaí.

Fábio Silva Aguiar
Graduado em Medicina pela UFF. Residência Médica em Pneumologia, Mestre e Doutor em Ciências Pneumológicas pela UFRJ. Médico Pneumologista do Corpo de Bombeiros Militar do Estado do Rio de Janeiro.

Felipe C. Braga dos Santos
Cirurgia Torácica Minimamente Invasiva e Robótica. Membro Titular da SBCT, CBC e So-

bracil. Coordenador da Seção de Cirurgia Torácica do Núcleo Central do CBC. Integrante da Comissão de Cirurgia Robótica da SBCT e ESTS. Integrante da Diretoria Sobracil-RJ 2020/21. Integrante do Conselho Fiscal da Associação dos Cirurgiões Torácicos do RJ (Tórax-RJ). Sócio Fundador do Portal CTR (cirurgiatoracicarobotica.com.br).

Fernanda Carvalho de Queiroz Mello
Graduada em Medicina e Residência Médica em Pneumologia pela UFRJ. Mestre e Doutora em Medicina – Clínica Médica – Setor Pneumologia na UFRJ. Pós-doutorado na Johns Hopkins University. Professora Titular de Tisiopneumologia da Faculdade de Medicina da UFRJ. Pesquisadora do CNPq nível 2. Presidente da Sociedade de Pneumologia e Tisiologia do Estado do Rio de Janeiro (SOPTERJ) – Biênio 2019-2021.

Fernanda Chibante
Pneumologista. Mestranda em Pneumologia pela UERJ. Área de Atuação em Medicina do Sono pela AMB/SBPT. Médica do Ambulatório de Distúrbios Respiratórios da Clínica Piquet Carneiro – UERJ. Diretora Técnica da CIP-SONO (RJ).

Fernanda Ferreira Cruz
Professora Adjunta do Laboratório de Investigação Pulmonar, Instituto de Biofísica Carlos Chagas Filho da UFRJ.

Fernanda Oliveira Baptista da Silva
Residente de Pneumologia da HUCFF-UFRJ.

Fernando Azevedo
Pneumologista. Mestre em Pneumologia pelo IDT/UFRJ. Área de Atuação em Medicina do Sono pela AMB/SBPT. Médico do Ambulatório de Distúrbios do Sono do Hospital Federal dos Servidores do Estado do Rio de Janeiro. Coordenador do Departamento de Distúrbios Respiratórios do Sono da SOPTERJ – Biênio 2020/2021. Presidente da Regional RJ da Associação Brasileira do Sono (ABS) – Biênio 2020-2021.

Fernando Medeiros Anselmo
Médico Pneumologista. Mestre pelo Programa de Pós-graduação em Ciências Médicas da UERJ.

Gilmar Alves Zonzin
Especialista em Pneumologia e Tisiologia pela AMB e SBPT. Especialista em Clínica Médica pela Fundação General Edmundo de Macedo Soares e Silva (FUGEMSS). Professor da Faculdade de Medicina do UniFOA, atuando nas áreas de Pneumologia, Farmacologia e Fisiologia Humana. Preceptor da Residência e Internato em Clínica Médica do Hospital Municipal Retiro. Coordenador da Clínica de Pneumologia e Unidade de Pesquisa Clínica da Casa de Saúde Santa Maria.

Guilherme Dal Agnol
Cirurgião Torácico (COI e INCA). Graduado em Medicina. Residência em Cirurgia Geral no Hospital Pompéia – RS e Cirurgia Torácica pela PUCRS. *Fellowship* em Cirurgia Minimamente Invasiva na cidade de Québec, Canadá.

Gunther Kissmann
Pneumologista TE SBPT, Endoscopista Respiratório TE SBPT, Medicina do Sono TE SBPT/AMB.

Hermano Albuquerque de Castro
Diretor da Escola Nacional de Saúde Pública da Fundação Oswaldo Cruz. Graduado em Medicina pela UFRJ. Residência em Pneumologia pelo Ministério da Saúde. Mestre em Clínica Médica pela UFRJ e Doutor em Saúde Pública pela Fundação Oswaldo Cruz. Psquisador Titular da Fundação Oswaldo Cruz. Membro da Associação Brasileira de Saúde Coletiva, da

Sociedade de Pneumologia e Tisiologia do Estado do Rio de Janeiro e da SBPT. Pneumologista e Médico do Trabalho com experiência clínica e na área de Saúde Coletiva, com ênfase em Saúde Pública, Saúde Ambiental e Saúde do Trabalhador.

Iugiro Roberto Kuroki
Coordenador do Setor de Angiotomografia da DASA – SP. Médico Radiologista da CDPI – DASA – RJ. Diretor Geral da BMK Laboratório de Imagem. Membro do Colégio Brasileiro de Radiologia.

Ivan Moreira Junior
Residência em Clínica Médica pelo Hospital da Lagoa e em Oncologia Clínica pelo INCA. Especialização em Oncologia Clínica pelo INCA. Membro do Grupo Brasileiro de Oncologia Torácica (GBOT).

Izabela Maria Hime Coreixas Kuroki
Diretora Médica da BMK Laboratório de Imagem. Membro do Colégio Brasileiro de Radiologia.

Jaime Veras Correia
Especialista em Pneumologia pela SBPT. Membro do Conselho Curador da Fundação Oswaldo Aranha (FOA) e Professor e Supervisor Geral do Curso de Medicina do UniFOA.

Joana Acar
Pneumologista. Área de Atuação em Medicina do Sono pela AMB/SBPT.

João Gonçalves Pantoja
Diretor Geral – Hospital Copa Star. Pneumologista. *Ex-Fellow* em Pneumologia e Terapia Intensiva no Baylor College of Medicine – Houston (TX). Residência em Medicina Interna na Mayo Clinic – Rochester (MN). *Internship* em Medicina Interna na Tufts University – Boston (MA). Residência em Clínica Médica no HUCFF/UFRJ. Graduação em Medicina pela UFRJ.

João Pedro Steinhauser Motta
Médico Pneumologista do IDT/UFRJ. Mestre em Pneumologia pela UFRJ. Atuação como Pneumologista com foco em Broncoscopia Intervencionista na Lungenklinik Hemer, Alemanha, de 2010-2012.

Joeber Bernardo Soares de Souza
Médico Pneumologista do Serviço de Pneumologia do Hospital Universitário Antônio Pedro da UFF.

Jorge Eduardo Pio
Pneumologista Assistente da Gerência de Doenças Pulmonares Prevalentes da Secretaria Municipal de Saúde de Rio de Janeiro. Diretor Médico do Hospital Municipal Raphael de Paula Souza. Membro da Câmara Técnica de Pneumologia e Cirurgia de Tórax do CREMERJ. Coordenador da Comissão de Tuberculose da SOPTERJ. Professor da Universidade Estácio de Sá (UNESA).

Jorge Luiz Barillo
Chefe da Equipe de Cirurgia Torácica do Hospital Santa Teresa, Petrópolis/RJ.

José Elabras Filho
Professor Adjunto da Faculdade de Medicina da UFRJ. Médico do IDT/UFRJ. Doutor em Medicina pela UFRJ.

José Manoel Jansen
Professor Titular Aposentado da Disciplina de Pneumologia e Tisiologia da UERJ. Membro da Academia Nacional de Medicina.

José Roberto Lapa e Silva
Médico pela UFRJ. Doutor em Imunopatologia Pulmonar pelo National Heart and Lung Institute /Imperial College London. Pós-doutorado

no Institut Pasteur de Paris. Cientista do Nosso Estado e Coordenador de Saúde da FAPERJ, Pesquisador 1A do CNPq. Professor Titular de Pneumologia da UFRJ. Diretor Adjunto de PG da FM/UFRJ. Adjunct Professor of Immunology in Medicine, Weill Medical College, Cornell University, New York.

Julio Cezar Dias Ferenzini da Silveira
Coordenador do Serviço de Clínica Médica do Hospital São João Batista em Volta Redonda. Broncoscopista e Pneumologista do Hospital da Unimed de Volta Redonda e do Hospital Santa Cecília.

Julio Cezar Rodrigues Filho
Diretor Técnico/Pneumologia do Tratamento de Doenças Neuromusculares da Associação Fundo de Incentivo à Pesquisa, Rio de Janeiro.

Karen Rosas Sodré Azevedo
Médica do IDT/UFRJ.

Leonardo Palermo Bruno
Médico Pneumologista da UERJ.

Lilian Faroni
Radio-oncologista da Oncologia D'Or. Mestre e Doutora em Oncologia. Membro da International Association for the Study of Lung Cancer (IALSC) e do GBOT.

Luana Fortes Faria
Médica Pneumologista. Mestranda pelo Programa de Pós-graduação em Ciências Médicas da UERJ.

Luiz Felippe Judice
Professor Emérito da UFF. Professor Titular de Cirurgia Torácica da Faculdade de Medicina da UFF (Aposentado).

Luiz Henrique de Lima Araujo
Médico Oncologista. Mestre e Doutor em Oncologia. Pesquisador do Instituto Nacional do Câncer (INCA/MS). Diretor Científico do Instituto COI. Coordenador de Oncologia do Hospital Samaritano – RJ. Assessor Científico do Laboratório Progenética/Grupo Pardini.

Luiz Paulo Pinheiro Loivos
Mestre em Pneumologia pela UFRJ. Chefe da Divisão de Pneumologia e Tisiologia do IDT/UFRJ. Coordenador do Serviço de Pneumologia do Hospital Quinta D'Or. Presidente da SOPTERJ – Biênio 2012-2013.

Marcela de Faria Ferreira
Médica Infectologista e Mestre em Pesquisa Clínica em Doenças Infecciosas e Parasitárias pelo Instituto Nacional de Infectologia Evandro Chagas, FIOCRUZ.

Marcelo Chaves
Doutor em Radiologia pela Faculdade de Medicina da USP (FMUSP). Radiologista Torácico na Clínica São Vicente da Gávea. Coordenador do Setor de Tomografia Computadorizada do Bronstein, Unidade Copacabana. MBA Executivo Coppead.

Marcia de Sousa Murta
Pneumologista do IDT/UFRJ.

Marcia Lazera
Doutora em Doenças Infecciosas e Parasitárias pela UFRJ. Médica e Pesquisadora Aposentada do Laboratório de Micologia do Instituto Nacional de Infectologia Evandro Chagas, FIOCRUZ.

Marcos César Santos de Castro
Professor do Serviço de Pneumologia da UFF. Médico do Serviço de Pneumologia da UERJ. Doutorando do Programa de Pós-graduação em Ciências e Biotecnologia da UFF.

Marcos de Carvalho Bethlem
R1 em Pneumologia na IDT/UFRJ. R3 em Clínica Médica na UFRJ. R1 e R2 em Clínica Mé-

dica no Hospital da Lagoa. Médico Intensivista do Hospital Copa Star.

Maria de Fatima do Amparo Teixeira
Médica Pneumologista Responsável pelo Ambulatório de Doenças Pulmonares Intersticiais, IDT e HUCFF, UFRJ.

Maria Izabel Veiga dos Santos
Médica Pneumologista. Chefe do Serviço de Fisiopatologia Pulmonar do IDT/UFRJ.

Mariana Carneiro Lopes
Médica Pneumologista da UERJ. Doutora em Medicina pelo Programa de Pós-graduação em Ciências Médicas da UERJ.

Mauro Musa Zamboni
Mestre e Doutor em Pneumologia pela UFF.

Mauro Zukin
Membro Efetivo da Sociedade Brasileira de Oncologia Clínica, da American Society of Clinical Oncology e da IALSC.

Mônica de Cássia Firmida
Professora de Pneumologia da Faculdade de Ciências Médicas da UERJ. Pneumologista Pediátrica do Hospital Federal de Bonsucesso, Ministério da Saúde.

Mônica Flores Rick
Especialista em Pneumologia pela SBPT. Professora Assistente de Clínica Médica da Universidade Iguaçu.

Nathane Santanna Felix
Professora Substituta, IDT/UFRJ. Pós-doutoranda no Laboratório de Investigação Pulmonar do Instituto de Biofísica Carlos Chagas Filho da UFRJ.

Nicolle Cavalcante Gaglionone
Médica Patologista com Graduação, Residência Médica e Mestrado pela UFF. Coordenadora Médica Operacional do Serviço de Anatomia Patológica da Rede D'or São Luiz no Rio de Janeiro. Membro do Comitê de Patologia do Grupo Brasileiro de Oncologia Torácica. Membro da Comissão de Tórax da Sociedade Brasileira de Patologia.

Nina Rocha Godinho dos Reis Visconti
Formada em Medicina pela Faculdade de Medicina da UFRJ. Residência em Clínica Médica no HUCFF-UFRJ. Residência em Pneumologia no IDT/HUCFF da UFRJ. Médica do IDT/HUCFF da UFRJ.

Paloma Ferreira Meireles Vahia
Médica Pneumologista do Serviço de Pneumologia do Hospital Universitário Antônio Pedro da UFF.

Patricia Canto Ribeiro
Doutoranda do Programa de Saúde Pública e Meio Ambiente da Escola Nacional de Saúde Pública Sérgio Arouca (ENSP/FIOCRUZ). Mestre em Epidemiologia em Saúde Pública pela ENSP/FIOCRUZ. Graduada em Medicina pela UFRJ. Residência em Pneumologia e Tisiologia pela UFRJ. Pós-graduação em Medicina do Trabalho pela UNIRIO. Especialista em Gestão na Estratégia de Saúde da Família ESF pela UERJ. Leitora Recertificada pelo Air Pneumo Universidade do Japão para Leitura Radiológica da Organização Internacional do Trabalho (OIT). Pneumologista do Centro de Estudos de Saúde do Trabalhador e Ecologia Humana (CESTEH/FIOCRUZ) e Coordenadora de Atenção à Saúde da Vice-Presidência de Ambiente Atenção e Promoção da Saúde - FIOCRUZ.

Patricia Rieken Macêdo Rocco
Professora Titular do Laboratório de Investigação Pulmonar do Instituto de Biofísica Carlos Chagas Filho da UFRJ.

Patricia Siqueira Silva
Especialista em Análises Clínicas pela UFF.

Patrícia Soares de Jesus
Residência Médica no IDT/UFRJ. Médica Intensivista do Hospital Barra D'Or. Major Médica Pneumologista Adjunta do Serviço de Pneumologia do HFAG.

Paula dos S. Marsico Pereira da Silva
Professora Auxiliar de Cirurgia Torácica na UFRJ. Cirurgiã de Tórax do Hospital Municipal Miguel Couto.

Paula Werneck Steimback
Pneumologista pela UERJ e Médica Intensivista titulada pela AMIB. Mestre em Pneumologia pela UFRJ. Médica Gerente do Bloco Crítico Clínico – CTI e Emergência da São Vicente – Rede D'Or. Representante da Comissão de Terapia Intensiva da SOPTERJ.

Paulo Cesar de Oliveira
Graduado em Medicina pela Escola de Medicina e Cirurgia do RJ – atual UNIRIO. Especialista em Pneumologia pela SBPT, em Terapia Intensiva pela AMIB e em Medicina do Trabalho pelo Ministério do Trabalho. Mestre em Pneumologia pela UFF. Ex-presidente da SOPTERJ. Diretor Técnico do Centro Médico Serrano.

Paulo Henrique Rosado de Castro
Médico Nuclear do Serviço de Medicina Nuclear do Hospital Universitário Clementino Fraga Filho da UFRJ. Professor Adjunto do Instituto de Ciências Biomédicas da UFRJ. Médico Nuclear do Centro de Imagem Copa D'Or e do Hospital Copa Star.

Pedro Fagundes Junior
Residência em Pneumologia pelo IDT/UFRJ. Professor de Pneumologia na Universidade de Vassouras. Médico Pneumologista SMS – Porto Real/RJ. Médico Pneumologista – Santa Casa de Misericórdia de Barra Mansa/RJ.

Pedro Leme Silva
Professor Adjunto do Laboratório de Investigação Pulmonar do Instituto de Biofísica Carlos Chagas Filho da UFRJ.

Rafael B. Capone
Mestre em Medicina pela UERJ. Médico Radiologista Pós-graduado pelo Serviço de Radiologia e Diagnóstico por Imagem do HUPE-UERJ.

Raquel Esteves Brandão Salles
Médica do Serviço de Pneumologia da UERJ.

Renato Azambuja
Médico da Rede D'Or São Luiz.

Ricardo Luiz de Menezes Duarte
Pneumologista. Mestre e Doutor em Pneumologia pela UFRJ. Área de Atuação em Medicina do Sono pela AMB/SBPT. Médico do IDT/UFRJ. Diretor Técnico da SleepLab (RJ). Coordenador do Departamento de Distúrbios Respiratórios do Sono da SBPT – Biênio 2021/2022.

Roberto Mogami
Professor Associado de Radiologia da UERJ.

Rogério Rufino
Professor Titular de Pneumologia da Faculdade de Ciências Médicas da UERJ. Coordenador da Câmara Técnica de Pneumologia e Cirurgia Torácica do Conselho Regional de Medicina do Estado do Rio de Janeiro. Diretor da Policlínica Piquet Carneiro, UERJ.

Rogério Vilela
Residência Médica no IDT/UFRJ. Capitão Médico Pneumologista Assistente do Serviço de Pneumologia do HFAG.

Rosana Souza Rodrigues
Médica Radiologista do Serviço de Radiologia do Hospital Universitário Clementino Fraga Filho da UFRJ. Médica Radiologista do Hospital Copa D'Or. Pesquisadora do Instituto D'Or de Pesquisa e Ensino.

Sérgio Altino de Almeida
Chefe da Medicina Nuclear do Centro de Imagem Copa D'Or e do Hospital Copa Star.

Sonia Regina da Silva Carvalho
Professora Associada da Disciplina de Pneumologia da UNIRIO.

Suraya Garcia Rabelo
Médica Residente do Serviço de Pneumologia do Hospital Universitário Antônio Pedro da UFF.

Tatiane Montella
Oncologista Torácica da UERJ e do Grupo Oncoclínicas.

Thiago Mafort
Médico do Setor de Pneumologia do Hospital Universitário Pedro Ernesto/UERJ e do Hospital Universitário Antônio Pedro/UFF.

Ursula Jansen
Médica Pós-graduada em Pneumologia e Tisiologia pela UERJ. Especialista em Pneumologia e Tisiologia pela SBPT e AMB.

Valmir Sangalli Lucas
Residência Médica no HGJ/SUS. Especialista em Pneumologia pela AMB. Mestre em Pneumologia pelo IDT/UFRJ. Coronel Médico Pneumologista Reformado da Força Aérea do Brasil. Médico Pneumologista Aposentado do IDT/UFRJ. Médico Assistente do Serviço de Pneumologia do HFAG.

Walter Costa
Médico Pneumologista do HUPE-UERJ com atuação na área de Tisiologia e Doenças Ocupacionais. Médico Pneumologista Coordenador do Ambulatório de Tuberculose Multidroga Resistente dra. Margareth Petri Dalcomo, no Instituto Estadual de Doenças do Tórax Ary Parreiras. Especialista em Medicina do Trabalho pela Universidade Estácio de Sá.

Dedicatória

Dedicamos este livro aos portadores de doenças respiratórias e aos alunos de graduação e pós-graduação que almejam cuidar desses doentes.

Sumário

Seção IV – Emergências respiratórias

Apresentação

A história da Pneumologia no Rio de Janeiro foi em parte escrita e aprendida em livros como *Pneumologia*, do Professor Newton Bethlem, e *Doenças Pulmonares*, do Professor Afonso Berardinelli Tarantino, que marcaram gerações de alunos e jovens médicos. Desde as últimas edições dessas e de outras importantes publicações voltadas para o ensino da Pneumologia, surgiu uma lacuna de obras dedicadas a essa temática.

O presente livro, *Diagnóstico e Tratamento em Pneumologia – SOPTERJ*, foi elaborado e desenvolvido a partir da percepção da Diretoria da SOPTERJ, biênio 2019-2021, da necessidade de disponibilizar para o meio acadêmico e profissional um material atualizado, moderno e objetivo sobre condutas diagnósticas e terapêuticas na Pneumologia.

O objetivo desta obra é proporcionar ao aluno da graduação de Medicina, ao residente de Pneumologia ou outras especialidades clínicas e mesmo a clínicos e pneumologistas já formados e mais experientes um acesso a informações atualizadas sobre a Pneumologia sem a pretensão de esgotar os assuntos abordados, porém com a certeza de que haverá uma compreensão adequada e abrangente por parte do leitor sobre o tema em questão e o direcionamento para fontes confiáveis e bem indicadas para o aprofundamento em relação a algum assunto caso seja necessário ou desejado.

Vivemos tempos em que o excesso de informação, muitas vezes compartilhada de forma resumida, incompleta ou mesmo inverídica, traz um problema para a formação do conhecimento. Reconhecemos esse problema e aceitamos o desafio de criar uma leitura ágil, precisa e objetiva, de modo a entregar capítulos atraentes também a um público jovem, adaptado a uma nova cultura de aprendizado, com possibilidade de acesso virtual na versão em ebook.

Assim como o conhecimento, pretendemos que o livro *Diagnóstico e Tratamento em Pneumologia – SOPTERJ* seja fluido, sofrendo constantes adaptações e mudanças, conforme a evolução da Medicina moderna. As novas gerações da SOPTERJ são chamadas a atualizar a obra regularmente em futuras edições, mantendo-a moderna e de acordo com o seu tempo.

Prefácio

É com grande satisfação que prefaciamos este livro, fruto do trabalho dos pneumologistas do Rio de Janeiro, que se dispuseram a colocar em termos sua experiência no manejo das várias patologias da nosologia respiratória.

Trata-se de um livro de Pneumologia destinado a alunos de Medicina, residentes, médicos não afeitos à especialidade ou àqueles que necessitam, por alguma razão, ter um acesso rápido a temas pneumológicos.

O livro *Diagnóstico e Tratamento em Pneumologia – SOPTERJ* está dividido em quatro seções:

I. Bases da Pneumologia;
II. Exames Diagnósticos em Pneumologia;
III. Temas Prevalentes em Pneumologia;
IV. Emergências Respiratórias.

Na Seção I é feita uma revisão da anatomia e da fisiologia do aparelho respiratório em uma breve abordagem, necessária peça introdutória para os temas que se seguirão. Nessa seção também são apresentados anamnese, sinais, sintomas e exame físico do aparelho respiratório.

Na Seção II, os métodos diagnósticos funcionais, de imagem e invasivos, como endoscopia e punção pleural, são discutidos de forma clara e objetiva, evidenciando as indicações e os principais achados de cada método.

Buscando uma sequência didática, a Seção III traz 23 capítulos com abordagens atuais, objetivas e ao mesmo tempo abrangentes das doenças mais prevalentes da Pneumologia.

A última Seção, a IV, Emergências Respiratórias, por meio da exposição de fluxogramas, conduzirá o leitor de forma objetiva para uma abordagem direta das emergências em situações de vida real.

No início de cada capítulo são listados itens de destaque apontados pelos autores e, ao final, uma bibliografia atualizada é sugerida, contemplando, quando existirem, as diretrizes sugeridas nacional e internacionalmente.

Por fim, esperamos que esta obra possa ajudar a todos que por ela se interessem, tornando o estudo da Pneumologia uma atividade prazerosa e proporcionando um conhecimento que possa colaborar com a boa prática médica.

Agradecimentos

Agradecemos aos membros da Diretoria e aos Coordenadores das Comissões da SOPTERJ, no biênio 2019-2021, pelo apoio ao projeto que resultou neste livro.

Agradecemos também à Sra. Shirlei Maria Leopoldina da Silva, fundamental na assessoria ao corpo editorial.

SEÇÃO I

Bases da Pneumologia

1

Anatomia do aparelho respiratório

Emílio Conceição de Siqueira
Luiz Felippe Judice

DESTAQUES

- Calcula-se que 60% da população adulta já teve um episódio de epistaxe, que pode apresentar como causas etiológicas fatores sistêmicos: hipertensão arterial, coagulopatias e uso de medicamentos anticoagulantes e antiagregantes plaquetários, ou fatores locais: traumas, infecções das vias aéreas superiores, inalação de ar frio e seco, introdução de corpos estranhos e inalação de irritantes químicos.
- Por ser a parte mais inferior da cavidade pleural, é onde primeiramente (em uma radiografia do paciente em pé) irá se observar o acúmulo patológico de líquido pleural denominado derrame pleural. Na prática clínica, o termo velamento (opacificação) do seio costofrênico é muito usado para descrever o derrame pleural na radiografia de tórax.
- Existe uma variação anatômica onde a veia ázigo faz um trajeto mais profundo na parte superior medial do pulmão direito e com isso demarca uma região, o lobo da veia ázigo, que aparece como uma "vírgula" na radiografia de tórax; o seu conhecimento evita o diagnóstico errado de neoplasia pulmonar.

A palavra "respirar" tem na sua origem o significado de absorver e expulsar o ar. Com isso, o sistema respiratório viabiliza, além da entrada e saída do ar dos pulmões pelas vias aéreas, também o processo de hematose, troca gasosa, entre o meio ambiente e o organismo.

Neste capítulo descreveremos a anatomia de todo o sistema respiratório, que engloba as vias aéreas, as pleuras e os pulmões, e a importante relação da anatomia com as particularidades clínicas e cirúrgicas.

▶ CAVIDADE NASAL

O nariz, segundo a nomenclatura anatômica atual, engloba a parte externa do nariz e a cavidade nasal. A parte externa é visível, se projeta da face e possui um esqueleto formado principalmente por cartilagens (Figura 1) que mantêm a constante abertura das narinas para possibilitar a entrada do ar mesmo no processo de inspiração forçada.

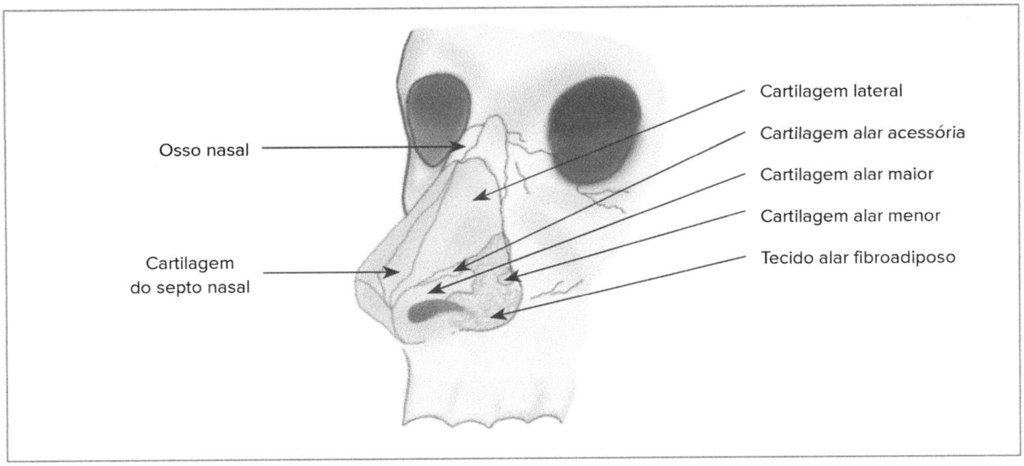

FIGURA 1 Esqueleto da parte externa do nariz, formado por ossos, cartilagens elásticas e tecido fibroadiposo. Fonte: elaborada pelo autor. Versão colorida da figura encontra-se no caderno de imagens no final do livro.

A cavidade nasal é subdividida pelo septo nasal em cavidade nasal direita e cavidade nasal esquerda. A sua parte inicial coincide com o início da via respiratória; é o primeiro contato do ar com o organismo. A abertura anterior, ou entrada, é denominada narina e a cavidade nasal termina posteriormente na faringe através dos cóanos.

Essas cavidades apresentam em sua parede lateral normalmente três processos pendentes para o interior da cavidade, denominados conchas nasais (cornetos nasais). De acordo com a sua posição, uma concha nasal inferior, que é maior, formada por um osso do crânio denominado osso concha nasal inferior, e ainda uma concha nasal média e uma superior, estas últimas formadas pelo osso etmoide. Em algumas pessoas ainda existe uma pequena concha nasal mais próxima ao teto da cavidade nasal, denominada concha nasal suprema.

Entre as conchas nasais existem recessos denominados meatos nasais. Tanto os processos pendentes (conchas) como os recessos (meatos) promovem uma passagem não linear, ou seja, como um labirinto, e isso favorece o contato do ar com a mucosa nasal, o que promove a filtração, o aquecimento e a umidificação do ar inspirado.

O septo nasal individualiza, separa, a câmara do nariz em cavidades nasais direita e esquerda. Esse septo é formado em sua parte superior pela lâmina perpendicular do osso etmoide, em sua parte posterior pelo osso vômer e em sua parte anterior pela cartilagem do septo.

A cavidade nasal é ricamente vascularizada e recebe pelo menos cinco artérias: artérias etmoidais anteriores e posteriores ramos da artéria oftálmica, artéria esfenopalatina ramo da artéria maxilar, artéria palatina maior ramo da artéria maxilar e o ramo septal da artéria labial superior ramo da artéria facial (Figura 4).

Essas cinco artérias formam um plexo arterial anastomótico na parte anterior do septo nasal denominado área de **Kiesselback**. Essa rica vascularização está relacionada com a função dessa mucosa da cavidade nasal de aquecer o ar e é clinicamente importante, pois podem ocorrer sangramentos, denominados epistaxe.

A drenagem venosa é realizada por um rico plexo venoso situado profundamente à muco-

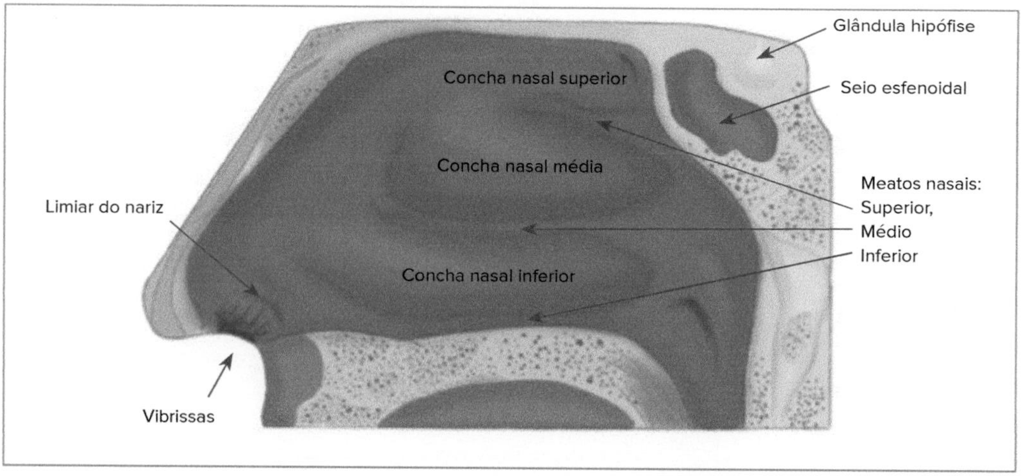

FIGURA 2 Cavidade nasal. Fonte: elaborada pelo autor. Versão colorida da figura encontra-se no caderno de imagens no final do livro.

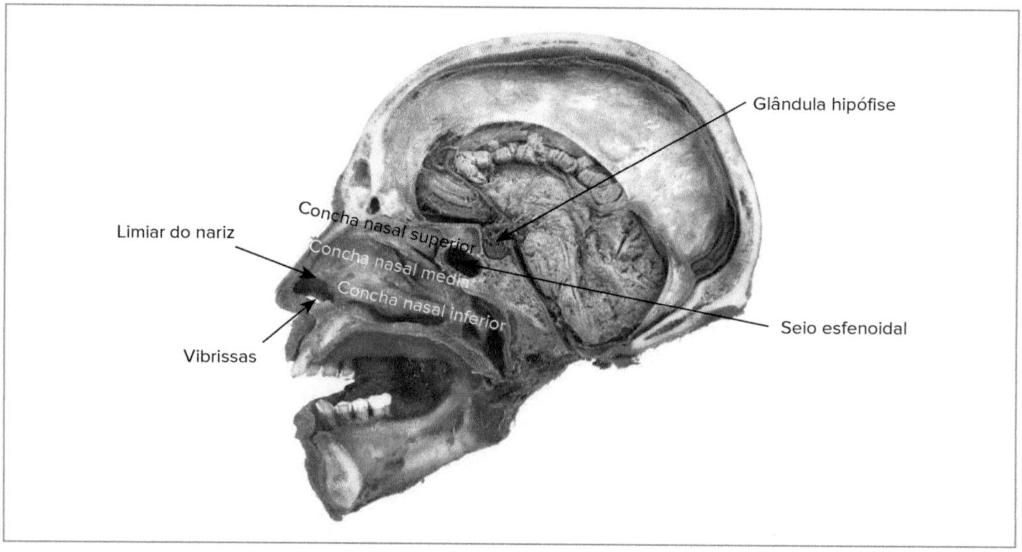

FIGURA 3 Peça cadavérica. Cavidade nasal. Fonte: elaborada pelo autor. Versão colorida da figura encontra-se no caderno de imagens no final do livro.

sa do nariz que drena para as veias esfenopalatina, facial e oftálmica. Esse plexo venoso, como o plexo arterial anastomótico, participa do sistema termorregulador do corpo, trocando calor e aquecendo o ar antes de entrar nos pulmões.

A mucosa da cavidade nasal é inervada em sua parte posteroinferior pelo nervo nasopalatino, um ramo da divisão maxilar do nervo trigêmeo (NC V_2). A parte anterossuperior é **inervada** pelos nervos etmoidais anterior e posterior, ramos do nervo nasociliar, que é um ramo da divisão oftálmica do nervo trigêmeo (NC V_1).

▶ FARINGE

A faringe é um tubo muscular e membranoso de aproximadamente 15 cm de compri-

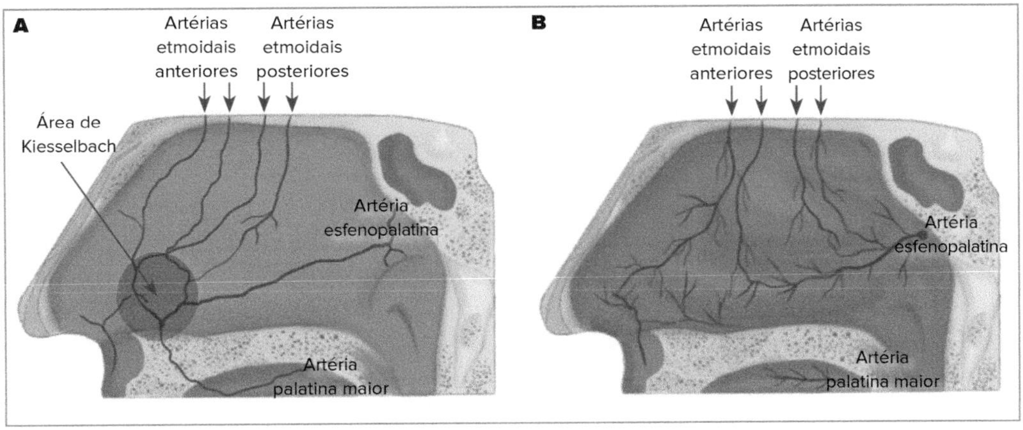

FIGURA 4 Vascularização arterial da cavidade nasal. Imagem da direita com o septo e a da esquerda sem o septo nasal. Fonte: elaborada pelo autor. Versão colorida da figura encontra-se no caderno de imagens no final do livro.

mento. É a parte superior do canal digestório, porém também faz parte do sistema respiratório. Está localizada posteriormente às cavidades nasais, a cavidade oral e a laringe, por isso é subdividida em três partes: partes nasal da faringe (nasofaringe), parte oral da faringe (orofaringe) e parte laríngea da faringe (laringofaringe).

A faringe tem como seu limite superior a base do crânio, onde comunica-se com as cavidades nasais através dos cóanos. Seu limite inferior é a margem inferior da cartilagem cricóidea anterior e a margem inferior da sexta vértebra cervical posteriormente, onde continua como esôfago.

A parte nasal da faringe tem função respiratória e estende-se dos cóanos até a úvula, parte mais posterior e pendente do palato mole. Nessa parte da faringe, e em outras regiões da faringe e na cavidade oral, existem agregados de tecido linfoide denominados tonsilas. Localizadas na parte posterior da nasofaringe, tonsila faríngea (adenoide), posteriormente ao toro tubário, tonsila tubária, na transição da parte oral da faringe com a cavidade oral, tonsila palatina (amigdalas) e, próximo à língua, tonsila lingual. Esse conjunto de agregados de tecido linfoide é conhecido como anel de Waldayer, o primeiro mecanismo de defesa imunológica do sistema respiratório e do sistema digestório.

A parte oral da faringe inicia-se no palato mole e termina na margem superior da cartilagem epiglótica. Tem função digestória, pois está relacionada com a deglutição.

A parte laríngea da faringe tem como limite superior a margem superior da cartilagem epiglótica e termina no limite inferior da faringe, margem inferior da cartilagem cricóidea e margem inferior da sexta vértebra cervical. A parte laríngea continua como esôfago, porém antes do seu término comunica-se com a laringe através de uma abertura denominada ádito da laringe.

A faringe é irrigada pela artéria tonsilar, artéria palatina ascendente e artéria palatina descendente, ramos da artéria facial. Recebe também ramos faríngeos da artéria faríngea ascendente e também ramos da artéria lingual. Todas essas artérias (facial, faríngea ascendente e lingual) são ramos da artéria carótida externa.

A drenagem venosa da faringe é realizada pela veia palatina externa e pequenas veias tributárias do plexo venoso faríngeo, que drena para a grande veia jugular interna.

A inervação motora e a maior parte da inervação sensitiva originam-se do plexo nervoso faríngeo. A parte motora é derivada principalmente do nervo vago, porém alguns músculos são inervados pelo nervo glossofaríngeo e pela parte motora do nervo trigêmeo. As fibras sensitivas são derivadas principalmente do nervo glossofaríngeo, contudo a parte nasal da faringe é suprida pela divisão maxilar do nervo trigêmeo.

▶ LARINGE

A laringe está localizada no pescoço, anteriormente à faringe, no nível da terceira à sexta vértebra cervical. Comunica-se com a faringe através de uma abertura circular, o ádito da laringe, e termina na margem inferior da cartilagem cricóidea (anteriormente) ou margem inferior da sexta vértebra cervical (posteriormente), onde continua-se com a traqueia. Tem como funções: organizar, direcionar o fluxo de ar para o sistema respiratório e o bolo alimentar para o sistema digestório, manter a via aérea aberta para a passagem do ar, fechá-la temporariamente como um esfíncter e, por fim, está relacionada com o mecanismo de produção da voz.

A laringe mantém-se pérvia para a passagem do ar em função de possuir um esqueleto de cartilagens. São no total nove cartilagens, três ímpares, tireóidea, cricóidea e cartilagem epiglótica, e seis pares (uma de cada lado): aritenóideas, cuneiformes e cartilagens corniculadas.

A cartilagem tireóidea, em formato de escudo, é a maior das nove cartilagens, e apresenta como acidentes anatômicos duas lâminas (direita e esquerda) que fundem-se anteriormente para formar a proeminência laríngea, popularmente conhecida como "pomo-de-adão" ou "gogó". Essa proeminência anteriormente no pescoço é maior e mais visível nos homens em função da ação dos hormônios masculinos na laringe, por isso também a voz masculina é mais grave (frequência sonora menor), ação desses hormônios nas cordas vocais.

A cricóidea, cartilagem em formato de anel, está localizada inferiormente à cartilagem tireóidea. Sua parte posterior maior é denominada lâmina e a sua parte anterior menor e denominada arco. Esta é a mais espessa e mais forte das cartilagens, é o único anel completo de cartilagem que circunda a via aérea. Sua margem inferior é uma referência anatômica importante, pois demarca o limite inferior da laringe e o início da traqueia.

A cartilagem epiglótica, em formato de folha, está localizada posteriormente à raiz da língua. A epiglote é formada principalmente por cartilagem elástica e também possui uma extremidade superior mais larga e livre e sua extremidade inferior, o pecíolo epiglótico (em botânica, é a parte que fixa a folha), mais estreito, o que confere maior flexibilidade e elasticidade. Essa cartilagem fecha, como uma tampa, o ádito da laringe. Na realidade, não é a epiglote que desce, e sim toda a laringe que sobe em determinada fase da deglutição e com isso pressiona a abertura da laringe contra a cartilagem, evitando assim a entrada do alimento na via respiratória.

A parte inicial do interior da laringe é denominada vestíbulo da laringe, que estende-se do ádito da laringe até as pregas vestibulares. As cavidades (recessos) localizadas entre as pregas vestibulares e as pregas vocais são os ventrículos da laringe. Inferiormente às pregas vocais, a parte final do interior da laringe, existe a cavidade infraglótica, que é contínua com o lúmen da traqueia.

As pregas vestibulares localizadas entre a cartilagem tireóidea e as cartilagens aritenóideas não estão relacionadas diretamente com a produção da voz, elas têm função protetora, ou seja, possuem uma rica inervação sensitiva que desencadeia o reflexo de tosse, que evita a entrada de corpo estranho na via aérea.

As pregas vocais (cordas vocais), estas sim são mais salientes e com isso intimamente relacionadas com a produção da voz. Essas pregas produzem vibrações audíveis do ar expirado, origem dos sons da laringe, também quando completamente aduzidas (fechadas), funcionam como um eficaz esfíncter que impede a entrada do ar inspirado.

O conjunto das pregas vocais e da rima da glote (espaço em formato de fenda entre as pregas vocais) é denominado glote. Uma reação alérgica grave pode levar a um edema dessa região, angioedema ou edema de glote, obstruindo o fluxo de ar, e se não tratado rapidamente, ocasionar a morte por asfixia.

As artérias que vascularizam a laringe são ramos das artérias tireóideas superiores e inferiores. A artéria laríngea superior, ramo da artéria tireóidea superior, acompanha o ramo interno do nervo laríngeo superior e supre a face interna da parte superior da laringe. Um outro ramo da artéria tireóidea superior é a artéria cricotireóidea, que supre o músculo cricotireóideo.

A artéria laríngea inferior (ramo da artéria tireóidea inferior) acompanha o nervo laríngeo inferior, que é a continuação do nervo laríngeo recorrente, e vasculariza a mucosa e os músculos na parte inferior da laringe.

As veias laríngeas acompanham e têm o mesmo nome das artérias. As veias laríngeas superiores drenam para as veias tireóideas superiores, que drenam para as veias jugulares internas. As veias laríngeas inferiores drenam para as veias tireóideas inferiores e estas drenam para as veias braquiocefálicas.

Os vasos linfáticos superiores às pregas vocais drenam para os linfonodos cervicais profundos superiores e os vasos linfáticos inferiores às pregas vocais drenam para os linfonodos pré-traqueais e paratraqueais que drenam para os linfonodos cervicais profundos inferiores.

Os nervos laríngeos superior e inferior são ramos do nervo vago, o décimo par craniano. O nervo laríngeo superior divide-se em um ramo maior, o nervo laríngeo interno, que faz a inervação sensitiva da mucosa do vestíbulo da laringe, das pregas vestibulares, do ventrículo da laringe e da parte superior da prega vocal, e um ramo menor, que é o nervo laríngeo externo que faz a inervação motora do músculo cricotireóideo e contribui para a inervação do músculo constritor inferior da laringe.

O nervo laríngeo inferior é a continuação do nervo laríngeo recorrente. É o mais importante, pois supre todos os músculos intrínsecos da laringe, com exceção do músculo cricotireóideo, e também faz a inervação sensitiva da parte inferior da laringe abaixo da prega vocal.

▶ ÁRVORE TRAQUEOBRONQUIAL

Traqueia

A porção do conduto aéreo em que está compreendida a borda inferior da cartilagem cricóidea (correspondente à sexta vértebra cervical) e a origem dos brônquios demarcada internamente pela carena (correspondente à quarta ou quinta vértebra torácica) constitui a traqueia.

Pode-se palpá-la facilmente abaixo da laringe, porque, em sua origem, a traqueia está a 1,5 ou a 2 cm da pele. À medida que ela desce para o tórax, toma um trajeto oblíquo no sentido anteroposterior, encontrando-se no nível da incisura jugular a 4,5 cm da pele. Finalmente, em sua bifurcação, já se apresenta a 7 cm. A traqueia segue a linha mediana na sua totalidade e sofre, em sua porção terminal, um ligeiro desvio lateral direito.

A traqueia mede cerca de 12 cm, estando a pessoa de pé, olhando o horizonte. Entretanto, o cilindro traqueal não tem um comprimento fixo, podendo variar sua extensão em cerca de 3 ou 4 cm com a deglutição, a respiração e a hiperextensão da cabeça. Essa extensibilidade é devida à membrana elástica existente entre seus anéis.

O tubo traqueal é constituído nas suas porções anteriores e laterais por anéis cartilaginosos. Esses anéis estão contidos em uma túnica fibroelástica e têm a forma de um C. São em número de 15 a 20 e têm de 2 a 4 mm de altura. Os anéis membranosos que os separam possuem altura menor. A porção dorsal do cilindro traqueal constitui a *pars membranacea*, porção membranosa que une as extremidades dos anéis cartilaginosos.

A irrigação da traqueia é segmentar. Sua porção inferior é irrigada pelas artérias brônquicas, enquanto sua porção cervical é vascularizada sobretudo pela artéria tireóidea inferior, através de três ramos. O ramo inferior é dominante, na maioria dos casos. As ramificações das artérias brônquicas caminham em direção cranial e as ramificações das artérias tireóideas em direção caudal. A porção média da traqueia recebe numerosos ramos da intercostal suprema e das artérias tímicas. Esses vasos, que ganham a traqueia por suas faces laterais, distribuem-se por toda a superfície do órgão, anastomosam-se entre si e formam uma fina rede, que penetra na parede traqueal (entre os anéis) para formar um rico plexo submucoso. Essa distribuição segmentar por vasos de pequeno calibre impõe cuidados especiais no manuseio das faces laterais da traqueia.

Em sua porção posterior, a traqueia mantém íntima relação com o esôfago. Esses órgãos são separados pelo tecido conjuntivo da fáscia pré-traqueal. No seio desse tecido encontramos pequenos vasos que comunicam a vascularização do esôfago com a da traqueia.

Anteriormente, na sua porção cervical, a traqueia relaciona se com a tireoide, que repousa sobre o segundo anel traqueal.

Na sua porção intratorácica, relaciona-se com o tronco arterial braquicefálico, que cruza sua parte média obliquamente, da esquerda para a direita, em direção cefálica. Sua face anterior, desde a tireoide até a bifurcação, é coberta por um tecido conjuntivo fibroadiposo, a fáscia pré-traqueal ou bainha própria da traqueia, de importância fundamental na realização da mediastinoscopia.

Brônquios principais

A traqueia se bifurca no nível da quarta vértebra torácica na fase expiratória. No entanto, com o indivíduo de pé e na inspiração forçada, a bifurcação ocorre no nível da sexta vértebra torácica. O brônquio direito é mais curto (2 a 2,5 cm de extensão), mais calibroso e dobra em um ângulo mais aberto, de tal modo que qualquer corpo estranho aspirado tende a se alojar no seu interior. O brônquio esquerdo, por sua vez, é mais longo e dobra para o lado esquerdo quase em ângulo reto para permitir sua passagem sob o arco aórtico.

O pulmão direito, após passar sob a veia ázigos, se divide dando origem ao brônquio do lobo superior direito, que por sua vez se trifurca nos brônquios segmentares 1 (apical), 2 (posterior) e 3 (anterior). Em seguida, após um curso de cerca de 3 cm, dá origem anteriormente ao brônquio do lobo médio, que se bifurca em brônquios segmentares 4 (lateral) e 5 (medial). Imediatamente após a emergência do brônquio do lobo médio, tem origem o brônquio do lobo inferior, que dá origem, posteriormente, ao brônquio do segmento 6 (apical do lobo inferior) e em seguida se originam os ramos segmentares basais: 7, 8, 9 e 10 (basal anterior, basal lateral, basal medial e basal posterior).

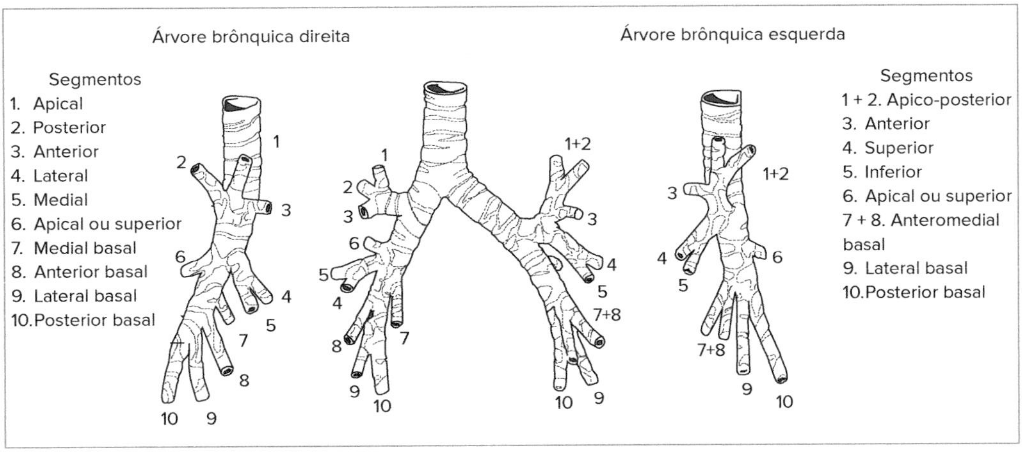

FIGURA 5 Segmentação da árvore brônquica.

O brônquio principal esquerdo tem cerca de 4 a 5 cm. Após passar sob o arco da aorta, dá origem ao brônquio do lobo superior, que após um curso de 1 cm se divide em dois ramos: o brônquio do cúmen e o ramo da língula. Enquanto o brônquio do cúmen se subdivide em dois ramos: 1 + 2 (apico-posterior) e 3 (anterior), o ramo lingular se subdivide em dois brônquios segmentares: 4 (superior) e 5 (inferior). O brônquio do lobo inferior esquerdo não corresponde exatamente ao contralateral porque não existe o segmento medial ou segmento cardíaco, que no lado esquerdo compõe o segmento anteromedial.

▶ PLEURAS

A serosa que reveste os pulmões e as cavidades pulmonares é denominada pleura, formada principalmente por um tecido de revestimento, o mesotélio. Essa serosa é contínua, revestindo a víscera (pulmão), por isso chamada de pleura visceral, e revestindo a parte interna da parede torácica, por isso denominada pleura parietal.

A pleura visceral está intimamente aderida aos pulmões, inclusive nas suas fissuras, tornando as superfícies pulmonares lisas, brilhantes e escorregadias. Com isso, torna-se difícil a sua dissecação; literalmente, para retirar a pleura visceral, é necessário "descascar" o pulmão.

A pleura parietal é subdividida em três partes: parte costal (reveste a face interna da parede torácica), parte mediastinal (reveste as faces laterais do mediastino) e parte diafragmática (reveste a parte superior do músculo diafragma, exceto onde este está fundido com o pericárdio).

A cúpula pleural (pleura cervical) relaciona-se com os ápices pulmonares e é formada pela continuação superior da parte mediastinal e da parte costal da pleura parietal que estende-se através da abertura superior do tórax até a raiz do pescoço.

A cavidade pleural é um espaço entre a pleura visceral e a pleura parietal que oscila de tamanho com relação às fases respiratórias. Esta cavidade contém uma pequena quantidade de líquido (líquido pleural) que lubrifica as superfícies das pleuras e permite que deslizem uma sobre a outra de forma suave (sem atrito) durante a respiração.

Principalmente na parte inferior onde o pulmão não ocupa toda a cavidade pleural na expiração, existe um importante espaço

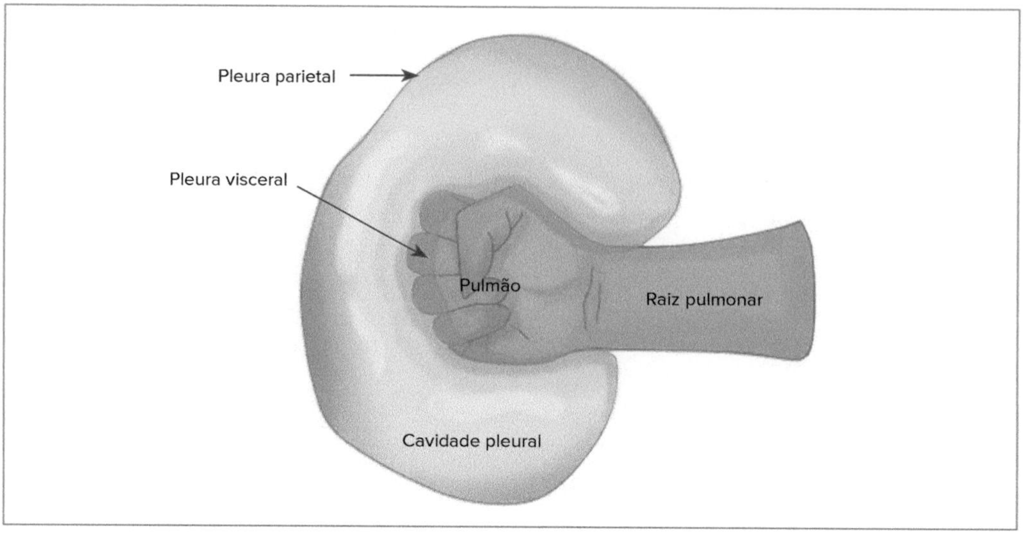

FIGURA 6 Ilustração didática do saco pleural e sua diferenciação em pleura parietal e visceral. Fonte: elaborada pelo autor. Versão colorida da figura encontra-se no caderno de imagens no final do livro.

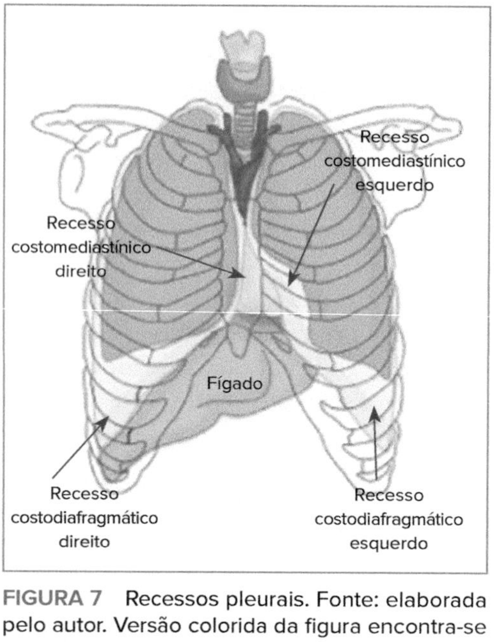

FIGURA 7 Recessos pleurais. Fonte: elaborada pelo autor. Versão colorida da figura encontra-se no caderno de imagens no final do livro.

entre a parte costal e a parte diafragmática da pleura parietal denominado recesso costodiafragmático (seio costofrênico).

Os recessos costomediastinais são menores e estão localizados posteriormente ao esterno, onde a parte costal encontra-se com a parte mediastinal da pleura parietal. O recesso costomediastinal esquerdo é maior comparado ao direito em função da incisura cardíaca.

Irrigação arterial, drenagem venosa e linfonodos

A pleura visceral é irrigada principalmente pelas artérias bronquiais; a pleura parietal é irrigada pelas artérias que suprem a parede torácica (artérias torácicas internas, artérias musculofrênicas, artérias intercostais anteriores e posteriores).

O sangue da pleura visceral é drenado principalmente para as veias pulmonares e o sangue da pleura parietal é **drenado para as veias da parede torácica.**

O plexo linfático subpleural (pleura visceral) drena para os linfonodos broncopulmonares no hilo do pulmão. A linfa proveniente da pleura parietal drena para os linfonodos da parede torácica; alguns linfáticos da parte superior (cúpula pleural) drenam para os linfonodos axilares.

Inervação

As fibras aferentes de dor (nociceptivas) da pleura visceral acompanham as fibras simpáticas através dos troncos simpáticos até os gânglios sensitivos dos nervos espinais torácicos superiores.

A pleura parietal é inervada pelos nervos intercostais e pelos nervos frênicos da seguinte forma: a região periférica da parte diafragmática e a parte costal são inervadas pelos nervos intercostais e a região central da parte diafragmática e parte mediastinal pelo nervo frênico.

▶ PULMÕES

Os pulmões são os órgãos essenciais da respiração, onde estão localizados aproximadamente 300 milhões de alvéolos pulmonares, unidade funcional básica da hematose. Os pulmões em pessoas saudáveis são normalmente macios, esponjosos e elásticos, o que favorece a sua expansão na inspiração e a sua retração passiva no momento da expiração normal. A cavidade torácica é subdividida em três compartimentos, duas cavidades pulmonares (direita e esquerda) onde estão os pulmões e um compartimento no meio da cavidade torácica, interposto entre os pulmões, denominado mediastino.

Cada pulmão tem um formato geométrico aproximado de um cone, com isso possui um ápice (vértice) que é oposto a uma região maior, a base; além disso, podemos identificar no pulmão três faces (costal, mediastinal e diafragmática) e também três margens (anterior, posterior e inferior).

O ápice pulmonar é a extremidade superior arredondada de cada pulmão e avança pela abertura superior do tórax até a raiz do pescoço. A base pulmonar é a região inferior que apoia-se na cúpula diafragmática. A face costal (lateral), como sugerido pelo nome, está em contato com as costelas e outras estruturas da parede torácica. A face mediastinal (medial) relaciona-se com o mediastino e a face diafragmática (inferior) com o diafragma.

A margem anterior é fina, cortante e é a extremidade mais anterior de cada pulmão. A margem posterior é mais grossa e romba e a margem inferior representa o seu contorno mais inferior. O correto posicionamento do ápice, das faces e das margens possibilita colocar anatomicamente o pulmão na posição correta e com isso identificar de forma isolada o pulmão direito e o pulmão esquerdo.

Há uma diferença e não simetria dos órgãos abdominais e torácicos, o fígado localizado do lado direito eleva a cúpula diafragmática direita e o coração, que tem a sua maior parte voltada para esquerda, entalha o pulmão esquerdo, isso torna o pulmão direito maior, mais pesado, mais largo, porém mais curto comparado ao esquerdo. Por ter uma maior dimensão e ser mais pesado para facilitar a sua expansibilidade e a entrada do ar na sua parte mais interna, o pulmão direito apresenta duas fissuras (oblíqua e horizontal) que o dividem em três lobos (superior, médio e inferior).

O pulmão direito possui uma fissura oblíqua que separa o lobo superior e médio do lobo inferior e uma outra menor, a fissura horizontal que separa o lobo superior do lobo médio. Normalmente são identificados no pulmão direito dez segmentos pulmonares funcionalmente individualizados e que recebem um brônquio segmentar terciário com o mesmo nome e são supridos por um ramo segmentar independente da artéria pulmonar, por isso esses segmentos podem ser cirurgicamente ressecados.

O pulmão esquerdo possui apenas a fissura oblíqua que separa o lobo superior do lobo inferior. Neste pulmão existe um processo estreito e em formato de língua que pende do lobo superior denominado língula.

Com relação aos segmentos pulmonares do lado esquerdo, existem normalmente oito segmentos (porém há muita variação anatômica), os segmentos apical e posterior estão fundidos e formam o segmento pulmonar apicoposterior e também normalmente os segmentos basal anterior e basal medial estão juntos como segmento pulmonar basal (basilar) anteromedial.

Os pulmões fixados e conservados de cadáveres apresentam impressões e sulcos deixados por estruturas e órgãos que estão encostados nos pulmões. No pulmão esquerdo é observada facilmente uma grande impressão cardíaca e também a impressão da artéria aorta. No pulmão direito são também observados a impressão cardíaca (átrio direito), o sulco da veia cava superior, o sulco da veia ázigo e mais especificamente o sulco do arco da veia ázigo, entre outras estruturas.

Na face mediastinal dos pulmões existe o hilo pulmonar, área através da qual entram e saem as estruturas que formam a raiz pulmonar ou pedículo pulmonar, que é formado pelo brônquio principal, a artéria pulmonar e as duas veias pulmonares. Outra diferença é a ordem e a disposição das estruturas da raiz pulmonar direita e esquerda. Do lado direito, de superior para inferior, brônquio principal direito, artéria pulmonar direita e veia pulmonar inferior direita, e do lado esquerdo, artéria pulmonar esquerda, brônquio principal esquerdo ea veia pulmonar esquerda inferior.

Em ambos os lados inferiormente à raiz pulmonar existe uma reflexão formada pela continuidade entre a pleura parietal e visceral denominada ligamento pulmonar, que se estende anteriormente ao esôfago entre o pulmão e o mediastino. Esse ligamento é formado por uma dupla camada de pleura separada por uma quantidade pequena de tecido conjuntivo.

Irrigação arterial

Cada pulmão recebe uma grande artéria pulmonar que origina-se da bifurcação do tronco pulmonar que sai do ventrículo direito do coração; por isso, as artérias pulmonares levam o sangue pouco oxigenado para os pulmões, onde irá ocorrer a hematose. A artéria pulmonar esquerda é a estrutura mais superior da raiz pulmonar esquerda e divide-se em uma artéria lobar superior e em uma artéria lobar inferior. A artéria pulmonar direita normalmente (porém existem variações anatômicas) divide-se em artéria lobar superior, que irá para o lobo superior, e uma artéria intermediaria, que bifurca-se em artéria lobar média, que irá para o lobo médio, e artéria lobar inferior, para o lobo inferior. As artérias lobares dividem-se em artérias segmentares terciárias que irão suprir os respectivos segmentos pulmonares.

Como as artérias pulmonares levam sangue com pouco oxigênio, existe um outro grupo de artérias que servem para nutrir os brônquios, os tecidos de sustentação dos pulmões e a pleura visceral, denominadas artérias bronquiais (brônquicas). São duas artérias bronquiais esquerdas (superior e inferior) que originam-se diretamente da parte torácica da aorta. Normalmente uma única artéria bronquial direita que pode ter origem na terceira artéria intercostal posterior direita, na artéria bronquial esquerda superior ou ainda uma origem direta da parte torácica da aorta.

Drenagem venosa

São quatro veias pulmonares que levam o sangue rico em oxigênio (após a hematose) dos pulmões para o átrio esquerdo do coração, veia pulmonar direita superior e inferior e veia pulmonar esquerda superior e inferior. A localização e o trajeto das veias pulmonares é independente do trajeto das artérias pulmonares, elas seguem entre os segmentos pulmonares vizinhos e recebem o sangue no seu percurso até o hilo pulmonar.

As veias pulmonares esquerdas superior e inferior drenam o sangue do lobo superior e inferior, respectivamente, do pulmão esquerdo. Do lado direito a veia pulmonar superior recebe uma tributária, a veia do lobo médio, e com isso faz a drenagem do lobo superior e médio, e finalmente a veia pulmonar direita inferior drena o lobo inferior do pulmão direito.

Existem também as veias bronquiais que drenam parte do sangue levado pelas artérias bronquiais; a outra parte é drenada pelas próprias veias pulmonares. As veias bronquiais direitas drenam para a veia ázigo e as veias bronquiais esquerdas normalmente drenam para a veia hemiázigo acessória. Essas veias bronquiais também recebem sangue de algumas veias do esôfago.

Linfonodos

Apesar da divisão diferente recomendada pela *Nomina Anatomica* (IANC), adotaremos aqui a classificação dos linfonodos mediastinais segundo o interesse de suas relações com a disseminação das doenças pulmonares.

Vamos adotar o conceito de estações linfonodais utilizado pelo *Manual de oncologia torácica* publicado pela IASLC (*International Association for the Study of Lung Cancer*). Recomenda ela que os linfonodos intratorácicos, intrapulmonares e mediastinais sejam analisados com o conceito de zonas ou estações linfonodais. Essas estações são identificadas por números que vão de 1 a 9 para os linfonodos mediastinais, 10 para os linfonodos hilares, 11 para os interlobares, 12 para os lobares, 13 para os segmentares e 14 para os subsegmentares.

É importante destacar os linfonodos situados em relação com as fissuras, mais precisamente entre as emergências dos brônquios lobares superior e inferior, tanto à direita quanto à esquerda (linfonodo 11). Esses linfonodos recebem à direita a drenagem linfática dos lobos superior, médio e inferior, e à esquerda a drenagem linfática dos lobos superior e inferior. Funcionam como um ponto de confluência da linfa dos pulmões e por isso mesmo os autores ingleses o denominam *lymphatic sump*, e os franceses *carrefour* (ou entroncamento de Borrie).

A corrente linfática do lobo superior direito deságua principalmente na cadeia paratraqueal direita através do linfonodo ázigos. Uma parte da linfa drena para os linfonodos subcarenais e ainda diretamente para a cadeia mediastinal anterior direita, e a partir daí pode se conectar à cadeia paratraqueal esquerda, feita através da cadeia mediastinal transversa. Já os linfonodos do lobo médio drenam para a cadeia paratraqueal direita e para a subcarenal.

A drenagem do lobo inferior direito se faz principalmente para a cadeia paratraqueal direita e a subcarenal. No entanto, deve-se relatar que uma parte da drenagem se faz diretamente para os linfonodos mediastinais posteriores ou periesofageanos (cadeia 8) e através dos linfonodos do ligamento triangular (cadeia 9).

A drenagem do lobo superior esquerdo distribui-se equitativamente entre as cadeias paratraqueal esquerda (L4 e L2), subcarenal (cadeia 7) e mediastinal anterior esquerda (cadeia 3ª), através do linfonodo de Botal (cadeia 5). A drenagem contralateral ocorre em 20% a 25% dos pacientes.

O fluxo principal de linfa do lobo inferior esquerdo faz-se para a cadeia paratraqueal esquerda (L4 e L2) e para a subcarenal (cadeia 7). Uma parte do fluxo pode tomar direção subdiafragmática, através dos linfonodos do ligamento triangular (cadeia 9) e dos mediastinais posteriores (cadeia 8).

Os linfonodos mediastinais, como proposto pela IASLC, são identificados por estações ou zonas numeradas de 1 a 9. A zona

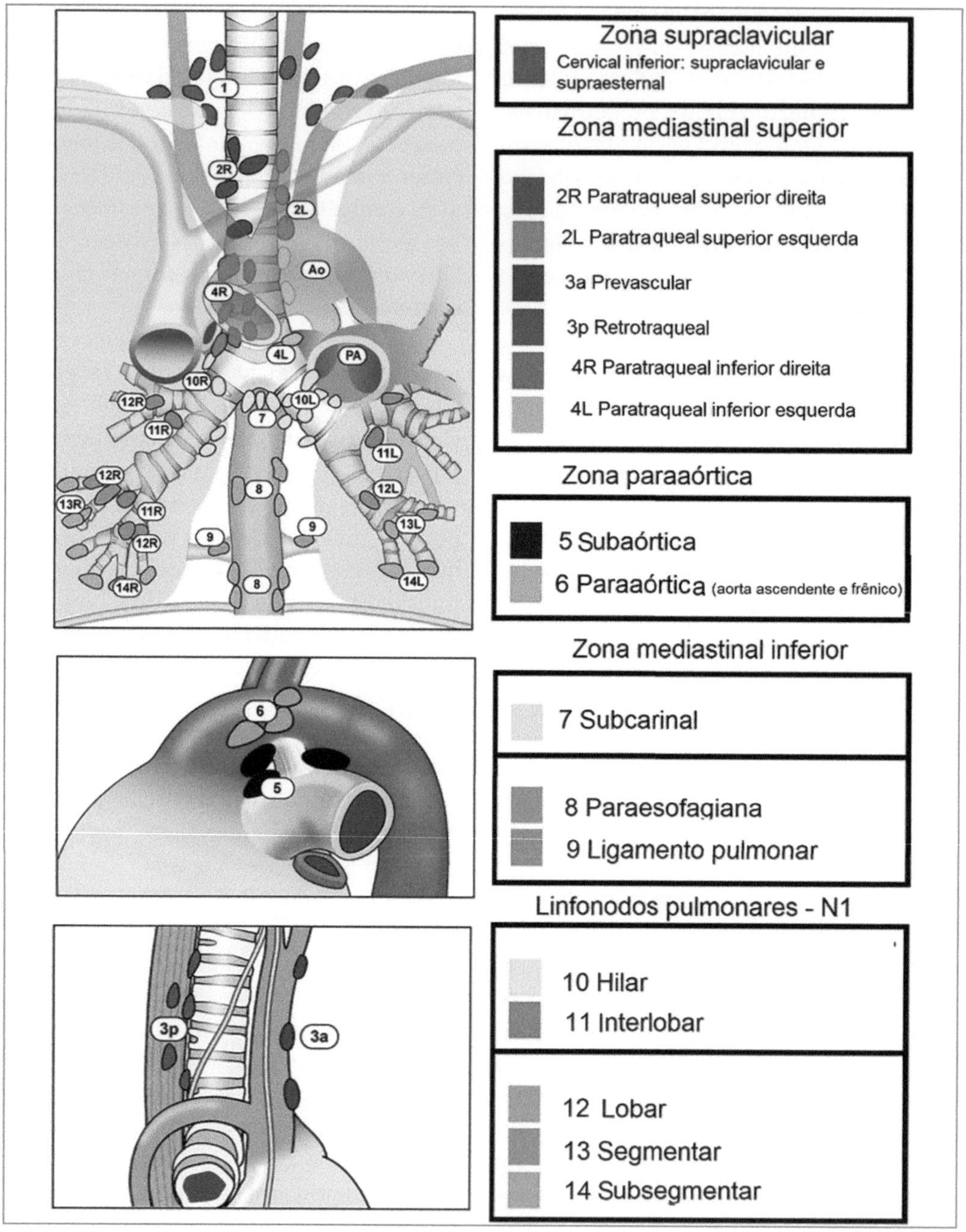

FIGURA 8 Nominação dos linfonodos mediastinais e intrapulmonares como proposto pela IASLC. [*Translated and reprinted with approval by the International Association for the Study of Lung Cancer and permission by Memorial Sloan-Kettering Cancer Center (© 2009 Memorial Sloan-Kettering Cancer Center)*]. Versão colorida da figura encontra-se no caderno de imagens no final do livro.

1 compreende as cadeias supraclaviculares e supraesternais que na realidade estão fora do tórax, mas que são de fundamental importância para o entendimento da drenagem linfática do tórax. A zona 2 compreende as cadeias paratraqueal direita (2R) e paratraqueal esquerda (2L). A cadeia paratraqueal direita (2R) constitui uma importante via linfática ascendente, recebendo a drenagem de linfonodos do pedículo pulmonar direito e dos linfonodos subcarenais (cadeia 7). Para essa cadeia também aflui a drenagem linfática direita da traqueia, do esôfago e do timo. Esse sistema apresenta em sua porção terminal superior vários canais linfáticos, que podem desembocar na junção júgulo-subclávia (ângulo venoso), na subclávia ou na jugular, diretamente ou por intermédio do ducto linfático direito.

A cadeia paratraqueal esquerda (2L) é composta por quatro ou cinco linfonodos que formam a via linfática ascendente esquerda. Esses linfonodos são pequenos, alongados e dispostos longitudinalmente em torno do nervo laríngeo esquerdo. Recebem a drenagem linfática dos linfonodos hilares do pulmão esquerdo e desembocam na junção júgulo--subclávia do mesmo lado, diretamente ou por intermédio do ducto torácico. Pode haver conexão entre as duas cadeias paratraqueais, através de pequenos canais transversais.

Por trás da extremidade inferior da traqueia passam os ductos linfáticos ascendentes, que ligam a cadeia 7 às cadeias paratraqueais. Eventualmente, nesta localização são encontrados um ou dois linfonodos denominados retrotraqueais (3 b da nomina do IALSC).

A cadeia subcarenal (zona 7) é constituída pelos linfonodos da bifurcação traqueal, em número de três a cinco. O maior deles é cavalgado de maneira excêntrica pela bifurcação traqueal, pois se localiza quase inteiramente sob o brônquio principal direito.

Existem ainda um ou dois linfonodos, situados junto à bifurcação e sobre a face anterior da traqueia (cadeia R4), que faz a conexão entre as duas cadeias paratraqueais e recebe afluentes do grupo subcarenal. É um ponto de convergência de linfáticos provenientes do diafragma, coração, pericárdio, esôfago, parte inferior da traqueia, brônquios e pulmão. Desta confluência, a drenagem linfática segue preferencialmente em direção cefálica (cadeia R2).

A cadeia mediastinal anterior direita (3a) estende-se ao longo da veia cava superior, do nervo frênico e da borda direita do timo, terminando no linfonodo situado na junção dos troncos venosos braquicefálicos onde se situa um linfonodo conhecido como "gânglio de Bartel" ou "gânglio do ângulo inominado".

A cadeia mediastinal anterior esquerda (4 e 5) é constituída por linfonodos de situação pré-arterial ou mais exatamente pré-aortico-carotidiana (Rouvière). Tem início em um grande linfonodo situado diante do ligamento arterioso, o "gânglio de Botal" (linfonodo 4); continua em direção ascendente seguindo o nervo frênico, junto à face anterolateral da artéria carótida (cadeia 5), relacionando-se com o lobo esquerdo do timo e desaguando no confluente júgulo-subclávio, diretamente ou por intermédio do ducto torácico.

Os linfonodos mamários internos, também chamados retroesternais, compreendem os linfonodos situados ao longo dos vasos mamários internos. Essa cadeia não é uniforme, sendo os linfonodos mais numerosos na parte superior, no nível do primeiro e segundo espaços intercostais.

Essa cadeia recolhe a linfa da parte anterior do diafragma e da parede torácica, terminando no ducto torácico e na veia subclávia direita, ou então na junção júgulo-subclávia de cada lado, por canais independentes. Não é incomum a conexão entre as cadeias mamárias direita e esquerda, através de canais retroesternais transversos ou através da cadeia mediastinal anterior transversa.

Os linfonodos do ligamento triangular (zona 9) encontram-se na intimidade do referido ligamento e conectam-se com a cadeia periesofageana zona 8, por intermédio da qual sua drenagem ganha o espaço subdiafragmático, através do hiato esofagiano.

Inervação

Os nervos dos pulmões são originados nos plexos pulmonares anteriores e posteriores à raiz pulmonar. Nestes plexos estão as fibras simpáticas pós-ganglionares que são inibitórias para o músculo liso da árvore bronquial (fazem broncodilatação) e são motoras para os vasos pulmonares, fazendo assim vasoconstrição. As fibras parassimpáticas que chegam nos plexos pulmonares são fibras pré-ganglionares do nervo vago, irão fazer sinapse com os gânglios (corpos de neurônios) localizados nos plexos pulmonares e ao longo da árvore bronquial. Essas fibras são motoras para o músculo liso brônquico (fazem broncoconstrição) e inibitórias para os vasos pulmonares (vasodilatação).

A resposta sensitiva está relacionada com as fibras aferentes viscerais dos plexos pulmonares, são oriundas dos gânglios sensitivos do nervo vago e acompanham as fibras parassimpáticas em direção central; são os impulsos reflexos relacionados com a sensibilidade tátil da mucosa brônquica que desencadeiam o reflexo protetor da tosse, o reflexo associado à percepção de estiramento dos músculos brônquicos e o estímulo originado no parênquima pulmonar (tecido conjuntivo interalveolar) que leva ao reflexo de *insuflação de Hering-Breur* que limita e com isso protege de uma insuflação excessiva.

REFERÊNCIAS

1. Gardner, E. Anatomia: Estudo regional do corpo humano. 4. ed. Rio de Janeiro: Guanabara Koogan; 1998.
2. Gray H. Anatomia. v. 2. Rio de Janeiro: Guanabara Koogan; 1979.
3. Miura T, Grilo HC. The contribution of the inferior thiroid astery to the blood supply of the human trachea. Surg Ginec Obst. 1966;123:99-102.
4. Pearson FmG, Andrews MJ. Detection and management of tracheal stenosis following cuffed tube tracheostomy. Ann Thorac Surg. 1971;12:359-74.
5. Rami-Porta R (executive editor). Staging manual in thoracic oncology. 2. ed. IASLC Publication. North Fort Myers, FL: Editorial Rx Press.
6. Rouvière H. Anatomie des linphatiques de l'homme. Paris: Masson; 1932.
7. Testut L, Latarjet A. Anatomía humana. Ed. Salvat; 1975.

2

Fisiopatologia respiratória

Nathane Santanna Felix
Patricia Rieken Macêdo Rocco
Fernanda Ferreira Cruz
Pedro Leme Silva

DESTAQUES

- A organização morfofuncional do sistema respiratório propicia a entrada de oxigênio, assim como a eliminação de gás carbônico.
- Para que o ar entre no pulmão, é necessária uma força motriz que possa vencer as forças elásticas e resistivas do sistema respiratório.
- Ventilação é o movimento do ar para o interior dos pulmões e perfusão é a passagem de sangue pelos capilares alveolares para que a troca gasosa se faça de forma eficaz. A adequada oxigenação e eliminação de dióxido de carbono depende da relação entre ventilação e perfusão.
- A difusão dos gases através da barreira alvéolo-capilar também afeta a pressão parcial arterial de oxigênio e de gás carbônico.
- Doenças restritivas são aquelas que cursam com o aumento da elastância (ou diminuição de complacência) do sistema respiratório, dificultando a entrada de ar e a insuflação adequada dos pulmões.
- Doenças obstrutivas são aquelas que cursam com o aumento da resistência de vias aéreas, dificultando a exalação do ar, cursando com aprisionamento de ar no final da expiração.

▶ INTRODUÇÃO

A função básica do sistema respiratório é suprir os diversos órgãos e tecidos de oxigênio (O_2) e deles retirar o produto do metabolismo energético celular, o gás carbônico (CO_2). Entretanto, esse sistema desempenha outras funções como a manutenção do pH plasmático, controle térmico, produção e metabolismo de fatores vasoativos, fonação e filtração de pequenos êmbolos que chegam na circulação pulmonar. Com isso, podemos notar que a estrutura do sistema respiratório deve permitir que essas funções sejam desempenhadas de forma adequada. Destaca-se também o entendimento da mecânica respiratória, difusão e transporte de gases, bem como da relação ventilação/perfusão. que possibilita a oxigenação tecidual. Neste capítulo, abordaremos a fisiopatologia de dois grupos de doenças que podem levar à falência respiratória: as doenças obstrutivas e as doenças restritivas.

▶ ESTRUTURA MORFOFUNCIONAL DO SISTEMA RESPIRATÓRIO

A função principal do sistema respiratório é a troca gasosa, ou seja, levar O_2 do ar ambiente até as células para que ele participe do metabolismo celular, e retirar do corpo o CO_2, produto desse metabolismo celular. A morfologia do sistema respiratório é ideal para que essa função seja desempenhada adequadamente.

A grande área de contato com o ar ambiente e a grande quantidade de sangue que o pulmão recebe por minuto propicia uma efetiva troca gasosa. O pulmão apresenta em torno de 300 milhões de alvéolos que apresentam uma superfície de troca de aproximadamente 100 m^2, área similar a uma quadra de tênis. Esses alvéolos têm uma parede delgada e estão em contato com capilares alveolares, sendo o fruto dessa junção (epitélio alveolar - matriz extracelular - endotélio) a chamada barreira alvéolo-capilar, por onde os gases se difundem do alvéolo para o sangue e vice-versa.

O ar é conduzido até os alvéolos através das vias aéreas, que são uma série de tubos que se ramificam dicotomicamente em direção ao parênquima pulmonar, ficando mais numerosos e estreitos. Essas ramificações se dão por 23 gerações, sendo que da primeira até a 16ª geração essas vias aéreas não são capazes de realizar troca gasosa, sendo denominadas zona de condução e representando o chamado espaço morto anatômico. A partir da 16ª geração, há a formação de bronquíolos respiratórios, onde há certo grau de troca gasosa (zona de transição) e posteriormente ductos alveolares e alvéolos, onde a troca gasosa é realizada (zona respiratória). É importante salientar que, apesar do estreitamento das vias aéreas em direção ao parênquima, como se trata de um arranjo em paralelo, a área de total de secção transversal dessas vias aéreas aumenta exponencialmente em direção à zona respiratória.

Por ter uma grande área de contato com o ar ambiente, o sistema respiratório possui sistemas de defesa contra a deposição de material particulado que eventualmente possa ser inalado. A própria ramificação das vias aéreas ajuda nesse processo de defesa. Nesse contexto, à medida que o ar turbilhona em cada bifurcação, as partículas se depositam na bifurcação e não prosseguem na direção das vias aéreas mais distais. A estrutura celular das vias aéreas também contribui para o mecanismo de defesa das vias aéreas. O epitélio pseudoestratificado cilíndrico ciliado associado às células caliciformes da traqueia permite que as partículas sejam transportadas para o sentido contrário às unidades alveolares, em função do muco produzido pelas células caliciformes e o movimento ciliar. Com a progressão das vias aéreas da traqueia às unidades alveolares, o epitélio das vias aéreas se torna mais delgado, até chegar aos alvéolos compostos por células epiteliais do tipo 1 (pneumócitos tipo I) que revestem a superfície alveolar e as células epiteliais do tipo II (pneumócitos tipo II) responsáveis pela produção de surfactante. Considerando-se a defesa nas unidades mais distais temos a participação dos macrófagos alveolares que fagocitam possíveis materiais particulados que são levados pelo ar e não são eliminados pelas gerações anteriores das vias aéreas.

Os pulmões ficam envoltos pela caixa torácica, que se movimenta de forma que favoreça a entrada e saída de ar nos pulmões. Sendo assim, a cada inspiração, os músculos respiratórios promovem a força motriz para que a caixa torácica se expanda, gerando pressão negativa (menor que a atmosfera) dentro do tórax. O diafragma, principal músculo da respiração, se contrai provocando o aumento do diâmetro craniocaudal do tórax, e os demais músculos da respiração, como os intercostais, paraesternais e escalenos se contraem de forma a fazer com que as costelas se ergam no movimento chamado de "alça de balde" e aumente o diâmetro anteroposterior e laterolateral do tórax. A pressão negativa dentro do tórax permite que o ar entre por diferença de pressão. Já na expiração basal, não ocorre contração muscular, mas a inativação lenta e gradual dos músculos da inspiração, a pressão intratorácica é positiva e, em função da diferença de pressão, há a exalação do ar.

▶ MECÂNICA RESPIRATÓRIA

Para que o ar entre, é necessário vencer forças elásticas e resistivas do sistema respiratório, que é constituído por dois componentes: pulmão e parede torácica. Entende-se por parede torácica todas as estruturas que se movem durante o ciclo respiratório, com exceção dos pulmões.

Propriedades elásticas

Os tecidos dos pulmões e da parede torácica são constituídos por várias estruturas (tais como as fibras elásticas e colágenas) que apresentam propriedades elásticas. Quanto maior a pressão motriz do sistema respiratório, maior o volume inspirado. A relação entre a variação de volume mobilizado e a pressão motriz (variação de pressão) necessária para mobilizar esse volume é chamada complacência do sistema respiratório. Por outro lado, a elastância é o inverso de complacência. Um pulmão muito complacente é aquele que, com uma variação pequena na pressão, varia muito o seu volume. Já um pulmão pouco complacente é aquele que necessita de grande variação de pressão para variar pouco em volume. Além das fibras elásticas e colágenas, um outro componente que interfere sobre as propriedades elásticas pulmonares é a tensão superficial, definida como a força de atração entre as moléculas de água na interface gás-líquido, corroborando para o recolhimento elástico pulmonar. O surfactante, produzido pelos pneumócitos tipo II, tem a função de reduzir a tensão superficial. O surfactante é composto primordialmente por fosfolipídeos, principalmente a fosfatidilcolina, e proteínas. A interdependência dos septos alveolares também contribui na complacência pulmonar e está relacionada à interação do parênquima pulmonar em função da matriz extracelular. Dessa forma, durante a inspiração as unidades alveolares se abrem progressivamente, e a abertura de um alvéolo traciona o alvéolo vizinho fazendo com que ele abra também. O mesmo acontece com os vasos e as vias aéreas adjacentes que também sofrem distorções de acordo com a movimentação alveolar durante a inspiração.

Propriedades resistivas

Além das propriedades elásticas, outro componente mecânico do sistema respiratório precisa ser vencido pela pressão motriz: a resistência. A resistência é definida dividindo-se o gradiente de pressão pelo fluxo aéreo. A resistência total do sistema respiratório consiste na resistência ao fluxo aéreo nas vias aéreas (resistência de vias aéreas) e nas resistências friccionais teciduais pulmonares (resistência de tecido). A resistência tecidual representa em torno de 1/4 da resistência total do sistema respiratório em situações normais. Na árvore traqueobrônquica, as vias aéreas distais têm menor resistência em função da maior área de secção transversa. A porção de maior resistência está localizada nas vias aéreas de médio calibre, ou seja, os brônquios segmentares e subsegmentares. É importante ressaltar que, de acordo com a lei de Poiseuille, o raio é o principal determinante da resistência, sendo inversamente proporcional a ela. Assim, podemos afirmar que, devido à interdependência, durante a inspiração há a tração das vias aéreas, aumentando seu raio e acarretando queda da resistência. Durante a expiração forçada, há contração muscular, aumento da pressão intratorácica, compressão da via aérea distal e limitação ao fluxo expiratório. Doenças respiratórias obstrutivas podem comprimir as vias aéreas durante a expiração e consequentemente limitar o fluxo expiratório, acarretando hiperdistensão das unidades alveolares distais e indução da pressão positiva no final da expiração intrínseca (PEEPi). Além de fatores que alteram o raio das vias aéreas, fatores determinantes da resistência são o volume e a complacência pulmonares, e a densidade e a viscosidade do gás inspirado.

Trabalho respiratório

O trabalho respiratório, elástico e resistivo, é uma importante variável mecânica que deve ser mensurada à beira do leito. O trabalho respiratório é a medida da área considerando-se uma curva volume-pressão.

▶ RELAÇÃO VENTILAÇÃO/ PERFUSÃO

Além da ventilação, que é o movimento do ar para dentro e para fora dos pulmões, a perfusão sanguínea deve ser adequada para que a função principal do sistema respiratório, a troca gasosa, ocorra adequadamente. O pulmão não é um órgão homogêneo e por isso ventilação e perfusão não são uniformes ao longo do pulmão.

Ventilação (V´)

Estudos já demonstraram que a ventilação e a perfusão variam da base para o ápice pulmonar. A ventilação é maior na base do que no ápice do pulmão, considerando-se o indivíduo em posição supina. Isso se deve ao fato de que, em repouso, em função da gravidade, a variação da pressão intrapleural no ápice é maior do que na base e, por isso, os alvéolos do ápice são mais abertos e menos complacentes quando comparados com os alvéolos da base. Logo, durante a inspiração, os alvéolos da base apresentam uma maior variação de volume (ventilação) em comparação aos do ápice.

Perfusão (Q´)

A circulação pulmonar também não tem uma distribuição homogênea e sofre efeitos da gravidade e das pressões extravasculares. Estudos demonstraram que quando em posição supina, a base pulmonar tem maior perfusão, pois é a porção onde a pressão hidrostática dentro do vaso supera a pressão extravascular. De acordo com a pressão hidrostática, o pulmão pode ser dividido em três zonas, chamadas zonas de West. A zona 1 corresponde ao ápice pulmonar e é onde a pressão intra-alveolar supera a pressão arterial pulmonar, logo é uma região em que há ventilação e não há perfusão (espaço morto). Por outro lado, a zona 3 representa a base pulmonar, onde as pressões arterial e venosa superam a pressão alveolar e onde há maior perfusão. A zona 2 é uma zona intermediária onde a pressão arterial supera a pressão alveolar, mas a venosa é inferior à alveolar. Vale ressaltar que a zona 1 não existe em situações normais, somente na condição de redução de pressão arterial, ou aumento não fisiológico da pressão intra-alveolar, como ocorre quando há perda significativa de sangue, ou em presença de ventilação com pressão positiva.

Relação V´/Q´

A chegada de O_2 aos pulmões e a retirada de CO_2 se dá pela ventilação. O CO_2 chega aos pulmões através do sangue que perfunde os alvéolos e que também capta o O_2 alveolar. Dessa forma, a relação entre ventilação e perfusão deve ser adequada para a manutenção das pressões parciais de O_2 e CO_2 dentro dos alvéolos. A base pulmonar conta com maior ventilação e maior perfusão, mas diferentemente do que se pensa, a relação V′/Q′ é menor na base pulmonar. Isso porque a variação da perfusão é maior do que a variação da ventilação do ápice para a base, acarretando maior relação ventilação/perfusão no ápice, gerando valores de PaO_2 maiores e $PaCO_2$ menores no ápice em comparação à base.

Os desequilíbrios da relação V′/Q′ determinam as principais causas de falência respiratória. O aumento da relação V′/Q′ acarreta unidades alveolares ventiladas e não perfundidas, denominando-se efeito espaço morto alveolar. Quanto há embolia pulmonar, esse fenômeno pode ocorrer. A redução da relação V′/Q′ acarreta unidades alveolares não ventiladas e perfundidas, fenômeno esse denominado efeito *shunt*. Nesse caso, a PaO_2 reduz e a $PaCO_2$ se eleva. O efeito *shunt* ocorre quando há obstrução das unidades alveolares, seja por secreção, edema ou colapso.

▶ DIFUSÃO E TRANSPORTE DE GASES

As trocas gasosas no organismo ocorrem por difusão, ou seja, um transporte passivo de moléculas gasosas do ambiente onde exercem maior pressão parcial para o de menor pressão parcial. É assim que o O_2 passa dos alvéolos para o sangue e o CO_2 passa do sangue para o alvéolo. Esse processo é regido pela lei de Fick, que diz que a velocidade de transferência de um gás através de um tecido é proporcional à área de tecido, à difusibilidade do gás e ao gradiente de pressão parcial do gás entre os dois lados, e é inversamente proporcional à espessura do tecido. A área de troca pulmonar equivale a 75 a 100 m^2, e a espessura do tecido que separa o ar alveolar do sangue capilar corresponde a 0,5 μm. A alteração em qualquer um desses fatores altera a velocidade de difusão do gás.

Transporte de O_2

O transporte de O_2 no sangue pode ser feito de duas formas: dissolvido no plasma ou, em maior quantidade, ligado à hemoglobina nas hemácias. No repouso, mais de 95% do oxigênio fornecido aos tecidos é transportado em associação com a hemoglobina, e esse valor ultrapassa 99% durante exercício físico. A hemoglobina apresenta quatro cadeias polipeptídicas que possuem um grupamento heme ligado a cada uma delas. Nesse grupamento há um íon ferro no estado ferroso e é a ele que o O_2 se associa, formando a oxi-hemoglobina (HbO_2). A relação entre oxi-hemoglobina e hemoglobina total se chama saturação de hemoglobina e é a forma prática de expressar o nível de oxigenação de uma amostra sanguínea. A saturação de hemoglobina se correlaciona com a pressão parcial de O_2 no sangue arterial (PaO_2), mas não de forma linear, de forma que em PaO_2 acima de 60 mmHg, grandes variações de PaO_2 refletem pequenas alterações na saturação. Alguns fatores podem alterar a afinidade de O_2 com a hemoglobina, como a pressão parcial de CO_2 no sangue ($PaCO_2$), o pH sanguíneo, a temperatura e o 2,3-bisfosfoglicerato (BPG), que é produto intermediário da glicólise e, por isso, aumenta com a hipóxia. Tanto o aumento da $PaCO_2$ como de íons H^+ (redução do pH) causa alteração na conformação da hemoglobina e por isso diminui a afinidade de O_2 pela hemoglobina, e esse fenômeno se chama efeito Bohr. A diminuição de afinidade da hemoglobina pelo O_2 é necessária para que ele seja liberado para os tecidos.

Transporte de CO_2

Já o CO_2 é transportado dissolvido no plasma, ligado a proteínas (compostos carbamínicos), ou sob forma de íons bicarbonato (HCO_3^-). Parte do CO_2 penetra nas hemácias e lá permanece em formas análogas: dissolvido no citoplasma da hemácia, ou ligado à hemoglobina (carbamino-hemoglobina), ou na forma de HCO_3^-, que em parte é transportado para fora da hemácia. O HCO_3^- é a forma mais abundante de transporte de CO_2 no sangue, sendo fruto de ação da enzima citoplasmática anidrase carbônica, que acelera em 13.000 x a catalisação de CO_2 em bicarbonato.

Reciprocamente ao efeito Bohr, a dessaturação de oxigênio da hemoglobina facilita a captação de CO_2 e a esse fenômeno chamamos de efeito Haldane. Vale ressaltar que não se trata de um mecanismo competitivo, as moléculas de dióxido de carbono e oxigênio se ligam em porções diferentes da hemoglobina.

▶ FISIOPATOLOGIA DAS DOENÇAS RESTRITIVAS

As doenças restritivas decorrem da restrição da expansão pulmonar devido a alterações no parênquima pulmonar, parede torácica, ou distúrbios neurológicos ou neuromusculares que reduzem a pressão motriz do sistema respiratório. Essas doenças estão relacionadas com a redução da capacidade vital e do volume pulmonar no repouso, mas com resistência normal.

Dentre as doenças restritivas do parênquima pulmonar, a fibrose pulmonar idiopática é o protótipo de doença restritiva e suas alterações na função pulmonar foram extensamente estudadas. Ela está em um grupo de doenças chamado de doenças pulmonares intersticiais. A fibrose pulmonar se dá a partir da lesão crônica do parênquima e seu reparo crônico, levando ao acúmulo de proteínas de matriz extracelular, principalmente de colágeno, tanto pelo aumento de produção dessas proteínas como pela diminuição da destruição desses componentes.

O aspecto principal é o espessamento do interstício da parede alveolar, com a destruição da arquitetura alveolar e a cicatrização resultando em múltiplos espaços císticos cheios de ar formados por bronquíolos terminais e respiratórios – o chamado "pulmão em favo de mel". Essas alterações provocam a queda da complacência pulmonar e, consequentemente, aumento do trabalho elástico e redução da expansibilidade pulmonar durante a inspiração. Em presença de complacência reduzida, é necessária uma maior pressão transpulmonar para manter o volume de gás adequado. A resistência das vias aéreas pode estar normal ou elevada em função da redução importante do volume pulmonar.

A espirometria tipicamente revela um padrão restritivo com capacidade vital forçada (CVF) e volume expiratório forçado no primeiro segundo (VEF_1) reduzidos, mas o gás pode ser exalado normalmente. Nessa situação, a relação VEF_1/CVF pode estar normal ou aumentada. Os volumes e as capacidades pulmonares estão reduzidos de forma global.

Essas alterações mecânicas e espirométricas são compatíveis com a fibrose pulmonar. Resumidamente, os volumes pulmonares são pequenos e são necessárias pressões muito maiores para insuflar o pulmão. A hipoxemia é branda em repouso até que a doença esteja avançada; os aspectos histológicos na doença avançada podem retardar a difusão do oxigênio do gás alveolar para o sangue capilar, devido ao aumento da espessura da barreira alvéolo-capilar. Além disso, esses pacientes têm substancial desigualdade de ventilação e perfusão dentro do pulmão.

FISIOPATOLOGIA DAS DOENÇAS OBSTRUTIVAS

As doenças pulmonares obstrutivas do pulmão são extremamente comuns e são caracterizadas por obstrução das vias aéreas, gerando aumento da resistência ao fluxo de ar. A obstrução pode ser causada por: 1) oclusão da luz da via aérea, pela presença de secreção ou muco, como ocorre na bronquite crônica; 2) edema da parede da via aérea pelo processo inflamatório; 3) contração do músculo liso peribrônquico, como ocorre na asma; 4) problema não relacionado à via aérea, como acontece no enfisema pulmonar, em que a destruição do parênquima causa a perda da tração elástica da via aérea e ocorre seu consequente estreitamento.

Fazem parte das doenças obstrutivas: asma e a doença pulmonar obstrutiva crônica (DPOC), que compreende bronquite crônica, enfisema pulmonar ou um misto dos dois. A asma é caracterizada pela responsividade aumentada das vias aéreas, presença de excesso de muco, edema e broncoconstrição. Já a bronquite crônica também cursa com o estreitamento da luz das vias aéreas, neste caso, principalmente pelo acúmulo de muco em seu interior. O enfisema é caracterizado pelo aumento dos espaços aéreos distais ao bronquíolo terminal, devido à destruição de paredes alveolares. A destruição de septos alveolares prejudica o mecanismo de interdependência e com isso as vias aéreas deixam de ser adequadamente tracionadas à medida que os alvéolos são inflados. A redução da luz das vias aéreas se torna mais evidente durante a expiração, podendo ser ainda exacerbada pela compressão dinâmica das vias aéreas, aumentando ainda mais a resistência ao fluxo durante a expiração.

Em pacientes com doenças pulmonares obstrutivas, independentemente da causa, nota-se VEF_1 reduzido, seja por aumento da resistência nas vias aéreas ou por perda da retração elástica pulmonar. CVF pode estar normal ou reduzida, em casos mais avançados da doença. A característica marcante da espirometria de doentes obstrutivos é a redução da relação VEF_1/CVF, bem como há a diminuição do fluxo expiratório forçado ($FEF_{25-75\%}$). Por outro lado, há aumento da capacidade pulmonar total (CPT) principalmente associada a limitação do fluxo aéreo e consequente aumento do volume residual (VR).

CASOS CLÍNICOS

Caso clínico 1

Um recém-nato pré-termo, de 29 semanas de idade gestacional, apresenta insuficiência respiratória decorrente da síndrome da angústia respiratória do recém-nato. Como está a complacência pulmonar e o trabalho respiratório dessa criança?

Discussão: a síndrome da angústia respiratória do recém-nascido se dá em decorrência da deficiência de surfactante que ainda não foi produzido nos pulmões imaturos dos neonatos pré-termo. Nesse caso, há aumento da tensão superficial e com isso o aumento da tendência de fechamento dos pulmões e queda da complacência (aumento da elastância). Em relação ao trabalho respiratório, nota-se a necessidade de uma maior pressão para vencer o componente elástico e abrir os pulmões. Assim, o trabalho respiratório estará aumentado às custas de maior trabalho elástico. Sendo assim, a síndrome da angustia respiratória do recém-nato se comporta como uma doença restritiva.

Caso clínico 2

Paciente do sexo feminino, 40 anos, portadora de asma há 11 anos, submetida a exame espirográfico, com os seguintes valores encontrados nas manobras forçadas, antes e depois do uso de broncodilatador:

- Pré-broncodilatador:
  - CVF = 2,78 L (73% do normal).
  - $VEF_{1,0}$ = 1,37 L (47% do normal).
  - $VEF_{1,0}$/CVF = 49%.
- Pós-broncodilatador:
  - CVF = 3,74 L (98% do normal/aumento de 34%).
  - $VEF_{1,0}$ = 2,81 L (97% do normal/aumento de 100%).
  - $VEF_{1,0}$/CVF = 75%.

Discussão: a paciente em questão é portadora de asma, doença caracterizada pela hiper-responsividade de vias aéreas e seu consequente estreitamento. O estreitamento das vias aéreas (diminuição do raio) faz com que a asma seja uma doença obstrutiva, o que é corroborado pelos valores encontrados nas manobras espirográficas forçadas. A redução de $VEF_{1,0}$ e CVF demonstra que há uma limitação ao fluxo nas vias aéreas dessa paciente, logo há aumento de trabalho resistivo. Quando as manobras são repetidas após o uso de broncodilatador, observamos aumento desses valores em decorrência da diminuição da resistência das vias aéreas.

Caso clínico 3

Paciente do sexo masculino, 50 anos, sem comorbidades conhecidas, internado em decorrência de pancreatite aguda há 4 dias, evoluiu com dispneia e hipoxemia, necessidade de intubação traqueal e ventilação mecânica. Foram descartadas causas cardíacas e renais para a insuficiência respiratória. Na radiografia apresentava opacidades pulmonares bilaterais. Gasometria do sangue arterial com relação entre a pressão arterial de O_2 (PaO_2) e fração inspirada de O_2 (FiO_2) inferior a 300, apesar da ventilação mecânica com PEEP acima de 5 cmH_2O.

Discussão: o paciente em questão apresenta síndrome do desconforto respiratório agudo (SDRA), que é caracterizada por um infiltrado inflamatório secundário a pancreatite, edemas intersticial e alveolar que dificultam a abertura das unidades alveolares, queda da complacência pulmonar e aumento do trabalho elástico. Em função das áreas de atelectasia e consolidação, há redução do calibre das vias aéreas, resultando em aumento do trabalho resistivo. Esse paciente apresenta um distúrbio obstrutivo e restritivo dependendo do grau de lesão de ventilação mecânica invasiva com volume corrente baixo (menor que 6 mL/kg) e PEEP para manter as unidades alveolares abertas e a oxigenação satisfatória (tabela PEEP-FiO_2).

REFERÊNCIAS

1. Aires MM. Fisiologia. 5ª edição. Rio de Janeiro: Guanabara Koogan; 2018.
2. Graham BL, Steenbruggen I, Barjaktarevic IZ, Cooper BG, Hall GL, Hallstrand TS, et al. Standardization of spirometry 2019 update an official American Thoracic Society and European Respiratory Society technical statement. Am J Respir Crit Care Med. 2019;200(8):e70-e88.

3. Hall JE. Guyton e Hall Tratado de fisiologia médica. 13. ed. Rio de Janeiro: Guanabara Koogan; 2020.
4. Halpin DMG, Criner GJ, Papi A, Singh D, Anzueto A, Martinez FJ, et al. Global Initiative for the Diagnosis, Management, and Prevention of Chronic Obstructive Lung Disease. The 2020 GOLD Science Committee Report on COVID-19 and Chronic Obstructive Pulmonary Disease. Am J Respir Crit Care Med. 2021;203(1):24-36.
5. Holguin F, Cardet JC, Chung KF, et al. Management of severe asthma: A European Respiratory Society/American Thoracic Society guideline. Eur Respir J. 2020;55(1).
6. Jay AF. Fishman's pulmonary disease and disorders. 5. ed. New York: McGraw-Hill Education; 2015.
7. Levitzky MG. Levitzky's pulmonary physiology (Lange Physiology). Lange physiology series pulmonary physiology. 8. ed. New York: McGraw-Hill; 2013.
8. Mauer Y, Taliercio RM. Managing adult asthma: The 2019 GINA guidelines. Cleve Clin J Med. 2020;87(9):569-75.
9. Raghu G, Remy-Jardin M, Myers JL, Richeldi L, Ryerson CJ, Lederer DJ, et al. Diagnosis of idiopathic pulmonary fibrosis. An official ATS/ERS/JRS/ALAT clinical practice guideline. Am J Respir Crit Care Med. 2018;198(5):e44-e68.
10. Wedzicha JA, Miravitlles M, Hurst JR, Calverley PMA, Albert RK, Anzueto A, et al. Management of COPD exacerbations: A European Respiratory Society/American Thoracic Society guideline. Eur Respir J. 2017 Mar 15;49(3):1600791.
11. West JB, Luks AM. West's respiratory physiology: The essentials. Philadelphia: Wolters Kluwer; 2021.

3

Sintomas e sinais do aparelho respiratório

Ana Alice Amaral Ibiapina Parente

DESTAQUES

- A descrição detalhada dos sintomas e sinais constitui uma preciosa informação diagnóstica.
- Dor torácica, tosse, expectoração, sibilância, dispneia, hemoptise e cianose constituem os principais achados nas afecções do aparelho respiratório.
- As causas dos distúrbios respiratórios podem estar associadas a doenças pulmonares, cardiovasculares, a outros órgãos e sistemas ou a uma combinação destes.
- Os transtornos do sono têm sido cada vez mais estudados, devido ao reconhecimento da sua relevância.

▶ INTRODUÇÃO

Os principais sintomas e sinais das afecções do aparelho respiratório são: dor torácica, tosse, expectoração, sibilância, dispneia, hemoptise, cianose, vômica, transtornos do sono, rouquidão, cornagem e soluço. Febre, astenia e emagrecimento podem ser sintomas e sinais gerais associados aos quadros respiratórios.

▶ DOR TORÁCICA

A descrição detalhada da dor constitui uma preciosa informação diagnóstica. As causas de dor torácica são inúmeras. Podem ser citadas as afecções da parede torácica, doenças das vias aéreas e da pleura, angina ou infarto agudo do miocárdio, doenças do pericárdio, alterações vasculares, disfunções do esôfago, distúrbios do mediastino e dos órgãos abdominais, assim como causas psicogênicas (Tabela 1).

A compreensão da fisiopatologia da dor envolve três características básicas: localização, irradiação e referência. Embora o parênquima pulmonar, as vias respiratórias e a pleura visceral sejam ricamente inervadas por filetes sensitivos, estes não transmitem informações para o cérebro. Contudo, na superfície corporal, existem quimiorreceptores que, uma vez estimulados, por meio da liberação de peptídeos, vão provocar dor. Essas substâncias são liberadas quando há inflamação, isquemia, traumatismo, necrose, compressão e estiramento. As terminações nervosas estão ligadas às raízes posteriores da medula até o tálamo e ao córtex cerebral. As vísceras, serosas e vasos contêm receptores. Os estímulos são conduzidos pelo plexo simpático até a medula, juntamente com os estímulos peri-

TABELA 1 Causas de dor torácica

Estrutura ou órgão	Causas da dor torácica
Parede torácica	Inflamação, traumas, distensões musculares, neoplasias ósseas, espondiloartrose, hérnia de disco e compressões radiculares, neuralgia herpética, dorsalgia
Traqueia, brônquios, pulmões e pleuras	Traqueítes e bronquites, neoplasias, pneumonia, embolia e infarto pulmonar, pleurites, pneumotórax, traumas
Coração e pericárdio	Angina e infarto agudo do miocárdio, prolapso da válvula mitral, miocardiopatias, arritmias, pericardites, síndrome pós-cardiotomia
Vasos	Aneurisma ou dissecção da aorta torácica, hipertensão pulmonar
Esôfago	Esofagite de refluxo, espasmo do esôfago, hérnia hiatal, câncer de esôfago
Mediastino	Tumores, mediastinites, pneumomediastino
Órgãos abdominais	Úlcera péptica, câncer de estômago e de pâncreas, cólica biliar, colecistite, hepatomegalia congestiva, pancreatite, esplenomegalia
Causa psicogênica	Tensão nervosa, ansiedade, depressão, síndrome do pânico

féricos superficiais. Isso explica a dor referida, por conta da convergência de estímulos sobre o mesmo segmento da medula.

A "dor pleurítica" costuma ser aguda, intensa e em pontada. É bem localizada, restrita e aumenta com a tosse ou com os movimentos do tórax. Pode melhorar com o decúbito sobre o lado da dor. Nas pleurites diafragmáticas, o paciente adota uma posição antálgica (semissentado). Quando centrais, o paciente não consegue definir com precisão se a dor é torácica ou abdominal. Quando apicais, pode haver dor no pescoço ou no ombro. No pneumotórax espontâneo benigno dos jovens, a dor é súbita, aguda e intensa.

Uma vez que as pneumonias alveolares geralmente iniciam-se na periferia dos lobos, estruturas em estreito contato com a pleura parietal, as características são as mesmas das pleurites. Quando o foco pneumônico é apical, mediastinal ou diafragmático, as vias nervosas aferentes conduzem os estímulos até os centros cerebrais e os pacientes referem uma sensação dolorosa profunda, não localizada.

A dor da angina do peito clássica aparece após esforço quando o paciente anda ou faz algum exercício, após alimentação abundante ou quando sofre grandes emoções. Consiste em uma sensação de aperto e opressão. Sua duração é de alguns minutos, cessando com a interrupção do esforço que a provocou ou com o uso de vasodilatadores coronarianos, diferentemente da dor do infarto do miocárdio, que dura horas e não melhora com esses medicamentos.

A sensação dolorosa provocada pelas viroses respiratórias é bem diferente. É uma dor difusa, como um desconforto, quase sempre de localização retroesternal, que se exacerba com a tosse, que é seca. Nas laringotraqueobronquites e nas traqueobronquites agudas, o paciente localiza a dor respectivamente na laringe e na traqueia, colocando a mão espalmada sobre o esterno.

Na dor mediastínica, que surge principalmente nas neoplasias malignas da região, ocorre uma sensação dolorosa profunda sem localização precisa, surda e mal definida. A dissecção aguda da aorta, também denominada aneurisma dissecante da aorta, provoca dor lancinante, com sensação de ruptura retroesternal, que repercute posteriormente entre as escápulas.

Na pericardite, a dor se confunde com a angina, dela se diferenciando por não ser desencadeada por esforço, por sua menor intensidade, por haver atrito, por não se irradiar e acompanhar-se frequentemente de quadro infeccioso. Os pacientes assumem a posição de "prece maometana".

A dor devida à hipertensão da artéria pulmonar decorre de seu estiramento e lembra a dor cardíaca. Na esofagite é um sintoma frequente, com queimação retroesternal.

▶ TOSSE

A tosse é uma manifestação comum de importância variável, que pode ir de trivial até muito grave. Consiste em uma inspiração rápida e profunda, seguida do fechamento da glote, contração dos músculos expiratórios, principalmente o diafragma, terminando com uma expiração forçada, após abertura súbita da glote. A tosse é um mecanismo de defesa das vias respiratórias, podendo tornar-se nociva em virtude do aumento da pressão na árvore brônquica, com distensão dos septos alveolares.

Em geral, é uma resposta reflexa a estímulos que irritam receptores localizados principalmente na laringe, na traqueia ou nos brônquios calibrosos. Esses estímulos incluem muco, pus e sangue, bem como agentes externos como alergênios, poeira, corpos estranhos e até mesmo ar extremamente quente ou frio.

A investigação da tosse inclui as seguintes características: frequência, intensidade, tonalidade, existência ou não de expectoração, relações com o decúbito e período do dia em que é maior a sua intensidade. Pode ser considerada aguda quando sua duração é inferior a 3 semanas; subaguda quando varia entre 3 e 8 semanas; e crônica, quando é superior a 8 semanas. Tosse quintosa caracteriza-se por surgir em acessos. A chamada tosse-síncope é aquela que, após crise intensa, resulta na perda da consciência. A bitonal deve-se a paresia ou paralisia de uma das cordas vocais e a rouca é própria da laringite.

A tosse pode ser um sinal de insuficiência cardíaca esquerda, mas a causa mais comum de tosse aguda são infecções virais das vias respiratórias superiores. Consideremos também bronquite aguda, pneumonia, ataque de asma e aspiração de corpo estranho. Sinusite bacteriana, tosse pós-infecciosa e difteria podem causar tosse subaguda. Refluxo gastroesofágico, asma não controlada, tabagismo, tratamento com inibidor da ECA, bronquite crônica ou bronquiectasia podem ser causas de tosse crônica. Outras causas incluem edema pulmonar, compressão dos brônquios ou bronquíolos por tumor ou aumento dos linfonodos peribrônquicos (Tabela 2).

TABELA 2 Causas de tosse

Alérgicas	▪ Asma brônquica
Infecciosas	▪ Faringoamigdalites ▪ Laringites ▪ Sinusites ▪ Traqueítes ▪ Bronquites ▪ Pneumonias ▪ Pleurites ▪ Abscesso pulmonar ▪ Tuberculose pulmonar
Irritativas	▪ Irritação do canal auditivo externo ▪ Corpo estranho ▪ Refluxo gastroesofágico ▪ Bronquiectasias ▪ Tabagismo ▪ Pneumoconiose
Cardiovasculares	▪ Embolia e infarto pulmonar ▪ Insuficiência ventricular esquerda ▪ Estenose mitral
Tumores	▪ Câncer de pulmão ▪ Tumores do mediastino
Miscelânea	▪ Megaesôfago ▪ Medicamentos ▪ Tosse psicogênica

▶ EXPECTORAÇÃO

A expectoração mucoide é translúcida, branca ou acinzentada nas infecções virais e fibrose cística; a expectoração purulenta – amarelada ou esverdeada – frequentemente acompanha pneumonia bacteriana.

O ideal é que o paciente descreva o volume expectorado, bem como sua coloração, seu odor e sua consistência. Expectoração de odor fétido ocorre no abscesso pulmonar causado por anaeróbios; expectoração viscosa e espessa ocorre na fibrose cística. Grandes volumes de escarro purulento ocorrem na bronquiectasia e no abscesso pulmonar.

▶ SIBILÂNCIA

Os sibilos são sons respiratórios musicais que são audíveis tanto pelo paciente como por outras pessoas. Resultam da redução do calibre da árvore brônquica, principalmente por conta de espasmo. A obstrução parcial das vias respiratórias pode também ser por secreções e inflamação tecidual. Quando for persistente, localizada ou unilateral, pode indicar neoplasia, corpo estranho ou compressão extrínseca da árvore brônquica. O paciente costuma se referir a "chiado" ou "chieira" ao ruído que ele consegue perceber, predominantemente na fase expiratória da respiração e quase sempre é acompanhado de dispneia. Seu timbre é elevado e o tom é musical, como o miado de um gato.

As principais causas pulmonares de sibilância são a asma, a bronquite aguda e crônica, os infiltrados eosinofílicos, a tuberculose brônquica, as neoplasias, as embolias pulmonares, certos fármacos colinérgicos e bloqueadores beta-adrenérgicos, alguns inalantes químicos, assim como vegetais e animais. A insuficiência ventricular esquerda é a causa não pulmonar que mais provoca sibilância, neste caso, sendo conhecida como "asma cardíaca".

▶ DISPNEIA

A dispneia é a conscientização não dolorosa, porém desconfortável, da respiração que é inadequada em relação ao nível de esforço. Esse sintoma indicativo exige avaliação meticulosa, porque é comum ser secundário a doenças cardíacas ou pulmonares.

A maioria dos pacientes correlaciona a dispneia com seu nível de atividade física. Pode ser classificada em dispneia aos pequenos, médios e grandes esforços. Dispneia aos grandes esforços é aquela que surge após atividade física acima do habitual, mas dentro das possibilidades físicas de cada um. Dispneia aos médios esforços é a que decorre dos exercícios habituais, antes realizados sem dificuldade. Dispneia aos pequenos esforços é a que aparece após as atividades de rotina. Dispneia de repouso é a dificuldade respiratória mesmo sem movimentação. Ortopneia é a dificuldade respiratória que melhora quando o paciente coloca o tórax na posição vertical, ou seja, mantendo-se sentado no leito. Trepopneia é a dispneia que aparece em determinado decúbito lateral, como acontece com os pacientes com derrame pleural que se deitam sobre o lado são. O batimento das aletas nasais, o uso de musculatura acessória e a tiragem, caracterizada pela retração dos espaços intercostais, supraesternal ou supraclavicular, podem estar presentes. Nos casos crônicos, observa-se o baqueteamento digital. A dispneia também pode ser mensurada por diversas escalas: categóricas, analógicas visuais e por escalas multidimensionais. Uma dessas escalas, prática e de bastante utilidade, é a escala de dispneia do Medical Research Council (MRC) (Tabela 3).

TABELA 3 Escala de dispneia do Medical Research Council (MRC) adaptada

Grau	Atividade
0	Sinto falta de ar ao realizar exercício físico intenso
1	Sinto falta de ar quando aperto meu passo ou subo escadas ou ladeiras
2	Preciso parar algumas vezes quando ando no meu passo, ou ando mais devagar que as pessoas da minha idade
3	Preciso parar muitas vezes devido à falta de ar quando ando perto de 100 m ou poucos minutos de caminhada no plano
4	Sinto tanta falta de ar que não saio de casa, ou preciso de ajuda para me vestir ou tomar banho sozinho

As causas de dispneia podem ser divididas em atmosféricas, obstrutivas, pleurais, toracomusculares, diafragmáticas, teciduais ou ligadas ao sistema nervoso central.

Os pacientes ansiosos apresentam um quadro diferente. Eles podem descrever dificuldades em respirar fundo ou sensação de sufocamento com incapacidade de conseguir ar suficiente, juntamente com parestesias, ou sensações de formigamento ou "agulhadas" em torno dos lábios ou nos membros. Podem também relatar dispneia episódica tanto em repouso quanto durante o exercício, além de hiperventilação ou respiração rápida e superficial.

▶ HEMOPTISE

Hemoptise consiste em sangue expelido pela tosse das vias respiratórias inferiores; pode variar desde raias de sangue a sangue vivo. Quando os pacientes se queixam de hemoptise, é importante avaliar o volume de sangue eliminado, as circunstâncias do episódio, a atividade e quaisquer sinais/sintomas associados. A hemoptise é rara em recém-nascidos, crianças e adolescentes. As causas incluem bronquite; neoplasia maligna e fibrose cística e, menos comumente, bronquiectasia, estenose mitral, síndrome de Goodpasture e granulomatose de Wegener. A hemoptise maciça (> 200 mL) é potencialmente fatal.

Deve-se tentar confirmar a causa do sangramento (Tabela 4). O sangue ou material com sangue pode ser proveniente do nariz, da boca, da faringe ou do sistema digestório, sendo facilmente rotulado de maneira equivocada. A epistaxe é definida como um sangramento nasal, de ocorrência comum, decorrente da ruptura de pequenos capilares na membrana mucosa, no septo nasal anterior, chamado de área de Kiesselbach. Se o material for vomitado, é provável que a origem seja o sistema digestório. Entretanto, às vezes, sangue proveniente da nasofaringe ou do sistema digestório é aspirado e depois expectorado. O sangue proveniente do estômago é, em geral, mais escuro que o sangue originário das vias respiratórias e pode estar misturado a partículas alimentares.

TABELA 4 Causas de hemoptise

Vias respiratórias	Tuberculose, câncer de laringe, traqueíte, bronquite, corpo estranho, bronquiectasia, carcinoma brônquico, adenoma brônquico
Parênquima pulmonar	Tuberculose, pneumonia, micose, supuração crônica não tuberculosa, abscesso, neoplasias, traumatismos, síndrome de Goodpasture, hemossiderose, cistos e bolhas *(blebs)*
Vasos pulmonares	Infarto pulmonar, fístula arteriovenosa, vasculites, estenose mitral, edema pulmonar, aneurisma da aorta, obstrução venosa
Iatrogênicas	Broncoscopia, punção torácica, cateter de Swan-Ganz
Outras	Alterações da coagulação, parasitoses com ciclo pulmonar, fibrose cística

▶ CIANOSE

Cianose é a coloração azulada da pele e mucosas que ocorre quando a hemoglobina reduzida ultrapassa 5 g% (limiar de cianose). É mais bem visualizada com a luz natural, uma vez que a luz fria pode confundir o diagnóstico. A comparação da cor do dedo do doente com a do examinador é sempre útil. Nos casos de pequena intensidade, é vista somente nas mucosas, ponta do nariz, unhas e orelhas; quando mais intensa, pode chegar a ser generalizada. A cianose pode ser central ou periférica. É central quando o sangue já sai do coração com aumento de hemoglobina reduzida, como nas doenças pulmonares e cardíacas. É periférica quando o aumento da hemoglobina reduzida se dá nos vasos periféricos, como nas obstruções venosas e no fenômeno de Raynaud.

Tanto as doenças pulmonares agudas como crônicas podem causar cianose por três mecanismos fundamentais: má ventilação (obstrutivos, traumatismos de tórax, depressão do centro respiratório); má difusão (edema pulmonar agudo ou crônico, patologias intersticiais, síndrome da membrana hialina); má perfusão (embolia pulmonar, fístulas arteriovenosas). Geralmente, somam-se dois ou mesmo os três mecanismos em um mesmo quadro. Além disso, os doentes com insuficiência respiratória crônica geralmente fazem policitemia, o que facilita o aparecimento da cianose. Em situações menos frequentes, a coloração azulada pode acontecer por transformação da hemoglobina em metemoglobina ou em sulfameglobina, ambas por alterações ligadas a processo tóxico.

▶ VÔMICA

A vômica é a eliminação mais ou menos brusca, através da glote, de uma quantidade abundante de pus ou líquido de outra natureza. Pode ser única ou fracionada, proveniente do tórax ou do abdome. Na maioria das vezes, origina-se de abscessos ou cistos nem sempre localizados no tórax, mas que drenam para os brônquios. Suas causas mais frequentes são o abscesso pulmonar, o empiema, as mediastinites supuradas e o abscesso subfrênico.

▶ TRANSTORNOS DO SONO

Os pacientes podem relatar sonolência excessiva durante o dia e fadiga, que podem estar relacionados a problemas com ronco, apneias presenciadas (definidas como cessação da respiração por $\geq$ 10 segundos), despertar com sensação de asfixia ou cefaleia matinal. Esses sintomas, especialmente sonolência diurna e ronco, são característicos de apneia do sono obstrutiva, comumente observada em pacientes com obesidade, má oclusão posterior da mandíbula (retrognatia), hipertensão arterial resistente a tratamento, insuficiência cardíaca, fibrilação atrial, acidente vascular cerebral e diabetes melito do tipo 2. Mecanismos incluem instabilidade do centro respiratório do tronco encefálico, transtornos do despertar do sono, transtornos de contração dos músculos das vias respiratórias superiores (disfunção do músculo genioglosso) e alterações anatômicas que contribuem para o colapso das vias respiratórias, como obesidade, entre outras.

▶ ROUQUIDÃO

Rouquidão ou disfonia ou mudança do timbre da voz traduz alteração na dinâmica das cordas vocais. Quando for aguda, de curta duração, não tem maior significado, ocorrendo com frequência nas laringites virais comuns. Em contrapartida, se tal sintoma se prolongar, é necessária uma investigação detalhada.

As lesões das cordas vocais podem ser laríngeas ou extralaríngeas. Entre as primeiras, situam-se a tuberculose, a paracoccidioidomicose, os pólipos e as neoplasias benignas e malignas. Entre as que se situam fora da laringe, por envolvimento do recorrente esquerdo, estão os tumores localizados no mediastino médio inferior, e entre eles incluem-se as neoplasias malignas, as adenomegalias, o aneurisma do arco aórtico e a estenose mitral.

Difteria, mononucleose infecciosa e neurite diabética podem também causar disfonia. Nas doenças sistêmicas, sempre considerando sua menor incidência, deve-se lembrar que as cordas vocais podem estar comprometidas. É o que ocorre no mixedema, na fibrose cística e no lúpus eritematoso sistêmico.

▶ CORNAGEM

A cornagem (esforço) é a dificuldade inspiratória por redução do calibre das vias respiratórias superiores, na altura da laringe, e que se manifesta por um ruído (estridor) e tiragem. O paciente, para facilitar a entrada de ar, desloca a cabeça para trás, em extensão forçada. As causas mais comuns são a laringite, a difteria, o edema da glote e os corpos estranhos. Pode estar associada a malformações congênitas ou à entubação traqueal prolongada.

▶ SOLUÇO

O soluço é uma contração clônica do diafragma que pode surgir por acessos de curta duração ou permanecer por muito tempo, causando manifestações desagradáveis ao paciente. Ocorre em lesões frênicas, diferentes estímulos diafragmáticos, tumores, distúrbios metabólicos, por alterações bruscas de temperatura em pessoas sensíveis, especialmente crianças. Frequentemente cede sem qualquer tratamento. Outras vezes, só quando a causa é corrigida.

REFERÊNCIAS

1. Bethlem N. Pneumologia. 4. ed. São Paulo: Atheneu; 1995.
2. Bickley LS, Szilagyi PG, Hoffman RM. Bates, Propedêutica médica. 12. ed. Rio de Janeiro: Guanabara Koogan; 2018.
3. Murray & Nadel. Tratado de medicina respiratória. 6. ed. Rio de Janeiro: Elsevier; 2017.
4. Porto AL. Semiologia médica. 8. ed. Rio de Janeiro: Guanabara Koogan; 2019.
5. Tarantino AB. Doenças pulmonares. 6. ed. Rio de Janeiro: Guanabara Koogan; 2008.

4

Anamnese do paciente com doença respiratória

Audry Cristina de Fátima Teixeira Machado

DESTAQUES

- Anamnese: origina-se do grego *ana* = trazer de novo e *mnesis* = memória breve; rememorar todos os fatos relacionados à doença e à pessoa doente.
- É um tipo de entrevista realizada pelo profissional de saúde ao paciente. Existem técnicas adequadas para a correta coleta desses fatos, desde as queixas e os sintomas relatados pelo paciente até os sinais observados pelo examinador.
- A anamnese pode ser abrangente e completa ou dirigida e focalizada. No caso dos pacientes vistos pela primeira vez, geralmente a opção adotada é uma avaliação com perguntas mais amplas. Em alguns casos, como no atendimento de uma grande emergência, a história pode ser coletada com perguntas focadas, diretas e de forma mais rápida.
- É importante seguir um roteiro para que nenhuma informação relevante seja perdida. Todos os fatos devem ser organizados, alinhavados em uma sequência lógica, a fim de que a história do paciente possa ser lida e compreendida com clareza.
- Ela deve ser coletada em local silencioso e tranquilo. Organize o tempo que for necessário. A pressa é um defeito de técnica grosseiro. Não é incomum o erro diagnóstico por história clínica mal feita. As informações do paciente deverão ser registradas em prontuário e disponíveis para consulta futura. O médico necessita interpretá-las para chegar a um diagnóstico e, a partir dele, traçar um plano de conduta.
- Esse é o momento culminante da relação médico-paciente, onde os laços são estreitados e o vínculo se faz. A doença pode até ser a mesma, mas os pacientes nunca são exatamente iguais.

▶ INTRODUÇÃO

Vivemos um momento sem precedentes na Medicina e em especial na Pneumologia. A tecnologia trouxe avanços extraordinários: exames laboratoriais e de imagem de última geração, laudos precisos com rápido acesso em formato digital, dados epidemiológicos informatizados e amplamente disponíveis; até cirurgia e procedimentos por robótica, inclusive podendo ser realizados a distância, sob a orientação e o cuidado do médico especialista.

Diante desse cenário de inúmeras possibilidades, a anamnese pode parecer algo simples nos dias de hoje, mas não é. E por mais paradoxal que possa parecer, precisa e continua a receber especial destaque.

Torna-se cada vez mais evidente que os recursos tecnológicos só serão bem utilizados se for preservado o lado humano da medicina. Revalorizar a anamnese talvez seja o movimento mais importante atualmente. Cabe a ela uma posição ímpar e insubstituível. Escolher os exames mais adequados, entre tantos disponíveis, é fruto de uma reflexão crítica apoiada em uma anamnese cuidadosamente bem feita. Portanto, é a partir dela que o raciocínio diagnóstico se faz.

▶ DEFINIÇÃO E CONCEITOS

A palavra anamnese origina-se do grego *ana* = trazer de novo e *mnesis* = memória, que significa ação de lembrar-se. Na filosofia de Platão (427 a 347 a.C.), consiste no ato de recordação, mediada pelo esforço progressivo no qual a consciência individual redescobre dentro de si suas verdades intrínsecas e relembra um período anterior à sua existência.

Existem técnicas e roteiros que auxiliam na coleta de informações para a realização da anamnese. Ela pode ser abrangente e completa ou dirigida e focalizada. No caso de pacientes novos no consultório ou no hospital, geralmente a opção adotada é uma avaliação mais abrangente, com perguntas amplas e abertas, possibilitando ao paciente expressar-se livremente, sem restrições.

No caso de uma anamnese dirigida, as perguntas podem ser voltadas para um determinado sintoma. Essa estratégia pode ser utilizada nos pacientes já acompanhados previamente, como em uma consulta médica de retorno e para avaliação de um sistema específico, propiciando assim um atendimento mais ágil.

O entrevistador também pode complementar o que o paciente não falou, elaborando uma questão mais direta, de interesse específico. Por exemplo: "Dói o peito quando respira profundamente?".

Quando pensamos em uma estratégia mais enxuta e direcionada para a semiotécnica da anamnese do paciente com doença respiratória, uma boa alternativa pode ser a combinação da pergunta completa, como, por exemplo, uma ampla: "o que você está sentindo?", com questões mais diretas: "você tem falta de ar?" e que requer uma resposta objetiva.

De início, o paciente relata sua(s) queixa(s) sem interrupções. Evite conduzi-lo ou sugestioná-lo. Após obter algumas informações gerais, tente identificar o sintoma-guia. Depois, introduza perguntas focadas e direcionadas ao sintoma que deseja aprofundar. Lembre-se que outros sintomas podem estar relacionados entre si, levando em conta relações anatômicas e funcionais. Observe com atenção a cronologia (anos, meses, dias, horas) dos mesmos, a possível associação entre eles e relação de causa e efeito entre eles ou não. É importante também seguir um roteiro (Tabela 1), para que nenhum fato relevante seja perdido, e assim otimizar o tempo dedicado.

Em alguns casos, como no atendimento de uma grande emergência, a história pode ser coletada de forma mais focada e rápida com o acompanhante ou familiar do paciente, caso ele esteja gravemente enfermo e não possa responder às perguntas solicitadas pelo médico.

TABELA 1 Anamnese

A anamnese é classicamente composta por:
▪ Identificação
▪ Queixa principal
▪ História da doença atual
▪ Interrogatório sintomatológico
▪ Antecedentes pessoais e familiares
▪ Hábitos de vida e condições socioeconômicas e culturais

Na Pneumologia, alguns sintomas e sinais estão presentes com frequência: tosse, expectoração, dispneia e dor torácica. A Tabela 2 define sintoma, sinal e síndrome. Investigue as características de cada um deles. Algumas vezes, o aparelho respiratório é reflexo de doenças de outros órgãos e/ou sistemas. Por isso, cuidado ao ser breve e muito direto na anamnese dirigida, pois alguma informação pode passar despercebida.

TABELA 2 Definições

▪ Sintoma: sensação subjetiva, anormal, sentida e relatada pelo paciente, porém não observada pelo examinador. Exemplos: dor, tontura, dormência, náusea, dispepsia
▪ Sinal: é um dado objetivo que pode ser notado pelo examinador. Exemplos: tosse, cianose, vômito, edema, hematúria
▪ Síndrome: conjunto de sinais e/ou sintomas que ocorrem associadamente e que podem ser determinados por diferentes fatores. O reconhecimento de uma síndrome delimita suas possíveis causas, facilitando o raciocínio clínico
Dica: nem sempre é possível distinguir sintoma e sinal, pois alguns, como dispneia e vômito, por exemplo, são sensações subjetivas para o paciente, mas ao mesmo tempo podem ser constatadas objetivamente pelo examinador.

Não menospreze os componentes psicodinâmicos. As queixas corporais podem refletir um distúrbio psicológico primário. A conduta do paciente e a linguagem corporal durante a entrevista podem dizer muito sobre ansiedades, neuroses e/ou depressão subjacentes.

O médico não deve emitir juízo de valor diante do relato da história do paciente. Juízo de valor é um julgamento feito a partir de percepções individuais, que podem ser positivas ou negativas, tendo como base fatores culturais, sentimentais, ideologias e preconceitos pessoais, normalmente relacionados a valores morais. Portanto, evite uma avaliação pessoal e crítica sobre algo ou alguém.

A entrevista bem-sucedida é aquela em que é permitido ao paciente determinar seu curso, mas o entrevistador faz os ajustes sempre que o rumo parece desviar-se. Portanto, o médico precisa ser hábil em sua percepção e distinguir o que realmente é relevante para ser registrado. Ele necessita desenvolver seu poder de síntese, pois alguns pacientes são prolixos ou narram circunstâncias e acontecimentos sem relação com sua(s) queixa(s) e/ou sintoma(s).

Os pacientes com doença do sistema respiratório geralmente procuram auxílio médico em decorrência de sintomas e sinais como tosse, expectoração, dispneia, sibilância, dor torácica e hemoptise; ou devido a uma anormalidade na radiografia de tórax, como um achado durante exame admissional ou periódico. A Tabela 3 resume alguns dos sinais e sintomas do aparelho respiratório.

TABELA 3 Exemplos de sintomas e sinais do aparelho respiratório

▪ Tosse
▪ Expectoração
▪ Dispneia
▪ Dor torácica
▪ Sibilância
▪ Hemoptise
▪ Cianose

Os sintomas de um sistema ou órgão apresentam características importantes que necessitam ser analisadas durante a realização da anamnese (Tabela 4): modo de início, progressão ou regressão, fatores que agravam ou aliviam. Indagar se houve fatores ou situações desencadeantes, se algum tratamento foi efetuado, ou se o sintoma sofreu alguma modificação evolutiva.

TABELA 4 Roteiro para análise dos sintomas e sinais

▪ Início
▪ Duração
▪ Localização
▪ Intensidade
▪ Características do sintoma na sua fase inicial
▪ Evolução
▪ Relação com outras queixas
▪ Situação do sintoma no momento atual

▶ ELEMENTOS INTEGRANTES DA ANAMNESE

"É mais importante conhecer a pessoa que tem a doença do que a doença que a pessoa tem."
Hipócrates (460-370 a.C.)

É na identificação (ID) que acontece o começo da relação médico-paciente. A apresentação entre eles transcorre, a comunicação verbal e não verbal, um aperto de mão. Informações visuais predominam inicialmente. Na sequência, pergunta-se: nome, idade, gênero, raça, estado civil, grau de escolaridade, profissão (ocupação atual e anteriores), residência (há quanto tempo reside) atual e anterior, naturalidade, religião. Se estrangeiro, deve ser mencionado o país de origem.

Para a queixa principal (QP), geralmente faz-se uma pergunta ampla: "Qual motivo o(a) trouxe aqui?". O paciente relata um sintoma ou problema que o fez procurar atendimento médico. As palavras devem ser transcritas exatamente da maneira como ele informou e sempre entre aspas. Geralmente, compreende de 1 a 3 palavras (no máximo, uma pequena frase afirmativa).

A história da doença atual (HDA) é o ponto-chave da anamnese; precisa ser clara, concisa e organizada. É a queixa principal ampliada e detalhada. Nesse momento, permita que o paciente fale livremente, e quando necessário, elabore perguntas objetivas. No entanto, não induza respostas. Identifique o sintoma-guia, investigue e descreva-o com todas as suas características e verifique se existe relação com outras queixas e sintomas. Estabeleça uma cronologia. "Ouça o que o paciente diz e ele lhe dirá o diagnóstico" (Hermann Blumgart 1895-1977).

O interrogatório sintomatológico também é conhecido como revisão de sistemas. Consiste em uma averiguação de todos os sistemas do corpo, sendo um complemento da história da doença atual. Permite ao médico levantar hipóteses diagnósticas e ajuda a esclarecer se estamos diante de uma doença primária do pulmão ou se os sintomas respiratórios refletem uma outra doença sistêmica.

Inicie a investigação de cada sistema de órgãos com uma pergunta geral e depois passe para perguntas mais específicas. Sintomas gerais também devem ser abordados: emagrecimento, astenia, anorexia, mialgia, febre. É fundamental o registro dos sintomas presentes e os negados pelo paciente.

Sistematizar é a palavra-chave para o sucesso do interrogatório sintomatológico. Desenvolver uma rotina auxilia sua organização e evita o esquecimento de alguma informação relevante em particular. Na Tabela 5, tem-se uma proposta.

Nem sempre é necessário realizar o inventário sintomatológico na íntegra, pois o conteúdo é extenso. Dependendo do contexto da história do paciente, é possível ser mais objetivo nessa etapa. Pergunte o que for realmente relevante. Assim, otimizamos o tempo e evitamos que a entrevista torne-se longa e cansativa.

TABELA 5 Interrogatório sintomatológico (revisão de sistemas)

Sintomas gerais
Pele e fâneros

(continua)

TABELA 5 Interrogatório sintomatológico (revisão de sistemas) *(continuação)*

Cabeça e pescoço
Tórax
Abdome
Sistema genitourinário
Sistema hemolinfopoiético
Sistema endócrino
Sistema musculoesquelético
Sistema vascular
Sistema nervoso
Exame psíquico e avaliação das condições emocionais

Em antecedentes pessoais, investigamos sobre a história pregressa da pessoa e podem ser divididos em antecedentes fisiológicos e patológicos. Em antecedentes familiares, pergunta-se ao paciente como a família é constituída, o estado de saúde de seus membros. Existe uma sequência útil, um guia com os assuntos que deverão ser abordados para a coleta de informações sobre antecedentes pessoais, familiares e hábitos de vida.

Guia para coleta de informações sobre antecedentes pessoais e familiares:

- Antecedentes pessoais fisiológicos: condições de nascimento, desenvolvimento da primeira infância, puberdade, menarca, características do ciclo menstrual, data da última menstruação, número de gestações, partos natural ou cesáreo e aborto espontâneo ou provocado, menopausa.
- Antecedentes pessoais patológicos: doenças prévias, a correlação entre o fato atual e um trauma ou doença no passado pode ser averiguada pelo examinador através da anamnese.
  - Doenças comuns na infância, doenças infecciosas.
  - IST (infecções sexualmente transmissíveis).
  - Histórico de imunizações.
  - Doenças sistêmicas.
  - Neoplasias: localização e tipo de tratamento.
  - Doenças autoimunes: tipo de tratamento.
  - Uso de medicamentos e hemoderivados.
  - Alergias: alimentar, medicamentosa ou a outras substâncias; alergia respiratória (rinite alérgica, asma), alergia de contato, urticária, dermatite atópica.
  - Internação hospitalar e intervenções cirúrgicas (data, diagnóstico, tipo de cirurgia).
  - Acidentes: relacionados ao trabalho ou não, mencionar data e possíveis sequelas.
- Antecedentes familiares: quantas pessoas compõem a família, estado de saúde do(a) cônjuge, filho(a)s, pais, irmãos e avós. Se já falecidos, mencionar a idade e a *causa mortis*. No caso de algum familiar doente, perguntar qual a enfermidade. Quando o paciente relatar uma doença de caráter hereditário, torna-se de extrema importância uma investigação mais minuciosa entre seus familiares.

Em hábitos de vida, perguntamos sobre a história social da pessoa:

- Alimentação: quantitativa e qualitativamente. Relatar os hábitos alimentares do paciente.
- Habitação: zona rural ou urbana, tipo de moradia, quantos cômodos e habitantes, condições de ventilação e proximidade com mata, acesso a água encanada e rede de esgoto adequada, presença de infiltração (umidade) e/ou mofo no domicílio.
- Animais de estimação: quais e quantos são.
- Atividade física: tipo, tempo e número de vezes por semana.
- Atividade laborativa: características do ambiente de trabalho, contato com substâncias tóxicas ou material biológico, uso adequado de EPI (equipamento de proteção individual) e EPC (equipamento de proteção coletiva).
- Uso de drogas lícitas e ilícitas: tabagismo, uso de cigarro eletrônico, narguilé, etilis-

mo. Importante quantificar o uso de álcool e de cigarros (carga tabágica). Se ex-tabagista ou ex-etilista, relatar há quanto tempo. Discriminar e quantificar o uso de drogas ilícitas.

- História sexual: primeira relação sexual (quando), quantos parceiros, uso de preservativo, uso de anticoncepcional.
- Viagens recentes regionais/internacionais.
- Hobbies, atividades recreativas (lazer).
- Condições socioeconômicas e culturais.

A anamnese deve ser realizada em local silencioso, tranquilo, respeitando a privacidade e o sigilo médico assegurado. "[...] ver ou ouvir da vida dos homens que não deva ser divulgado, não divulgarei, respeitando tudo aquilo que deva ser secreto" (juramento de Hipócrates – tradução de R. Laclette).

O paciente pode estar sozinho ou acompanhado; sentado em uma cadeira diante da mesa do médico ou ao lado. Para a entrevista à beira do leito, sente-se em uma cadeira junto à cama. Oportunidade única para fundamentar uma boa relação médico-paciente, respeito mútuo: reconhecer a doença e compreender o paciente. A organização do tempo apropriado é necessária e de grande importância.

> "Primeiro, escuta-se atentamente... Depois, escreve-se objetivamente."

As informações relatadas deverão ser registradas em prontuário datado, seja em papel ou dispositivo eletrônico, arquivado, disponível para consulta futura e de fácil acesso a todos os membros da equipe de saúde. É um importante documento para fins trabalhistas e legais. Por isso, redija-o de forma organizada para que a história possa ser lida e entendida com clareza.

À medida que se desenvolvem novos recursos tecnológicos, exames complementares modernos, mais é exigida do médico uma boa orientação clínica para que saiba escolher de maneira adequada, criteriosa e assertiva quais são os mais úteis para cada caso e como interpretar de forma crítica seus respectivos resultados. Contudo, sem esquecer o custo agregado de cada novo método solicitado, e sem submeter o paciente a exames desnecessários, dispendiosos e nem sempre destituídos de riscos.

O raciocínio diagnóstico é que fundamenta e orienta tais decisões, alicerçado em uma anamnese perceptiva, detalhada e acompanhada de um exame físico acurado e minucioso, onde hipóteses diagnósticas consistentes definem a conduta do médico assistente.

É na anamnese que acontece o elo entre afeto e conhecimento, entre o médico e seu paciente. Com delicadeza e maestria, a história desenha-se. Uma arte.

REFERÊNCIAS

1. Bickley LS, Szilagyi PG. Bates, Propedêutica médica. 12. ed. Rio de Janeiro: Guanabara Koogan; 2018.
2. Japiassú H, Marcondes D. Dicionário básico de Filosofia. 4. ed. Rio de Janeiro: Zahar; 1990.
3. Porto CC, Porto AL. Semiologia médica. 8. ed. Rio de Janeiro: Guanabara Koogan; 2019.
4. Tarantino AB. Doenças pulmonares. 6. ed. Rio de Janeiro: Guanabara Koogan; 2008.

5 Exame físico do aparelho respiratório

Mônica Flores Rick

DESTAQUES

- O exame físico respiratório completo é primordial na primeira avaliação.
- Achados a distância podem trazer informações bastante úteis ao diagnóstico.
- Determinar as regiões torácicas a partir das linhas traçadas, anterior e posteriormente, facilita a sistematização do exame físico.
- Devem ser realizadas as quatro etapas clássicas do exame físico, nessa ordem: inspeção, palpação, percussão e ausculta.
- O diagnóstico sindrômico precede o diagnóstico etiológico, facilitando o raciocínio médico.

INTRODUÇÃO

O elemento-chave para a avaliação inicial de cada paciente é um exame físico completo, que pode ser abreviado nas visitas subsequentes. Além do exame do tórax, é importante lembrar-se de examinar outras partes do corpo que podem fornecer informações a respeito do sistema respiratório, como mãos, pescoço e boca, por exemplo. O exame físico respiratório inclui as quatro técnicas clássicas: inspeção, palpação, percussão e ausculta. Para realizar as técnicas de forma adequada, devemos conhecer as regiões torácicas, determinadas através de suas linhas anteriores, laterais e posteriores (Figura 1):

- Linhas torácicas verticais anteriores:
  - Linha medioesternal.
  - Linha esternal lateral (direita e esquerda).
  - Linha paraesternal (direita e esquerda).
  - Linha hemiclavicular (direita e esquerda).
- Linhas torácicas verticais laterais:
  - Linha axilar anterior.
  - Linha axilar média.
  - Linha axilar posterior.
- Linhas torácicas verticais posteriores:
  - Linha vertebral.
  - Linha escapular.
- Linhas torácicas horizontais anteriores:
  - Linha clavicular.

- Linha da terceira articulação condroesternal.
- Linha da sexta articulação condroesternal.
- Linha torácica horizontal lateral:
  - Linha da sexta articulação condroesternal.
- Linhas torácicas horizontais posteriores:
  - Linha escapular superior.
  - Linha escapular inferior.

A partir das linhas torácicas, são determinadas as regiões correspondentes:

- Face anterior:
  - Região esternal.
  - Regiões supra e infraclavicular.
  - Região mamária.
  - Região inframamária.
- Face lateral:
  - Região axilar.
  - Região infra-axilar.
- Face posterior:
  - Região supraescapular.
  - Regiões supra e infraespinal.
  - Região interescapulovertebral.
  - Região infraescapular.

▶ ETAPAS DO EXAME FÍSICO

1. **Inspeção**: essa primeira etapa do exame físico já pode evidenciar informações importantes obtidas durante a anamnese. Enquanto o paciente vai respondendo às perguntas, o examinador pode observar sinais anormais como fácies cushingoide, dispneia, tosse, cianose, estridor, rouquidão, presença de baqueteamento digital, dedos amarelados por nicotina, alterações neurológicas variadas, além de adenomegalias cervicais, turgência jugular e lesões cutâneas variadas, manifestações a distância que podem sinalizar a presença de doenças pulmonares. Para melhor avaliação, o paciente deverá estar na posição sentada, com o tórax o mais desnudo possível. Caso seja impossível, realiza-se o exame com o paciente deitado e mantido em decúbito lateral. Deve-se realizar a *inspeção estática*, onde observa-se o biotipo do paciente (Figura 2), o tipo de tórax (Figura 3), presença de retrações ou abaulamentos e desvios de coluna vertebral; e a *inspeção dinâmica*, sendo importantes a frequência respiratória, presença de tiragem, o ritmo (Figura 4) e o tipo respiratório (torácico, abdominal ou toracoabdominal). A frequência respiratória é considerada normal entre 12 e 20 incursões por minuto. Em relação à frequência, podemos encontrar *eupneia* (respiração normal), *bradipneia* (redução), *taquipneia* (aumento) e *apneia* (ausência da respiração). Utilizamos o termo *dispneia* quando há esforço respiratório.
2. **Palpação**: inicialmente, complementa a inspeção, permitindo avaliar a mobilidade da caixa torácica, a sensibilidade ou alterações dolorosas referidas pelo paciente. A palpação dos linfonodos regionais deve ser feita nessa etapa, com a avaliação de regiões cervicais, supraclaviculares e axilares. Na palpação do tórax, são executadas duas manobras: expansibilidade e frêmito toracovocal.

- *Expansibilidade*: deve ser pesquisada nos ápices e bases pulmonares, com o examinador posicionado atrás do paciente, por meio das mãos espalmadas postas no dorso do paciente, e observando-se a simetria da movimentação torácica com a inspiração profunda e pausada (Figura 5).
- *Frêmito toracovocal (FTV)*: corresponde às vibrações das cordas vocais transmitidas à parede torácica. O examinador posiciona-se posteriormente à esquerda do paciente, usando sua mão direita (dedos e articulações metacarpofalangeanas, ou

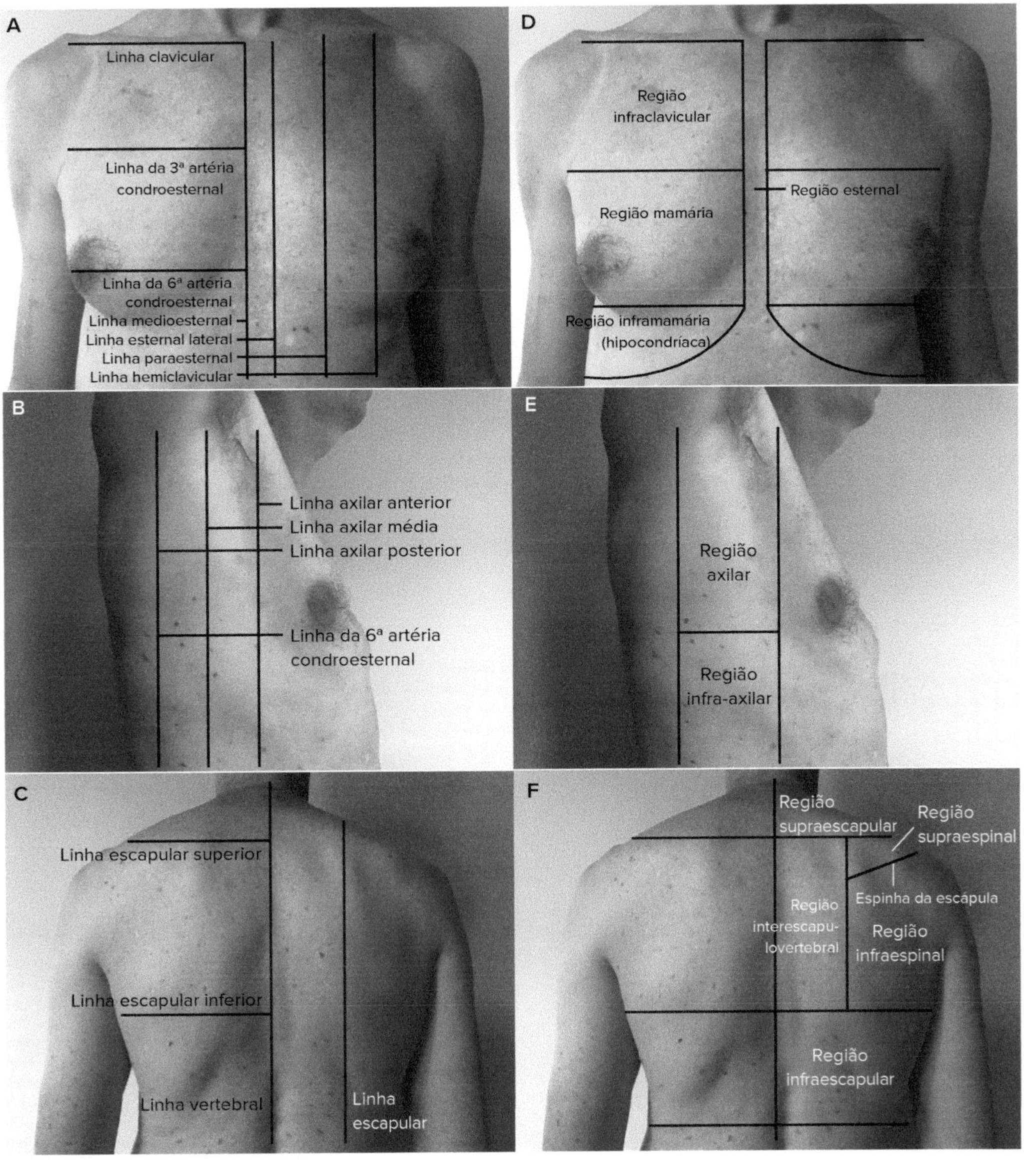

FIGURA 1 Linhas e regiões torácicas.

região ulnar da mão) e solicitando ao paciente que diga "trinta e três", deslocando-a de cima para baixo, sempre comparando os dois lados. As consolidações pulmonares aumentam a transmissão do som e, consequentemente, o frêmito; por outro lado, as afecções pleurais e a atelectasia reduzem sua transmissão, levando à redução do frêmito toracovocal (Figuras 6 e 7).

3. **Percussão**: deve ser iniciada pela região posterior do tórax, com o médico posicionado atrás e à esquerda do paciente. A mão esquerda é pousada no tórax, com os dedos separados e o dedo médio exer-

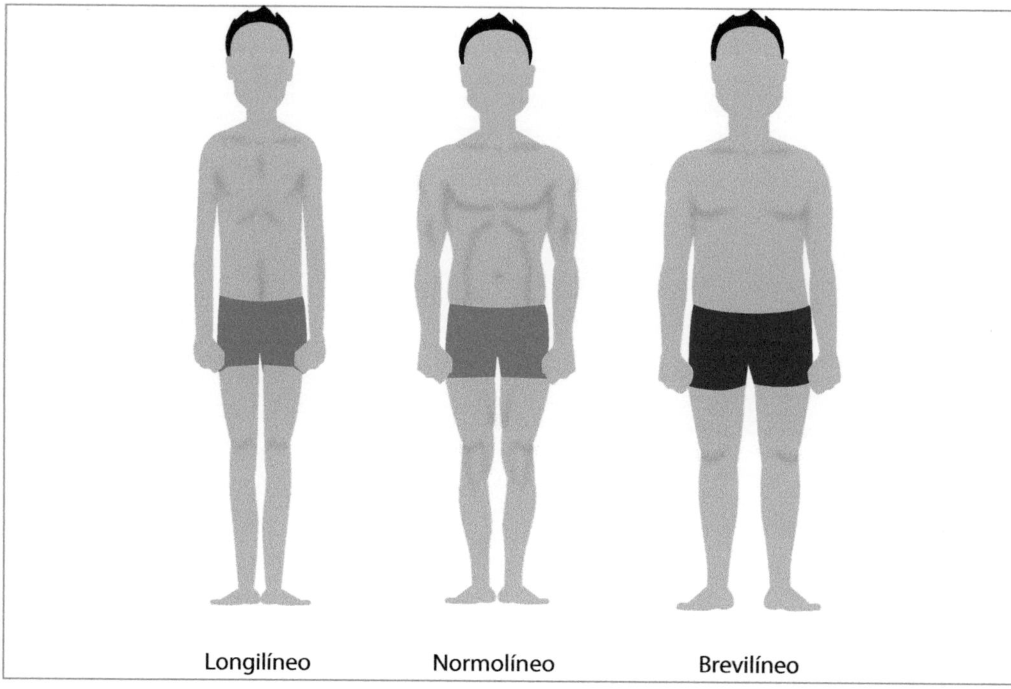

FIGURA 2 Biotipos.

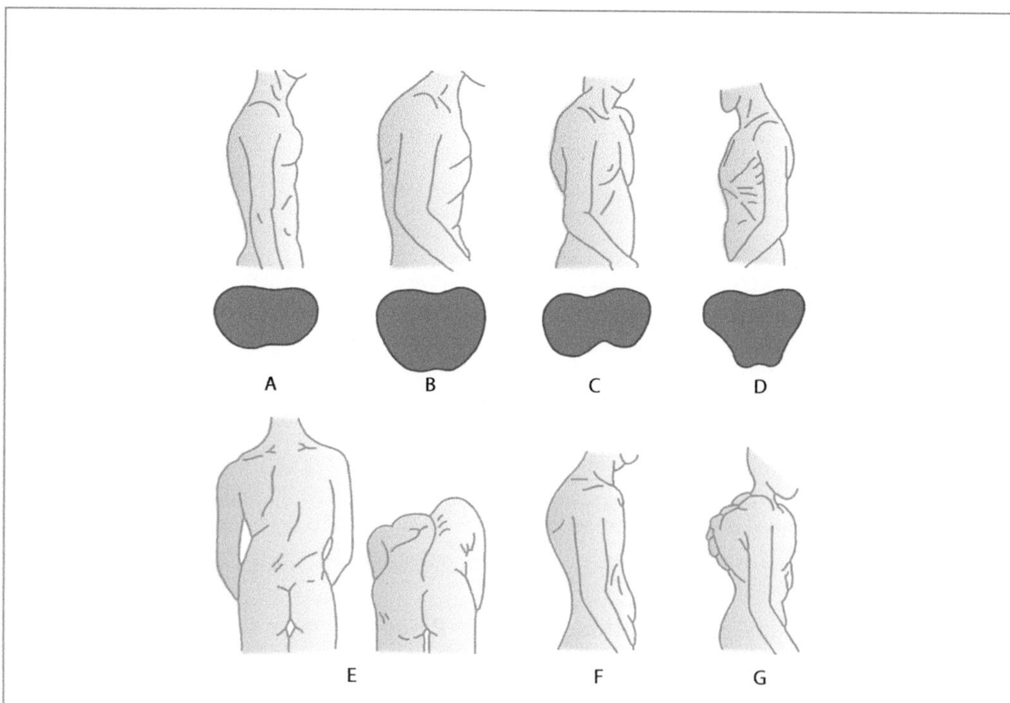

FIGURA 3 Tipos de tórax. (A) Normal. (B) Em tonel (enfisema). (C) Tórax infundibuliforme (*pectus excavatum*). (D) Tórax cariniforme (*pectus carinatum*). (E) Escoliose. (F) Cifose. (G) Gibosidade.

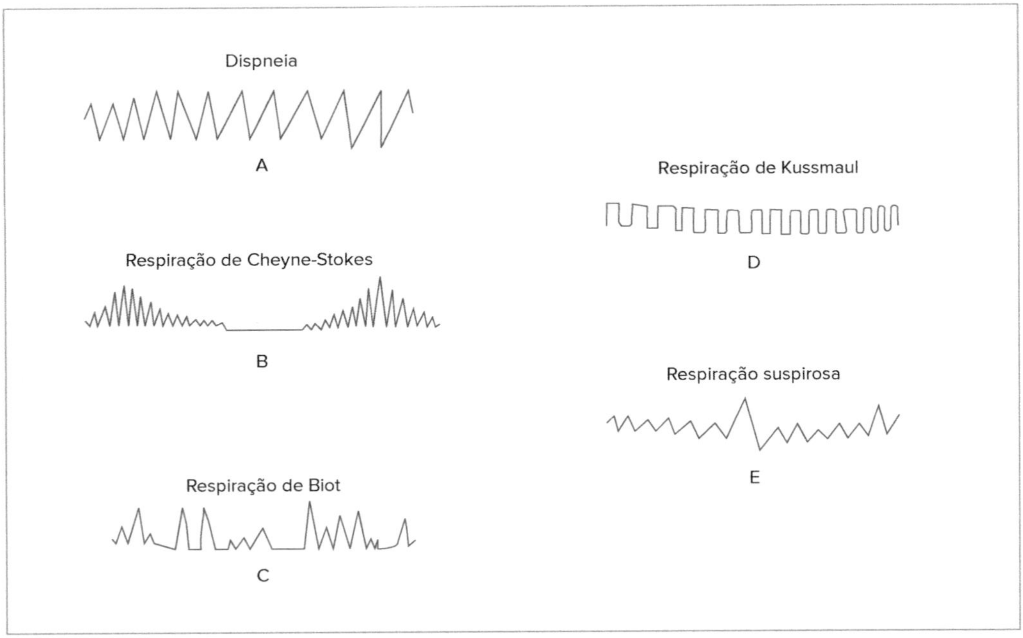

FIGURA 4 Ritmos respiratórios.

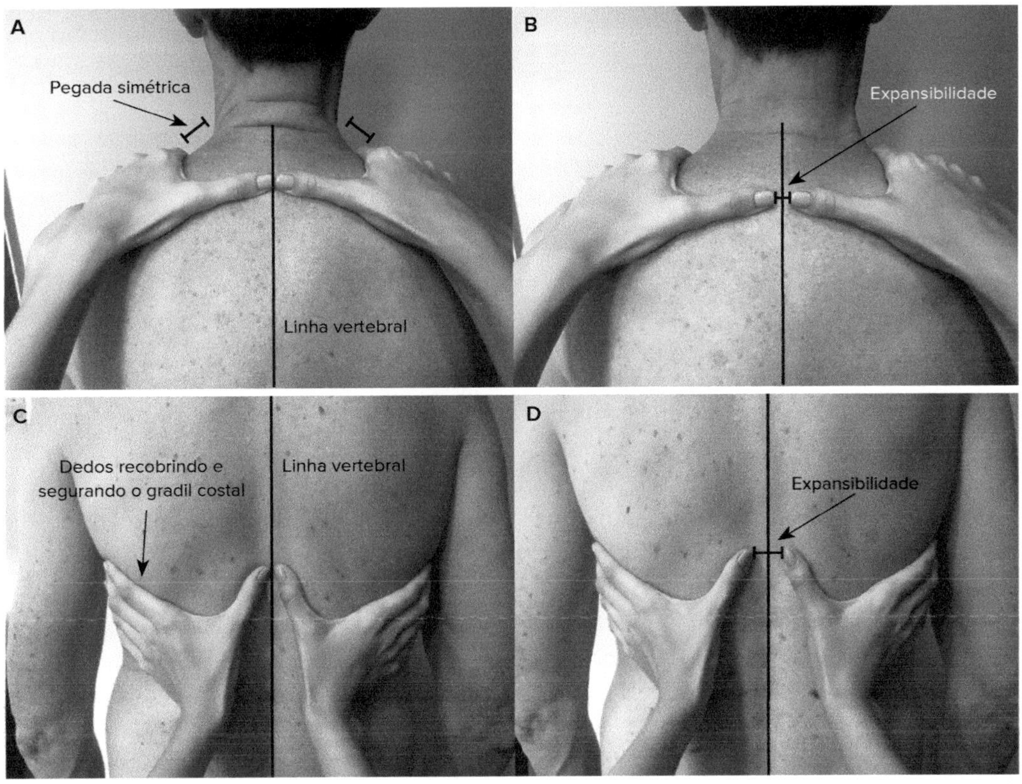

FIGURA 5 Expansibilidade.

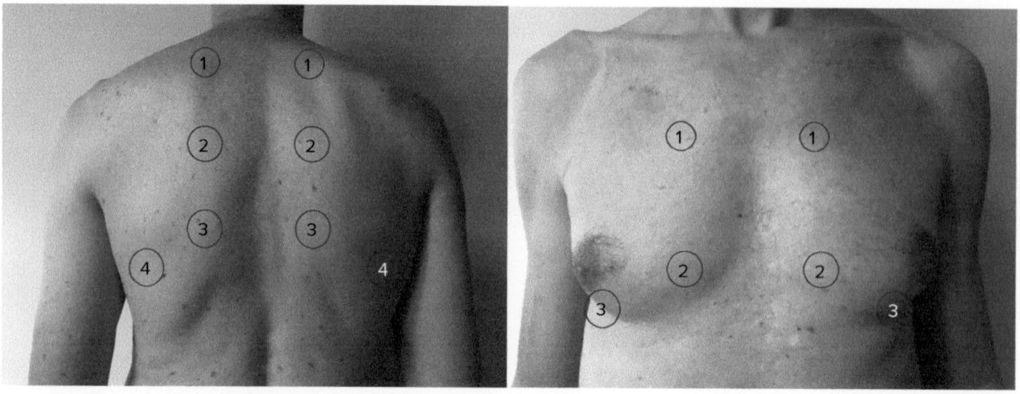

FIGURA 6 Locais para verificação do frêmito toracovocal.

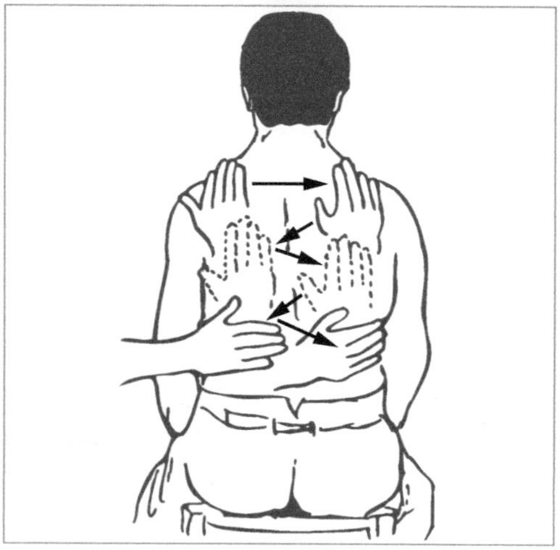

FIGURA 7 Técnica para avaliação do frêmito toracovocal.

cendo ligeira pressão; o dedo médio da mão direita deve golpear a extremidade distal do dedo médio esquerdo, com movimentos de flexão e extensão do punho, de intensidade moderada e com pequeno intervalo entre cada batida. O som normal obtido com a percussão é chamado *claro pulmonar ou atimpânico* (Figura 8).

4. **Ausculta**: é o método semiológico básico no exame físico respiratório, de fundamental importância. Deve-se iniciar na face posterior do tórax, seguindo-se as faces laterais e anteriores, de maneira simétrica. O paciente deve ser instruído a respirar profunda e pausadamente, com a boca entreaberta e sem fazer ruídos (Figura 9).

Podemos classificar os sons pleuropulmonares da seguinte forma:

- Sons normais:
  - Som traqueal: audível na região de projeção da traqueia; se constitui em um ruído rude, em que a expiração é algo mais forte e prolongada.
  - Som brônquico: corresponde ao som traqueal audível na face anterior do esterno; tem componente expiratório menos intenso.
  - Som broncovesicular: geralmente audível anteriormente, próximo ao 1º e 2º espaços intercostais, e posteriormente entre as duas escápulas. Os componentes inspiratório e expiratório são semelhantes em intensidade e duração.
  - Murmúrio vesicular (MV): ouvido na maior parte do tórax, produzido pela turbulência do ar circulando pela árvore brônquica; o componente inspiratório é mais intenso e duradouro que o expiratório, e tem tonalidade mais baixa e suave que o som brônquico.
- Sons anormais (Tabela 1):
  - Descontínuos: estertores finos e grosseiros.

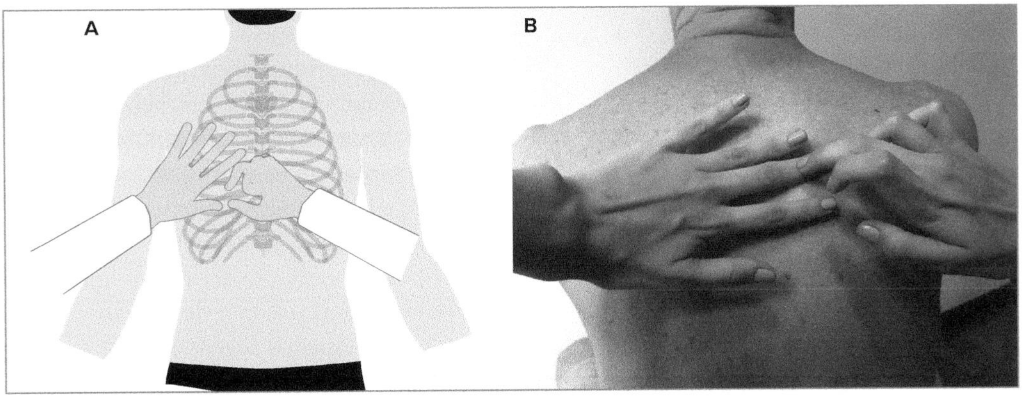

FIGURA 8 Percussão.

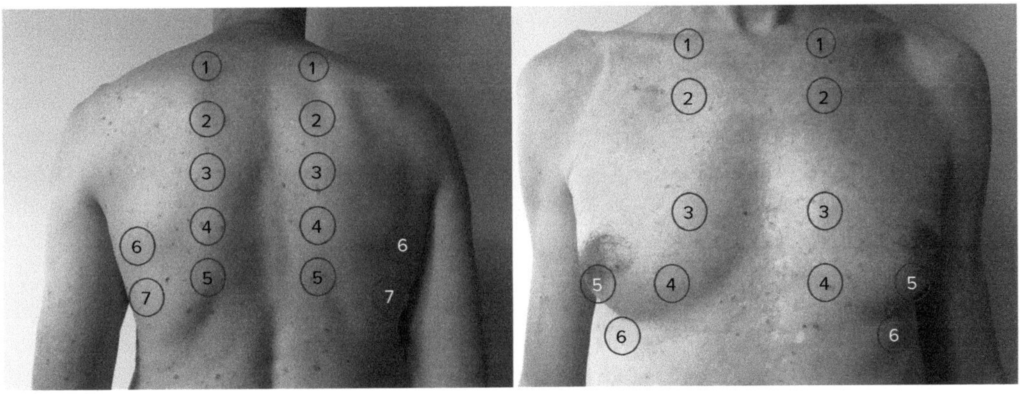

FIGURA 9 Ausculta.

- Contínuos: roncos, sibilos e estridor.
- Atrito pleural: audível nas fases inicial e final dos derrames pleurais.
- Sopros:
  - Tubário: encontrado nas consolidações, semelhante ao som broncovesicular, porém de intensidade maior.
  - Cavitário: ouvido nas grandes cavernas com brônquios permeáveis; é um sopro tubário de timbre e tonalidade diferentes ("sopro em U").
  - Anfórico: percebido no pneumotórax hipertensivo, similar ao som gerado ao soprar o gargalho de uma garrafa.

- Sons vocais: ausculta da palavra falada. Em presença de consolidação, pode-se encontrar:
- Broncofonia (voz não nítida), egofonia (voz anasalada e metálica), pectorilóquia

TABELA 1 Sons respiratórios anormais (adventícios)

Estertores	Sibilos e roncos
Sons descontínuos, não musicais, breves	Sons contínuos, musicais, prolongados
■ Finos/crepitantes: suaves, de tom alto, muito breves	■ Sibilos: relativamente altos, de qualidade estridente
■ Grosseiros/bolhosos: mais intensos, de tom mais grave, breves	■ Roncos: relativamente altos, qualidade de ronco
Atrito pleural	**Estridor**
■ Rangido, de baixa frequência, surge da inflamação da pleura visceral	■ Musical, de alta frequência, auscultado no pescoço. Denota obstrução de via aérea superior

fônica (voz nítida) e afônica (voz nítida mesmo cochichada).

▶ SÍNDROMES BRONCOPULMONARES E PLEURAIS

O diagnóstico sindrômico é feito através de um conjunto de sintomas e sinais relacionados entre si por dados anatômicos, fisiopatológicos ou bioquímicos; as síndromes pulmonares compreendem as síndromes brônquicas, as síndromes parenquimatosas e as síndromes pleurais.

1. Síndrome brônquica: decorre de acometimento da árvore brônquica, onde há redução do calibre, dilatação e/ou hipersecreção. Encontrada comumente na asma, doença pulmonar obstrutiva crônica (DPOC), bronquiectasias e traqueobronquites. Os achados mais comuns são: dispneia e tiragem à inspeção, expansibilidade e FTV normais ou reduzidos, hipersonoridade à percussão e ausculta com MV reduzido, expiração prolongada e presença de sibilos bilaterais com ou sem roncos.
2. Síndromes parenquimatosas: nesse grupo estão incluídas as síndromes de consolidação, atelectasia, hiperaeração e congestão passiva pulmonar.

A. Consolidação: há ocupação dos alvéolos por células e exsudato, sendo encontrada principalmente na pneumonia, tuberculose e infarto pulmonar. Ao exame físico comumente são encontrados: tosse e dispneia, expansibilidade reduzida, FTV aumentado e macicez à percussão; à ausculta, o MV pode estar normal ou reduzido, e frequentemente encontramos sopro tubário, egofonia e estertores finos.

B. Atelectasia: ocorre desaparecimento do ar alveolar devido à obstrução brônquica por neoplasia, corpo estranho ou *plugs* mucosos. Sua extensão vai depender do nível em que ocorreu a obstrução, se em brônquio lobar ou segmentar/subsegmentar. Os achados mais frequentes ao exame físico são dispneia e tiragem, expansibilidade e FTV reduzidos, macicez à percussão e MV reduzido/som broncovesicular.

C. Hiperaeração: observada no enfisema pulmonar, resultante de dilatação anormal dos espaços aéreos distais. Ao exame físico, os pacientes apresentam dispneia, tórax em tonel, expansibilidade e FTV diminuídos, hipersonoridade à percussão e MV diminuído, com fase expiratória prolongada.

D. Congestão passiva pulmonar: há acúmulo de líquido no interstício e alvéolos, decorrente de insuficiência cardíaca congestiva. Os achados ao exame são dispneia, expansibilidade normal, FTV normal ou aumentado (dependendo da quantidade de líquido nos alvéolos), submacicez nas bases pulmonares à percussão e estertores finos à ausculta, que podem evoluir para estertores grosseiros à medida que a doença se agrava.

3. Síndromes pleurais: compreendem o derrame pleural e o pneumotórax.

A. Derrame pleural: decorre do acúmulo de líquido entre os folhetos pleurais. Ao exame encontram-se dispneia e dor torácica, expansibilidade diminuída, FTV abolido na área do derrame, macicez à percussão e MV reduzido ou abolido, sem ruídos adventícios (é possível a presença de atrito pleural). Pode haver egofonia na área superior do derrame.

B. Pneumotórax: há acúmulo de ar no espaço pleural, que penetra através de ruptura de bolha subpleural ou trama torácico. Os principais achados são dispneia e dor, expansibilidade e FTV reduzidos, som timpânico à percussão e MV reduzido, sem ruídos adventícios.

TABELA 2 Síndromes pleuropulmonares

Síndromes	Expansibilidade	FTV	Percussão	Ausculta
Normal	Simétrica	Normal	Claro	MV audível, sem RA
Brônquica	Normal	N ou ↓	N ou hipersonoridade	MV reduzido, sibilos
Consolidação	↓	↑	Macicez	Som brônquico, estertores finos
Atelectasia	↓	↓ ou abolido	Macicez	MV reduzido/som broncovascular
Enfisema	↓	↓	Hipersonoridade	MV reduzido difusamente
Congestão	Normal	Normal	N ou submacicez	MV N, estertores finos/grossos
Derrame	↓	↓	Macicez	MV abolido
Pneumotórax	↓	↓	Timpânico	MV reduzido ou abolido

FTV: frêmito toracovocal; MV: murmúrio vesicular; N: normal; RA: ruídos adventícios.

REFERÊNCIAS

1. Bethlem N. Pneumologia. 4. ed. São Paulo: Atheneu; 1995.
2. Bickley LS, Szilagyi PG. Bates, Propedêutica médica. 12 ed. Rio de Janeiro: Guanabara Koogan; 2018.
3. Murray JF. Textbook of respiratory medicine. 6. ed. WB Saunders Company; 2016.
4. Porto AL. Porto, Semiologia médica. 8. ed. Rio de Janeiro: Guanabara Koogan; 2019.
5. Tarantino AB. Doenças pulmonares. 6. ed. Rio de Janeiro: Guanabara Koogan; 2008.

SEÇÃO II

Exames diagnósticos em Pneumologia

6

Testes de função pulmonar

Agnaldo José Lopes
Ana Maria Silva Araújo
Elizabeth Jauhar Cardoso Bessa
Julio Cezar Rodrigues Filho
Karen Rosas Sodré Azevedo
Maria Izabel Veiga dos Santos
Renato Azambuja
Sonia Regina da Silva Carvalho

DESTAQUES

- Espirometria: é um exame simples e com múltiplas indicações, porém ainda subutilizado no Brasil. Podem ser medidos volume e fluxos, exceto o volume residual. Os distúrbios obstrutivos costumam ter a relação volume expiratório forçado no 1º segundo/capacidade vital forçada (VEF1/CVF – índice de Tiffeneau) < 70% e são graduados pelo volume expiratório forçado no 1º segundo (VEF1). Os distúrbios restritivos precisam da aferição da capacidade pulmonar total (CPT) para seu diagnóstico. Porém, não havendo disponibilidade desse tipo de exame, podem ser diagnosticados com grau elevado de confiança quando a capacidade vital forçada (CVF) é baixa, o VEF1/CVF é normal ou alto e o quadro clínico e radiológico sugere doença restritiva.
- Volumes pulmonares estáticos: os volumes pulmonares estáticos necessitam de métodos especiais para suas medições, sendo a pletismografia corporal considerada padrão-ouro. Os principais volumes medidos são: volume residual (VR), capacidade residual funcional (CRF) e capacidade pulmonar total (CPT). As principais indicações para a realização desse exame são: a confirmação do distúrbio ventilatório restritivo puro, obstrutivo puro e misto, acompanhamento de doenças intersticiais e avaliação de doença de pequenas vias aéreas.
- Capacidade de difusão pulmonar (DLCO): a DLCO é medida em equipamentos de alta complexidade, nem sempre presentes na nossa rotina. É um importante instrumento para avaliação da troca gasosa pulmonar. Existem várias técnicas para a medida da DLCO. A mais usada é a técnica da respiração única. As indicações do teste na prática clínica são: detecção precoce, quantificação do distúrbio e acompanhamento das doenças intersticiais difusas do pulmão, doenças ocupacionais, hipertensão arterial pulmonar, embolia pulmonar e doença pulmonar obstrutiva crônica (DPOC); avaliação da capacidade laborativa; avaliação do risco cirúrgico para cirurgias de ressecção pulmonar e complicações pulmonares após transplantes.

(continua)

- Teste de broncoprovocação (TBP): tem por finalidade identificar a presença de hiper-responsividade brônquica (HRB) medida pelo grau da broncoconstrição consequente a um agente broncoconstritor. Tem sido utilizado não só para pesquisa, mas habitualmente realizado para excluir ou confirmar uma suspeita de asma brônquica. Pode utilizar estímulos diretos como a metacolina e indiretos como o exercício.
- Oscilometria de impulso (IOS): é um teste útil para avaliar a mecânica respiratória. Mede a resistência de grandes e pequenas vias aéreas e é muito sensível para o diagnóstico de doenças obstrutivas. É um método de fácil execução, porém precisa ser realizado por pessoas experientes. É amplamente usado em indivíduos que não conseguem ou não podem realizar manobras expiratórias forçadas, tais como: crianças, pessoas idosas, pessoas com limitações funcionais ou cognitivas e naqueles que não podem realizar outros métodos de avaliação funcional pulmonar.
- Pressões respiratórias máximas: testes simples como a pressão inspiratória máxima (PImáx), pressão expiratória máxima (PEmáx) e o pico de fluxo da tosse (*Peak-cogh-flow* – PCF) são úteis para a avaliação da competência da musculatura respiratória. São importantes para investigar sintomas respiratórios, na condução de doenças neuromusculares, na expectativa de vida nos pacientes com doença pulmonar obstrutiva crônica (DPOC) e nas extubações na unidade de terapia intensiva.
- Teste de caminhada de 6 minutos (TC 6): é um teste de exercício submáximo útil na avaliação funcional complementar de doenças pulmonares crônicas moderadas a graves. É importante na avaliação das trocas gasosas, da reserva ventilatória e da resposta cardiovascular durante o exercício.

▶ ESPIROMETRIA

Desde os primórdios da prática médica foram feitas tentativas de se mensurar a função pulmonar na avaliação dos pacientes com doenças respiratórias. O médico inglês John Hutchinson produziu o primeiro espirômetro em 1846, e a espirometria foi realizada pela primeira vez em 1895, pelo físico alemão Wilhelm Conrad Roentgen.

As principais indicações de estudo com espirometria encontram-se na Tabela 1.

TABELA 1 Indicações de espirometria

▪ Rastreio de doença pulmonar obstrutiva crônica (DPOC) em tabagistas com mais de 40 anos de idade
▪ Quantificação da disfunção ventilatória nas doenças pulmonares
▪ Identificação do acometimento pulmonar em doenças sistêmicas
▪ Avaliação de paraefeitos pulmonares por drogas
▪ Avaliação dos efeitos de exposição ambiental ou ocupacional na função respiratória
▪ Avaliação de incapacidade funcional

(continua)

TABELA 1 Indicações de espirometria (*continuação*)

▪ Investigação de dispneia, tosse ou sibilos
▪ Avaliação e quantificação do efeito de tratamentos
▪ Discriminação de dispneia de causa pulmonar ou cardíaca
▪ Pré-operatório de cirurgia de ressecção pulmonar

Para a realização do exame, o paciente respira normalmente (volume corrente), em seguida é orientado a inspirar até a capacidade pulmonar total (CPT) e realizar uma expiração de início explosivo (expiração máxima). Deve manter a expiração com vigor até que se obtenha um platô na curva volume x tempo. Uma duração mínima de 6 segundos é necessária.

Como se trata de manobra forçada, denominamos a capacidade vital nessa manobra de **capacidade vital forçada (CVF)**. O volume de ar eliminado no primeiro segundo é chamado **volume expiratório forçado do primeiro segundo (VEF1)**. Por se tratar de uma razão entre volume e tempo, essa variável é, portanto, uma medida de fluxo. A relação entre o VEF1 e a CVF é um índice importante, descrito por Tiffeneau em 1952, que avalia se há proporcionalidade nas alterações das duas variáveis citadas. Enquanto a CVF avalia alterações nos volumes pulmonares, o VEF1 mensura alterações nos fluxos. Esses são os principais parâmetros aferidos na espirometria.

A espirometria classifica os distúrbios pulmonares em obstrutivos e restritivos. As doenças obstrutivas são aquelas nas quais há redução do fluxo aéreo, e as restritivas, redução volumétrica. O índice de Tiffeneau permite caracterizar se há redução de fluxo proporcional ao volume e costuma variar de 75 a 85%. Considera-se um índice inferior a 70% como indicativo de distúrbio obstrutivo. Nos processos restritivos, os dois parâmetros, CVF e VEF1, estarão proporcionalmente reduzidos, levando a um índice de Tiffeneau normal ou aumentado.

Os distúrbios restritivos são caracterizados pela redução da CPT, porém esse parâmetro não é aferido na espirometria. Valores de CVF reduzidos, com índice de Tiffeneau preservado, dentro de um contexto clínico e radiológico sugestivo de restrição, devem ser valorizados e mencionados. Nessas situações, o laudo deve indicar CVF reduzida por provável distúrbio ventilatório restritivo.

Os distúrbios obstrutivos e restritivos são graduados conforme a redução do VEF1 e os restritivos pela redução da CVF (Tabela 2).

TABELA 2 Gradação dos distúrbios ventilatórios (ATS/ERS)

Distúrbio	Obstrutivo VEF1 (%)	Restritivo CVF (%)
Leve	70%-limite inferior da normalidade	70%-limite inferior da normalidade
Moderado	60-69%	60-69%
Moderadamente grave	50-59%	50-59%
Grave	35-49%	35-49%
Muito grave	< 35%	< 35%

CVF: capacidade vital forçada; VEF1: volume expiratório forçado do primeiro segundo.

A morfologia das alças fluxo-volume e volume-tempo também será de auxílio na interpretação dos resultados. A alça fluxo-volume normal mostrará uma subida rápida até o fluxo máximo (pico de fluxo), com decréscimo gradual. Nos distúrbios restritivos, a morfologia se mantém, mas com amplitude menor, enquanto nos obstrutivos temos um típico decréscimo em concavidade (Figura 1). Na alça volume-tempo observamos rapidez na chegada ao platô na restrição, e lentidão (ou mesmo incapacidade de se alcançar um platô) na obstrução.

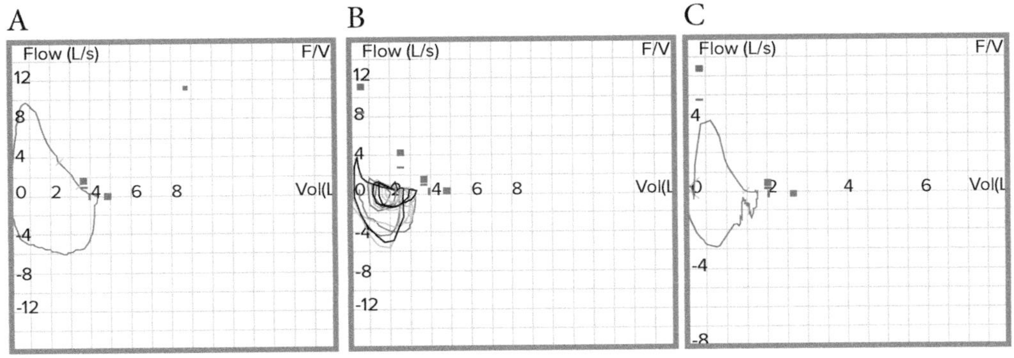

FIGURA 1 Alça fluxo-volume normal (A), obstrutiva (B) e restritiva (C).

É prática comum, sobretudo quando o índice de Tiffeneau é inferior a 70%, complementar a avaliação com uma prova broncodilatadora, usando-se um beta-agonista de curta duração. É padrão utilizar 400 mcg de salbutamol ou fenoterol por inalador dosimetrado. De acordo com os critérios da ATS/ERS, o teste é considerado positivo quando há incremento de 200 mL e 12% do valor em VEF1 ou CVF.

▶ VOLUMES PULMONARES ESTÁTICOS

Os volumes pulmonares medidos pela espirometria são classificados como dinâmicos; são eles: capacidade vital forçada (CVF) e capacidade vital (CV). Já os volumes pulmonares estáticos como o volume residual (VR), a capacidade residual funcional (CRF) e a capacidade pulmonar total (CPT) necessitam de métodos especiais. Os métodos mais comuns para a medida dos volumes são a pletismografia de corpo inteiro, o teste de diluição de gases com o hélio (He) e o teste de lavagem do nitrogênio (TLN_2). Medem diretamente a CRF, sendo necessária a medida da CV.

A pletismografia é o método com maior acurácia e oferece várias vantagens sobre os outros métodos, pois a CRF, nesta técnica, é menos afetada pela distribuição da ventilação, as medições são mais rápidas e todo o gás no tórax é medido.

Os volumes pulmonares estáticos são constituídos por quatro volumes e quatro capacidades (soma de dois ou mais volumes): volume corrente (VC), volume de reserva expiratório (VRE), volume de reserva inspiratório (VRI), VR, CV, CRF, capacidade inspiratória (CI) e a CPT. Os que são medidos por espirometria são: VC, VRI, VRE, CV e CI.

A seguir iremos descrever os volumes pulmonares estáticos (Figura 2):

1. **Volume corrente (VC):** é o volume de ar inspirado e expirado espontaneamente.
2. **Volume de reserva inspiratório (VRI):** é o volume máximo que pode ser inspirado, ao final de uma inspiração espontânea.
3. **Volume de reserva expiratório (VRE):** é o volume máximo que pode ser expirado a partir do final de uma expiração espontânea.
4. **Capacidade vital lenta (CVL):** representa o maior volume de ar mobilizado (70-75% da CPT) medido entre as posições de inspiração profunda e expiração completa, obtido de forma lenta.
5. **Capacidade inspiratória (CI):** é o volume total inspirado a partir do final de uma expiração ao nível do VC. É a soma de CV com VRI.

6. **Capacidade pulmonar total (CPT):** a CPT é o volume pulmonar após uma inspiração máxima e é composto da soma do VR e da CV. A redução da CPT caracteriza um diagnóstico de distúrbio ventilatório restritivo (DVR). O DVR é caracterizado quando a CPT é < 80% do previsto ou, ainda, quando menor que o limite inferior do normal. A CPT pode ser normal ou aumentada em processos obstrutivos como asma, enfisema, bronquiectasias e fibrose cística.
7. **Capacidade residual funcional (CRF):** é o volume de gás que permanece nos pulmões após uma expiração basal, ao nível do volume corrente (VC), sendo composta da soma do VRE com o VR.
8. **Volume residual (VR):** é o volume de gás que permanece nos pulmões após uma expiração máxima. É obtido subtraindo-se o VRE da CRF. Quando a CPT está reduzida, todos os outros volumes estarão reduzidos harmonicamente. Por outro lado, o aumento do VR se deve a condições em que ocorre disfunção dos músculos expiratórios ou obstrução das vias aéreas, sobretudo das pequenas vias (DPOC, asma e bronquiectasias), podendo acarretar aprisionamento aéreo (AA).
9. **Volume residual/capacidade pulmonar total (VR/CPT):** é útil para avaliar a doença de pequenas vias aéreas (DPV), observada no enfisema e na asma. A elevação de VR/CPT tem se mostrado um bom marcador de DPV, caracterizando o AA. O termo AA é usado para descrever um aumento de CRF, VR ou VR/CPT, porém com CPT normal. Por outro lado, o termo hiperinsuflação é usado quando há aumento absoluto na CPT, alteração típica do enfisema, estando VR/CPT também aumentada. Essas alterações são visualizadas na Figura 3.

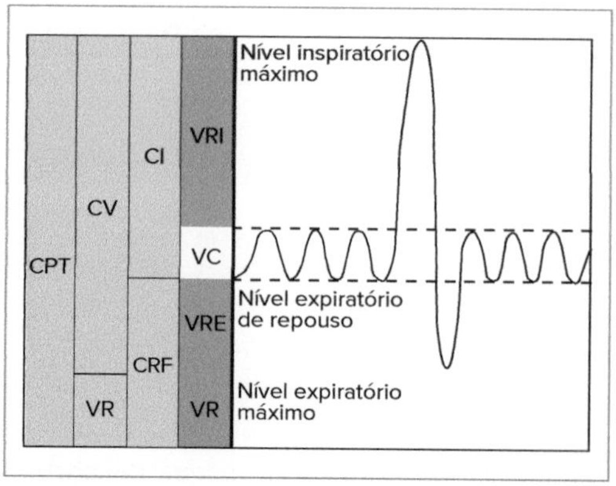

FIGURA 2 Volumes e capacidades pulmonares. CI: capacidade inspiratória; CPT: capacidade pulmonar total; CRF: capacidade residual funcional; CV: capacidade vital; VC: volume corrente; VR: volume residual; VRE: volume de reserva expiratório; VRI: volume de reserva inspiratório.

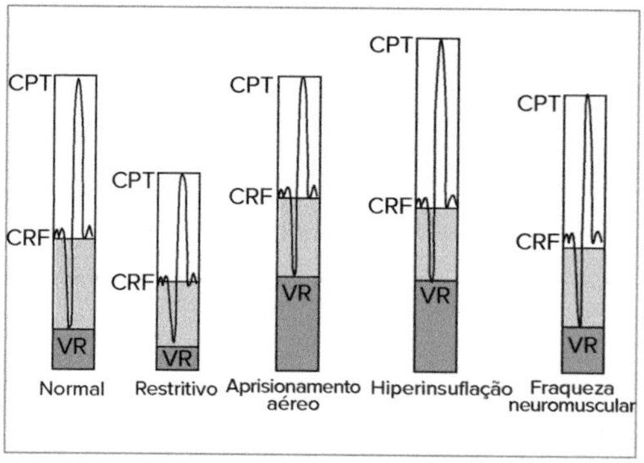

FIGURA 3 Padrões de volumes pulmonares. CPT: capacidade pulmonar total; CRF: capacidade residual funcional; VR: volume residual.

Seguem as indicações para a medida dos volumes estáticos na Tabela 3.

TABELA 3 Indicações para a medida dos volumes pulmonares

▪ Diagnóstico de hiperinsuflação pulmonar e AA
▪ Confirmação do DVR pela CPT e acompanhamento das doenças intersticiais
▪ Confirmação de distúrbios ventilatórios mistos
▪ Avaliação do risco e prognóstico: cirurgia de redução de volume e colocação de válvulas endobrônquicas por via endoscópica

(continua)

TABELA 3 Indicações para a medida dos volumes pulmonares (*continuação*)

▪ Avaliação de doença de pequenas vias aéreas (VR/CPT)
▪ Importância do AA na asma grave e na obstrução persistente; salientando que o VEF1 isoladamente não é mais indicado para avaliação desses pacientes

AA: aprisionamento aéreo; CPT: capacidade pulmonar total; DVR: distúrbio ventilatório restritivo; VEF1: volume expiratório forçado do primeiro segundo; VR: volume residual.

Na Tabela 4 vemos as causas da redução da CV e CPT.

TABELA 4 Causas de redução da capacidade vital e da capacidade pulmonar total

Perda de tecido pulmonar distensível (redução da CV e da CPT)
▪ Neoplasia pulmonar
▪ Congestão vascular pulmonar/edema pulmonar
▪ Pneumonia/atelectasia
▪ Fibrose pulmonar (sarcoidose, asbestose, doenças autoimunes, silicose e fibrose pulmonar)
▪ Derrame pleural ou espessamento pleural
▪ Ressecção cirúrgica pulmonar (lobectomia) e pneumotórax
Redução da movimentação da parede torácica e do diafragma (redução da CV e da CPT)
Fraqueza neuromuscular *(miastenia gravis)*
Deformidade da parede torácica (cifoescoliose)
Obesidade, gravidez e ascite
Doença pulmonar obstrutiva (redução da CV, com CPT normal)
Causada por *air trapping*, resultando em VR aumentado e CPT normal

CPT: capacidade pulmonar total; CV: capacidade vital; VR: volume residual.

▸ CAPACIDADE DE DIFUSÃO PULMONAR

A difusão é uma medida de transferência de um gás de uma área de alta pressão parcial para uma área de baixa pressão até atingir o equilíbrio. É um importante instrumento para a avaliação da troca gasosa pulmonar, do alvéolo para o capilar pulmonar. A técnica mais usada para a medida da capacidade de difusão pulmonar (DLCO) é a técnica da respiração única. O gás utilizado para essa medida é o monóxido de carbono (CO), um gás que tem grande afinidade pela hemoglobina e que praticamente inexiste no sangue. Além do CO, a mistura do gás deve conter um gás traçador (hélio ou metano) para o cálculo do volume alveolar (VA).

O teste se inicia com uma respiração tranquila e posterior expiração até o nível do volume residual. A seguir, o paciente inspira rapidamente até a capacidade pulmonar total inalando a mistura do gás. A seguir, faz uma apneia inspiratória de 10 segundos e, depois, nova expiração. Na última etapa da manobra, uma amostra correspondente ao espaço morto é excluída e a seguir uma amostra é coletada para a medida da DLCO e VA (Figura 4). Os principais parâmetros medidos no exame são: a DLCO, VA, DLCO/VA (ou KCO) e DLCOc (corrigida pela hemoglobina).

O método é bastante difundido, porém ainda de elevado custo e de alta complexidade. É uma medida muito importante para investigação e acompanhamento de doenças pulmonares que tenham alterações de trocas gasosas.

Nas doenças intersticiais difusas do pulmão é útil para a detecção precoce, quantificação do distúrbio, acompanhamento da doença e avaliação de incapacidade para o trabalho. Normalmente, a alteração na DLCO é mais precoce do que as da espirometria e volumes pulmonares estáticos. O último consenso de fibrose pulmonar idiopática de 2011 mostrou que a DLCO é um bom preditor de sobrevida, aumentando o risco de mortalidade quando a DLCO é < 40% do previsto. Na sarcoidose e na pneumonia de hipersensibilidade a DLCO também se reduz, porém em menor proporção. Das doenças do colágeno

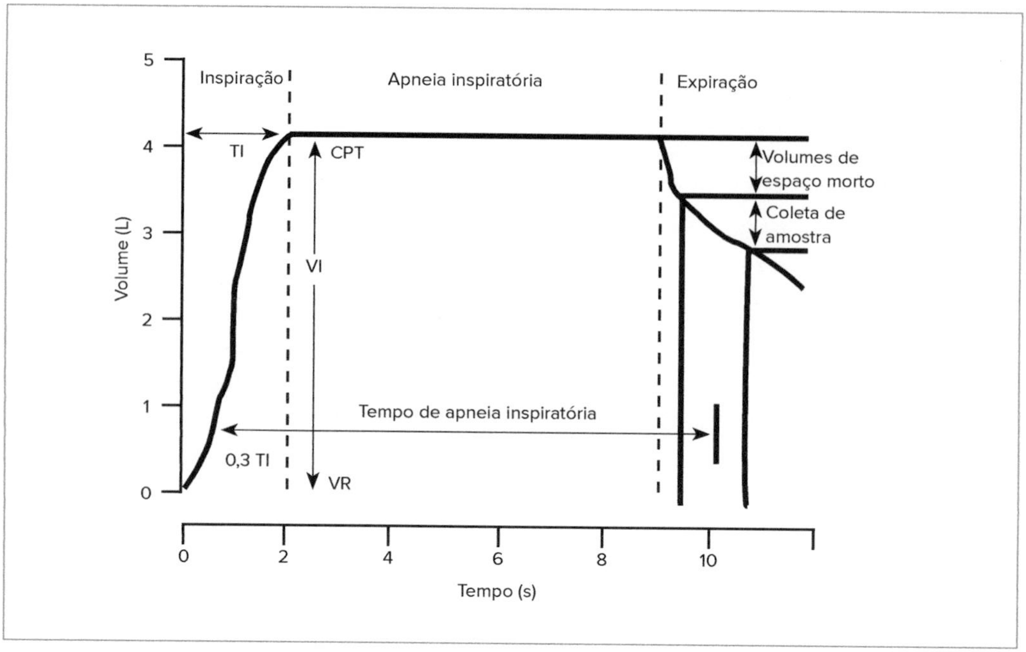

FIGURA 4 Manobra para a medida da capacidade de difusão pulmonar (DLCO). CPT: capacidade pulmonar total; TI: tempo inspiratório; VI: volume inspirado; VR: volume residual.

que têm envolvimento do pulmão, a esclerose sistêmica progressiva é aquela em que se observa maior queda da DLCO devido ao grande comprometimento do parênquima pulmonar e alterações vasculares. Das doenças ocupacionais, a asbestose é a que mais precocemente evidencia redução da DLCO.

Em relação às patologias obstrutivas, aquela em que se observa redução da DLCO é o enfisema. Na asma brônquica, a DLCO pode estar normal ou aumentada. Nas doenças cardiovasculares em que há comprometimento do leito vascular pulmonar (hipertensão arterial pulmonar, embolia pulmonar e edema pulmonar), observa-se redução da DLCO. A DLCO é, hoje, ferramenta fundamental para avaliação do risco cirúrgico para cirurgias com ressecção pulmonar, sendo um bom preditor de complicações pós-operatórias e mortalidade. Mais recentemente, a DLCO tornou-se parâmetro fundamental para avaliação de complicações pulmonares após transplantes.

▶ TESTES DE BRONCOPROVOCAÇÃO (TBP)

O termo "responsividade brônquica" (HRB) se refere à facilidade com que a via aérea se estreita quando é estimulada por agentes broncoconstritores.

A asma é o modelo de doença com HRB e é principalmente diagnosticada através da história clínica e pela espirometria que pode demonstrar a reversibilidade da obstrução do fluxo aéreo. No entanto, a espirometria pode ser inconclusiva, sendo indicado o TBP em casos de suspeita de asma. Os TBP também podem ser utilizados em situações em que a hiper-responsividade pode ocasionar risco à vida de profissionais como mergulhadores e alpinistas. Na Tabela 5 mostramos as indicações do exame.

TABELA 5 Indicações para os testes de broncoprovocação (SBPT/2002)

Diagnóstico de asma em pacientes com sintomas respiratórios	Em pacientes com suspeita de asma e espirometria normal
Gravidade da asma	O grau de responsividade tem relação com a gravidade da asma
Acompanhamento da asma	O uso de corticoide inalatório reduze a responsividade brônquica
Asma ocupacional	Em indivíduos com risco de desenvolver asma em razão de exposição a agentes sensibilizantes em ambiente de trabalho
Investigação de dispneia	A asma é a causa mais comum de dispneia de origem indeterminada com espirometria normal

Os TBP podem ser realizados utilizando estímulos diretos como a metacolina e histamina, ou indiretos como exercício. A metacolina inalada estimula diretamente os receptores muscarínicos (M3) da musculatura lisa das vias aéreas, sendo o teste mais utilizado em todo o mundo como auxiliar no diagnóstico da asma. O TBP por exercício (TBE) identifica a HRB através do ressecamento e resfriamento das vias aéreas. Tem grande utilidade para diagnóstico dos pacientes com asma induzida pelo exercício.

▶ OSCILOMETRIA DE IMPULSO

A técnica de oscilações forçadas (FOT) foi criada por Dubois em 1956, para investigar as propriedades mecânicas do sistema respiratório de forma não invasiva e através da respiração normal. O FOT é ainda muito utilizado para estudos de pesquisa da fisiopatologia de doenças pulmonares. A sua utilidade clínica foi reconhecida a partir dos anos 90, com a criação da forma comercial do equipamento (IOS). Tornou-se um exame útil para complementar os exames tradicionais de função pulmonar. É tecnicamente simples, rápido e sem manobras forçadas. É particularmente útil para crianças, idosos e pessoas com limitações físicas e cognitivas, porque não requer manobras complexas.

A técnica mede as propriedades mecânicas do sistema respiratório, através de um estímulo sonoro gerado no nível da boca e se propaga no sistema respiratório, gerando oscilações de pressão e fluxo (Figura 5). Através dessas oscilações, mede-se a impedância (Z), que é a força necessária para fazer o ar fluir para dentro e para fora do sistema respiratório. A impedância tem dois componentes: a resistência (R), que tem relação com o calibre da via aérea,

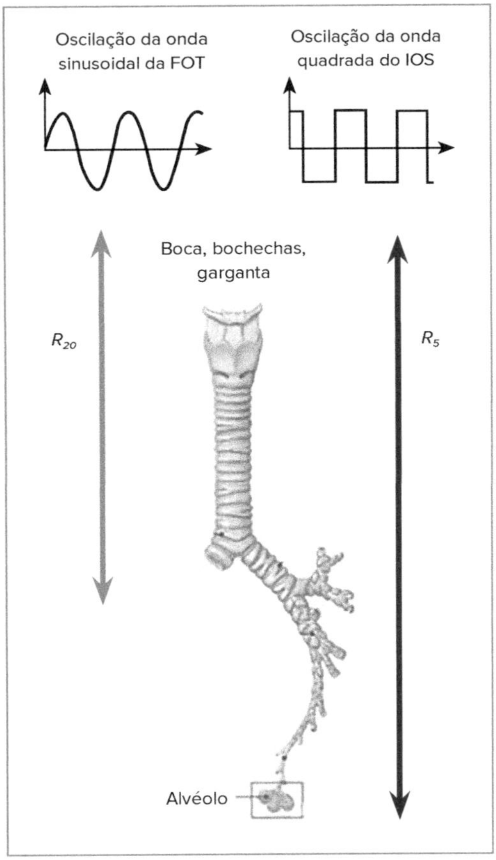

FIGURA 5 Ondas de impulso – ERJ 2015. FOT: oscilações forçadas.

e a reatância (X). Os principais parâmetros medidos são: resistência a 5 hertz (R5Hz), que representa a resistência de todo o sistema respiratório, resistência a 20 hertz (R20 Hz), que corresponde às grandes vias aéreas, diferença entre R5 e R20, que é a resistência de pequenas vias, reatância a 5 hertz (X5 Hz), que reflete as forças elásticas do pulmão e representa a periferia dos pulmões, e a área de reatância (AX), que tem relação direta com obstrução de pequenas vias aéreas (Figura 6).

É um teste muito útil nas doenças pulmonares obstrutivas. Na asma brônquica, o IOS pode detectar alterações reversíveis ainda não evidenciadas na espirometria. Uma grande vantagem do IOS em relação aos outros métodos é o diagnóstico de doença de pequenas vias aéreas (zona silenciosa dos pulmões) nos casos de asma brônquica, DPOC, bronquiolite obliterante pós-transplante, inalação de pequenas partículas (fumaça, poluição ambiental) e monitorização de resposta ao tratamento. Tem sido usado com sucesso para otimizar a ventilação mecânica nas unidades de terapia intensiva e nos ambientes de trabalho para investigar doenças ocupacionais.

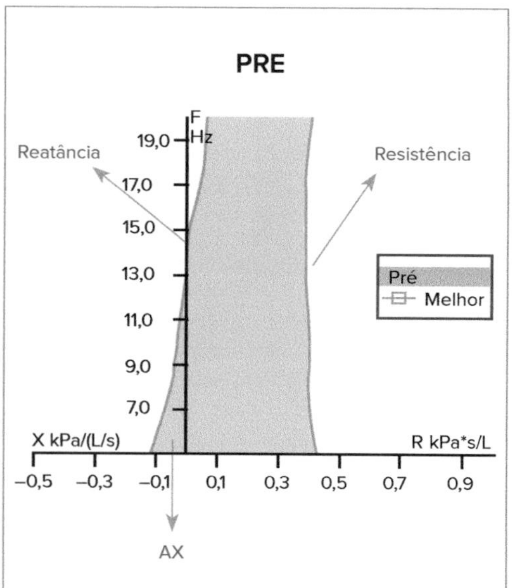

FIGURA 6 Gráfico de Goldman-Vyaire.

A melhora na execução do exame, a experiência da equipe médica e o aumento do controle de qualidade irão, no futuro, ampliar a sua utilidade clínica e em pesquisa, e complementar os achados da espirometria.

▶ PRESSÕES RESPIRATÓRIAS MÁXIMAS

A fraqueza da musculatura respiratória gera incapacidade de gerar fluxos e pressões aéreas normais durante uma inspiração ou expiração. A avaliação da competência da musculatura respiratória pode ser feita por diversos testes, desde os mais específicos até os mais simples como a pressão inspiratória máxima (PImáx), pressão expiratória máxima (PEmáx) e o pico de fluxo da tosse (*peak-cogh-flow* – PCF). Devemos realizar essas avaliações diante da suspeição clínica. Sinais e sintomas como dispneia, ortopneia, tosse ineficaz ou queda inexplicada da capacidade vital (CV) podem ser indicativos da diminuição da força da musculatura respiratória. Essas medidas são cruciais na condução das doenças neuromusculares, assim como na determinação da expectativa de vida de pacientes com DPOC ou ainda nas extubações de pacientes em Unidades de Terapia Intensiva.

O PCF se mede usando um aparelho de *peak-flow* acoplado à boca do paciente e este deve ser estimulado a tossir partindo de uma inspiração máxima. Valores ≤ 270 L/min já podem indicar a necessidade do uso de aparelhos de tosse assistida, sobretudo na vigência de infecções respiratórias, mas valores ≤ 160 L/min são inequívocos de comprometimento da tosse. O equipamento mais utilizado para a medida das pressões máximas é o manovacuômetro. As manobras são bastante simples e partem da capacidade pulmonar total, no caso de PImáx, e de próximo ao volume residual para a PEmáx, sucedida de uma inspiração/expiração máximas. Os valores de normalidade já possuem normatizações, mas de forma prática sabemos que na presença de ortopneia e PImáx ≥ -60 cmH_2O é indicação do uso de ventilação mecânica não invasiva e valores de PEmáx ≤ 45 cmH_2O estão relacionados a tosse ineficaz.

▶ TESTE DE CAMINHADA DE 6 MINUTOS

Durante o exercício moderado há aumento da ventilação pulmonar (VE), suficiente para eliminar a maior produção de CO_2. Durante o exercício intenso, ocorre produção de ácido lático. Do ponto de vista da mecânica respiratória, a VE aumenta pelo aumento do volume corrente e frequência respiratória. A combinação desses dois mecanismos atua no sentido de minimizar o trabalho da respiração. A pressão arterial de O_2 (PaO_2) durante o exercício, em geral normal em pessoas normais, cai nos pacientes com doenças pulmonares crônica (DPC).

O teste de caminhada de 6 minutos (TC6) é um teste simples, bem tolerado, e reflete as alterações funcionais encontradas em atividades rotineiras dos pacientes com DPC moderada a grave. Essa técnica avalia os seguintes indicadores:

1. reserva funcional pela distância total percorrida (DTC6);
2. estresse sensorial por escore de dispneia e fadiga;
3. resposta cardiovascular através da frequência cardíaca (FC); e
4. integridade das trocas gasosa pela monitorização da saturação periférica de O_2 (SpO_2).

Em 2002, a ATS estabeleceu o protocolo do teste. O espaço reservado para o teste deve ser próximo a local onde se possa contactar assistência médica e material de emergência, se necessário. O paciente será orientado a caminhar o máximo que puder durante seis minutos. Uma revisão sistemática internacional sobre o TC6 foi realizada em 2014.

Através desse teste, pode-se observar objetivamente a progressão de perda funcional ou o efeito positivo de intervenções terapêuticas, e obter parâmetros preditores de morbidade e mortalidade em várias patologias pulmonares. Nas doenças pulmonares intersticiais (DPI), uma forma mais ampla de avaliação funcional é mandatória, incluindo a realização rotineira do TC6. Na fibrose pulmonar idiopática (FPI), a queda da SpO_2 e da DTC6 é marcador de mau prognóstico. Em pacientes com enfisema, o parâmetro que melhor se correlaciona com a dispneia durante o TC6 são os marcadores de hiperinsuflação dinâmica (HD). O exercício leva a piora progressiva do aprisionamento aéreo nesses pacientes, causando a interrupção do exercício. Estudos em pacientes com DPOC demostraram boa correlação entre a DTC6 e o escore de dispneia e a gravidade da doença. O TC6 tem se demonstrado útil na avaliação dos pacientes com hipertensão arterial pulmonar (HAP), assim como na HAP por doença tromboembólica crônica e na esclerose sistêmica.

REFERÊNCIAS

1. 2017 European Respiratory Society. Technical standard on bronchial challenge testing:general considerations and performance of methacholine challenge tests. Eur Respir J. 2017;49:1601526.
2. American Thoracic Society. Guidelines for methacholine and exercise challenge testing – 1999. Am J Respir Crit Care Med. 2000;161:309-29.
3. ATS statement: Guidelines for the six-minute walk test. Am J Respir Crit Care Med. 2002;166:111-7.
4. Azevedo KRS. Medida da capacidade de difusão: Estratégias de interpretação. Pulmão RJ. 2018;27(1):45-9.
5. Barreto SSM. Volumes pulmonares. J Pneumol. 2002;28(Supl3):S83.

6. Carvalho SRS. Teste de broncoprovocação e hiperresponsividade. Pulmão RJ. 2018;27(1):63-8.
7. Culver BR, et al. Recomendations for a standardized pulmonary function report. Am J Respir Crit Care Med. 196(11):1463-72.
8. Graham BL, et al. ERS/ATS standards for single-breath carbon monoxide uptake. Eur Respir J. 2017;49:1600016.
9. King GG, et al. European Respiratory Society (ERS). Report technical standards for oscillometry. Eur Respir J. 2019. Disponível em: https://doi.org/10.1183/13993003.00753-2019.
10. Miller MR, et al. Standardisation of spirometry. Eur Resp J. 2005;26:319-38.
11. Mottram CD. Ruppel's manual of pulmonary function testing. 10. ed. Maryland Heights; Elsevier Mosby; 2013. p. 102.
12. Neder JA. Teste da caminhada de seis minutos na doença respiratória crônica: Simples de realizar, nem sempre fácil de interpretar. J Bras Pneumol. 2011;37(1):1-3.
13. Pereira CA. Espirometria. J Pneumol. 2002;28(suppl 3).
14. Raghu G, et al. An official ATS/ERS/JRS/ALAT statement: Idiopathic pulmonary fibrosis: Evidence-based guidelines for diagnosis and management. Am J Respir Crit Care Med. 2011;183:788-824.
15. Scott B, Popler J, Lesnick B, Eid N. Impulse oscillometry interpretation and practical applications. Chest. 2014. Disponível em: DOI: 10.1378/chest.13-1875.
16. Uldry C, Fitting JW. Maximal values of sniff nasal inspiratory pressure in healthy subjects. Thorax. 1995;50(4):371-5.
17. Wanger J, Clausen JL, Coates A, et al. Standardisation of the measurement of lung volumes. Eur Respir J. 2005;26:511.

7

Endoscopia respiratória

Amir Szklo
João Pedro Steinhauser Motta
Leonardo Palermo Bruno
Mauro Musa Zamboni

DESTAQUES

- A broncoscopia flexível é geralmente um procedimento seguro e com baixo índice de complicações, podendo ser realizado ambulatorialmente na maioria dos casos. Contraindicações absolutas incluem instabilidade hemodinâmica, arritmias com risco à vida, hipoxemia refratária grave, crise de broncoespasmo, ausência de consentimento informado, equipamentos inadequados e inexperiência do examinador.
- EBUS-TBNA é um procedimento minimamente invasivo utilizado para a punção de linfonodos mediastinais e lesões adjacentes à traqueia ou árvore brônquica. A mais importante indicação dessa técnica é o estadiamento linfonodal dos pacientes com câncer de pulmão de não pequenas células (CPNPC).
- As técnicas de fluoroscopia, EBUS radial e eletronavegação magnética broncoscópica buscam aumentar o rendimento do procedimento para lesões pulmonares periféricas.
- As vantagens da criobiópsia em relação à biópsia por pinça são o maior tamanho dos fragmentos, além de menor quantidade de artefato por esmagamento ou sangramento. Pode ser utilizada em lesões tumorais visíveis durante a broncoscopia, mas também na obtenção de biópsias transbrônquicas nas doenças intersticiais pulmonares que necessitam de substrato histopatológico para definição diagnóstica.

▶ INTRODUÇÃO

A endoscopia respiratória, ou broncoscopia, é um procedimento que permite a inspeção da árvore traqueobrônquica a partir da inserção de um instrumento (broncoscópio) através das vias aéreas do paciente. Existem dois modelos de exames broncoscópicos: a broncoscopia rígida e a broncoscopia flexível.

▶ HISTÓRIA

O alemão Gustav Killian, no final do século XIX, foi o primeiro a introduzir um aparelho broncoscópico rígido para retirada de um osso impactado após broncoaspiração no brônquio fonte direito de um paciente. Embora Killian seja reconhecido como "pai da broncoscopia", foi o americano Chevalier

Jackson o responsável pelo desenvolvimento de aparelhos rígidos com iluminação na extremidade distal do broncoscópio, o que permitiu o avanço e a disseminação da técnica pelo mundo. O cirurgião torácico japonês Shigeto Ikeda revolucionou a Pneumologia com a produção do primeiro broncoscópio flexível em 1968. O mais recente marco na história da endoscopia respiratória ocorreu já após o ano 2000, com o surgimento do aparelho de ecobroncoscopia (EBUS). Os broncoscopistas passaram a ter a capacidade, então, de acessar estruturas situadas em posição adjacente à árvore traqueobrônquica, como linfonodos mediastinais ou hilares, massas de mediastino, massas pulmonares ou mesmo estruturas vasculares.

▶ BRONCOSCÓPIO RÍGIDO

Trata-se de um tubo cônico de aço inoxidável com extremidade distal discretamente alargada e chanfrada. O diâmetro dos broncoscópios rígidos varia de 3 mm (pediátrico) a 18 mm. Os comprimentos dos broncoscópicos rígidos variam de 33 a 43 cm, de acordo com a escolha de um aparelho traqueal ou brônquico. A extremidade proximal dos broncoscópios rígidos tem uma abertura central e várias portas laterais que podem ser usadas para ventilação, iluminação, visualização, monitoramento de CO_2 expirado e instrumentação. A técnica mais comum para iluminação e a visualização geralmente é fornecida por uma haste de vidro fina (telescópio ou óptica) conectada a uma fonte de luz proximal através de um cabo de fibra óptica. O broncoscópio pode ser usado com visualização direta no tubo, através de um telescópio, ou pode ser acoplada uma cabeça da câmera para fornecer visualização em um monitor. Vários instrumentos como pinças rígidas de biópsia, cateteres de sucção e *stents* podem ser utilizados por dentro do broncoscópio rígido para permitir o procedimento diagnóstico ou terapêutico desejado pelo broncoscopista (Figura 1).

▶ BRONCOSCÓPIO FLEXÍVEL

A broncoscópio flexível é hoje o tipo mais comum de equipamento usado em

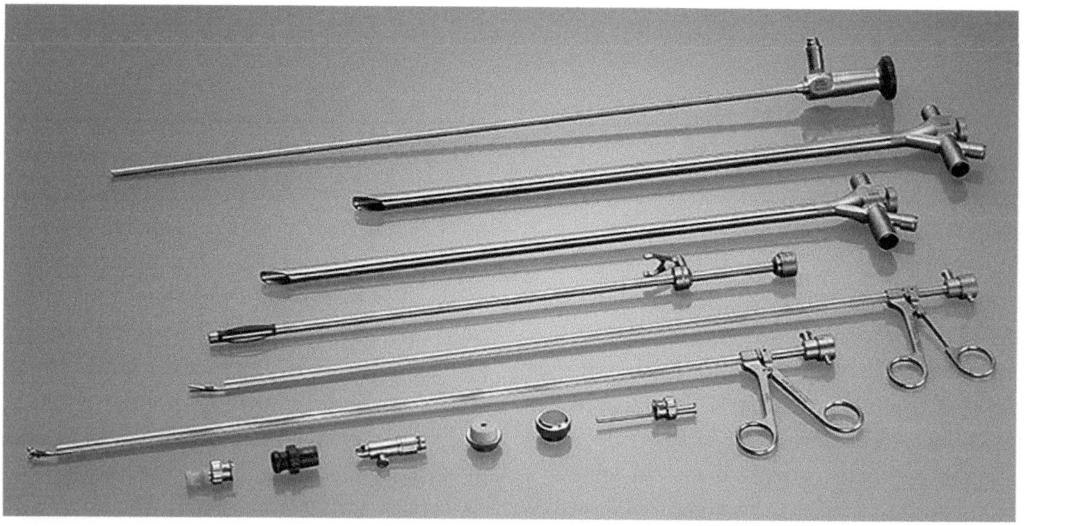

FIGURA 1 Conjunto de broncoscopia rígida.

broncoscopias. Ele pode conter fibras ópticas (broncofibroscópio) ou uma pequena câmera na extremidade distal para transmitir imagens (videobroncoscópio). Há um canal de trabalho e uma fonte de luz, que juntos permitem ao operador visualizar e acessar a árvore endobrônquica. Ao contrário do broncoscópio rígido, o broncoscópio flexível tem um mecanismo para flexionar ou estender sua extremidade distal, o que facilita a inserção através das vias aéreas curvas e aumenta sua capacidade de alcançar as vias aéreas distais. O aparelho é dividido em duas partes: o tubo de inserção e a manopla. O tubo de inserção é a parte do equipamento que é introduzida nas vias aéreas do paciente e a manopla corresponde à porção proximal, por onde o examinador comanda o exame. Na manopla temos uma válvula de aspiração que deve ser conectada a um sistema de vácuo e a entrada do canal de trabalho, por onde é possível introduzir o instrumental para procedimentos diagnósticos ou terapêuticos ou instilar líquidos como soro fisiológico e lidocaína 2%. Na parte posterior da manopla há uma alavanca com a qual é possível direcionar o aparelho para as posições *up* e *down* (Figura 2).

▶ INDICAÇÕES E CONTRAINDICACÕES DE BRONCOSCOPIA

As principais indicações de broncoscopia flexível e rígida estão resumidas na Tabela 1. A broncoscopia flexível é geralmente um procedimento seguro e com baixo índice de complicações, podendo ser realizada ambulatorialmente na maioria dos casos. Na maior série retrospectiva (n = 20.986), complicações graves ocorreram em 1,1% com mortalidade de 0,02%. Os eventos adversos mais comuns incluíram taquicardia, bradicardia, sangramento, broncoespasmo, laringoespasmo, tosse, dispneia, dor de garganta, apneia, convulsão, hipóxemia, pneumotórax e edema pulmonar. As contraindicações à broncoscopia flexível são geralmente relativas ao invés de absolutas. Contraindicações absolutas incluem instabilidade hemodinâmica, arritmias com risco de morte, hipoxemia refratária grave, crise de broncoespasmo, ausência de consentimento informado, equipamentos inadequados e inexperiência do examinador. Existem várias outras situações em que os riscos da broncoscopia aumentam, e a relação risco/benefício deve ser cuidadosamente analisada individualmente em todos os pacientes.

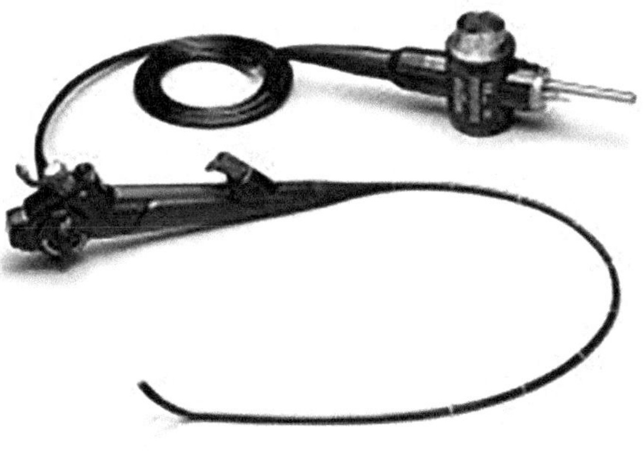

FIGURA 2 Broncoscópio flexível.

TABELA 1 Indicações de broncoscopia flexível diagnóstica, broncoscopia flexível terapêutica e broncoscopia rígida

Broncoscopia flexível diagnóstica	Broncoscopia flexível terapêutica	Broncoscopia rígida
Sinais e sintomas ▪ Hemoptise ▪ Estridor ▪ Sibilos unilaterais ▪ Rouquidão ▪ Tosse crônica sem causa definida Infecções ▪ Pneumonia em imunocomprometido ▪ Pneumonia não resolvida ▪ Lesão cavitada Doença pulmonar difusa ▪ Pneumopatia intersticial ▪ Hemorragia pulmonar ▪ Doença micronodular difusa ▪ Suspeita de sarcoidose Malignidade ▪ Diagnóstico de cancer de pulmão ▪ Estadiamento ou reestadiamento mediastinal de câncer de pulmão ▪ Massa de mediastino ou linfadenopatia hilar ▪ Suspeita de invasão por malignidade adjacente (tireoide ou esôfago) Outros distúrbios das vias aéreas ▪ *Plug* mucoso ▪ Aspiração de corpo estranho ▪ Estenose benigna de vias aéreas Terapia intensiva ▪ Intubação guiada por broncoscopia (via aérea difícil) ▪ Posicionamento de tubo orotraqueal ou cânula de traqueostomia ▪ Coleta de lavado broncoalveolar para casos selecionados de pneumonia associada a ventilação mecânica e outras infecções respiratórias ▪ Suspeita de traqueomalácia Miscelânea ▪ Transplante de pulmão ▪ Fístula broncopleural ▪ Fístula aerodigestiva ▪ Trauma torácico ▪ Injúria térmica ou química de vias aéreas ▪ Pré-operatório de cirurgia para ressecção pulmonar	Obstrução central de vias aéreas por malignidade ▪ Desobstrução tumoral (laser, plasma de argônio, eletrocautério, crioterapia, braquiterapia, terapia fotodinâmica) ▪ Implante de *stents* autoexpansíveis Obstrução central de vias aéreas por doença benigna ▪ Dilatação por balão ▪ Implante de *stents* ▪ Cortes radiais Retirada de corpo estranho Toalete brônquica Hemoptise ▪ Hemostasia de lesões centrais (laser, plasma de argônio, eletrocautério) ▪ Bloqueadores brônquicos para hemoptise maciça Fechamento de fistula broncopleural ▪ Válvulas unidirecionais ▪ Cola selante Redução volumétrica pulmonar endoscópica Termoplastia brônquica Traqueostomia percutânea	Hemoptise maciça Aspiração de corpo estranho Obstrução de vias aéreas centrais por doença maligna ou benigna Implante de stents endobrônquicos

Fonte: adaptada de Casal et al. Flexible bronchoscopy. Clin Chest Med. 2013;34:341-52.

A Tabela 2 resume boas práticas para segurança durante o exame broncoscópico.

TABELA 2 Recomendações para broncoscopia segura

■ Pacientes submetidos à broncoscopia devem ter frequência cardíaca, pressão arterial e saturação de oxigênio (SpO_2) registrados repetidamente antes, durante e após o procedimento
■ Suplementação de oxigênio deve ser usada quando a dessaturação for significativa (SpO_2 > 4% de alteração ou SpO_2 < 90%) e prolongada (> 1 min) para reduzir o risco de complicações relacionadas à hipoxemia
■ Monitorização contínua de eletrocardiograma (ECG) deve ser usada quando houver um risco de arritmia cardíaca
■ Equipamentos e medicamentos para ressuscitação cardiovascular e respiratória devem estar disponíveis na sala de broncoscopia
■ Acesso venoso deve ser estabelecido antes do início da sedação e mantido até o momento da alta do paciente
■ Coagulograma e contagem de plaquetas devem ser realizados antes da broncoscopia quando existir um risco clínico para anormalidades da coagulação
■ Broncoscopia com coleta de lavado broncoalveolar (LBA) é segura com contagem de plaquetas > 20.000. Para realização de procedimentos com biópsias ou punções é sugerido consultar a equipe de hematologia local para definir necessidade de transfusão de plaquetas
■ Clopidogrel deve ser descontinuado por 7 dias antes de realização de biópsia endobrônquica ou transbrônquica. Anticoagulantes orais devem ser suspensos de acordo com seu mecanismo de ação. O uso do ácido acetilsalicílico não precisa ser descontinuado
■ Radiografia de tórax deve ser realizada após biópsia transbrônquica caso haja sintomas de dispneia ou suspeita clínica de pneumotórax
■ Pacientes devem ser informados sobre a possibilidade de febre, tosse e hemoptise após a broncoscopia e como agir caso aconteça
■ Não é necessário uso de antibioticoterapia profilática antes da broncoscopia
■ Pacientes asmáticos e portadores de DPOC devem estar compensados antes da realização da broncoscopia. Pacientes asmáticos devem receber medicacão broncodilatadora antes da broncoscopia
■ Broncoscopia deve ser adiada idealmente para > 4 semanas após evento coronariano agudo

▶ TERMO DE CONSENTIMENTO INFORMADO E PREPARO PARA O EXAME

Antes da realização da broncoscopia, o paciente deverá assinar o termo de consentimento. A equipe médica deve explicar o procedimento de forma simples e objetiva, esclarecendo as dúvidas do paciente. É fundamental abordar não só os benefícios que o exame pode trazer para o esclarecimento diagnóstico, mas também as complicações. É essencial uma boa anamnese dirigida para avaliar patologias ou uso de medicações que podem influenciar no procedimento, resultando em mudanças de estratégias pelo broncoscopista. Patologias hepáticas, renais, doenças hematológicas, uso de anticoagulantes ou antiagregantes plaquetários podem interferir no risco de sangramento durante a broncoscopia. Patologias pulmonares como doença pulmonar obstrutiva crônica (DPOC), asma e doenças intersticiais podem apresentar risco maior de complicações como broncoespasmo e hipoxemia. A presença de imunossupressão pode definir uma pesquisa microbiológica mais precisa. Geralmente não há necessidade de realização de exames laboratoriais de rotina antes de uma broncoscopia. A anamnese dirigida, entretanto, pode apontar razões para uma análise laboratorial objetiva pré-procedimento.

▶ ANESTESIA E SEDAÇÃO

É possível realizar o exame broncoscópico sob sedação consciente ou anestesia geral. Durante a broncoscopia sob sedação consciente o paciente mantém ventilação espontânea e o broncoscopista acessa a árvore brônquica pela cavidade nasal ou oral. No caso do procedimento sob anestesia geral, o acesso se dá via tubo orotraqueal, máscara laríngea ou cânula de traqueostomia. A decisão quanto ao tipo de sedação utilizada ou anestesia geral cabe à equipe de broncoscopia local, de acordo com a indicação do exame, características do paciente e condições do setor de broncoscopia. Para exame sob sedação faz-se necessário jejum de 4 horas. Para anestesia geral convenciona-se de 6-8 horas de jejum de acordo com o serviço local de anestesia. É importante ressaltar que as medicações de uso regular como anti-hipertensivos ou medicações inalatórias devem ser mantidas no dia do exame para evitar exacerbações de doenças controladas. A Tabela 3 apresenta os principais fármacos usados para anestesia e sedação durante exames broncoscópicos, doses recomendadas, efeitos adversos e antídotos.

▶ TÉCNICAS DIAGNÓSTICAS BÁSICAS EM BRONCOSCOPIA

Existem diferentes técnicas utilizadas para obtenção de amostras durante o exame broncoscópico em pacientes com suspeita de doenças infecciosas, inflamatórias, intersticiais ou neoplásicas. Na Tabela 4 apresentamos as modalidades básicas de amostragem diagnóstica como lavado brônquico, lavado broncoalveolar, escovado brônquico, biópsia endobrônquica, biópsia transbrônquica e aspiração transbrônquica por agulha fina. Técnicas mais avançadas como punção aspirativa transbrônquica por agulha fina guiada por ecobroncoscopia (EBUS-TBNA), criobiópsia, coagulação com plasma de argônio, laser e técnicas de redução volumétrica pulmonar endoscópica serão descritas separadamente.

▶ TÉCNICAS AVANÇADAS EM BRONCOSCOPIA

Punção aspirativa transbrônquica por agulha fina guiada por ecobroncoscopia (EBUS-TBNA)

EBUS-TBNA é um procedimento minimamente invasivo utilizado para a punção de linfonodos mediastinais e lesões adjacentes à traqueia ou árvore brônquica. A mais importante indicação desta técnica é o estadiamento linfonodal dos pacientes com câncer de pulmão de não pequenas células (CPNPC). Apesar das melhorias nos diversos métodos de imagem, a maioria dos candidatos ao tratamento cirúrgico necessitam de uma avaliação invasiva citológica ou histopatológica do mediastino. Embora a mediastinoscopia seja a técnica tradicional de estadiamento mediastinal pré-operatório dos pacientes com CPNPC, diretrizes internacionais já apontam as técnicas minimamente invasivas como a punção transesofágica guiada por ultrassom endoscópico (EUS-FNA) e a EBUS-TBNA como primeiras opções para avaliação invasiva do mediastino em pacientes com neoplasia pulmonar. Caso o resultado do estadiamento linfonodal por EBUS-TBNA seja negativo e persista a suspeita clínica/radiológica de doença N2 ou N3, o paciente deve ser levado à investigação cirúrgica por mediastinoscopia. As principais indicações do método são:

- Estadiamento mediastinal nos pacientes com CPNPC.
- Diagnóstico do CPNPC, do carcinoma de pequenas células do pulmão (CPPC) e

TABELA 3 Principais fármacos utilizados para sedação/anestesia durante broncoscopia

Medicação	Indicação	Dose	Pico de ação	Duração	Metabolismo	Efeitos adversos	Toxicidade	Antagonista
Lidocaína 1% ou 2%	Anestesia tópica	2 mL por vez por demanda até o máximo de 7 mg/kg	5-10 minutos	7-10 minutos	Hepático	Hipotensão, náuseas, bradiarritmias, cefaleia	Convulsões e parada cardíaca	Não há
Midazolam	Sedação	0,01-0,06 mg/kg IV	5-10 minutos	1-2 horas	Hepático	Hipotensão, depressão respiratória, ataxia	Parada respiratória, coma	Flumazenil
Diazepam	Sedação	2,5-20 mg IV	8 minutos	1-3 horas	Hepático	Depressão respiratória, ataxia	Parada respiratória, coma	Flumazenil
Fentanil	Sedação	0,5-20 mcg/kg IV	5 minutos	1-2 horas	Hepático	Depressão respiratória, rigidez, bradicardia, constipação	Parada respiratória, choque	Naloxone
Remifentanil	Sedação	Indução: 0,1-1 mcg/kg/min Manutenção: 0,05-2 mcg/kg/min	3-5 minutos	3-10 minutos	Esterases no sangue e tecidos	Hipotensão, rigidez, depressão respiratória, cefaleia	Parada respiratória, bradicardia	Naloxone
Propofol	Sedação e anestesia geral	*Bolus:* 1 mg/kg mg/kg, seguido de 0,5 mg/kg a cada 3-5 minutos Manutenção: 25-75 mcg/kg/min	2 minutos	3-5 minutos	Hepático	Irritação e desconforto no local da injeção, depressão respiratória, bradicardia, espasmo muscular	Parada cardíaca e respiratória	Não há

TABELA 4 Técnicas diagnósticas básicas em broncoscopia

Técnica	Descrição	Indicação	Complicações
Lavado brônquico	Instilação e subsequente aspiração de pequenas alíquotas de solução salina em um recipiente fechado acoplado à valvular de aspiração do broncoscópio	Avaliação microbiológica de secreção nas vias aéreas centrais sugestiva de processo infeccioso	Febre Contaminação da amostra por microbiota usual da árvore brônquica
Lavado broncoalveolar	Instilação e subsequente aspiração de repetidas alíquotas de solução salina (total 100-150 mL) em um recipiente fechado acoplado à válvula de aspiração do broncoscópio com o broncoscópio encunhado em brônquio segmentar ou subsegmentar	Avaliação microbiológica, citométrica e citopatológica de material obtido das vias aéreas periféricas em suspeita de infecção, infiltrado pulmonar a esclarecer em paciente imunossuprimido, pneumopatia intersticial, neoplasia	Febre Hipoxemia Broncoespasmo
Escovado brônquico	Introdução de escova de citopatologia protegida por uma bainha no canal de trabalho do broncoscópio. Direcionamento e exposição da escova para a região-alvo da árvore brônquica, seguida de movimentos para frente e para trás em contato com a mucosa brônquica e posterior retração da escova pelo canal de trabalho com confecção de esfregaço em lâmina de citopatologia	Obtenção de espécimes citológicos esfoliativos, especialmente em doença neoplásica infiltrativa da mucosa. O escovado protegido por um tampão pode ser utilizado para avaliação de doenças infecciosas	Sangramento Pneumotórax
Biópsia endobrônquica	Introdução de fórceps através do canal de trabalho do broncoscópio e obtenção de amostras de biópsias de tumorações ou outras alterações anatômicas visíveis na árvore brônquica	Aquisição de amostras histopatológicas ou microbiológicas de lesões suspeitas de neoplasias, alterações inflamatórias ou infecciosas evidentes na árvore brônquica	Sangramento
Biópsia transbrônquica	Introdução de fórceps pelo canal de trabalho do broncoscópio e avanço do mesmo em direção ao parênquima pulmonar ou lesão focal com o broncoscópio encunhado em segmento ou subsegmento brônquico predeterminado. Obtenção de biópsias fora do campo visual broncoscópico (guiada por fluoroscopia ou não)	Diagnóstico de neoplasias pulmonares periféricas, pneumopatia intersticial difusa e processos infecciosos	Sangramento Pneumotórax

(continua)

TABELA 4 Técnicas diagnósticas básicas em broncoscopia *(continuação)*

Técnica	Descrição	Indicação	Complicações
Aspiração transbrônquica por agulha fina	Introdução de agulha protegida por bainha através do canal de trabalho broncoscópico e posterior exposição da mesma fora do aparelho. Punção do alvo determinado, seguido de aplicação de vácuo na extremidade proximal da agulha. Realização de movimentos repetidos da agulha para frente e para trás dentro da lesão-alvo. Retração da agulha e retirada do material contido no seu interior sob lâminas de citopatologia, solução para confecção de bloco celular ou solução salina	Obtenção de amostras citopatológicas de lesões endobrônquicas, nódulos linfáticos e massas adjacentes às vias aéreas no mediastino e hilo, bem como de lesões pulmonares periféricas	Sangramento Pneumotórax Mediastinite

neoplasias metastáticas acometendo linfonodos intratorácicos.

- Diagnóstico da linfadenomegalia de natureza indeterminada, inclusive para condições benignas como a tuberculose, histoplasmose e sarcoidose.

É fundamental que o examinador tenha conhecimento da anatomia dos linfonodos mediastinais (mapa linfonodal da *International Association for the Study of Lung Cancer* – IASLC) e suas relações com a traqueia, a árvore brônquica e estruturas vasculares (Figura 3). Uma vez que o linfonodo a ser puncionado seja identificado pelo EBUS, a agulha de EBUS-TBNA é acoplada no canal de trabalho do aparelho e inserida na estrutura ganglionar guiada pelo ultrassom em tempo real. No interior da agulha há um estilete (guia) que deve ser retirado após a confirmação da posição da mesma dentro do linfonodo e, então, é acoplada uma seringa com vácuo na extremidade proximal da agulha. O examinador faz movimentos repetidos no mesmo sentido com a agulha dentro do linfonodo para aspirar a maior quantidade de material possível. O material aspirado é então colocado em lâmina de citopatologia e/ou em uma solução com formol para que se faça o bloco celular. A punção deve ser repetida três a quatro vezes em cada estação linfonodal. O número de estações mediastinais biopsiadas depende do objetivo do exame. Para um procedimento exclusivamente diagnóstico pode ser suficiente a punção de apenas uma cadeia linfonodal. Para o estadiamento linfonodal do CPNPC é necessário que se faça uma abordagem sistemática do mediastino, iniciando com punções na cadeia linfonodal mediastinal ou hilar contralateral à lesão primária (N3) e prosseguindo com punções em cadeias mediastinais ipsilaterais à lesão primária (N2) e, se necessário, na região hilar ipsilateral (N1).

Os resultados do exame podem variar dependendo da habilidade e experiência do examinador e, por isso, é fundamental que o EBUS seja realizado em centros de referência e por profissionais com treinamento adequado na técnica. A presença do patologista na sala para análise das amostras em tempo real, embora não tenha demostrado aumentar o rendimento diagnóstico da técnica de EBUS-TBNA em estudos observacionais, pode ser de grande auxílio para o examinador durante o procedimento, orientando sobre a qualidade das amostras obtidas, sua celularidade e até com definição diagnóstica precoce.

Fluoroscopia, ecobroncoscopia radial (EBUS radial) e eletronavegação magnética broncoscópica

Tradicionalmente, o rendimento diagnóstico da broncoscopia para lesões localizadas na periferia da árvore brônquica é baixo. As técnicas de fluoroscopia, EBUS radial e eletronavegação magnética broncoscópica buscam aumentar o rendimento do procedimento para essas lesões. A técnica de fluoroscopia caracteriza-se pelo acompanhamento radioscópico durante a broncoscopia. Caso a lesão periférica em questão seja visualizada na imagem radiológica, o examinador conduz a pinça de biópsia na direção da mesma para

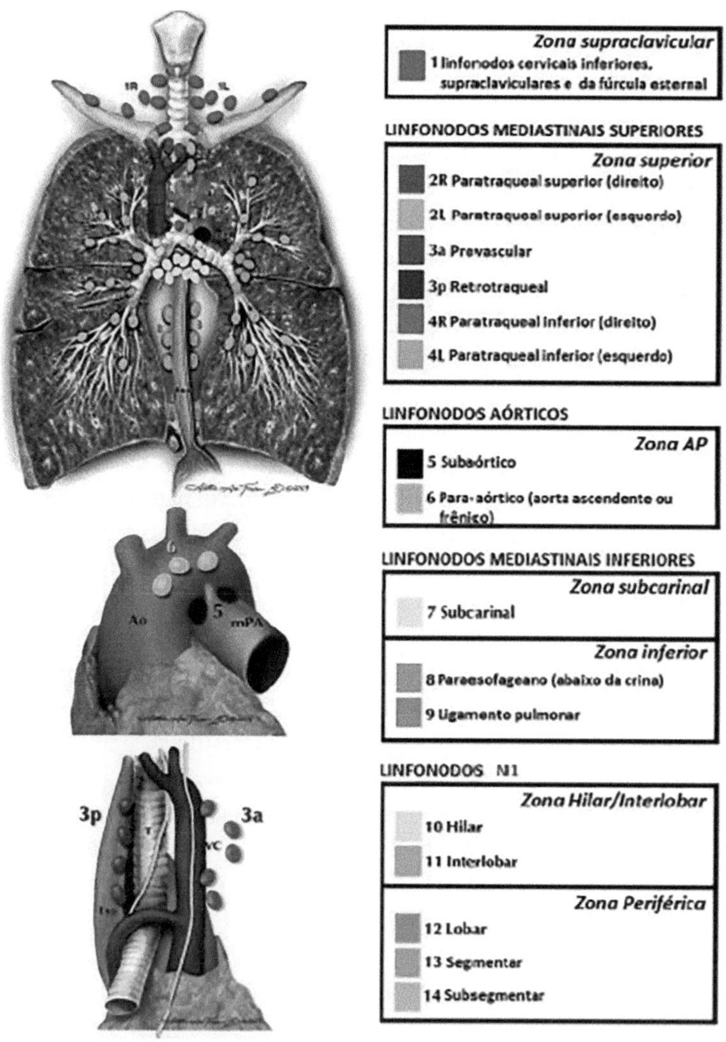

FIGURA 3 Mapa linfonodal. Fonte: adaptada de International *Association of Study of Lung Cancer* (IASLC). Versão colorida da figura encontra-se no caderno de imagens no final do livro.

realizar a amostragem sob visão indireta. O método de EBUS radial consiste em uma sonda que apresenta um diminuto transdutor de ultrassom na sua extremidade. A sonda é passada pelo canal de trabalho do aparelho e guiada para a periferia da árvore brônquica, formando uma imagem de ultrassom de 360 graus. Quando a lesão-alvo é identificada, o broncoscopista pode deixar um cateter-guia na posição ou marcar a distância entre a lesão e o canal de trabalho do aparelho. A sonda de EBUS radial é retirada e o examinador introduz uma pinça para realização de biópsias transbrônquicas no local. Por último, a técnica de eletronavegação magnética broncoscópica consiste em um console que une as imagens da tomografia do paciente e o exame broncoscópico em curso, criando uma imagem de broncoscopia virtual para orientar o examinador na árvore brônquica em direção à lesão suspeita.

Criobiópsia/crioterapia

Trata-se de técnica que utiliza as características dos tecidos (quantidade de água) para produzir efeito de congelação e consequente adesão para extração de fragmentos para biópsia, bem como para recanalização de via aérea, sendo, portanto, um método que pode ser utilizado como ferramenta diagnóstica e terapêutica. Pode ser utilizada também na retirada de corpos estranhos de via aérea.

As vantagens da criobiópsia em relação à biópsia por pinça são o maior tamanho dos fragmentos, além de menor quantidade de artefato por esmagamento ou sangramento. Essa técnica pode ser utilizada em lesões tumorais visíveis durante a broncoscopia, mas também na obtenção de biópsias transbrônquicas nas doenças intersticiais pulmonares que necessitam de substrato histopatológico para definição diagnóstica. Especial atenção e conhecimento técnico devemos ter nas potenciais complicações dessa técnica, principalmente a ocorrência de sangramento e pneumotórax.

Terapia com laser

O efeito do laser sobre os tecidos biológicos pode ser térmico com coagulação, carbonização ou vaporização, dependendo da temperatura alcançada durante a aplicação. Sua principal indicação é a recanalização da via aérea, seja em lesões malignas ou nas lesões benignas como as estenoses de traqueia pós-intubação/traqueostomia, mas também encontramos descrição do uso de laser nas hemoptises com lesões endoscopicamente visíveis. As principais complicações/limitações seriam o incêndio em via aérea, o que limita sua utilização em pacientes que possam ser mantidos com fração inspirada de oxigênio inferior a 40%, sangramentos, perfuração da via aérea e hipoxemia per procedimento.

Eletrocoagulação e terapia com plasma de argônio

A técnica de eletrocoagulação é antiga e comum em vários procedimentos cirúrgicos, utilizando a tecnologia da eletrocirurgia monopolar com contato direto de um cateter sobre o tecido doente ou sangrante. A terapia com plasma de argônio é uma técnica híbrida de eletrocoagulação associada ao gás argônio para gerar efeito de hemostasia e coagulação sem contato do instrumento com o tecido a ser tratado. Sua aplicação na prática clínica ocorre para hemostasia de sangramentos decorrentes de lesões visíveis em via aérea e também na desvitalização de tecidos para posterior ressecção com pinça, possibilitando recanalização endobrônquica. Eventuais complicações do método são a perfuração brônquica, queimaduras endobronquiais e embolia gasosa do argônio.

Técnicas endoscópicas de redução volumétrica pulmonar para tratamento de enfisema pulmonar

As modalidades de tratamento endoscópico do enfisema objetivam melhorar a qualidade de vida, aumentar o VEF_1 dos pacientes e produzir ganho no teste de caminhada. O princípio comum das técnicas endoscópicas é reduzir a hiperinsuflação pulmonar e suas consequências na mecânica respiratória, na mobilidade do diafragma e na relação entre caixa torácica, pulmão e musculatura respiratória. A técnica com maior evidência de literatura é a redução endoscópica por válvulas endobrônquicas unidirecionais. Após a criteriosa seleção de paciente e determinação do lobo pulmonar a ser tratado, são aplicadas válvulas na entrada dos segmentos pulmonares, de modo que só é possível a saída do ar e não mais a entrada. Sendo assim, após um período de horas a dias, é alcançada a atelectasia completa daquele lobo-alvo que pouco ou nada contribuía para a troca gasosa, mas funcionava como uma grande bolha de ar que comprimia parênquima pulmonar menos doente e mais capaz de atuar na hematose pulmonar. Algo interessante da técnica com válvulas endobrônquicas é que ela é reversível com a retirada das válvulas com auxílio de pinça.

Termoplastia brônquica

Esta tecnologia é destinada a alguns pacientes com asma moderada a grave e exacerbações frequentes. O conceito da técnica é levar à destruição do músculo liso na parede dos brônquios, impedindo a broncoconstrição causada por eles durante a crise asmática. O procedimento de termoplastia é realizado através da aplicação de calor nas paredes dos brônquios a partir de cateteres que propagam radiofrequência introduzidos através do canal de trabalho de um broncoscópio. Uma vez na posição anatômica para realização do tratamento, uma unidade externa controladora de radiofrequência libera a energia preestabelecida para a realização do procedimento. São necessárias ao todo três sessões para um tratamento completo de um paciente. Os principais benefícios desse tratamento encontrados nos ensaios clínicos foram melhora na qualidade de vida medida por questionários específicos e redução das taxas de exacerbação da asma.

Stents de via aérea

As estenoses traqueais e brônquicas, sejam elas secundárias a doenças neoplásicas ou condições benignas, costumam ser grande desafio na prática clínica do pneumologista. O advento das próteses e *stents* de via aérea, com suas diversas características, como material empregado (silicone ou metálico), tamanhos, conformações específicas para traqueia, carina e brônquios principais, possibilitou diferentes abordagens aos desafios impostos pelas estenoses traqueobrônquicas. As formas de aplicação desses dispositivos pode variar conforme experiência do centro ou tipo de prótese, podendo ser feita com e sem orientação radioscópica, via broncoscópio rígido ou flexível. Em geral, quando há necessidade de implantação de endoprótese em doenças benignas, a mesma deve ser de silicone, deixando as metálicas autoexpansíveis para as patologias malignas. Isso ocorre pela maior dificuldade e muitas vezes impossibilidade de retirada destas últimas, o que torna seu uso em patologias benignas um risco para complicações tardias como laceração de via aérea. As potenciais complicações das próteses e *stents* são a obstrução, migração e formação de tecido de granulação nos limites dos mesmos.

REFERÊNCIAS

1. Aziz F. Endobronchial ultrasound-guided trasnbronchial needle aspiration for staging of lung cancer: A concise review. Transl Lung Cancer Res. 2012;1(3):208-11.
2. Becker HD. Bronchoscopy: The past, the present, and the future. Clin Chest Med. 2010;31(1):1-18.
3. Casal RF, Ost DE, Eapen DA. Flexible bronchoscopia. Clin Chest Med. 2013;34:341-52.
4. Davey C, Zoumot Z, Jordan S, McNulty WH, Carr DH, Hind MD, et al. Bronchoscopic lung volume reduction with endobronchial valves for patients with heterogeneous emphysema and intact interlobar fissures (the BeLieVeR--HIFi study): A randomised controlled trial. Lancet. 2015;386:1066-73.
5. Diaz-Mendoza J, Rolando Peralta, A, Debiane L, Simoff. Rigid bronchoscopy. Semin Respir Crit Care Med. 2018;39:674-84.
6. DiBardino DM, Lanfranco AR, Haas AR. Bronchoscopic cryotherapy: Clinical applications of the cryoprobe, cryospray, and cryoadhesion. Ann Am Thorac Soc. 2016;13(8):1405-15.
7. Du Rand IA, et al. British Thoracic Society guideline for advanced diagnostic and therapeutic flexible bronchoscopy in adults. Thorax 2011;66:iii1eiii21.
8. Du Rand IA, et al. British Thoracic Society guideline for diagnostic flexible bronchoscopy in adults. Thorax. 2013;68:i1-i44.
9. Facciolongo N, Patelli M, Gasparini S, et al. Incidence of complications in bronchoscopy. Multicentre prospective study of 20,986 bronchoscopies. Monaldi Arch Chest Dis. 2009;71:814.
10. Fujiwara T, Yasufuku K, Nakajima T, et al. The utility of sonographic features during endobronchial ultrasound--guided transbronchial needle aspiration for lymph node staging in patients with lung cancer: A standard endobronchial ultrasound image classification system. Chest. 2010;138:641-7.
11. Goorsenberg AWM, d'Hooghe JNS, Srikanthan K, Ten Hacken NHT, Weersink EJM, et al. Bronchial thermoplasty induced airway smooth muscle reduction and clinical response in severe asthma: The TASMA Randomized Trial. Am J Respir Crit Care Med. 2020 Jul 28.
12. Herth FJF, Slebos DJ, Rabe KF, Shah PL. Endoscopic lung volume reduction: An expert panel recommendation. Respiration. 2016;91:241-50.
13. Hylton DA, Turner J, Shargali Y, et al. Ultrasographic characteristics of lymph nodes as predictor of malignancy during endobronchial ultrasound (EBUS): A systematic review. Lung Cancer. 2018;126:97-105.
14. Khemasuwan D, Mehta AC, Wang KP. Past, present, and future of endobronchial laser photoresection. J Thorac Dis. 2015;7(S4):S380-S388.
15. Klooster K, ten Hacken NHT, Hartman JE, Kerstjens HAM, van Rikxoort EM, Slebos DJ. Endobronchial valves for emphysema without interlobar collateral ventilation. N Engl J Med. 2015;373;24.
16. Krasnik M, Vilmann P, Larsen SS, et al. Preliminary experience with a new method of endoscopic transbronchial real time ultrassound guided biopsy for the diagnosis of mediastinal and hilar lesions. Thorax. 2003;58(12):183-6.
17. Labarca G, Folch E, Jantz M, et al. Adequacy of samples obtained by endobronchial ultrasound with transnbronchial needle aspiration for molecular analylsis in patients with non-small cell lung cancer: Systematic review and meta--analysis. Ann Am Thorac Soc. 2018;15:1205-16.
18. Marcoux M, Ost DE. What's new in endobronchial ultrasound for mediastinal staging. Curr Op Pulm Med. 2020;26:346-58.
19. McCambridge AJ, Boesch RP, Mullon JJ. Sedation in bronchoscopy: A review. Clin Chest Med. 2018;39:65-77.
20. Montufar F, Del Moral L, Labarca G, et al. Utilidad de la crio-tecnología para uso diagnóstico y terapéutico en neumología intervencionista: crio-biopsia pulmonar transbronquial y crioterapia. Rev Med Chile. 2018;146:1033-40.
21. NICE – National Institute for Health and Care Excellence. Alair bronchial thermoplasty system for adults with severe difficult to control asthma. Disponível em: nice.org.uk/guidance/mib71.
22. Ravaglia C, Wells AU, Tomassetti S, et al. Diagnostic yield and risk/benefit analysis of trans-bronchial lung cryobiopsy in diffuse parenchymal lung diseases: A large cohort of 699 patients. BMC Pulmonary Medicine. 2019;19:16.
23. Rosell A, Stratakos G. Therapeutic bronchoscopy for central airway diseases. Eur Respir Rev. 2020;18;29(158):190178.
24. Sanivarapu RR, Anjum F. Laryngeal and tracheal stents. 2020 Dec 4. In: StatPearls [Internet]. Treasure Island (FL): StatPearls Publishing; 2020.
25. Scarlata S, Fuso L, Lucantoni G, et al. The technique of endoscopic airway tumor treatment. J Thorac Dis. 2017;9(8):2619-39.
26. Shepherd RW, Radchenko C.; Bronchoscopic ablation techniques in the management of lung cancer. Ann Transl Med. 2019 Aug;7(15):362.
27. Silvestri GA, et al. Methods for staging non-small cell lung cancer. Diagnosis and management of lung cancer, 3rd ed: American College of Chest Physicians. Evidence-based clinical practice guidelines. Chest. 2013;143(5 supp).
28. Wahdi MM, Herth F, Yasufuku K, et al. Technical aspects of endobronchial ultrasound-guided transbronchial needle aspiration. CHEST guideline and expert panel report. Chest. 2016;149:816-35.
29. Wahidi MM, Jain P, Jantz M, et al. American College of Chest Physicians consensus statement on the use of topical anesthesia, analgesia, and sedation during flexible bronchoscopy in adult patients. Chest. 2011;140(5):1342-50.
30. Zöllner F. Gustav Killian, father of bronchoscopy. Arch Otolaryngol. 1965;82(06):656-9.

8

Avaliação prática da síndrome do derrame pleural

Cyro Teixeira da Silva Junior
Evaldo Marchi
Bernardo Henrique Ferraz Maranhão
Suraya Garcia Rabelo
Joeber Bernardo Soares de Souza
Patricia Siqueira Silva
Carmem Lucia Teixeira de Castro
Paloma Ferreira Meireles Vahia
Jorge Luiz Barillo

DESTAQUES

- Existe um novo critério proposto de classificação de transudato e exsudato pleural (2010) que obteve significância estatística e clínica para ser utilizado na prática diária.
- Os biomarcadores bioquímicos solicitados no líquido pleural para avaliar e diagnosticar derrame pleural parapneumônico complicado e não complicado são o pH, os níveis de glicose e de desidrogenase láctica.
- Aceita-se o diagnóstico de tuberculose pleural somente com a dosagem do biomarcador adenosina desaminase (ADA) no líquido pleural, após a avaliação do quadro clínico, de imagens e da citologia sugestiva no líquido pleural.

▸ INTRODUÇÃO

O derrame pleural é uma síndrome geralmente clínica, que pode acompanhar diversas doenças, quer primárias da pleura, quer secundárias a lesões do parênquima pulmonar ou a enfermidades sistêmicas. O primeiro passo para o diagnóstico da causa é ter certeza se o líquido pleural é transudativo ou exsudativo.

Na Espanha, as doenças pleurais representam em torno de 10% de todas as admissões hospitalares em um serviço de medicina interna. Elas sempre devem ser consideradas no diagnóstico diferencial de todos os pacientes atendidos com emergência por dispneia e/ou dor torácica. No ambulatório, independentemente da causa, a tosse soma-se a esse quadro clínico.

O derrame pleural parapneumônico complicado (CPPE, da sigla em inglês), o empiema pleural, o hemotórax e o pneumotórax hipertensivo são exemplos de emergências pleurais.

A literatura mundial ainda relata que em 11 a 20% dos casos de síndrome do derrame pleural a causa fica sem ser estabelecida, mesmo sendo nos dias de hoje o paciente exaustivamente investigado.

▸ PROCEDIMENTOS E MATERIAIS DECORRENTES

Quem indica um procedimento para investigar a causa da síndrome do derrame pleural precisa estar atento que desses procedimentos serão oriundos materiais (líquido pleural, fragmento pleural) que no laboratório se transformarão em amostras. Nessas amostras, exames específicos serão realizados para o diagnóstico final da causa, sempre de acordo com o quadro clínico e exames de imagem do paciente.

O diagnóstico sindrômico de derrame pleural é realizado pela análise do quadro clínico (anamnese e exame físico) e de exames de imagem (radiografia de tórax, ultrassonografia torácica, tomografia de tórax).

São utilizados para o diagnóstico da causa da síndrome do derrame pleural os procedimentos de toracocentese, biópsia pleural fechada com agulha (CNPB, da sigla em inglês), cirurgia por toracoscopia videoassistida (VATS), toracoscopia médica, também referida na literatura como pleuroscopia ou toracoscopia com anestésico local, e raramente, toracotomia. O primeiro procedimento realizado habitualmente é a toracocentese sob anestesia local, com obtenção de amostra do líquido pleural. De acordo com a experiência e cultura de cada serviço, pode-se partir então, quando necessário, para abordagens pleurais mais invasivas como CNPB, VATS e toracoscopia médica, para amostragem de fragmentos pleurais.

▶ PLEUROGRAMA

São realizados os exames mínimos necessários no líquido pleural para esclarecimento diagnóstico causal. Cada paciente deve ser submetido a uma acurada história clínica e exame por imagem convencional e/ou especializado. Antes de cada procedimento, o paciente deve ser instruído sobre a natureza, objetivos e benefícios, devendo ser solicitado um termo de consentimento livre e esclarecido assinado pelo paciente ou responsável e pelo médico responsável.

Cada material coletado deve ser caracterizado quanto à data e procedimento de obtenção, acompanhado de dados clínicos, identificação do paciente, idade, sexo e data do início e evolução da doença, história terapêutica e condições mórbidas associadas. As amostras devem ser enviadas ao laboratório, em frasco esterilizado, bem vedado, e no menor espaço de tempo possível. Dependendo dos exames solicitados, em cada frasco são necessários anticoagulantes específicos ou ausência de anticoagulantes, para aumentar a acurácia e auxiliar o colega do laboratório em sua análise (Tabela 1).

TABELA 1 Distribuição laboratorial, coleta, preservação e biomarcadores/exames principais nas alíquotas de líquido pleural

Laboratório	Tipo de tubo	Característica	Volume (mL)	Exame
Bioquímica	Tubo seco, com ou sem gel separador	Tampa vermelha ou amarela	7 a 10	▪ Proteínas ▪ Marcadores tumorais ▪ DHL ▪ Glicose ▪ ADA
Hematologia	EDTA	Tampa roxa	5 a 7	▪ Contagem de células ▪ Hematócrito
Citologia	EDTA	Tampa roxa	5 a 25	▪ Citometria total e diferencial ▪ Citologia oncótica

(continua)

TABELA 1 Distribuição laboratorial, coleta, preservação e biomarcadores/exames principais nas alíquotas de líquido pleural *(continuação)*

Laboratório	Tipo de tubo	Característica	Volume (mL)	Exame
Coagulação	Citrato de sódio	Tampa azul	5	▪ Fibrinogênio ▪ Prod. degradação do fibrinogênio
Microbiologia	Tubo seco	Estéril	7 a 10 20 a 30	▪ Bacterioscopia ▪ Culturas
Provas moleculares	Tubo seco ou EDTA	Estéril	7 a 10	▪ Provas moleculares ▪ Tuberculose, vírus, bactérias
pH em aparelho de gasometria arterial	Seringa heparinizada	Anaerobiose	5 a 7	▪ pH, gases, lactato
Anatomia patológica	Formol isotônico a 10%	Frasco com boca larga	3-5 fragmentos pleurais	▪ Histopatologia
Anatomia patológica e microbiologia	Solução de cloreto de sódio a 0,9%	Frasco estéril com boca larga	3-5 fragmentos pleurais	▪ Cultura de micobactérias

Fontes: Prof. Cyro Silva Junior e Profa. Leila Antonângelo. SBPT. Manual de diagnóstico e tratamento das doenças pleurais. 2013. ADA: adenosina desaminase; DHL: desidrogenase lática; EDTA: ácido etilenodiamino tetra-acético.

Glicose pleural

Apesar de várias indicações em livros-texto, na prática, a dosagem de glicose no líquido pleural (LP) ajuda porque é um biomarcador importante para artrite reumatoide, derrame pleural parapneumônico simples, complicado e empiema pleural, com níveis de normalidade abaixo dos valores de referência em relação ao soro.

Desidrogenase lática total e proteínas totais pleurais

O critério clássico de Light (1972) caracteriza como exsudato o líquido pleural que apresente a relação entre proteínas totais do líquido pleural (PtnT-L) dividida pelas do soro (PtnT-S) maior do que 0,5; desidrogenase lática no líquido pleural (DHL-L) maior do que 200 U/L; e relação DLH-L/DLH-S maior do que 0,6. Posteriormente, a dosagem da DHL-L acima de 2/3 daquela encontrada no soro passou também a ser considerada como indicativa de exsudato.

Marcadores tumorais

No pleurograma convencional, pode ser dosado o antígeno carcinoembrionário (CEA), com maior sensibilidade para os adenocarcinomas, a enolase neurônio-específica (NSE) e CYFRA 21-1, entre outros. Cabe lembrar que as dosagens de um ou mais biomarcadores tumorais no líquido pleural são úteis apenas para sugerir o diagnóstico de câncer e persistir na sua comprovação histopatológica em casos em que a citopatologia é inconclusiva.

Exames de microbiologia

Os exames convencionais para o diagnóstico de tuberculose pleural nos materiais obtidos pelos procedimentos já citados incluem, tradicionalmente, a pesquisa de BAAR e a cultura de micobactérias. A técnica da polimerase tem como base a amplificação de fragmentos de DNA micobacteriano e não requer imunidade intacta para aumentar seus parâmetros diagnósticos.

A presença de organismos identificados pela coloração de Gram e/ou cultura de uma amostra de líquido pleural para germes inespecíficos, mesmo não purulenta, indica que a infecção pleural está estabelecida e deve conduzir à drenagem torácica imediata.

Citometria total e diferencial

A análise citométrica define se o predomínio de células no líquido pleural abordado é de mononucleares ou polimorfonucleares. Segundo a Profa. Leila Antonangelo, no capítulo sobre citologia do *Manual de Diagnóstico e Tratamento das Doenças Pleurais* da SBPT (2013), "o exame citológico do líquido pleural com predominância linfocitária e escassez de células mesoteliais, associado a quadro clínico e radiológico sugestivos e valores elevados de adenosina desaminase ou interferon-gama, são altamente presuntivos do diagnóstico de tuberculose pleural, sendo discutível, nestes casos, a necessidade da biópsia de pleura".

Citopatologia

O resultado de análise citopatológica no líquido pleural pode definir etiologia neoplásica, e através de análise imunocitoquímica geralmente é possível apontar a origem tumoral, tendo em vista que a maioria dos derrames pleurais neoplásicos são metastáticos. Sugerimos ao profissional interessado em citologia pleural que consulte o magistral capítulo da Profa. Leila Antonângelo, nossa maior especialista, no *Manual de Doenças Pleurais* da SBPT (2013) e a Tabela 1.

Adenosina desaminase (ADA)

Um kit comercial com dosagem da adenosina desaminase (ADA) pelo método enzimático já foi estudado no Brasil com validação laboratorial. Esse kit já possui valor de referência no Brasil acima de 31,0 U/L para diagnóstico de tuberculose pleural em estudos clínicos. Resultados falsos-positivos no Brasil são encontrados em casos de empiema pleural, linfomas e artrite reumatoide.

Exames especiais

Um frasco extra sem anticoagulante deve ficar armazenado no refrigerador no momento da toracocentese. Tem o propósito de confirmar determinada doença não muito prevalente na unidade de saúde onde se trabalha ou para protocolos de projetos de pesquisa sobre síndrome do derrame pleural. Exemplos: marcadores de colagenoses e outros marcadores tumorais, amilase, lipase, pH (sempre avaliado em aparelho de gasometria arterial), proteína C-reativa titulada, interferon-gama, fator alfa de necrose tumoral, triglicerídeos, colesterol.

Fragmentos de biópsia de pleura

Material retirado dos pacientes pelo procedimento de biópsia pleural parietal fechada, com agulha de aço inoxidável, esterilizada antes do uso (a do tipo Cope ainda é a mais utilizada). Comprimento de 80 mm, calibre grosso de 3,0 mm, através de técnica convencional mencionada pioneiramente na literatura, por Cope em 1958 (Tabela 1).

Fragmentos pleurais obtidos pelas biópsias por agulha de Cope devem ser enviados para análise histopatológica e para análise de BAAR e cultura para micobactéria, sobretudo em locais com alta prevalência de tuberculose pleural, como o Brasil. O achado histopatológico de pleurite granulomatosa com necrose é bastante característico desse diagnóstico. Cabe mencionar que não deve fazer parte da rotina de serviço a solicitação de radiografias convencionais de tórax após o procedimento de toracocentese. Radiografias convencionais de tórax, com incidências em posteroanterior, em inspiração e expiração sustentada, e perfil, somente são indicadas com suspeita de complicações após o procedimento de biópsia pleural fechada com agulha.

Citocinas pleurais

O interferon-gama é um biomarcador sensível, mas ainda não utilizado na rotina clínica. Um importante estudo brasileiro foi realizado com os objetivos de avaliar um painel de citocinas pró-inflamatórias (IL8, TNF, IL-1 beta, VEGF, IL 10) e anti-inflamatórias (IL-1ra, TNF sRI, TNF sRII) em derrames pleurais parapneumônicos não complicados (DPPNC) e complicados (DPPC) e correlacionar seus níveis com os biomarcadores bioquímicos convencionais no líquido pleural. Os níveis séricos e no líquido pleural de IL-8, fator de crescimento endotelial vascular (VEGF), IL-10 e TNF sRII foram semelhantes entre os dois grupos. Em contraste, DPPC tinham níveis mais elevados no líquido pleural de IL-1β, IL-1ra e TNF sRI. Correlações negativas significativas foram encontradas entre a glicose do líquido pleural com IL-1β e TNF sRI e correlações positivas entre desidrogenase láctica (LDH) com IL-1β, IL-8 e VEGF. Os níveis no líquido pleural de IL-1β, IL-1ra e TNF sRI foram mais acurados do que IL-8, VEGF, IL-10 e TNF sRII na discriminação entre DPPC e DPPNC.

▶ NOVO CRITÉRIO BIOQUÍMICO PARA CLASSIFICAR TRANSUDATOS E EXSUDATOS PLEURAIS COM AVALIAÇÃO DOS EXAMES DE PROTEÍNAS TOTAIS E DESIDROGENASE LÁTICA DOSADOS SOMENTE NO LÍQUIDO PLEURAL

Para as dosagens de PtnT-L, o novo ponto de corte determinado pelo novo critério de Maranhão e Silva Junior (2010) para diagnosticar exsudato pleural foi superior a 3,4 g/dL e transudato menor ou igual a 3,4 g/dL com uma AUC na curva ROC igual a 0,886 ($p = 0{,}0001$). Em relação à DLH-L, o novo ponto de corte determinado para diagnosticar exsudato pleural foi superior a 328,0 U/L e transudato menor ou igual a 328,0 U/L com uma AUC igual a 0, 922 ($p = 0{,}0001$).

Concluindo, é necessário lembrar que existem critérios bioquímicos acurados para a classificação correta entre transudatos e exsudatos pleurais. Este é o primeiro passo para a descoberta da causa da síndrome e um tratamento eficaz. Cada detalhe é importante, incluindo a colocação correta de anticoagulantes nos frascos, assim como uma história clínica minuciosa e exames de imagem adequados. Recomendamos, portanto, a análise sistematizada do líquido pleural, utilizando os resultados obtidos de forma que cada parâmetro se complemente entre si. Reconhecer as potencialidades e limitações de cada exame auxiliará na sua correta interpretação, conduzindo ao diagnóstico certeiro da maior parte dos pacientes portadores da síndrome de derrame pleural.

REFERÊNCIAS

1. Ali MS, Light RW, Maldonado F. Pleuroscopy or video-assisted thoracoscopic surgery for exudative pleural effusion: a comparative overview. JTD. 2019;11(7):3207-16.
2. Barillo JL, da Silva Junior CT, Silva PS, de Souza JBS, Kanaan S, Xavier AR, Araujo EG. Increased cytokeratin 19 fragment levels are positively correlated with adenosine deaminase activity in malignant pleural effusions from adenocarcinomas. Dis Markers. 2018;2018:2609767.
3. Behrsin RF, Junior CT da S, Cardoso GP, Barillo JL, de Souza JBS, de Araújo EG. Combined evaluation of adenosine deaminase level and histopathological findings from pleural biopsy with Cope's needle for the diagnosis of tuberculous pleurisy. Int J Clin Exp Pathol. 2015;8(6):7239-46.
4. Davies C, Gleeson F, Davies R. BTS guidelines for the management of pleural infection. Thorax. 2003 May;58(-Suppl 2):ii18-28.
5. Feres MC, Martino MC, Maldijian S, Batista F, Gabriel Júnior A, Tufik S. Validação laboratorial de um método automatizado de dosagem da atividade de adenosina desaminase em líquido pleural e em líquido cefalorraquidiano. J Bras Pneumol. 2008;34(12):1033-9.
6. Havelock T, Teoh R, Laws D, Gleeson F. Pleural procedures and thoracic ultrasound: British Thoracic Society pleural disease guideline 2010. Thorax. 2010;65(Suppl 2):i61-76.
7. Huo Z, Peng L. Is Xpert MTB/RIF appropriate for diagnosing tuberculous pleurisy with pleural fluid samples? A systematic review. BMC Infect Dis [Internet]. 2018 Jun 25 [cited 2020 Oct 27];18. Disponível em: https://www.ncbi.nlm.nih.gov/pmc/articles/PMC6019837/.
8. Maranhão BHF, Silva Junior CT, Barillo JL, Castro CLT, Souza JBS, Silva PS, Stirbulov R. Diagnostic accuracy with total adenosine deaminase as a biomarker for discriminating pleural transudates and exudates in a population-based cohort study. Dis Markers. 2021; in press.
9. Maranhão BHF, Silva Junior CT, Chibante MAS, Cardoso GP. Determination of total proteins and lactate dehydrogenase for the diagnosis of pleural transudates and exudates: Redefining the classical criterion with a new statistical approach. J Brasil Pneumol. 2010;36(4):468-74.
10. Marchi E, Lundgren F, Mussi R. Derrame pleural parapneumônico e empiema. J Bras Pneumol. 2006;32:S190-6.
11. Marchi E, Vargas FS, Acencio MM, Sigrist RMS, Biscaro MDA, Antonangelo L, Teixeira LR, Light RW. Proinflammatory and antiinflammatory cytokine levels in complicated and noncomplicated parapneumonic pleural effusions. Chest. 2012;141(1):183-9.
12. Porcel JM, García-Gil D. Urgencias en enfermedades de la pleura. Rev Clin Esp. 2013;213(5):242-50.
13. Porcel JM. Biomarkers in the diagnosis of pleural diseases: A 2018 update. Ther Adv Respir Dis [Internet]. 2018 Oct 25 [cited 2020 Oct 30];12. Disponível em: https://www.ncbi.nlm.nih.gov/pmc/articles/PMC6204620/.
14. Silva Junior CT, Behrsin RF, Cardoso GP, de Araújo EG. Evaluation of adenosine deaminase activity for the diagnosis of pleural TB in lymphocytic pleural effusions. Biomark Med. 2013 Feb;7(1):113-8.
15. Silva Junior CT. Diagnostic approach to tuberculosis in the pleura, lymph nodes, kidneys, and central nervous system. Pulmão RJ. 2012;21(1):32-5.
16. Souza JBS, Silva Junior CT, Barillo JL, Silva PS, Kanaan S, Araujo EG, Xavier AR. Effects of the age and sex of an automated assay for adenosine deaminase among a Brazilian population sample with pleural tuberculosis. Global Advanced Research Journal of Medicine and Medical Sciences (GARJMMS). 2017;6(10):249-56.
17. Vahia PFM, Silva Junior CT, Silva PS, Souza JBS, Barillo JL, Araújo E, Xavier AR. Influence of age and sex on the diagnostic accuracy of total lactate dehydrogenase as a biomarker for empyema and complicated parapneumonic pleural effusions. Sch J App Med Sci. 2018;2620-27. Disponível em: /paper/Influence-of-Age-and-Sex-on-the-Diagnostic-Accuracy-Vahia-Junior/9a37b9dabbefdbbc7a77594b7e7c47063881f3d4.
18. Zamboni MM, Silva Junior CT, Baretta R, Cunha ET, Cardoso GP. Important prognostic factors for survival in patients with malignant pleural effusion. BMC Pulm Med. 2015;15:29.

9

Radiografia simples do tórax

Domenico Capone
Rafael B. Capone
Bernardo Tessarollo
Paulo Henrique Rosado de Castro
José Manoel Jansen

DESTAQUES

- A radiografia é o primeiro passo na abordagem por imagem das doenças do tórax.
- Pela simplicidade e pelo baixo custo, deve ser realizada antes de outros procedimentos de imagem que, além de mais caros, emitem maior quantidade de radiação.
- Deve ser analisada dentro de um contexto clínico-epidemiológico respeitando sistemática que inclui parâmetros técnicos, posicionamento e grau de inspiração adequado.

▶ INTRODUÇÃO

A radiografia é a técnica de escolha para investigação inicial de doenças torácicas. O exame radiográfico é um elemento tentador e instigante, oferecendo relevantes informações sobre a caixa torácica e seu conteúdo. Pode ser feito a qualquer momento e praticamente em qualquer lugar. Não há contraindicações absolutas à realização da radiografia do tórax e a quantidade de radiação a que o paciente está exposto é insignificante quando comparada com a tomografia computadorizada. Mesmo assim, deve-se ter precaução na realização de qualquer exame radiográfico. Em crianças, na maioria das vezes, uma incidência em posteroanterior (PA) ou anteroposterior (AP) pode ser suficiente. Em mulheres grávidas, o exame radiográfico somente deverá ser realizado em condições extremas, considerando risco e benefício e jamais nos três primeiros meses de gestação. Nestas situações, um aparato de proteção do ventre como o avental de chumbo deverá ser utilizado visando minimizar os efeitos adversos da irradiação ionizante.

> A dose média efetiva, em miliSievert, que a radiografia libera nas duas principais incidências (PA e perfil) é de cerca de 0,100 mSv, enquanto uma tomografia computadorizada básica do tórax libera cerca de 7 mSv, ou seja, 70 vezes maior.

▶ ASPECTOS TÉCNICOS

Os métodos que utilizam radiação ionizante começaram a ser utilizados como instrumentos médicos de diagnóstico e tratamento logo após o anúncio da descoberta dos raios-X por Wilhelm Conrad Roentgen em 1895. A técnica inicial daquela época era a radioscopia, que logo cedeu espaço à radiografia, imediatamente incorporada à propedêutica clássica representada pela observação, palpação, percussão e ausculta. Do ponto de vista radiográfico, pode-se visualizar quatro densidades naturais representadas pelo ar nos pulmões, tecido gorduroso, líquido e tecido ósseo. Em algumas situações, a técnica radiográfica pode surpreender densidade artificial representada por artefatos metálicos de qualquer espécie, como projéteis de arma de fogo e piercings, entre outros.

▶ PRINCIPAIS INCIDÊNCIAS

A incidência-padrão é a radiografia em posteroanterior (PA). A radiografia deve ser realizada com o paciente em posição ortostática em máxima inspiração a uma distância de 1,80 m da ampola. Esta distância simula o infinito radiológico de onde os raios sairiam em direção horizontal, possibilitando menor magnificação do tórax e coração. Quanto mais próximo o paciente estiver do chassi que contém a película de filme ou do receptor de raios X, menor será a penumbra e maior será a nitidez da imagem. A incidência lateral ou perfil complementa o estudo em PA e deve ser sempre realizada. Por convenção, o lado esquerdo é colocado junto ao chassi ou receptor de raios X. É indispensável para se ter a exata noção tridimensional do tórax, facilitar a localização segmentar e lobar de alterações existentes e expor áreas consideradas cegas à radiografia em PA, como a região retrocardíaca (Figura 1). A incidência em anteroposterior (AP) é realizada com equipamento portátil em decúbito dorsal em pacientes que não conseguem permanecer de pé ou em crianças de muito baixa idade. Nesses casos, não são observados os parâmetros técnicos de distância de 1,80 m da fonte de irradiação, as escápulas não podem ser deslocadas para fora do campo do parênquima pulmonar, a imagem tende a ser menos nítida e a radiografia exibe magnificação da área cardíaca por esta se encontrar mais longe do chassi do que seria na posição PA. A incidência apicolordótica é realizada com o paciente em ligeira lordose, de frente para a ampola, com a fonte de irradiação inclinada em um ângulo de 15 graus em direção cefálica. Prioriza a exposição dos ápices pulmonares. Nesta posição, as clavículas são superiorizadas, saindo do campo pulmonar, e os arcos costais aumentam a distância entre eles, o que facilita a visualização dos ápices pulmonares, muito utilizada no passado para demonstrar pequenas alterações produzidas pela tuberculose pulmonar. Outra técnica é a radiografia em decúbito lateral com raios horizontais, conhecida como incidência de Hjelm-Laurell, cuja finalidade é a identificação de pequenos derrames pleurais que se localizam na região infrapulmonar. Muito utilizada no passado, a incidência de Laurell foi praticamente substituída pela ultrassonografia do tórax. A técnica em inspiração e expiração máxima também em desuso na atualidade é útil na identificação de aprisionamento de ar causado por mecanismo obstrutivo central que impede o esvaziamento do ar na manobra expiratória máxima. A radiografia em expiração também tem espaço na atualidade para identificar pequenos pneumotóraces, particularmente após intervenção, como instalação de cateter venoso profundo através da punção da veia subclávia. As incidências oblíquas ajudam a localizar lesões, como o perfil eliminando a sobreposição de estruturas, e podem ser úteis na identificação de fraturas de arcos costais.

▶ SISTEMÁTICA DE ANÁLISE – O TÓRAX NORMAL

A análise da radiografia obedece a uma sistemática própria, incorporada gradativamente pelo examinador que busca checar os pontos de referência anatômicos principais.

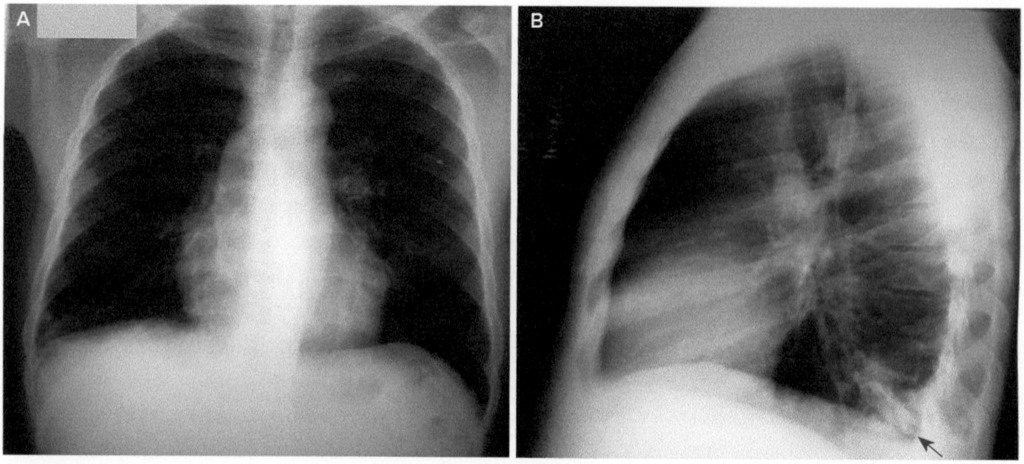

FIGURA 1 Valor da radiografia lateral ou perfil. Opacidade retrocardíaca (seta), mal visualizada no posteroanterior (PA). Notar o sinal do "gradiente de densidade da coluna" que fica mais claro na região da base.

O exame pode ser realizado seguindo um ritual que começa na parede torácica, inclui o arcabouço ósseo e demais estruturas extrapulmonares, analisa a silhueta cardíaca que ocupa a maior parte do mediastino e termina na avaliação do parênquima. Antes disso, cumpre checar brevemente três parâmetros técnicos principais, que compreendem a exposição, o posicionamento do paciente e o grau de inspiração. A técnica apropriada requer a utilização de alta quilovoltagem (kVp) e baixa miliamperagem (mA/s), que além de proporcionar menor dose de absorção pelo paciente, permite máximo contraste, facilitando a detecção de densidades do parênquima sobrepostas ao gradil costal, como os vasos, além do bom delineamento da traqueia e brônquios principais e da interface de tecidos moles do mediastino com o pulmão. O produto final expõe uma radiografia em um tom de cinza próprio, permitindo uma análise adequada e evitando sobre-exposição (muito penetrada), acarretando erros de não visualização de opacidades existentes, ou subexposição (pouco penetrada), dificultando a visualização adequada das margens mediastinais e da traqueia, por exemplo (Figura 2).

Atualmente, receptores digitais eletrônicos estão substituindo filmes na maioria dos centros de diagnóstico por imagem. A radiologia tem se beneficiado muito com os avanços na área de informática que possibilitam, em hospitais com recursos, a realização da técnica digital. Além de produzir impacto no espaço físico do setor pela facilidade de arquivamento, possibilita ainda a manipulação da imagem, evitando repetição exagerada de exames, e a transmissão dos mesmos por meio de redes, permitindo troca acelerada de informações e opiniões de outros especialistas. O posicionamento do paciente deve ser rigoroso, evitando erros de interpretação. O mau posicionamento acarreta visualização prejudicada dos hilos pulmonares e modificação da anatomia torácica que resulta em descrição de alterações não existentes. O método mais prático para checar o bom posicionamento se baseia na visualização da apófise espinhosa das primeiras vértebras torácicas e no traçado de uma linha em direção à extremidade proximal das clavículas, que devem estar equidistantes (Figura 3). O grau de inspiração também é outro critério que facilita a ocorrência de erros de interpretação. A radiografia deve ser realizada no grau máximo de inspiração, permitindo que o diafragma se desloque para baixo, com a consequente expansão dos pulmões. Nos pulmões pouco expandidos, há acúmulo de sangue nos vasos da base, acarretando visualização de opacidades fantasmas em razão da compressão das mesmas (Figura 4). A visualização do décimo arco costal posterior ou da ponta do sétimo arco anterior acima do limite do diafragma

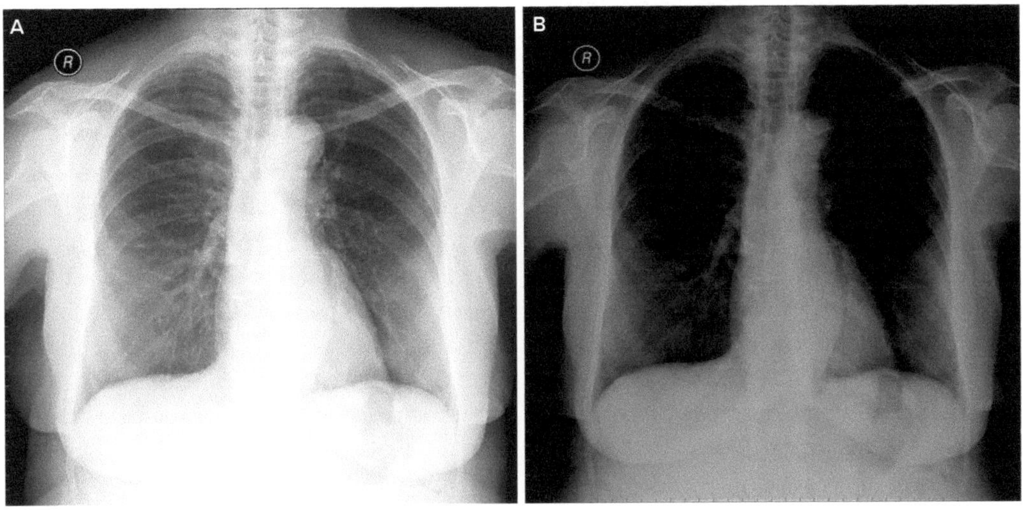

FIGURA 2 Radiografias com baixa exposição (A) e alta exposição (B). Este erro técnico contribui na produção de erros por somação (ver alterações que não são reais) e erros de omissão (deixar de ver alterações como nódulos em razão do excesso de escurecimento da imagem). A radiografia digital minimiza esses erros pela possibilidade de manipulação das imagens, evitando também repetição sucessiva de exames.

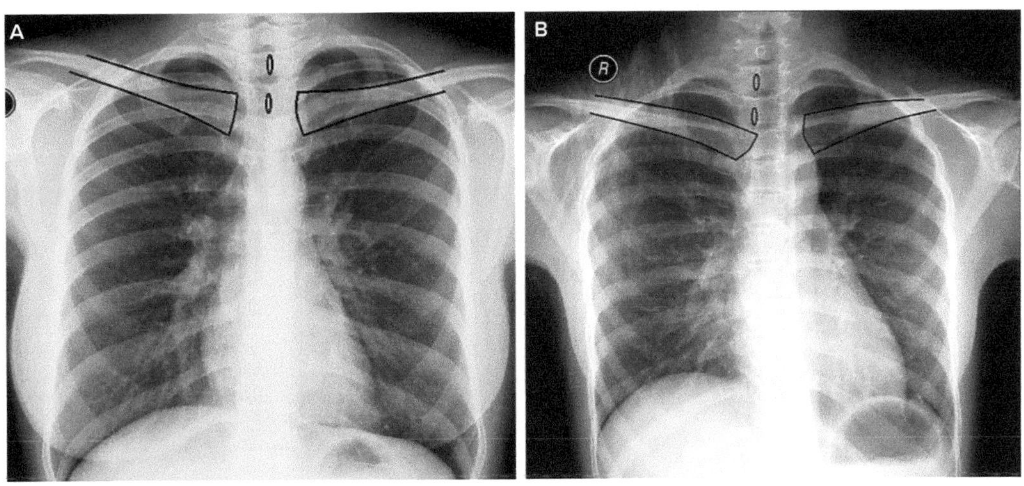

FIGURA 3 Em A, posicionamento aceitável. Observar que a distância entre as extremidades proximais das clavículas em relação à apófise transversa é praticamente a mesma nos dois lados. Em B, posicionamento inadequado. Notar que a região hilar à direita aparece mais densa do que à esquerda. O hilo esquerdo é mais alto do que o direito, mas ambos devem ter a mesma densidade. Qualquer alteração na mesma sugere lesão, na maioria das vezes relacionada a tumor do pulmão. Neste caso, o mau posicionamento da paciente altera a densidade do hilo direito, simulando lesão que não existe. Observam-se ainda imagens lineares na parte lateral do pescoço à direita que se projetam sobre o pulmão e representam os cabelos da paciente.

é um ótimo parâmetro que atesta um grau adequado de inspiração. Após essas etapas, procura-se seguir um roteiro básico, checando cada item com a devida atenção na busca de alterações que ajudem a estabelecer o diagnóstico. Apresentamos, a seguir, um roteiro modificado, originalmente elaborado pelo prof. AB Tarantino. Cada item deverá ser rigorosamente observado, tentando, ao mesmo tempo, destacar os pontos de referência principais na radiografia tanto em PA quanto em perfil (Figura 5).

▶ REGRAS ÚTEIS PARA ANÁLISE RADIOGRÁFICA – PRINCIPAIS ERROS DE INTERPRETAÇÃO

A dificuldade em interpretar dados corretos se deve basicamente a erros de omissão, erros por excesso e sonegação de dados clínicos no pedido de exame. Os erros de omissão ocorrem em razão de descuidos na avaliação de áreas pulmonares consideradas de difícil avaliação radiográfica, que incluem os ápices pulmonares, as regiões paravertebrais e retrocardíaca, os hilos pulmonares e as áreas justadiafragmáticas. Pequenas lesões podem deixar de serem observadas nos ápices que são escondidos pelos arcos costais e clavículas. Para minimizar esses erros, podemos sugerir a incidência apicolordótica para melhor avaliar os ápices, lobo médio e língula e jamais devemos desprezar as incidências lateral ou perfil. A região dos hilos oferece certo grau de dificuldade e não devemos esquecer que o hilo esquerdo é um pouco mais elevado do que o direito. Em algumas situações, a única pista para suspeitar de lesão hilar possivelmente tumoral é a modificação da densidade dessa região. Para tanto, é indispensável que o rigor técnico de exposição, posicionamento e o grau de inspiração sejam obedecidos. Erros de excesso incluem pseudoinfiltrados que ocorrem na maioria dos casos em razão de pulmões hipoventilados no momento do exame. Essas marcas traduzem acentuação da rede broncovascular e são mais acentuadas na técnica digital pela maior resolução do exame. Outros erros de excesso se devem à interpretação de falsos nódulos em razão de alterações degenerativas das cartilagens condroesternais ou até mesmo da confusão com os mamilos que nem sempre são do mesmo tamanho e se localizam de forma simétrica. A análise do mediastino deve ser feita com muita cautela. Em alguns casos, a única pista que indica alteração nesse

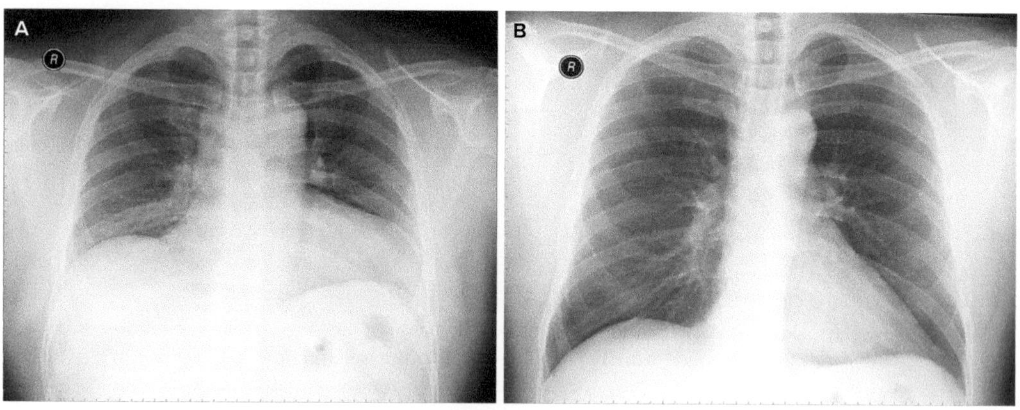

FIGURA 4 Em A, radiografia em expiração (erro de técnica) simulando opacidades nas bases em razão da compressão do diafragma sobre as mesmas. Notar o falso alargamento do mediastino. Em B, radiografia do mesmo paciente com o grau de inspiração adequado.

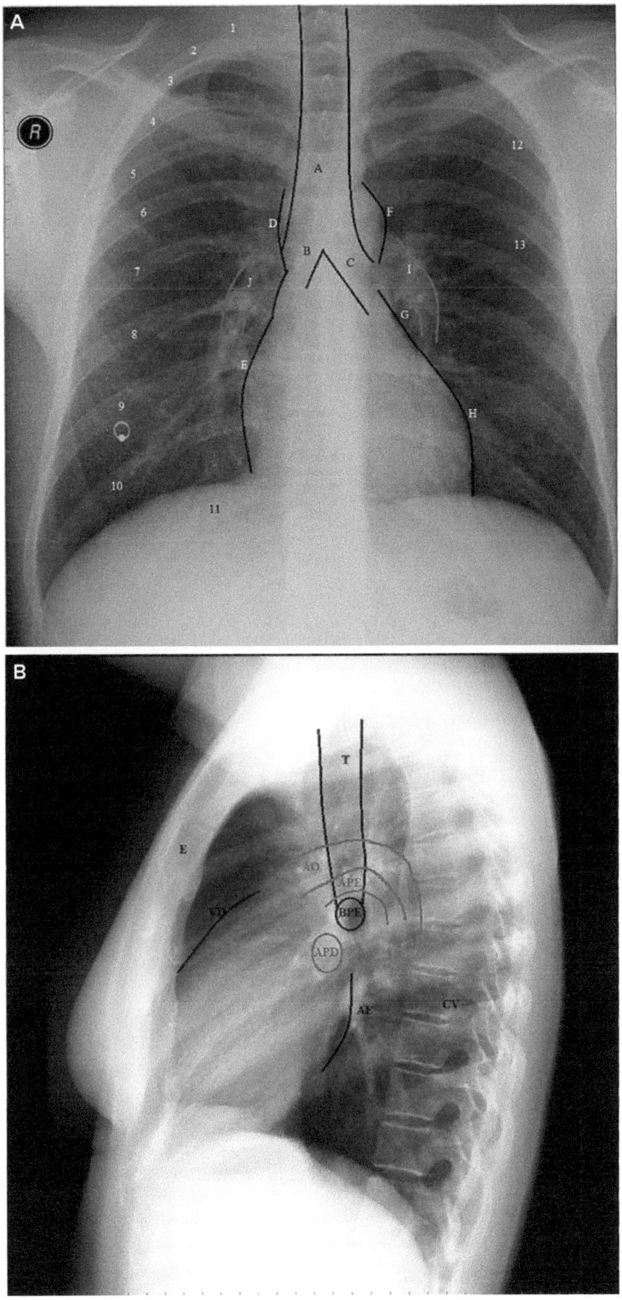

FIGURA 5 Pontos de referência principais na radiografia do tórax. Em A: os números representam os arcos costais posteriores à direita e anteriores à esquerda. A, traqueia; B, brônquio principal direito; C, brônquio principal esquerdo; D, arco da veia cava superior e ázigos; E, arco do átrio direito; F, botão aórtico; G, tronco da artéria pulmonar; H, ventrículo esquerdo; I, ramo esquerdo da artéria pulmonar; J, ramo direito da artéria pulmonar. Em B, na radiografia lateral: T, traqueia; BPE, brônquio principal direito; AO, aorta ascendente; AP, artéria pulmonar esquerda, “também designada pequena aorta”; APD, artéria pulmonar direita; E, esterno; VD, ventrículo direito; AE, átrio esquerdo; CV, corpo vertebral. Notar o artefato metálico (piercing) no mamilo direito.

QUADRO 1 Roteiro para análise da radiografia do tórax

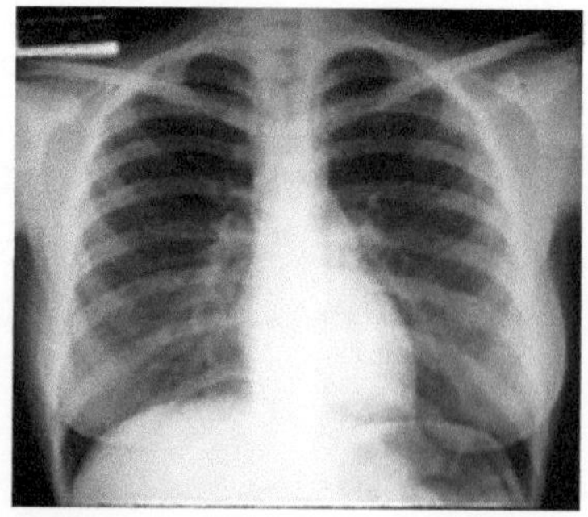

1. Verificar se é atual.
2. Análise de sua qualidade técnica.
3. Está em posição PA correta?
4. Foi obtida em inspiração máxima?
5. Idade, sexo e biotipo do paciente.
6. Análise das partes moles.
7. Análise das costelas e demais ossos.
8. Observar a posição e contornos das hemicúpulas diafragmáticas.
9. Os seios costofrênicos são agudos?
10. Comparar os volumes dos hemitóraces.
11. Verificar a diferença de padrão da rede broncovascular, de acordo com as respectivas regiões.
12. O grau de luminosidade das várias regiões é normal?
13. Observar se alguma cissura está visível e em sua posição correta.
14. Os hilos estão dentro das suas variações?
15. A silhueta cardíaca está de acordo como biotipo?
16. Verificar se a sombra traqueal está visível e na posição correta.
17. A câmara gasosa do estômago está presente, e sua configuração é normal?
18. Os gases abdominais estão bem distribuídos?
19. A história clínica foi bem colhida e o exame físico foi correto?

Cumprido este ritual, estaremos aptos a sugerir um diagnóstico baseado em padrões de doenças de acordo com as alterações encontradas que podem ser resumidas em três grupos principais de acordo com a Tabela 1.

Fonte: modificada de Tarantino AB. Doenças pulmonares. 6. ed. Rio de Janeiro: Guanabara Koogan; 2008. PA: posteroanterior.

TABELA 1 Descrição dos achados radiográficos com base nas alterações fundamentais

Tipo de alteração	Exemplos
Por aumento da densidade radiográfica: opacidades ou imagens hipotransparentes 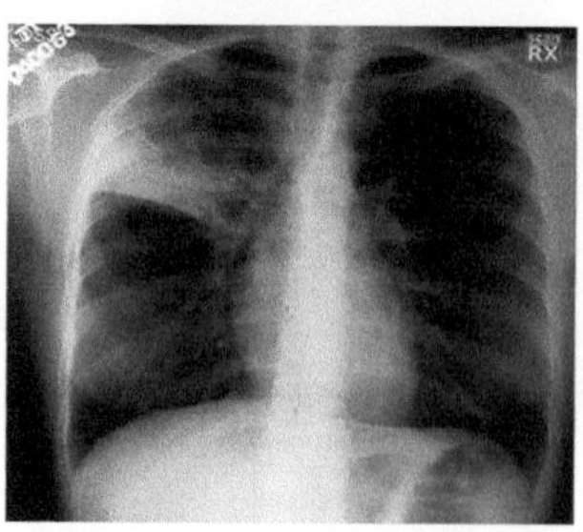 Opacidade heterogênea com aerobroncograma de permeio no lobo superior direito	■ Nas partes moles: massas, linfonodomegalias, contusão, hematomas, cateteres, dispositivos metálicos, artefatos, mamilos. ■ No espaço pleural ou pericárdico: derrame, espessamento, placas. ■ No parênquima: nódulos, pseudonódulos (alterações vasculares e brônquicas), massas, calcificações, opacidades com ou sem aerobroncograma, micronódulos, reticulação difusa, linhas subpleurais, faixas densas de aspecto fibrótico/residual, atelectasias

(continua)

TABELA 1 Descrição dos achados radiográficos com base nas alterações fundamentais *(continuação)*

Tipo de alteração	Exemplos
Por redução da densidade radiográfica: hipertransparências, sinais de hiperinsuflação 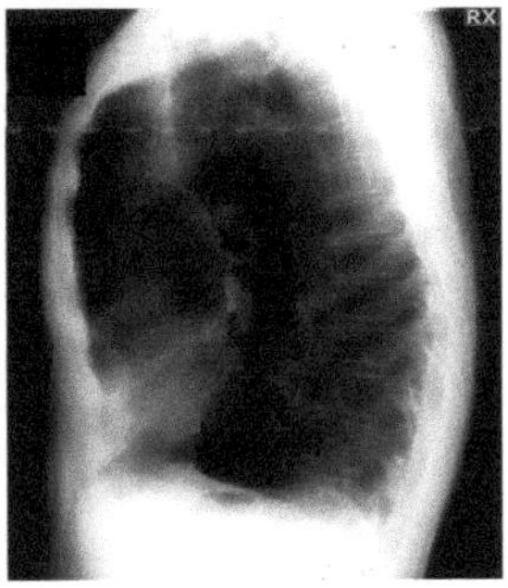 Tórax em tonel. Hiperinsuflação por enfisema. Notar o aumento do diâmetro anteroposterior do tórax, do espaço retroesternal e aplainamento diafragmático.	▪ Nas partes moles: enfisema subcutâneo. ▪ No espaço pleural ou mediastino: pneumotórax, pneumomediastino. ▪ No parênquima: cistos, bolhas, cavidades, áreas difusas de enfisema, enfisema lobar congênito.
Por modificação da anatomia 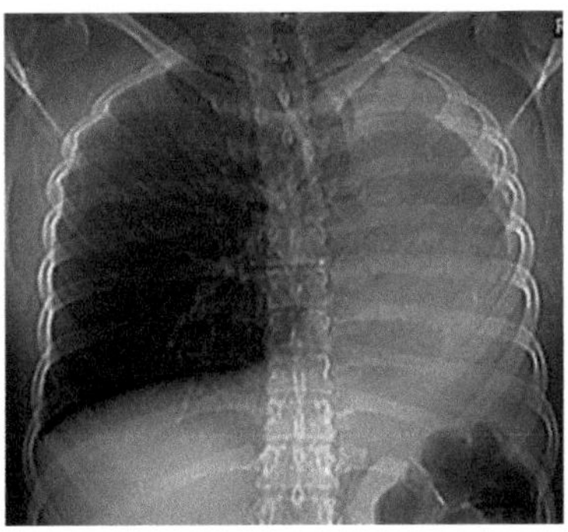 Hemitórax opaco à esquerda. Notar traqueia e mediastino desviado para o mesmo lado e o sinal da coluna "desnuda". Agenesia do pulmão esquerdo.	▪ Tórax após cirurgia: ressecção parcial ou total (lobectomia, pneumonectomia, toracoplastia, cavernostomia, cirurgia de Eloesser). ▪ Alterações congênitas (agenesia); trauma torácico.

compartimento é o deslocamento das linhas mediastinais que fazem interface com o parênquima, notadamente a linha de junção posterior e a linha pleuro-ázigo-esofágica. Nessas situações, a tomografia computadorizada certamente oferece maior sensibilidade e facilidade diagnóstica. A história clínica inadequada e insuficiente também contribui para muitos erros de interpretação. É imperioso avaliar a radiografia considerando o motivo de sua realização, dados biométricos e hábitos dos pacientes. A seguir resumimos algumas sugestões que evitam a ocorrência desses erros.

- Não se aventure em analisar uma radiografia sem antes ver centenas de exames ao lado de um radiologista experiente em tórax.
- Não se deixe induzir pela imagem ou por um diagnóstico apenas radiográfico sem correlacioná-lo com o contexto clínico-epidemiológico.

- O exame de apenas uma radiografia nem sempre é suficiente para o diagnóstico correto. Sempre que possível, é necessário ver exames anteriores e subsequentes. Essa regra é fundamental na análise de nódulos pulmonares, em situações clínicas associadas a hemoptise, edema pulmonar ou septicemia. Nessas situações, os aspectos radiográficos costumam variar em curto espaço de tempo.
- Prudência para não cair em emboscadas. Cuidado com imagens sobrepostas, linhas vasculares e projeções dos arcos costais que eventualmente simulam cavidades ou outras alterações inexistentes. O perfil é fundamental como parte complementar do exame radiográfico e deve ser sempre realizado.
- Aplique o seu conhecimento médico acumulado na análise da radiografia.

REFERÊNCIAS

1. Felson B. Chest roentgenology. 1. ed. Philadelphia: W.B. Saunders; 1973.
2. Frain Ch, Noix M Naulevade Cl. Exploration radiologique du poumon. In: Encyclopédie Médico-Chirurgicale. Paris: Elsevier Science; 1979. p.1-18.
3. Frain Ch, Noix M Naulevade Cl. Images normales du poumon. In: Encyclopédie Médico-Chirurgicale. Paris: Elsevier Science; 1979. p.1-10.
4. Goodman LR. Felson – Princípios de radiologia torácica – Um texto programado. 4. ed. Rio de Janeiro: Di Livros Editora Ltda; 2016.
5. Heitzman ER. Pattern recognition in pulmonary radiology. In: Heitzman ER (ed.). The lung. Radiologic-pathologic correlations. 1. ed. Saint Louis: C.V.Mosby Co; 1973. p. 37-77.
6. Mettler FA Jr, Huda W, Yoshizumi TT, Mahesh M. Effective doses in radiology and diagnostic nuclear medicine: A catalog. Radiology. 2008;248(1):254-63.
7. Omodei-Zorini A. Tecnica dell'esplorazione radiologica. In: Omodei-Zorini A, Scorpari G, Cerutti G. Atlante anatomo-radiologico della tubercolosi polmonare. 1. ed. Roma: Danesi Editore; 1935. p. 3-16.
8. Palmer PES, Cockshott WP, Hegedüs V, Samuel E. Radiografias del torax. In: Sistema radiológico básico de la Organização Mundial de la Salud. Manual de interpretación radiográfica para el médico general. 1. ed. Genebra: OMS; 1985. p.13-83.
9. Tarantino AB, Maymone W. Diagnóstico radiológico – Radiologia convencional. In: Tarantino AB (ed.). Doenças pulmonares. 6. ed. Rio de Janeiro: Editora Guanabara-Koogan; 2008. p. 36-68.
10. Viamonte Jr M. Errors in chest radiography. 1. ed. Berlin/Heidelberg: Springer-Verlag; 1991.

10

Tomografia computadorizada do tórax

Iugiro Roberto Kuroki
Izabela Maria Hime Coreixas Kuroki

DESTAQUES

- A tomografia computadorizada do tórax (TC) é um método complementar que utiliza radiação ionizante e deve ser realizada preferencialmente como complemento da radiografia simples do tórax.
- O protocolo de avaliação do tórax por TC consiste na aquisição helicoidal (de alta resolução) de forma contínua com 1 mm de espessura.
- A utilização de contraste iodado permite estudar as estruturas vasculares (angiotomografia) e a vascularização de tecidos (perfusão de lesões sólidas e do parênquima pulmonar).
- Equipamentos mais modernos permitem estudos funcionais com imagens 4D (estudo dinâmicos do ciclo respiratório), estudo quantitativo do tórax (avaliação de densitometria e volumétrica em inspiração e expiração) e avaliação da perfusão pulmonar (técnica de subtração ou dupla energia).
- O reconhecimento de padrões tomográficos de doenças é útil e, dentro de um contexto clínico-epidemiológico, pode permitir a tomada de decisão terapêutica em alguns casos.

▸ INTRODUÇÃO

A tomografia computadorizada (TC) é a representação matricial (bidimensional) dos coeficientes de atenuação obtidos quando um objeto é atravessado por um feixe colimado de raios X e registrado por elementos detectores. Como o corpo humano é formado por tecidos que apresentam diferentes coeficientes de atenuação (densidade), é possível identificá-los e caracterizá-los em imagens seccionais (fatias) com diferentes tonalidades de cinza (escala de cinza). A representação gráfica (em escala de cinza) de uma imagem tomográfica é resultante de conversão da escala numérica (escala de Hounsfield), que é a quantificação da atenuação do feixe de raios X promovida pelo objeto (tecido).

Desde a descoberta dos raios X pelo físico alemão Wilhelm Conrad Roentgen, ao observar a luminescência de uma tela recoberta por platinocianeto de bário, durante o estudo de condução elétrica em um tubo catódico, vários cientistas como Johann Radon (1887-1956) e Allan Cormack (1924-1998) participaram do desenvolvimento de equações matemáticas e experimentos que possibilitaram a materialização de uma das ferramentas mais incríveis na Medicina. Isso aconteceu em 1971 no laboratório da EMI (Eletric and Musical Industries – Londres) pelas mãos do engenheiro britânico Godfrey Hounsfield, com a colaboração inestimável do radiologista Jamie Ambrose do Hospital Atkinson Morley (AMH) em Wimbledon, que desenvolveu o primeiro protótipo de TC.

A descoberta teve uma rápida aceitação global, com evolução explosiva nos anos 1970. Dos primeiros equipamentos dedicados para exame de crânio com baixa resolução e necessidade de 2,5 minutos para reconstrução de cada imagem, evoluíram, em menos de uma década, para equipamentos capazes de examinar o corpo todo com alta resolução e duração da reconstrução de cada imagem em menos de 10 segundos.

O primeiro tomógrafo do Brasil chega a São Paulo em 1977, no Hospital da Sociedade de Beneficência Portuguesa. Logo depois, o primeiro aparelho do Rio de Janeiro começa a funcionar na Santa Casa da Misericórdia.

Desde então os equipamentos vêm recebendo incrementos técnicos e tecnológicos constantes, com grande contribuição da mecânica, eletrônica e informática.

As principais evoluções tecnológicas e soluções implementadas nos equipamentos de tomografia ao longo do tempo são listadas na Tabela 1.

▶ NOÇÕES GERAIS DE PROTOCOLOS DE TÓRAX

Vale ressaltar que o portfólio de equipamentos instalados no mercado é bastante heterogêneo, coexistindo máquinas antigas, de um ou dois canais, até as mais modernas com toda a tecnologia disponível embarcada. Além disso, o exame pode ser executado em equi-

TABELA 1

Técnica ou parâmetro	*Status* atual	Benefício
Redução da colimação (espessura do corte)	0,25 mm	Melhora a resolução espacial
Aumento da velocidade de aquisição da imagem	0,062 s	Melhora a resolução temporal
Aumento de fileiras de detectores (*multislice*)	320	Aquisição simultânea de imagens; maior cobertura; exames em poucos segundos; exames pediátricos, neurológicos e cardíacos praticamente instantâneos (um ciclo de 0,2 s)
Algoritmos e técnicas de otimização da dose de radiação	Modulação da corrente Automação da corrente e tensão do tubo	Altera de forma inteligente a quantidade e a energia dos raios X, melhorando da qualidade de imagem e reduzindo da dose de radiação
Novos algoritmos de reconstrução de imagens	Reconstrução interativa; inteligência artificial	Permite obtenção de imagens com melhor qualidade com redução da dose de radiação
Pós-processamento das imagens	Diversos *softwares*	Reconstrução tridimensional; navegação virtual; estudos quantitativos; realidade aumentada; realidade virtual
Dupla energia ou espectral	Análise do comportamento da radiação de diferentes energias ao atravessar o mesmo elemento	Melhor caracterização tecidual, principalmente dos elementos de alto peso atômico (cálcio; iodo; bário; xenônio); melhora a sensibilidade na detecção do iodo
Gating cardíaco	Sincronização da reconstrução da imagem com a fase do ciclo cardíaco	Eliminação dos artefatos dos batimentos cardíacos; estudo do coração e das coronárias

pamentos equivalentes sob cuidados e protocolo distintos, gerando resultados diferentes.

Com o advento da TC *multislice* houve mudança significativa no protocolo de avaliação do tórax por TC, sendo a aquisição sequencial de alta resolução substituída pela aquisição helicoidal (de alta resolução) de forma contínua com 1 mm de espessura. Associada à aquisição helicoidal de alta resolução, a utilização do meio de contraste permite estudar as estruturas vasculares (angiotomografia) e a vascularização de tecidos (perfusão de lesões sólidas e do parênquima pulmonar). Obtenção de imagens durante a expiração e em decúbito ventral são técnicas adicionais que trazem informações relevantes para diagnóstico específico (doença de vias aéreas e lesões intersticiais).

Equipamentos mais modernos permitem estudos funcionais com imagens 4D (estudo dinâmicos do ciclo respiratório), estudo quantitativo do tórax (avaliação de densitometria e volumétrica em inspiração e expiração) e avaliação da perfusão pulmonar (técnica de subtração ou dupla energia).

▶ SEMIOLOGIA DAS LESÕES FUNDAMENTAIS NA TC DE TÓRAX

As lesões pulmonares se apresentam na TC por meio de alteração do coeficiente de atenuação, das dimensões, dos contornos e eventualmente da impregnação do meio de contraste venoso das estruturas acometidas. O conhecimento anatômico detalhado é uma das chaves para a interpretação das imagens. Em situações específicas, estruturas que não são visíveis quando normais surgem de forma exuberante quando doentes, como acontece no padrão reticular por espessamento dos septos interlobulares. Algumas lesões pulmonares apresentam aspectos que lembram imagens do nosso cotidiano não médico, cujos termos foram utilizados para descrever os achados tomográficos, como "árvore em brotamento", favo de mel, anel de sinete etc. Faremos uma breve revisão dos principais achados semiológicos das lesões pulmonares utilizados pelos radiologistas na interpretação da TC do tórax.

- Consolidação: aumento da densidade do parênquima pulmonar condicionado a apagamento das margens vasculares e das paredes brônquicas, podendo apresentar broncograma aéreo de permeio ou escavação.
- Opacidade em vidro fosco: aumento da densidade do parênquima pulmonar, porém menos denso que a consolidação, obliterando parcialmente as marcas broncovasculares. A opacidade em vidro fosco não é específica de lesões do espaço aéreo, podendo ser frequentemente observada em doenças intersticiais.
- Cavidade (escavação): corresponde a uma área cavitada, com conteúdo aéreo, podendo apresentar ou não nível líquido no seu interior, de permeio a uma consolidação, massa ou nódulo.
- Sinal do halo: opacidade em vidro fosco circunjacente a uma consolidação, nódulo ou massa.
- Sinal do halo invertido: opacidade em vidro fosco circundada por um halo de consolidação.
- Padrão perilobular: corresponde à distribuição da anormalidade ao longo da periferia do lóbulo secundário.
- Espessamento septal (espessamento do septo interlobular): é definido como o espessamento do interstício que envolve e delimita o lóbulo pulmonar secundário e é observado na TC com opacidade linear fina com 1 a 2 cm de comprimento. O espessamento das paredes do lóbulo secundário (septos interlobulares) delineia os seus limites e mostra a sua configuração poligonal. O espessamento do septo interlobular pode ser liso (p. ex., edema), irre-

TABELA 2 Protocolos de tomografia computadorizada (TC) do tórax

	Protocolo	Descritivo	Indicação
Sem contraste	Rotina	Aquisição helicoidal (colimação ≤ 1,0 mm em inspiração máxima)	Protocolo de tórax utilizado para o estudo da grande maioria das doenças pulmonares
	Expiração	Aquisição realizada em expiração	Aquisição complementar para estudo de aprisionamento de ar
	Decúbito ventral	Aquisição realizada em decúbito ventral	Aquisição complementar para avaliação das bordas posteriores dos pulmões em doenças intersticiais, notadamente a doença relacionada ao asbesto
	Baixa dose de radiação	Aquisição helicoidal com recursos que reduzem a dose de radiação	Rastreamento de nódulos pulmonares, seguimento de doenças pulmonares crônicas; estudo de pacientes jovens
	Estudo dinâmico 4D	Múltiplas aquisições durante a movimentação da estrutura a ser estudada	Estudo dinâmico da traqueia; da parede torácica; dos pulmões; coração etc.
	Estudo quantitativo do tórax (avaliação de densitometria e volumétrica em inspiração e expiração)	Quantificação do grau de aeração do parênquima pulmonar e de aprisionamento de ar através da medida de volume e densidade do parênquima pulmonar	DPOC e doenças pulmonares difusas
Com contraste	Avaliação da perfusão pulmonar (técnica de subtração ou dupla energia)	Estudo da perfusão pulmonar através da quantificação da distribuição do iodo nos pulmões	Método auxiliar no diagnóstico de TEP
	Swensen	Estudo antes e após a administração do meio de contraste venoso	Caracterização de nódulos sólidos (benignos x malignos)
	Perfusão de nódulo ou massa pulmonar	Aquisição multifásica antes e após a administração do meio de contraste para avaliação dos parâmetros de perfusão tecidual como fluxo e volume sanguíneo tecidual, tempo para o pico de captação de contraste etc.	Caracterização de lesões hiper ou hipovascularizadas; estudo da resposta ao tratamento
	Angiotomografia das artérias pulmonares	Estudo das artérias pulmonares com contraste	TEP; malformações vasculares pulmonares; aneurismas; HAP
	Angiotomografia da aorta	Estudo da aorta com contraste	Aneurisma; dissecção; ulceração; malformações cardiovasculares etc.
	Angiotomografia venosa do tórax	Estudos das estruturas venosas do tórax com contraste	Síndrome da VCS; tromboses venosas; compressões venosas
	Angiotomografia das artérias coronárias	Estudo das artérias coronárias com contraste e *gating* cardíaco	Doença arterial coronariana

DPOC: doença pulmonar obstrutiva crônica; HAP: hipertensão arterial pulmonar; TEP: tromboembolismo pulmonar; VCS: veia cava superior.

gular (p. ex., fibrose) ou nodular (p. ex., linfangite carcinomatosa), e a sua análise pode contribuir no raciocínio diagnóstico.

- Padrão reticular: o espessamento de múltiplos septos interlobulares com ou sem o espessamento do interstício intralobular confere um aspecto de rede, que caracteriza o padrão reticular. Ocorre em diversas patologias que cursam com espessamento dos septos intra e interlobulares, mas também do faveolamento e nas bronquiolectasias de tração.
- Sinal do colar de contas *(beaded septum sign)*: espessamento irregular ou nodular do septo interlobular.
- Pavimentação em mosaico: do inglês *"crazy paving"*, representa a associação de espessamento liso dos septos interlobulares, linhas intralobulares e opacidades em vidro fosco.
- Faveolamento: representa o estágio terminal de doenças que determinam fibrose e destruição do parênquima pulmonar e se apresenta como cistos subpleurais que compartilham paredes e formam empilhamentos em camadas múltiplas. É um achado considerado específico de fibrose encontrado no padrão de pneumonia intersticial usual (PIU).
- Banda parenquimatosa: opacidade linear com espessura de cerca de 1 a 3 mm com até 5 cm de extensão, normalmente se estendendo até a superfície pleural.
- Padrão nodular: apresenta-se como múltiplas diminutas opacidades nodulares (2 a 10 mm) e sua classificação baseia-se na distribuição anatômica: centrolobular, perilinfática e randômica. O padrão nodular de distribuição centrolobular compromete a região central do lóbulo pulmonar secundário, ocupado pelo bronquíolo e arteríola centrolobular, e traduz o comprometimento dessas estruturas, notadamente as vias aéreas (bronquiolites). Na distribuição perilinfática os nódulos comprometem o interstício rico em vasos linfáticos, ou seja, as regiões subpleurais, septos interlobulares e a bainha peribroncovascular. Temos como exemplos dessa predileção a sarcoidose e a linfangite carcinomatosa. O padrão nodular de distribuição randômica (miliar) compromete todos os compartimentos, sem predileção, de forma aleatória, habitualmente observada em tuberculose miliar e metástases hematogênicas.
- Micronódulos: diminutas opacidades nodulares, medindo até 3 mm.
- Aprisionamento aéreo: corresponde à ausência do aumento da densidade do parênquima pulmonar, regional ou difuso, em decorrência da retenção de ar distal à obstrução das vias aéreas durante a expiração.
- Bronquiectasia: é a dilatação difusa ou focal irreversível do brônquio e manifesta-se na TC como sinal do anel de sinete que ocorre quando o feixe broncovascular é seccionado transversalmente, formando uma imagem de anel, onde o brônquio dilatado é o arco e a artéria a joia. Outro sinal facilmente identificado é a falta de redução do calibre do brônquio à medida que a via aérea se dicotomiza.
- Bronquiolectasia: é a dilatação dos bronquíolos decorrente tanto de processo inflamatório como de fibrose.
- Doença de pequenas vias aéreas: corresponde ao comprometimento dos bronquíolos. Na TC pode manifestar-se com os padrões atenuação em mosaico, aprisionamento aéreo, micronódulos centrolobulares, "árvore em brotamento" ou bronquiolectasia.
- Padrão de árvore em brotamento: opacidades centrolobulares, geralmente de aspecto ramificado, de configuração como brotos de árvore.
- Padrão de atenuação em mosaico: áreas geográficas de densidade heterogênea do

parênquima pulmonar, podendo ser decorrentes tanto de doença de pequenas vias aéreas, doença intersticial ou doença oclusiva vascular.

- Nódulos: são opacidades arredondadas, bem ou mal definidas, medindo até 3 cm. De acordo com a sua densidade podem ser classificados em nódulo não sólido (com densidade em vidro fosco), nódulo sólido (opacidade nodular com densidade de partes moles) e nódulo semissólido ou parcialmente sólido (opacidade nodular com componente com densidade de partes moles e vidro fosco).
- Massa: corresponde a qualquer lesão expansiva com diâmetros maiores que 3 cm independentemente da sua localização.

▶ AVALIAÇÃO DAS DOENÇAS TORÁCICAS

A TC representa um dos mais importantes instrumentos diagnósticos para avaliação das patologias torácicas, sendo um método de alta disponibilidade, fácil execução, rápido e não invasivo.

A diferença de atenuação do espaço aéreo para as estruturas broncovasculares e eventuais alterações intersticiais é facilmente demonstrada na TC, com cortes finos, baixa dose de radiação e sem o emprego do meio de contraste venoso. Os vasos mediastinais são de grande calibre e opacificam-se bem com a administração de pequena dose do meio de contraste venoso e, na maior parte das vezes, encontram-se envoltos pela gordura do mediastino, o que lhes confere um contraste natural.

Os movimentos fisiológicos do tórax, como os batimentos cardíacos e o respiratório, são contornados pela alta resolução temporal (imagens captadas em fração de segundo), aquisição de imagens em uma apneia de poucos segundos e por meio de dispositivos que sincronizam a captação da imagem com o ciclo cardíaco e/ou respiratório (*gating* cardíaco e/ou respiratório).

Lesões alveolares

Tipicamente as doenças alveolares se manifestam através do aumento da densidade do parênquima pulmonar, que apagam as marcas vasculares (consolidação) ou não (atenuação em vidro fosco), sendo a manifestação clássica das pneumonias. A associação entre consolidação e atenuação em vidro fosco é muito comum nas doenças alveolares, por vezes gerando padrões conhecidos como sinal do halo (aspergilose angioinvasiva) e halo invertido (pneumonia criptogênica em organização).

O broncograma aéreo também é um achado muito frequente nas doenças alveolares, significando brônquio pérvio no interior da lesão. Escavações com ou sem formação de níveis hidroaéreos podem ser encontradas em lesões consolidativas com necrose tecidual.

A extensão, distribuição e associação das lesões alveolares com sinais de comprometimento de outros compartilhamentos (interstício, brônquio, vaso etc.) são imprescindíveis no exercício do diagnóstico diferencial.

Podemos encontrar associação de opacidades em vidro fosco e espessamento de septos interlobulares, conferindo um padrão de imagem chamado de pavimentação em mosaico, inicialmente descrito em proteinose alveolar. O achado de bronquiolite celular (opacidades em "árvore em brotamento") adjacente a uma consolidação parenquimatosa no lobo superior pode sugerir tuberculose, particularmente se escavação estiver presente. A distribuição periférica e bilateral pode sugerir pneumonia eosinofílica, em contrapartida, a distribuição mais central e peri-hilar pode compatibilizar com edema pulmonar.

A grande maioria das lesões alveolares pode ser avaliada por TC sem administração do meio de contraste venoso. Situações específicas, como a presença de consolidação parenquimatosa de aspecto triangular com base voltada à pleura pode indicar a possibilidade de infarto pulmonar, requerendo a administração do meio de contraste venoso para o diagnóstico de tromboembolismo pulmonar. Da mesma forma, consolidação parenquimatosa sem broncograma aéreo, particularmente a de localização central, pode indicar obstrução brônquica. Recomenda-se a utilização do meio de contraste venoso, na pesquisa de massa de ocupação endobrônquica, determinando consolidação do parênquima distal.

Lesões intersticiais

Doenças pulmonares intersticiais englobam inúmeras desordens que são caracterizadas por alterações das paredes alveolares e perda das unidades funcionais alveolocapilares, incluindo desde processos inflamatórios autolimitados até lesões fibrosantes debilitantes.

A TC de alta resolução inicialmente descrita por Todo et al. em 1982 tem papel fundamental no diagnóstico das doenças pulmonares intersticiais, que se manifestam através de aumento da densidade dos pulmões, com opacidades lineares, reticulares, nodulares, reticulonodulares e em vidro fosco, podendo associar-se a sinais de comprometimento de outros compartimentos (vascular, vias aéreas, alvéolo, pleura, etc.). O diagnóstico das doenças intersticiais requer a correlação clínico-radiológico-patológica devido à enorme superposição dos achados e dos padrões radiológicos. Zerhouni et al. publicou em 1986 o primeiro trabalho sobre os padrões tomográficos das lesões parenquimatosas das doenças pulmonares difusas. Trabalhos subsequentes de grande relevância correlacionaram os padrões tomográficos com os patológicos de várias doenças pulmonares difusas, incluindo fibrose pulmonar, linfangite carcinomatosa, sarcoidose e pneumonia por hipersensibilidade. Um dos padrões mais importantes é o da fibrose pulmonar, estudado na classificação das pneumonias intersticiais crônicas, não somente pela diferenciação entre doenças fibróticas e não fibróticas, mas também pela sua implicação prognóstica. Recente revisão das recomendações de diagnóstico da fibrose pulmonar idiopática define que todos os pacientes com doença pulmonar intersticial sejam investigados para descartar etiologia específica, incluindo exposição ambiental e farmacológi-

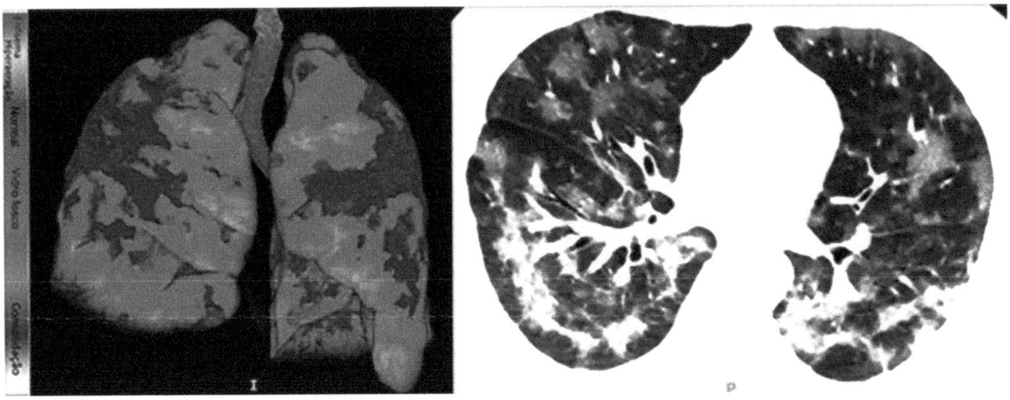

FIGURA 1 Tomografia computadorizada em paciente com COVID-19, mostrando múltiplos focos de consolidação parenquimatosa e de opacidades em vidro fosco disseminados bilateralmente. Reconstrução 3D semiquantitativa das áreas comprometidas mostradas com diferentes cores, de acordo com a escala lateral. Versão colorida da figura encontra-se no caderno de imagens no final do livro.

ca, e testes sorológicos. Se o agente etiológico não for identificado, o padrão da tomografia deve ser considerado de acordo com as categorias radiológicas da pneumonia intersticial usual (PIU): PIU, provável PIU, indeterminada para PIU e diagnóstico alternativo.

Os padrões radiológicos das doenças intersticiais levam em consideração as lesões fundamentais presentes ou predominantes (opacidades nodulares, reticulares e lineares, vidro fosco); distribuição axial e longitudinal nos pulmões; distribuição relativa ao interstício pulmonar (peribroncovascular, perilinfática, periférica, centrolobular) e presença de fibrose (faveolamento). O comprometimento de outros compartimentos também tem valor diagnóstico, como a presença de placas pleurais na doença asbestose; linfonodos calcificados na silicose; derrame pleural e linfonodomegalias na linfangite carcinomatosa.

As doenças intersticiais devem ser avaliadas por TC de alta resolução, habitualmente sem a administração do meio de contraste venoso. As reconstruções multiplanares auxiliam na avaliação da distribuição das lesões e no envolvimento das cissuras e das superfícies diafragmáticas. Métodos quantitativos com medida de densidade e volume do parênquima pulmonar reduzem a subjetividade da interpretação visual das imagens.

Doença pulmonar obstrutiva crônica (DPOC)

Embora a TC não esteja incorporada na rotina prática e nas diretrizes de diagnóstico, prognóstico e tratamento da DPOC, muitos destes pacientes são examinados pelo método por apresentar outras enfermidades associadas, como nódulo pulmonar, doenças intersticiais e doenças cardiovasculares. Além de ser um método não invasivo, a TC fornece informações adicionais sobre alterações estruturais e patofisiológicas da DPOC, permitindo melhor caracterização fenotípica, na ampla variabilidade clínica e prognóstica da doença. A TC é, virtualmente, o único método capaz de demonstrar *in vivo* as alterações estruturais secundárias ao enfisema, definir o subtipo anatômico (centrolobular, parasseptal e panlobular) e determinar a sua distribuição e extensão. *Softwares* de quantificação de enfisema estão disponíveis no mercado e facilitam o diagnóstico e acompanhamento dos pacientes. O aumento da resistência ao fluxo aéreo pode ser correlacio-

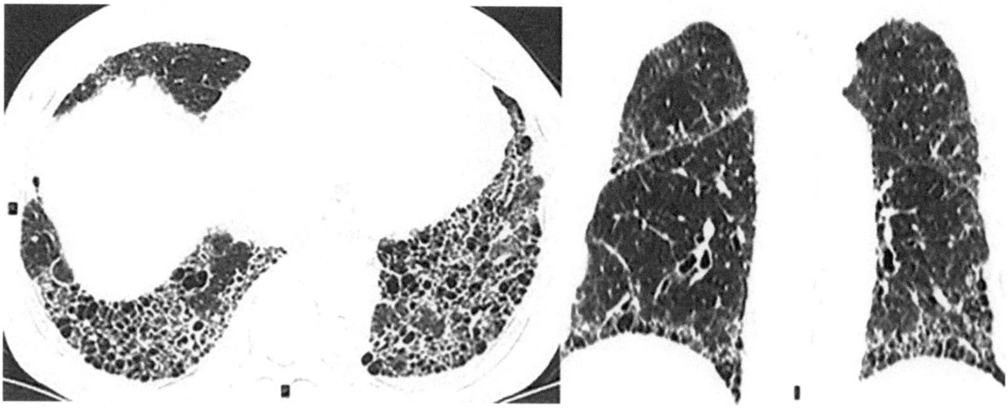

FIGURA 2 Fibrose pulmonar idiopática com padrão pneumonia intersticial usual (PIU). Lesões pulmonares com padrão reticular de distribuição predominantemente periférica e basal. Presença de pequenas imagens císticas em camadas múltiplas caracterizando faveolamento (fibrose).

nado com o espessamento das paredes brônquicas. Diversas técnicas automatizadas de quantificação do espessamento das paredes brônquicas (diâmetro e área da parede e do lúmen) têm sido empregadas, sendo uma das mais promissoras o Pi10, que apresenta menor variabilidade e permite a comparação entre indivíduos, correlaciona a raiz quadrada da área da parede e o perímetro interno brônquico. O Pi10 representa a área da parede de um brônquio hipotético com perímetro interno de 10 mm. O aumento da resistência ao fluxo aéreo ocorre tipicamente nos brônquios de calibre menor que 2 mm, cuja visualização está aquém da resolução da tomografia. Por essa razão, pesquisadores recomendam a utilização com cortes em expiração para a avaliação do aprisionamento de ar, para estimar a repercussão funcional da doença de pequenas veias aéreas. Parâmetros volumétricos e densitométricos podem ser utilizados para quantificação do aprisionamento de ar, como o volume pulmonar em expiração e densidade pulmonar abaixo de –856 UH.

Doença de vias aéreas

A TC é um excelente método para avaliação das vias aéreas, e em sua grande maioria pode ser realizada sem a administração do meio de contraste, exceto naqueles com suspeita de massas ou com doença vascular associada (compressão vascular, hemorragia). As vias aéreas centrais (traqueia e brônquios-fonte) e as pequenas vias aéreas devem ser avaliadas em inspiração e expiração. Pacientes com traqueobroncomalácia e doença de pequenas vias aéreas podem apresentar exame

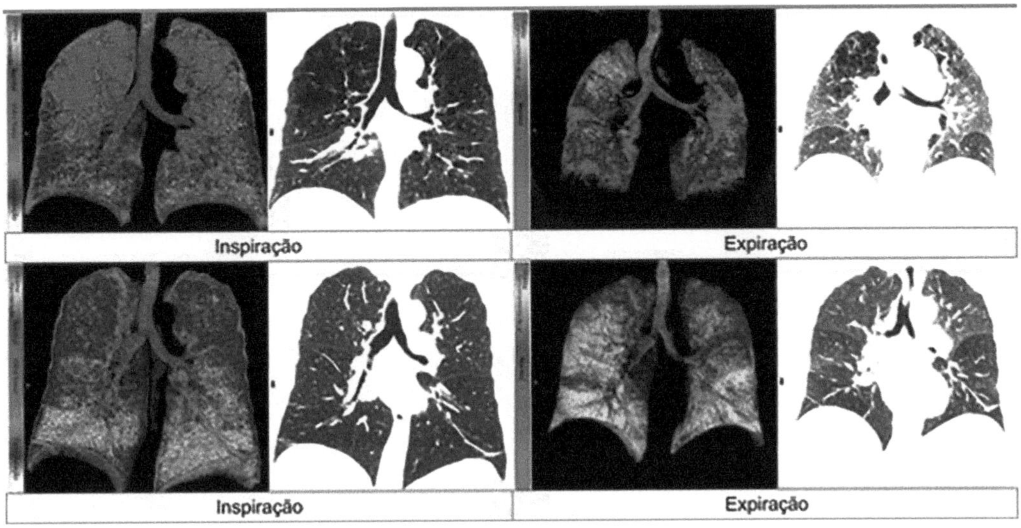

FIGURA 3 Manifestações fenotípicas distintas da doença pulmonar obstrutiva crônica (DPOC) demonstradas por tomografia computadorizada em pacientes com 60 anos (primeiro caso) e 70 anos (segundo caso) e carga tabágica de 60 maços-ano. A primeira fileira de imagem mostra um caso típico de enfisema pulmonar centrolobular, predominando nos lobos superiores e representado pelas áreas escuras na reconstrução coronal e vermelhas no mapa colorido de densidade em inspiração. O segundo caso mostra áreas de hiperaeração nos lobos inferiores, sem sinais de enfisema, representadas pelas áreas amarelas e vermelhas no mapa colorido de densidade em inspiração, sugerindo comprometimento maior de vias aéreas. As imagens obtidas em expiração mostram maior componente obstrutivo (aprisionamento de ar) no segundo caso, observado pelas regiões amarelas nos mapas coloridos em expiração. Versão colorida da figura encontra-se no caderno de imagens no final do livro.

normal em inspiração. Os cortes em expiração são indicados também em pacientes com suspeita de corpo estranho ou tumor endobrônquico. As vias aéreas centrais até os brônquios segmentares são facilmente demostradas através das reconstruções tridimensionais e navegação virtual (broncoscopia virtual). A reconstrução tridimensional é recomendada para a avaliação da distribuição brônquica (anomalias traqueobrônquicas), relação com outras estruturas (compressão e invasão tumoral) e alteração do calibre (estenoses e dilatações). A avaliação de lesões endobrônquicas com broncoscopia virtual limita-se à demonstração da relação da lesão com a parede brônquica. Uma das principais ferramentas para o estudo das vias aéreas centrais é a reconstrução multiplanar, que permite a avaliação do lúmen e da parede com mensuração das dimensões e densidade. Os brônquios são bem individualizados (visualização de parede e lúmen) até a 5ª ou 6ª geração, na dependência da resolução do equipamento e da técnica empregada. Nesta zona podemos facilmente identificar diversas anormalidades brônquicas como alteração do calibre (bronquiectasias, broncoceles, estenoses, atresia brônquica), lesão luminal (corpo estranho, tumor endobrônquico e impactação mucoide) e lesão parietal (espessamento das paredes brônquicas). As lesões mais distais impõem maior desafio à avaliação tomográfica, podendo ser identificados espessamento parietal, com ou sem alteração da relação brônquio/vaso (broncoespasmo), e impactação mucoide. As vias aéreas distais (menores que 2 mm) não são visibilizadas pela TC e a sua identificação significa anomalia. Obstrução das vias aéreas nessa zona pode ser identificada através da perfusão em mosaico e do aprisionamento de ar, observados nos cortes em expiração, conforme mencionado na seção sobre DPOC. Outras alterações de pequenas vias aéreas podem ser identificadas através das bronquiolectasias, tipicamente observadas na fibrose pulmonar, de nódulos centrolobulares com atenuação em vidro fosco, em pacientes com bronquiolite respiratória do tabagista ou pneumonia por hipersensibilidade e opacidades em "árvore em brotamento" com pacientes com disseminação broncogênica da tuberculose.

Nódulos e massas

Apesar do avanço de terapias-alvo moleculares e imunoterapias, o câncer de pulmão permanece como a principal causa de mortalidade relacionada ao câncer em todo o

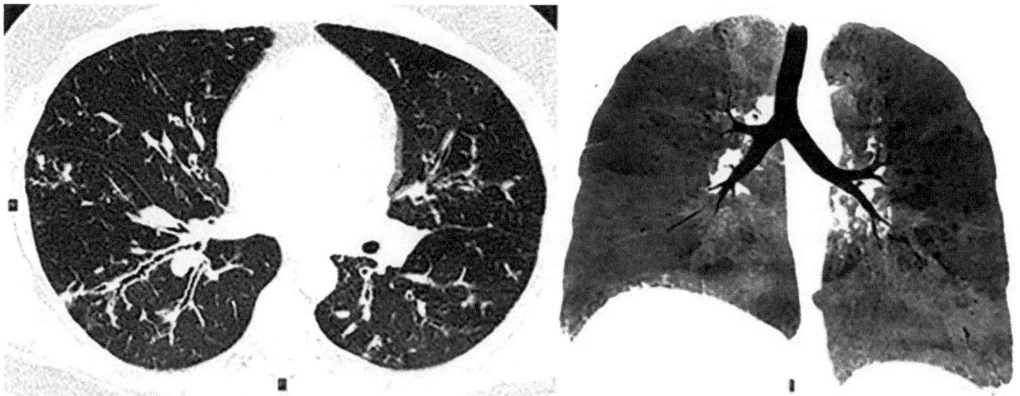

FIGURA 4 Espessamento das paredes brônquicas, bronquiectasias, impactação mucoide e perfusão em mosaico (áreas escuras) em paciente com fibrose cística.

mundo. A maioria dos pacientes, no momento do diagnóstico, se apresenta nas fases avançadas da doença e a sobrevida em 5 anos é apenas de 15%. Dois grandes ensaios clínicos randomizados sobre o emprego de tomografia de baixa dose, o the *US National Lung Screening Trial* (NLST) e o *Dutch-Belgian Lung Cancer Screening Trial* (NELSON), demonstraram que o rastreamento do câncer do pulmão pode reduzir a mortalidade pelo câncer do pulmão em pacientes de alto risco (pacientes entre 55 e 80 anos, carga tabágica acima de 30 maços-ano, ex-tabagista há menos de 15 anos). O Colégio Americano de Radiologia (ACR) preconiza a padronização dos achados do rastreamento de nódulos através da TC de tórax de baixa dose, com o objetivo de uniformizar os critérios de acompanhamento e conduta. Os nódulos são classificados, de acordo com o seu aspecto (sólido, semissólido ou com atenuação em vidro fosco) e dimensões, em categorias *(lungRADS)* de 0 a 4, gerando recomendações específicas para acompanhamento ou investigação. Os nódulos podem ser acompanhados através da medida de diâmetro ou do seu volume, por meio de programas especializados, melhorando a avaliação de pequenas variações das dimensões. A TC pode ser empregada também para caracterizar nódulos, por meio da análise dos seus contornos, localização e impregnação do meio de contraste. A avaliação do nódulo pulmonar sólido antes e após a administração do meio de contraste com 1, 2, 3 e 4 minutos foi preconizada por Swensen, que mostrou alto valor preditivo de benignidade para nódulos com impregnação ≤ 15 UH. A utilização do meio de contraste venoso é recomendada para a avaliação de massas (lesões maiores que 30 mm) independentemente da sua localização no tórax. O seu emprego mostra a vascularização da lesão (hipervasculares ou hipovasculares) e a presença de necrose, melhorando a definição das suas margens e extensão, diferenciando a lesão de outros tecidos com a mesma densidade e permitindo a avaliação da integridade dos vasos.

Lesões vasculares do tórax

A angiotomografia é o principal método de diagnóstico por imagem das lesões vasculares pulmonares, incluindo tromboembolismo pulmonar, hipertensão arterial pulmonar secundária, malformação arteriovenosa, aneurismas e sequestro broncopulmonar. A angiotomografia das artérias pulmonares realizada em equipamentos *multislice* para o diagnóstico de tromboembolismo pulmonar mostra sensibilidade e especificidade de 96-100% e 89-98%, respectivamente. As síndromes aórticas agudas e a isquemia miocárdica são entidades de alta mortalidade e fazem parte do diagnóstico diferencial da investigação de dor torácica, além do TEP, e podem ser avaliadas, de forma simultânea, com a angiotomografia, utilizando o protocolo denominado *triple rule out*. Nesse protocolo, o exame é realizado durante a opacificação das artérias pulmonares e da aorta, com *gating* cardíaco (sincronização das imagens com o ECG), possibilitando a análise simultânea das artérias pulmonares, aorta e coronárias.

Patologias venosas do tórax, como a síndrome da veia cava superior, síndrome do desfiladeiro torácico e trombose venosas, podem ser estudadas por angiotomografia venosa do tórax, com administração periférica do meio de contraste venoso.

Pleura, diafragma e parede torácica

A maioria das lesões pleurais e da parede do tórax é facilmente analisada em exames de rotina de tomografia *multislice* com cortes de 1,0 mm de espessura, sem o emprego de protocolos específicos. As imagens assim obtidas

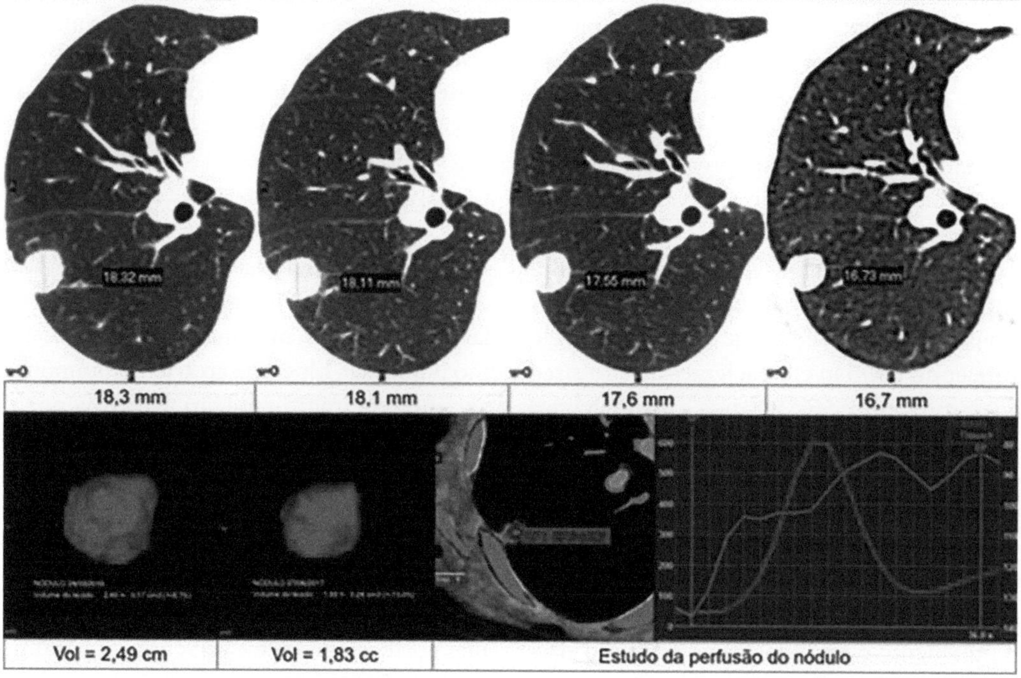

FIGURA 5 Ilustração de análise evolutiva de nódulo pulmonar em quatro exames consecutivos com intervalo de 6 meses mostra aparente involução do nódulo com diferença nos limites da variabilidade intraobservador. A medida do volume do nódulo mostra diferença de 27%, mostrando a involução inequívoca do nódulo. A perfusão do nódulo mostra fluxo arterial de 27 mL/100 mg/min com curva de captação progressiva, sugerindo lesão benigna. Versão colorida da figura encontra-se no caderno de imagens no final do livro.

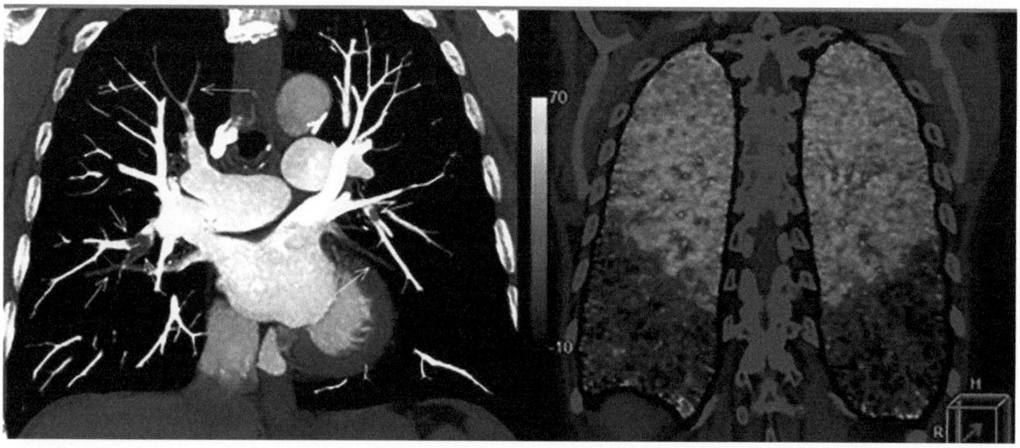

FIGURA 6 Angiotomografia das artérias pulmonares mostrando múltiplos focos de tromboembolismo pulmonar (falhas de enchimento) nos ramos segmentares e subsegmentares bilateralmente. O mapa de iodo obtido pela técnica de subtração mostra extensas áreas de hipoperfusão nas bases pulmonares (áreas escuras). Versão colorida da figura encontra-se no caderno de imagens no final do livro.

possibilitam o pós-processamento e a análise tridimensional da parede torácica, útil na avaliação de traumas e no estudo de deformidades torácicas. As reconstruções no plano coronal e sagital mostram herniações diafragmáticas e suas repercussões no parênquima pulmonar ou no mediastino. Variação de decúbito pode ser empregada para diferenciação do derrame pleural encistado do derrame pleural livre. Recomenda-se o emprego do meio de contraste venoso para melhor caracterização de lesões inflamatórias e neoplásicas, independentemente da sua localização.

REFERÊNCIAS

1. Hansell D, Bankier A, MacMahon H. et al. Fleischner Society: Glossary of terms for thoracic imaging. Radiology. 2008 Mar 246(3):697-722.
2. Labaki WW, Martinez CH, Martinez FJ, Galban CJ, Ross BD, Washko GR, et al. The role of chest computed tomography in the evaluation and management of the patient with chronic obstructive pulmonary disease. Am J Respir Crit. Care Med. 2017;196:1372-9.
3. Oudkerk M. Liu S, Heuvelmans MA, et al. Lung cancer LDCT screening and mortality reduction – evidence, pitfalls and future perspectives. Nat Rev Clin Oncol. 2021;18:135-51.
4. Raghu G, Remy-Jardin M, Myers JL, Richeldi L, Ryerson CJ, Lederer DJ, et al. Diagnosis of idiopathic pulmonary fibrosis. An official ATS/ERS/JRS/ALAT clinical practice guideline. Am J Respir Crit Care Med. 2018;198(5).
5. Silva CI, Muller N. Tórax (Série Colégio Brasileiro de Radiologia e Diagnóstico por imagem). 2. ed. Elsevier; 2017.

11 Tomografia por emissão de pósitrons (PET)

Paulo Henrique Rosado de Castro
Camila Edith Stachera Stasiak
Domenico Capone
Rosana Souza Rodrigues
Sérgio Altino de Almeida

DESTAQUES

- O exame de PET/TC é uma técnica importante na abordagem por imagem das doenças do tórax.
- Pela complexidade e pelo alto custo, torna-se necessário conhecer suas principais indicações.
- Deve ser analisado dentro de um contexto clínico-epidemiológico, respeitando sistemática que inclui parâmetros técnicos.

▶ INTRODUÇÃO

A medicina nuclear permite, através do uso de radiotraçadores, demonstrar de forma não invasiva processos específicos dentro do corpo humano, incluindo o metabolismo da glicose e a expressão de receptores. Os primeiros equipamentos comerciais de tomografia por emissão de pósitrons (PET, do inglês *positron emission tomography*) foram desenvolvidos na década de 1980. Inicialmente, a imagem por PET era uma tecnologia complexa e cara que exigia um cíclotron para produzir radioisótopos de curta duração como o carbono-11, com meia-vida física de 20 minutos. Consequentemente, a PET não acompanhou o crescimento exponencial da tomografia computadorizada (TC) ou da ressonância magnética (RM). Foi na década de 1990 que a PET se tornou reconhecida como uma técnica importante de imagem, a partir da utilização daquele que permanece como principal radiotraçador até hoje: a fluordesoxiglicose (FDG) marcada com flúor-18 (18F). O primeiro sistema PET/TC combinado foi concluído em 1998, possibilitando correlacionar alterações funcionais da PET com as informações anatômicas da TC. Além disso, o uso da TC passou a fornecer fatores de correção de atenuação para PET, reduzindo de forma significativa o tempo do exame. Atualmente, a PET/TC é o equipamento-padrão na área de Medicina Nuclear. Mais recentemente, foram desenvolvidos também equipamentos híbridos de PET/RM, porém têm custo muito superior, são pouco disponíveis e têm suas aplicações e custo-efetividade ainda em estudo. No caso do tórax, a RM tem ainda aplicação muito limitada na avaliação do parênquima pulmonar. Neste capítulo, serão abordados os aspectos técnicos, os principais radiotraçadores e as principais indicações da PET/TC na avaliação das doenças torácicas.

▶ ASPECTOS TÉCNICOS

Aquisição das imagens e preparação dos laudos

As imagens adquiridas no exame de PET/TC variam com a indicação. A maioria dos exames é realizada atualmente para avaliação de pacientes oncológicos, e a aquisição começa superiormente no nível do vértex do crânio ou das órbitas e termina inferiormente no nível da raiz das coxas. As imagens de PET são adquiridas em livre respiração e os exames duram cerca de 20 a 30 minutos, e são seguidas da realização de TC de baixa dose, para referencial anatômico e correção de atenuação. A Sociedade Brasileira de Medicina Nuclear emitiu parecer em 2018 que diz que é prerrogativa do médico nuclear a elaboração do laudo do exame PET, e que um médico nuclear treinado em PET/TC pode laudar o exame isoladamente, desde que especifique claramente tratar-se de uma TC não diagnóstica. Além das imagens de TC de baixa dose, são frequentemente realizadas imagens dedicadas de TC, que podem ser feitas com ou sem administração de contraste iodado. Nos exames de PET/TC com TC dedicadas, a recomendação é que os laudos sejam produzidos em conjunto com um radiologista.

Valor padronizado de captação

Além da exibição da imagem qualitativa, é possível quantificar o valor de captação específico normalizado para a dose injetada, que é denominado "valor de captação padronizado" (SUV, do inglês *standardized uptake value*). O SUV fornece um indicador aproximado que se correlaciona com a captação do radiotraçador no tecido. Durante os primeiros anos da utilização desse método de imagem, um SUV de 2,5 nos estudos de PET/TC com FDG-18F foi considerado por muitos como um valor de corte para diferenciar entre doenças benignas e malignas. O valor de SUV superior a 2,5 era considerado indicativo de doença maligna. O valor de corte de 2,5, no entanto, é pouco específico, pois algumas doenças benignas podem apresentar valores de SUV elevados, sendo esse ponto de corte principalmente limitado em países onde a incidência de doenças infecciosas e inflamatórias é mais alta. Atualmente, são levados em consideração para esta análise a combinação de outros parâmetros além do SUV, como a relação da captação do radiotraçador da lesão com o mediastino ("*blood pool*") ou com o fígado, as características morfológicas da lesão e a análise comparativa com estudos anteriores.

▶ PRINCIPAIS RADIOTRAÇADORES

Fluordesoxiglicose-18F (FDG-18F)

A captação de FDG é mediada por uma família de proteínas transportadoras de glicose (receptores GLUT) presentes na membrana celular. Subsequentemente, o FDG é fosforilado pela enzima hexoquinase em FDG-6-fosfato. No entanto, o FDG-6-fosfato fica bioquimicamente "preso" dentro da célula, uma vez que não é um substrato para a glicose-6-fosfato isomerase. O FDG será ligado ao radionuclídeo 18F que tem meia-vida física relativamente longa de 110 minutos, permitindo que seja transportado a locais distantes dos cíclotrons, até mesmo para outras cidades. A avaliação da captação de FDG-18F permite diferentes aplicações, notadamente em Oncologia, porque diversos tumores apresentam aumento do metabolismo glicolítico. A PET/TC com FDG-18F também permite a avaliação de processos inflamatórios/infecciosos, que também apresentam aumento do metabolismo glicolítico. É sempre importante conhecer a biodistribuição normal e as variantes para a correta interpretação de qualquer modalidade de imagem. Portanto, também é importante saber a distribuição normal de FDG para a correta interpretação de um estudo de PET/TC. A captação do radiofármaco é intensa no cérebro, devido às altas taxas de consumo de glicose pelo órgão, e no sistema coletor renal, ureteres e bexiga, devido à excreção fisiológica do radiotraçador. Captação do FDG menos intensa pode ser encontrada no fígado, baço, medula óssea, córtex renal e nos vasos sanguíneos. A captação no miocárdio é variável e está associada com a dieta e o jejum anteriores ao exame.

Captação fisiológica é comum e ocorre em músculos, na gordura marrom e no trato gastrointestinal. A captação muscular é uma das variantes fisiológicas mais comuns. Os pacientes submetidos a PET/TC, portanto, devem ser aconselhados a evitar exercícios, mastigar e falar antes e imediatamente após a injeção de FDG-18F. A captação muscular também pode ser observada de forma difusa em pacientes que não realizaram o jejum mínimo de quatro horas. A gordura marrom também mostra intensa captação de FDG e geralmente se apresenta como captação bilateral simétrica. A captação de FDG no trato gastrointestinal é variável, podendo ser atribuída a vários fatores, como atividade do músculo liso associada ao peristaltismo e captação em tecido linfoide. As glândulas mamárias apresentam atividade moderada, especialmente em mulheres na pré-menopausa. Isso pode obscurecer lesões potenciais na mama. A captação na medula óssea pode ser significativa após expansão medular em situações como a anemia e após a terapia com fatores estimuladores de colônias.

▶ PRINCIPAIS INDICAÇÕES EM ONCOLOGIA

Cobertura no Brasil

O exame de PET/TC tem alto custo e só tem cobertura para indicações definidas pelo Sistema Único de Saúde (SUS) (Tabela 1) e pela Agência Nacional de Saúde Suplementar (ANS) (Tabela 2), todas em Oncologia. Portanto, as indicações em inflamação e infecção não têm cobertura atualmente pelo SUS ou pela ANS.

TABELA 1 Indicações atuais da tomografia por emissão de pósitrons (PET/TC) no Brasil aprovadas pelo Sistema Único de Saúde (SUS) até janeiro de 2021

Câncer de pulmão de células não pequenas	Se potencialmente ressecável, para estadiamento
Linfoma	No estadiamento Na avaliação da resposta ao tratamento
Câncer colorretal	Para detecção de metástase exclusivamente hepática e potencialmente ressecável

TABELA 2 Indicações atuais da tomografia por emissão de pósitrons (PET/TC) no Brasil aprovadas pela Agência Nacional de Saúde Suplementar (ANS) até janeiro de 2021

Câncer de pulmão de células não pequenas	Se comprovado por biópsia, para: a. Caracterização das lesões b. Estadiamento do comprometimento mediastinal e a distância c. Detecção de recorrências

(continua)

TABELA 2 Indicações atuais da tomografia por emissão de pósitrons (PET/TC) no Brasil aprovadas pela Agência Nacional de Saúde Suplementar (ANS) até janeiro de 2021 *(continuação)*

Linfoma	Pelo menos um dos critérios: a. No estadiamento primário b. Na avaliação da resposta terapêutica c. No monitoramento da recidiva da doença
Câncer colorretal	Pelo menos um dos critérios: a. Câncer recidivado potencialmente ressecável b. CEA elevado sem evidência de lesão por métodos de imagem c. Recidivas com achados radiológicos inconclusivos
Nódulo pulmonar solitário	Preenchendo todos os critérios: a. RM ou TC inconclusivas b. Nódulo maior que um centímetro c. Não espiculados d. Sem calcificações
Câncer de mama	Se metastático com achados de imagem duvidosos
Câncer de cabeça e pescoço	Pelo menos um dos critérios: a. Imagem suspeita de metástase com exames de imagem inconclusivos b. Carcinoma de células escamosas, adenocarcinoma ou carcinoma epitelial anaplásico com tumor primário desconhecido ou exames de imagem inconclusivos
Melanoma	a. Estadiamento do melanoma de alto risco ou com linfonodo sentinela positivo, ou com linfonodo clinicamente positivo, sem evidência de metástases e quando os exames forem inconclusivos b. Para avaliação de recidiva detectada por outro método diagnóstico em pacientes candidatos a metastectomia
Câncer de esôfago	Em tumores localmente avançados para a detecção de metástase a distância, com outros exames de imagem inconclusivos

(continua)

TABELA 2 Indicações atuais da tomografia por emissão de pósitrons (PET/TC) no Brasil aprovadas pela Agência Nacional de Saúde Suplementar (ANS) até janeiro de 2021 *(continuação)*

Tumores neuroendócrinos	a. Localização do tumor primário b. Detecção de metástases c. Detecção de doença residual, recorrente ou progressiva d. Determinação da presença de receptores da somatostatina

CEA: antígeno carcinoembrionário; RM: ressonância magnética; TC: tomografia computadorizada.

Nódulo pulmonar solitário

O estudo de PET/TC com FDG-18F pode fornecer informações adicionais na investigação de nódulos pulmonares solitários e tem sido usado com sucesso como teste diagnóstico não invasivo e para diferenciar lesões benignas de malignas. A maioria dos nódulos pulmonares benignos não acumula FDG. No entanto, infecções granulomatosas ativas como tuberculose, sarcoidose, histoplasmose e paracoccidioidomicose apresentam aumento da captação de FDG e são causas dos exames falsos-positivos.

Lesões muito pequenas (menores que 5 mm) têm análise limitada pela PET. Tumores de baixo grau como adenocarcinoma lepídico (previamente denominado bronquíolo-alveolar) e tumores neuroendócrinos bem diferenciados podem não apresentar captação aumentada de FDG e são causas de falsos-negativos.

A Sociedade Fleischner recomenda para nódulos solitários sólidos e não calcificados, maiores que 8 mm de diâmetro, considerar imagem de seguimento em 3 meses com TC, PET/TC, biópsia ou uma combinação destes, dependendo do tamanho e da morfologia, entre outros fatores, tanto para pacientes com baixo risco como para alto risco de malignidade. Para nódulos parcialmente sólidos com um componente sólido maior ou igual a 8 mm, que tenham morfologia suspeita ou crescimento do componente sólido, recomenda-se PET/TC, biópsia ou ressecção.

Câncer de pulmão

A investigação diagnóstica precisa e o estadiamento do câncer de pulmão não pequenas células (CPNPC) são fundamentais, pois o envolvimento de linfonodos mediastinais e metástases a distância interferem no tratamento e o prognóstico da terapia. Em particular, é necessário diferenciar os pacientes com doença potencialmente curável e ressecável em estágios iniciais daqueles que não são elegíveis para cirurgia, seguindo o sistema de estadiamento usado com base na classificação TNM.

A PET/TC permite o estadiamento e reestadiamento do CPNPC com alta precisão diagnóstica (Figura 1). Múltiplas diretrizes recomendam o uso de FDG PET/TC para diagnóstico/estadiamento, bem como para detecção de recorrência/reestadiamento.

O envolvimento regional e a distância muda o estadiamento da doença e orienta a abordagem terapêutica. A PET/TC é muito útil no fornecimento de informações relevantes sobre a extensão local do tumor, bem como de lesões metastáticas a distância. A PET/TC de corpo inteiro é muito útil, pois cobre os locais mais comuns de doença metastática, por exemplo, pulmão, fígado, adrenais e ossos. A avaliação de lesões secundárias no sistema nervoso central por FDG PET/TC é limitada pela alta captação fisiológica pelo encéfalo.

Linfoma

O estadiamento é de importância crítica tanto na doença de Hodgkin (DH) quanto no linfoma não Hodgkin (LNH), pois o tratamento varia de acordo com o estágio da doença. A sensibilidade e a especificidade da PET/TC com FDG variam nos diferentes subtipos histológicos de linfoma. No entanto, na prática clínica a PET/TC tem alta sensibilidade para as principais classes de linfoma como DH, linfoma difuso de grandes células B e linfoma folicular. A PET/TC fornece informações substanciais sobre a identificação do local mais adequado para biópsia, estadiamento inicial, resposta à terapia, avaliação de massas residuais

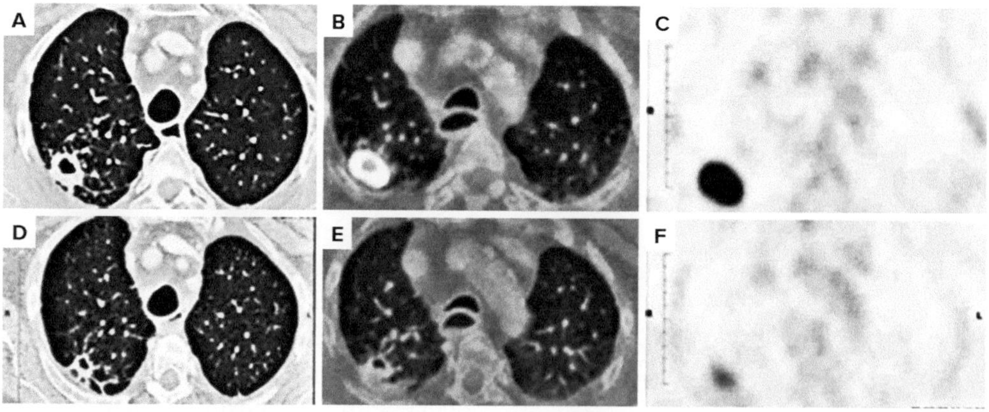

FIGURA 1 Imagens de TC, PET/TC e PET de paciente com neoplasia de pulmão antes (A, B e C, respectivamente) e após (D, E e F, respectivamente) quimioterapia neoadjuvante demonstrando redução da captação em lesão no pulmão direito. Versão colorida da figura encontra-se no caderno de imagens no final do livro.

pós-tratamento e identificação de doença recorrente (Figura 2). A PET/TC com FDG tem menor sensibilidade em alguns subtipos menos comuns de LNH, como linfoma de zona marginal, especialmente em relação às manifestações extranodais. Nesses subtipos, a avidez por FDG deve ser avaliada por um PET/TC pré-tratamento, para permitir a comparação com exames posteriores. A PET/TC é superior à TC no estadiamento e reestadiamento da doença nodal, bem como na detecção de envolvimento extranodal, incluindo envolvimento hepático, esplênico, da medula óssea e gástrico. Um critério para envolvimento esplênico é quando a captação no baço é maior do que no fígado.

A resposta ao tratamento na PET/TC é avaliada visualmente, comparando a captação da lesão com a atividade do *pool* sanguíneo mediastinal e do fígado, seguindo os critérios de Lugano (Tabela 3). Lesões com captação de FDG igual ou abaixo da atividade do *pool* sanguíneo mediastinal após o tratamento indicam uma resposta metabólica completa. Deve-se ter em mente que lesões com captação aumentada de FDG não representam necessariamente doença residual, e podem representar alterações infecciosas ou inflamatórias. Além disso, a hiperplasia tímica é comum após a quimioterapia e é uma possível causa de resultados falso-positivos (Figura 3). Adicionalmente, a captação difusa da medula óssea ou a captação esplênica pós-terapia com fator estimulador de colônia de granulócitos podem mimetizar medula óssea linfomatosa.

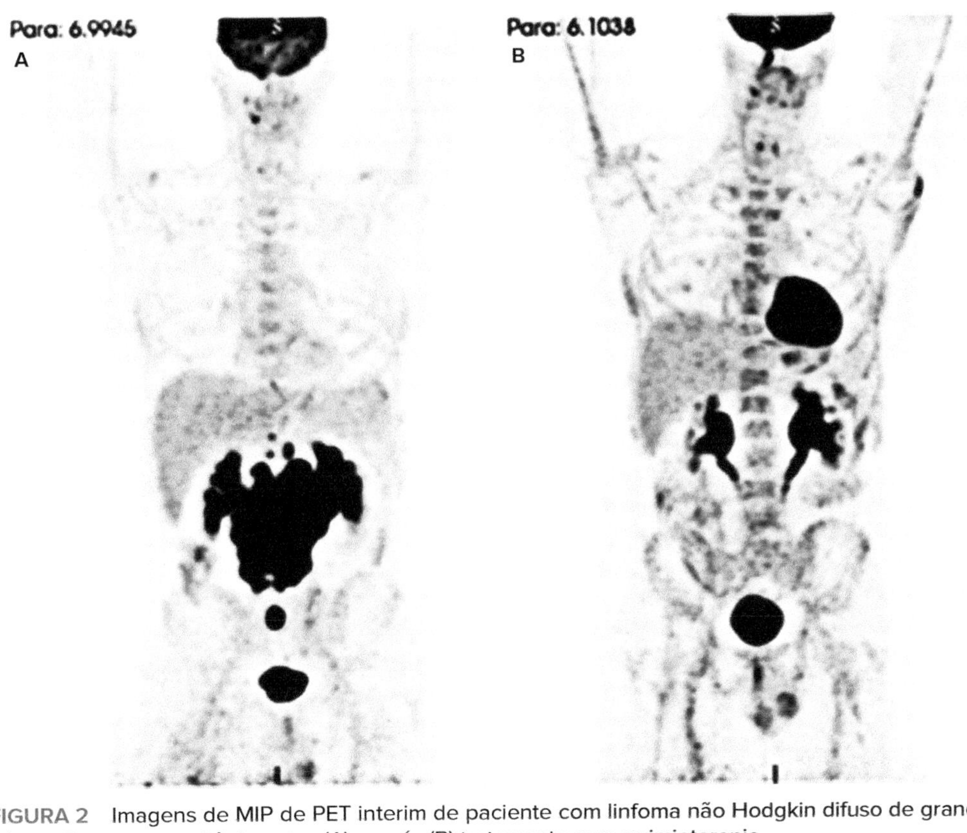

FIGURA 2 Imagens de MIP de PET interim de paciente com linfoma não Hodgkin difuso de grandes células B em retroperitônio antes (A) e após (B) tratamento com quimioterapia.

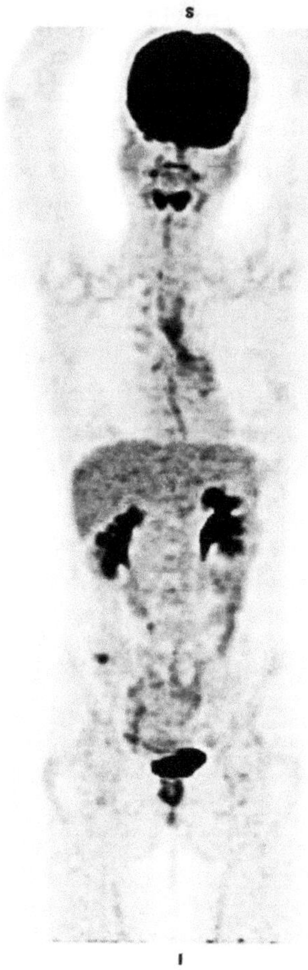

FIGURA 3 Imagens de MIP de PET de paciente com linfoma não Hodgkin difuso de grandes células B. Após quimioterapia, surgiu hipercaptação do FDG-18F no timo, consistente com variante fisiológica de hiperplasia tímica.

TABELA 3 Critérios de Lugano

Pontos	Resultado de PET/TC
1	Sem captação
2	Captação ≤ mediastino
3	Captação > mediastino, mas ≤ fígado
4	Aumento moderadamente superior ao fígado
5	Aumento marcadamente superior ao fígado e/ou novas lesões
X	Novas áreas de captação provavelmente não relacionadas ao linfoma

▶ PRINCIPAIS INDICAÇÕES EM INFECÇÃO/INFLAMAÇÃO

Endocardite infecciosa

A PET/TC com FDG pode auxiliar no diagnóstico da endocardite infecciosa (Figura 4). Nas diretrizes da Sociedade Europeia de Cardiologia, os critérios maiores incluem atividade anormal ao redor do local de implantação da válvula protética detectada por PET/TC com FDG, se a prótese foi implantada há mais de 3 meses. Existem limitações para o uso de PET/TC com FDG. Normalmente, há captação de FDG fisiológica difusa ou focal variável no coração, e vários fatores podem influenciar a captação miocárdica (p. ex., tempo de jejum, nível de glicose no sangue e dieta pobre em carboidratos). Assim, uma dieta com alto teor de gordura, baixo teor de carboidratos e proteína, seguida por jejum de 12 horas antes da injeção, pode diminuir a captação fisiológica de FDG. Falsos-positivos podem ocorrer, como na inflamação pós-cirúrgica.

Sarcoidose

A TC é padrão-ouro na avaliação da sarcoidose e outras doenças pulmonares infiltrativas difusas. A TC permite caracterização da distribuição e do padrão das lesões pulmonares da sarcoidose, com achados típicos como pequenos nódulos com distribuição perilinfática e ao longo de fissuras, e também de achados menos comuns como consolidação alveolar com broncogramas aéreos, cavitação e fibrose. No entanto, muitas vezes é difícil diferenciar a sarcoidose de outras doenças intersticiais por TC, e a biópsia ainda é necessária.

A PET/TC tem a capacidade de detectar a captação de FDG em células da inflamação granulomatosa que produzem a inflamação

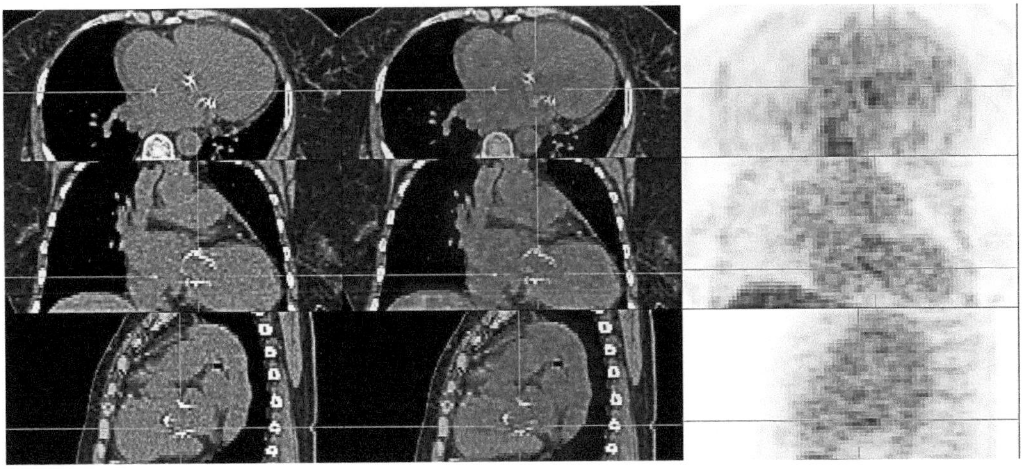

FIGURA 4 Imagens de MIP de paciente com suspeita de endocardite indicaram hipercaptação do FDG-18F em válvula mitral, consistente com a hipótese. Versão colorida da figura encontra-se no caderno de imagens no final do livro.

observada na sarcoidose. A PET/TC tem boa sensibilidade e permite avaliar a sarcoidose pulmonar e extrapulmonar. A PET/TC é também uma ferramenta útil na avaliação da eficácia do tratamento, que resulta em uma diminuição da atividade metabólica juntamente com melhora clínica e bioquímica.

REFERÊNCIAS

1. Akin EA, Qazi ZN, Osman M, Zeman RK. Clinical impact of FDG PET/CT in alimentary tract malignancies: An updated review. Abdom Radiol (NY). 2020;45(4):1018-35.
2. Boellaard R, Delgado-Bolton R, Oyen WJ, Giammarile F, Tatsch K, Eschner W, et al. FDG PET/CT: EANM procedure guidelines for tumour imaging: version 2.0. Eur J Nucl Med Mol Imaging. 2015;42(2):328-54.
3. Bozkurt MF, Virgolini I, Balogova S, Beheshti M, Rubello D, Decristoforo C, et al. Guideline for PET/CT imaging of neuroendocrine neoplasms with 68 Ga-DOTA-conjugated somatostatin receptor targeting peptides and 18 F-DOPA. Eur J Nucl Med Mol Imaging. 2017;44(9):1588-601.
4. Johnbeck CB, Knigge U, Kjær A. PET tracers for somatostatin receptor imaging of neuroendocrine tumors: Current status and review of the literature. Future Oncology. 2014;10(14):2259-77.
5. Jones T, Townsend D. History and future technical innovation in positron emission tomography. J Med Imaging (Bellingham). 2017;4(1):011013.
6. MacMahon H, Naidich DP, Goo JM, Lee KS, Leung ANC, Mayo JR, et al. Guidelines for management of incidental pulmonary nodules detected on CT images: From the Fleischner Society 2017. Radiology. 2017 Jul;284(1):228-43.

12

Ressonância magnética do tórax

Alessandro Severo Alves de Melo

DESTAQUES

- A ressonância magnética representa método promissor no estudo das doenças torácicas.
- Pelo fato de permitir avaliação das diferentes doenças do tórax, se torna muito relevante conhecer suas principais indicações.
- O exame deve ser analisado levando em conta os compartimentos de lesão e os parâmetros técnicos mais bem indicados para cada doença.

▶ INTRODUÇÃO

A ressonância magnética (RM) representa um método de imagem de enorme potencial no estudo das doenças torácicas, permitindo análise de inúmeras doenças que acometem o mediastino, a pleura e parênquima pulmonar, sem falar da contribuição significativa na avaliação dos componentes da parede torácica e do arcabouço ósseo.

Recentemente, a melhoria nas técnicas de RM permitiu incremento no potencial de investigação e diagnóstico das doenças torácicas.

▶ DOENÇAS PULMONARES

A RM na avaliação do parênquima pulmonar apresenta limitações decorrentes da baixa densidade de prótons do tecido pulmonar normal, suscetibilidade a artefatos e impactos dos movimentos fisiológicos. A RM tem vantagens sobre a tomografia computadorizada (TC), incluindo a capacidade de identificar características do tecido e aplicar técnicas de imagem funcionais, como avaliação da perfusão e medição da ventilação e mecânica respiratória.

Atelectasia

A atelectasia corresponde a colapso do tecido pulmonar, associado ao deslocamento anormal de cissuras e outros constituintes anatômicos. As atelectasias obstrutivas, não obstrutivas e redondas podem ser caracterizadas na RM. A sequência ponderada em T2 permite a diferenciação entre a atelectasia obstrutiva e a pneumonia, ao demonstrar nas pneumonias um maior sinal em T2 por possuir maior conteúdo líquido, enquanto que uma lesão tumoral central que determine atelectasia costuma apresentar difusão restrita e realce pelo meio de contraste menos exuberante que o pulmão colabado. A atelectasia redonda (Figura 1) corresponde a pulmão colapsado, de aspecto arredondado, associado a pleura espessada ou a derrame pleural, que em geral apresenta intenso realce pelo meio de contraste.

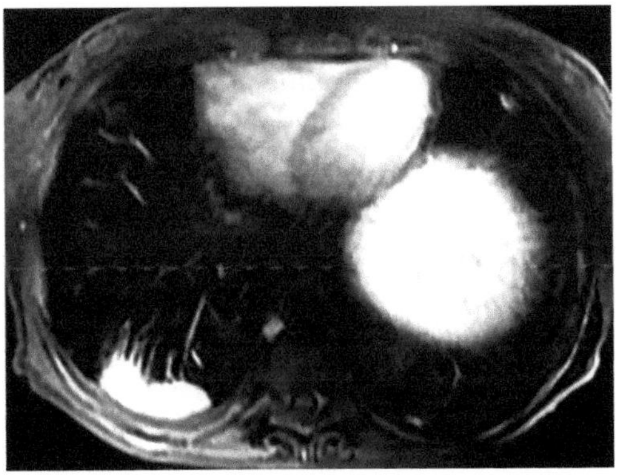

FIGURA 1 Atelectasia redonda no lobo inferior direito associada a derrame e espessamento pleural.

Consolidação

A consolidação é definida como lesão do parênquima pulmonar, que obscurece as margens dos vasos. Os brônquios que permanecem aerados são vistos como estruturas aeradas ramificadas (broncogramas aéreos) dentro da opacidade. O diagnóstico diferencial da consolidação deve levar em consideração várias substâncias que podem preencher o espaço aéreo, incluindo fluido, sangue, pus e células.

O padrão de imagem das consolidações na TC e RM é semelhante, já que a RM é capaz de caracterizar diferentes aspectos do tecido com base na intensidade do sinal. A consolidação por pneumonia costuma apresentar alta intensidade de sinal em T2 pelo acúmulo de líquido (Figura 2).

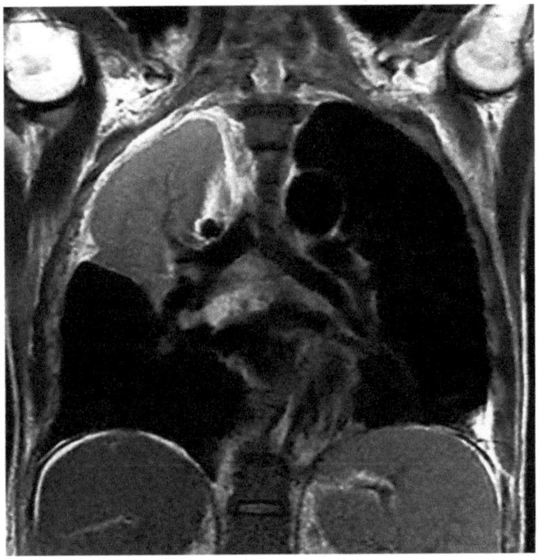

FIGURA 2 Consolidação no lobo superior direito com aerobroncograma. Pneumonia.

Massas

Massa pulmonar é definida como opacidade pulmonar esférica maior que 3 cm de diâmetro com limites bem definidos fora da projeção de constituinte anatômico. A RNM e a TC apresentam boa concordância na avaliação das massas pulmonares. O câncer de pulmão é a causa mais comum de massas pulmonares. A TC e a RNM desempenham papéis importantes no estadiamento do câncer de pulmão, como a avaliação da invasão do tumor pelo sulco superior, a detecção da invasão do mediastino e a predição de acometimento linfonodal. A RM também pode trazer informações adicionais na diferenciação entre uma massa pulmonar e a atelectasia adjacente ou mesmo consolidação e também permitir distinção entre uma massa pulmonar e as áreas de fibrose pós-radioterapia.

Nódulos

Um nódulo é definido como uma opacidade arredondada medindo menos que 3 cm de diâmetro. Na TC, um nódulo pode mostrar atenuação em tecidos moles (sólido), em vidro fosco (não sólido) ou mista. O achado de nódulos pulmonares se tornou muito frequente na atualidade pela utilização mais corriqueira da TC com multidetectores. A

RM pode contribuir de forma significativa no estudo desses nódulos, visando o diagnóstico diferencial entre nódulos pulmonares benignos e malignos.

A intensidade do sinal de nódulos pulmonares na difusão pode ser útil na diferenciação entre nódulos benignos e malignos, sendo que em geral os nódulos benignos não tendem a apresentar difusão restrita, o que é observado frequentemente nos nódulos malignos (Figura 3).

O hamartoma pulmonar é a terceira causa mais comum de nódulo solitário e apresenta limite bem definido, podendo conter calcificação em pipoca, cartilagem e gordura intranodular. A gordura é um elemento-chave do componente de baixa atenuação encontrado na TC e que pode ser observado na RM.

Embolia pulmonar

Embolia pulmonar é a terceira causa mais comum de doença cardiovascular (após infarto miocárdico e acidente vascular cerebral). Frequentemente, essa doença passa despercebida e, por isso, é responsável por milhares de mortes todos os anos. A RM demonstra sensibilidade para embolia pulmonar de 100% em artérias centrais e lobares, 84% em artérias segmentares e apenas 40% nos ramos subsegmentares.

▶ DOENÇAS MEDIASTINAIS

O mediastino é um espaço torácico mediano que contém estruturas e órgãos. As massas mediastinais podem ser detectadas nas radiografias de tórax, mas uma avaliação mais acurada deve ser realizada visando análise de seu diagnóstico e extensão, permitindo o estabelecimento de conduta diagnóstica e terapêutica mais adequada.

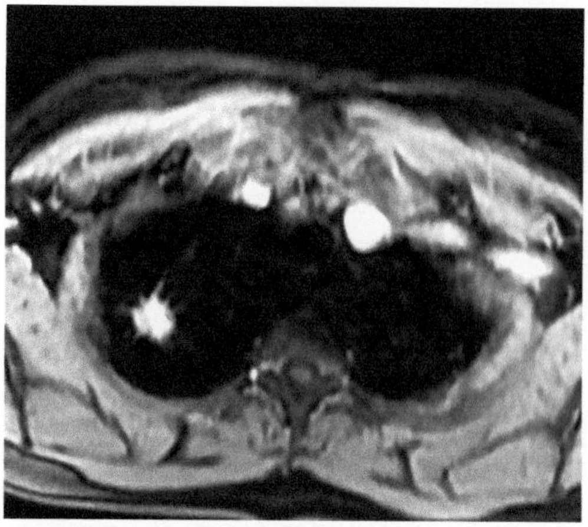

FIGURA 3 Observa-se nódulo sólido espiculado no lobo superior direito. Adenocarcinoma.

A RM desempenha um papel importante no estadiamento de neoplasias mediastinais em função da alta resolução espacial e capacidade multiplanar e, portanto, da possibilidade de realizar estudo de invasão de estruturas cardiovasculares mesmo sem uso do meio de contraste venoso.

Timoma

O timoma é a doença tumoral primária mais comum do mediastino pré-vascular/anterior, apresentando comportamento benigno na maioria das vezes. As neoplasias de comportamento agressivo como invasão de estruturas adjacentes e envolvimento da pleura e pericárdio podem ser evidentes. Os pacientes podem apresentar síndromes paraneoplásicas, sendo a mais comum associada a timoma.

Na RM, os timomas geralmente demonstram baixo sinal nas sequências ponderadas em T1 e alta intensidade do sinal nas sequências ponderadas em T2, podendo exibir áreas de necrose/degeneração cística, manifestadas por baixa intensidade de sinal em sequências ponderadas em T1 e alta intensidade de sinal em sequências ponderadas em T2 (Figura 4).

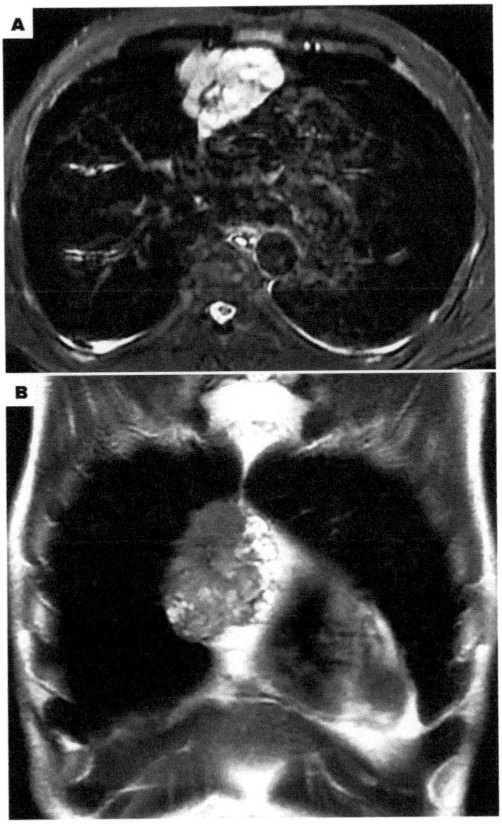

FIGURA 4 Sequências T2 nos planos axial e coronal demonstrando massa sólida heterogênea com áreas císticas/necróticas, manifestadas por alto sinal. Timoma.

Teratoma maduro

Teratomas maduros são neoplasias benignas que normalmente contêm várias quantidades de fluido de gordura, calcificação e tecido mole. A gordura intralesional é presente em 50% dos casos, enquanto os níveis de fluido de gordura, embora altamente específicos para teratoma maduro, são muito menos comuns. Na RM, componentes de gordura proeminentes são hiperintensos em T1 e perdem sinal na sequência com supressão de gordura e sequências fora de fase.

Linfoma

Os linfomas de Hodgkin e não Hodgkin podem afetar o mediastino, surgindo como uma malignidade primária ou uma manifestação de doença sistêmica. O aspecto do linfoma na RM depende do tipo de linfoma e do tratamento prévio. Em geral, a maioria dos linfomas não tratados demonstra hipointensidade homogênea em T1 e T2 ponderados sequenciais, com restrição à difusão (Figura 5). Após a administração de contraste venoso o realce é geralmente homogêneo, embora heterogeneidade secundária à necrose possa estar presente.

Cistos de duplicação

As lesões císticas mais comuns no compartimento visceral incluem cistos de duplicação broncogênica e esofágica. Cistos broncogênicos resultam de brotamento anormal do intestino anterior primitivo durante o desenvolvimento embriológico e geralmente ocorrem próximos à carina ou, menos comumente, na região paratraqueal direita. Os cistos de duplicação esofágica representam anomalias de desenvolvimento que podem ser encontradas adjacentes ao esôfago. Cistos de duplicação são geralmente reconhecidos na TC como lesões com atenuação de água. No entanto, a heterogeneidade interna de componentes hemorrágicos ou proteicos ou infecção podem resultar na atenuação dos tecidos moles na TC. Neste cenário, a RM pode ser realizada para confirmar a natureza cística da lesão como alto sinal nas sequências ponderadas em T2, enquanto o conteúdo hemorrágico, proteico ou mucoide resulta em padrões variáveis de sinal em sequências ponderadas em T1.

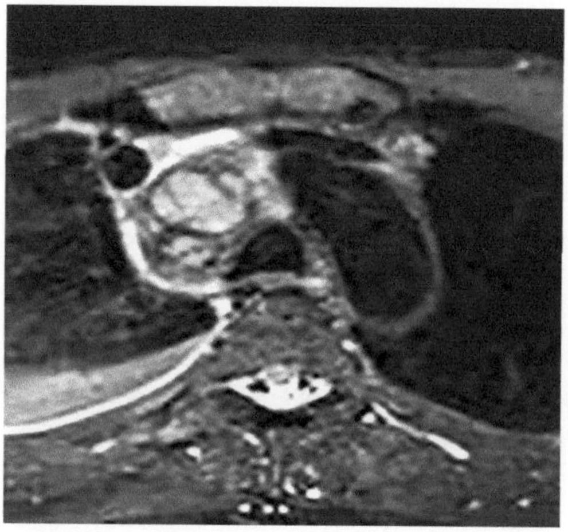

FIGURA 5 Massa sólida lobulada paratraqueal direita com sinal alto em T2.

Cistos pericárdicos

Os cistos pericárdicos são lesões benignas não neoplásicas que acometem usualmente os ângulos cardiofrênicos (mais comum no direito do que à esquerda), mas podem ser vistos tão alto quanto os recessos pericárdicos na projeção da aorta proximal e artérias pulmonares. Na RM, os cistos pericárdicos aparecem bem circunscritos, homogêneos, com baixa intensidade de sinal em sequências ponderadas em T1 e alta intensidade do sinal em sequências ponderadas em T2 (Figura 6).

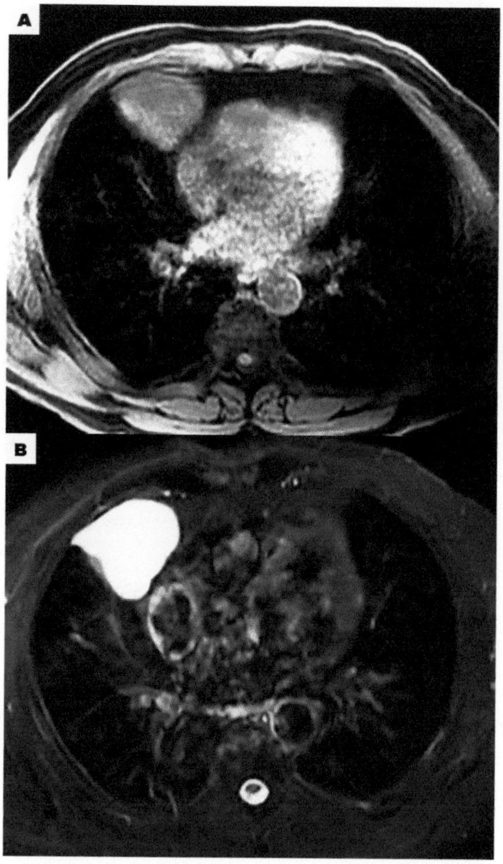

FIGURA 6 Cisto pericárdico no ângulo cardiofrênico direito.

▶ DOENÇAS PLEURAIS

A RM representa um método bastante eficaz na avaliação das doenças pleurais, inclusive na busca de evidências de doença metastática torácica, como extensão do câncer de pulmão ou timoma. O realce da pleura pode ser observado em condições infecciosas e neoplásicas, mas o realce nodular ou em massa deve levantar a suspeita de tumor. As sequências difusão e T2 também podem ser úteis na avaliação da doença pleural.

A RM também pode fornecer informações sobre se um derrame pleural é transudativo ou exsudativo. Derrames transudativos são tipicamente hiperintensos em T2, sem realce pleural e não contêm septos, além de não apresentarem restrição à difusão da água. Derrames exsudativos podem ter menor intensidade de sinal em T2, ser heterogêneos, frequentemente demonstram realce pleural e podem conter septos e apresentar restrição à difusão da água.

Hemotórax e quilotórax também podem ser identificados na RM. O hemotórax pode demonstrar sinal T1 hiperintenso devido à presença de hemoderivados. Em hemotórax loculado ou mais crônico, as características de intensidade de sinal interno podem ser heterogêneas, com uma borda hipointensa em T1 e T2 ao redor devido à deposição de hemossiderina. No cenário de um quilotórax, os níveis de fluido-lipídio podem estar presentes. Porções de quilotórax que contêm lipídios podem demonstrar supressão de gordura ou perda da intensidade do sinal em imagens fora de fase.

Derrame pleural loculado

O derrame pleural de aspecto loculado pode estar situado em qualquer ponto do espaço pleural, inclusive entre as cissuras, podendo mimetizar uma massa, configurando o denominado tumor-fantasma devido ao aspecto elíptico e circunscrito.

Em geral, a loculação de um derrame pleural decorre de processo inflamatório crônico que não se resolveu devido a um descompasso entre a produção do exsudato e sua drenagem. O empiema pleural na RM exibe hipossinal nas imagens pesadas em T1 e hipersinal em T2, em razão de sua natureza líquida, podendo também apresentar septações hipointensas de permeio, com realce pós-contraste tanto da pleura parietal quanto dos septos (Figura 7).

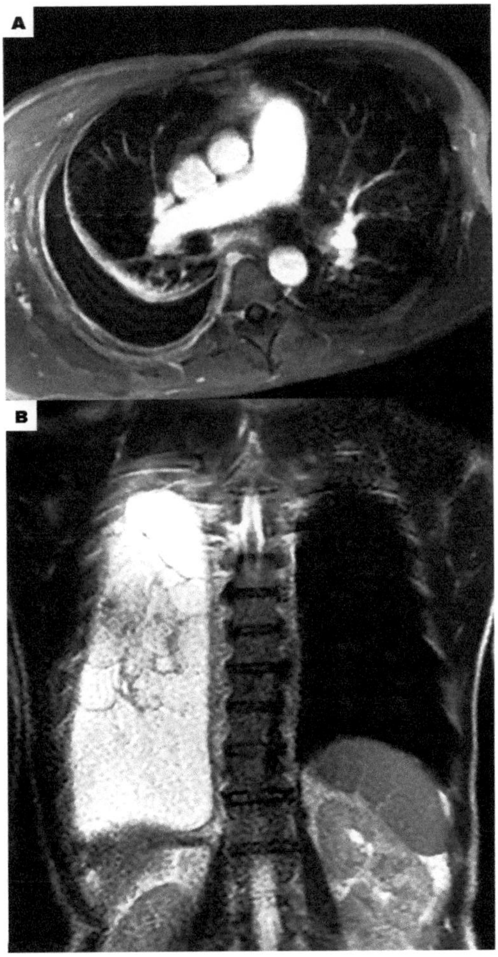

FIGURA 7 Em A, sequência pós-contraste venoso demonstra derrame pleural loculado com realce e espessamento dos folhetos pleurais. Em B, a sequência coronal T2 caracteriza os múltiplos septos. Empiema pleural

Derrame pleural hemorrágico

O derrame pleural hemorrágico tende a ocorrer em condições como neoplasias metastáticas, trauma, dissecção da aorta, embolia pulmonar ou endometriose torácica. A avaliação por RM demonstra líquido com hipersinal nas ponderações T1 e T2, devido ao conteúdo hemático, podendo adicionalmente evidenciar outros achados relacionados à etiologia (Figura 8). No caso do trauma, lesões ósseas e eventuais hematomas de partes moles podem ser facilmente acessados ao método.

A endometriose pleural cursa com pequenos nódulos subpleurais inespecíficos, podendo vir associada a pneumotórax catamenial.

Derrame pleural neoplásico

O derrame pleural neoplásico decorre de afecções pleurais malignas primárias ou secundárias. Dentre elas, o mesotelioma, linfoma e metástases do trato gastrointestinal, mama e ovário são as mais prevalentes. À RM do tórax, o derrame pleural exibe hipossinal na sequência ponderada em T1 e hipersinal em T2, notando-se também espessamento pleural nodular em geral descontínuo ao longo da superfície pleural, podendo envolver inclusive

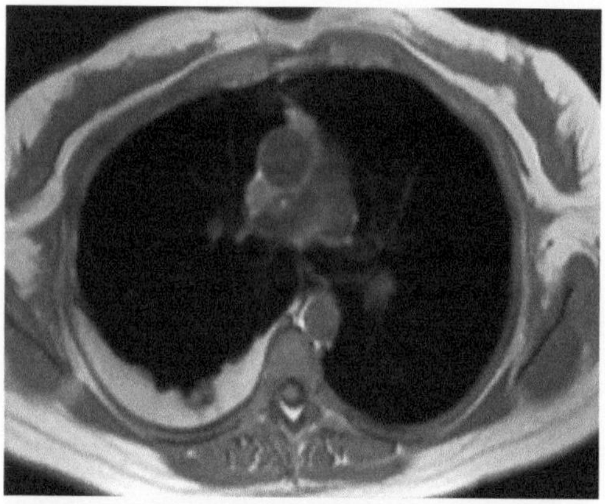

FIGURA 8 Na sequência T1, o derrame pleural exibe sinal alto em T1. Endometriose pleural.

a pleura mediastinal, acometimento este incomum nas doenças infecciosas. A expressão de sinal à RM é diretamente ligada às características do tumor primário, tendendo a apresentar hipossinal em T1 e variável em T2.

O uso da difusão nesses casos tende a demonstrar restrição à difusão da água no próprio derrame, em razão da alta celularidade, como também ao longo dos pontos acometidos da pleura, ratificando a etiologia neoplásica do líquido.

REFERÊNCIAS

1. Barreto MM, Rafful PP, Rodrigues RS. Correlation between computed tomography and magnetic resonance imaging findings of parenchymal lung diseases. European Journal of Radiology. 2013;82:492-501.
2. Carter BW, Betancourt SL, Benveniste MF. MR imaging of mediastinal masses. Top Magn Reson Imaging. 2017;26:153-65.
3. Hochhegger B, Souza VVS, Marchiori E, et al. Ressonância magnética do tórax: Sugestão de protocolo. Radiol Bras. 2015;48:373-80.
4. Pessoa FMC, Afonso FB, Melo ASA. O uso da ressonância magnética nuclear na avaliação do derrame pleural. Pulmão RJ. 2016;25:37-42.
5. Pessoa FMC, Melo ASA, Souza AS, et al. Aplications of magnetic resonance imaging of the thorax in pleural diseases: A state-of-the-art review. Lung. 2016;194:501-9.
6. Raptis CA, McWilliams SR, Ratkowaki KL, Broncano J, Green DB, Bhalla S. Mediastinal and pleural imaging: Practical approach for daily practice. Radiographics. 2018;38:37-55.

13 Ultrassonografia de tórax

Roberto Mogami
Thiago Mafort

DESTAQUES

- A ultrassonografia de tórax:
  - permite estimar volume dos derrames pleurais;
  - sugere possibilidade de transudato ou exsudato pleural;
  - permite a identificação de lesões parenquimatosas periféricas;
  - atua como método de triagem na pandemia de COVID-19.

▶ AVALIAÇÃO DO PARÊNQUIMA

A ultrassonografia (US) utiliza a emissão de ondas sonoras por um transdutor. Essas ondas atravessam com maior ou menor facilidade os tecidos interpostos e são refletidas de volta para o transdutor. Tecidos com densidade alta como o osso dificultam a propagação do som e causam sombras acústicas. O líquido, por sua vez, facilita a propagação e ocasiona o reforço do feixe sonoro. A representação desses diferentes cenários se faz digitalmente por imagens que possuem gradações de tons de cinza. Um transudato pleural comumente ocasiona um derrame anecoico (muito escuro), assim como um exsudato pode ter aspecto hipoecoico (tom de cinza intermediário) pela grande quantidade de pus, como em um empiema. Os transdutores utilizados mais comumente têm baixa frequência (2-5 MHz) para que o feixe sonoro possa atingir estruturas mais profundas. A análise convencional se faz pelo modo B, mas outros recursos como o modo M podem ser utilizados para avaliação de mobilidade diafragmática e o power Doppler para caracterização de hiperfluxo vascular em situações que sugerem processos inflamatórios ou neoplásicos.

▶ US PULMONAR

Rotina para realização do exame pulmonar

O paciente deve ser examinado em posição sentada sempre que possível. A avaliação deve incluir seis áreas em cada hemitórax, duas anteriores, duas laterais e duas posteriores. Se o paciente estiver em posição supina, serão avaliadas duas áreas anteriores, duas laterais e duas posterolaterais. Cada espaço intercostal deve ser avaliado, buscando a análise da maior parte do parênquima pulmonar.

Principais achados da US pulmonar

- Linhas A: são produzidas por artefatos de reverberação e denotam presença de ar abaixo da linha pleural. As linhas A são horizontais, equidistantes entre si e entre a pele e a linha pleural. Estão presentes no pulmão normoaerado, mas também em algumas doenças que cursam com manutenção da aeração pulmonar (asma, embolia pulmonar, doença pulmonar obstrutiva crônica) ou com ar abaixo da linha pleural (pneumotórax).
- Linhas B: são linhas verticais que se originam na pleura e se movimentam com a respiração. Normalmente apagam as linhas A, uma vez que representam diminuição da aeração pulmonar (Figura 1). Estão presentes em edema pulmonar, doenças intersticiais pulmonares e pneumonias. Quando confluentes, costumam se correlacionar com opacidades em vidro fosco. Quando não confluentes, se correlacionam com espessamento dos septos interlobulares. O achado de até duas ou três linhas B isoladas pode não ter significado patológico.
- Consolidações: preenchimento total ou parcial dos alvéolos. São representadas por estruturas heterogêneas, habitualmente de margens imprecisas e de base pleural (Figura 2). Na maioria das vezes é possível a identificação de áreas hiperecoicas em seu interior, que representam os broncogramas aéreos. Pela US só é possível a identificação de consolidações nas regiões subpleurais.

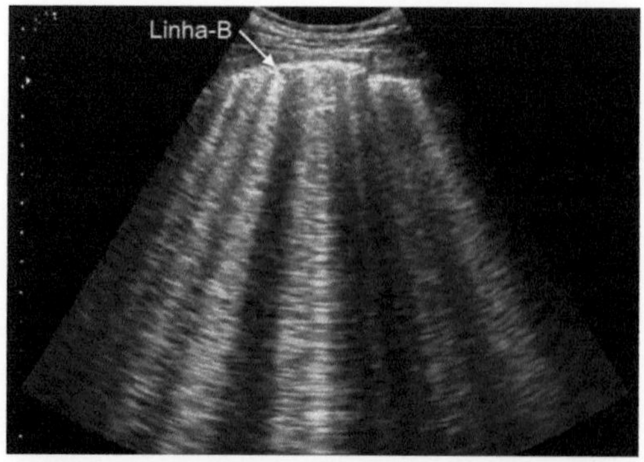

FIGURA 1 Plano sagital posterior. Linha B (seta).

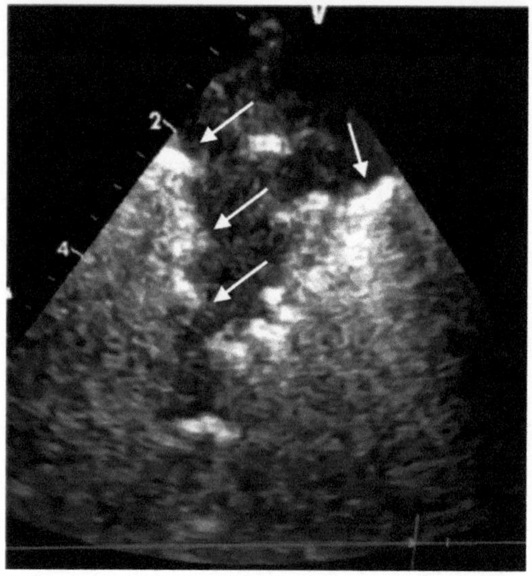

FIGURA 2 Plano sagital posterior. Consolidações (setas).

▶ US DO COMPARTIMENTO PLEURAL

Rotina para realização do exame pleural

Idealmente, o paciente deve estar sentado. Utilizam-se as interfaces (hemicúpulas diafragmáticas) entre o fígado e pulmão à direita e baço e pulmão à esquerda para pesquisa de derrames e avaliação de folhetos pleurais. A partir desses pontos iniciais é realizada a varredura do tórax anterior e posteriormente e em direção superior.

Fisiologia e anatomia do espaço pleural

A observação do espaço pleural normal na US mostra que os folhetos visceral e parietal são individualizados como uma linha hiperecoica única que "desliza" com os movimentos respiratórios.

Normalmente, em torno de 10 mL de líquido são formados no espaço pleural diariamente. A formação desse líquido pleural é explicada pela equação de Starling.

O líquido pleural é formado em decorrência da maior pressão hidrostática da circulação parietal em relação à cavidade pleural. A drenagem do líquido pleural ocorre principalmente pelos linfáticos parietais. Esse sistema linfático se comunica com canais localizados no mediastino, ducto linfático direito e ducto torácico.

Fisiologicamente, existe 1,5 mL de líquido no espaço pleural. Há diversos mecanismos que contribuem para formação de derrame: aumento da pressão hidrostática microvascular (insuficiência cardíaca), diminuição da pressão osmótica microvascular (hipoalbuminemia), diminuição da pressão intrapleural (atelectasias reduzem ainda mais essa pressão), aumento da permeabilidade vascular (processos inflamatórios ou neoplásicos), obstrução à drenagem linfática (tumores) ou passagem de líquido do espaço peritoneal para o pleural por via linfática ou solução de continuidade.

Principais achados e quantificação dos derrames pleurais

Os derrames pleurais podem ser classificados, laboratorialmente, em transudatos ou exsudatos e a US pode sugerir a natureza do derrame pelas características sonográficas. Os transudatos decorrem do aumento da pressão hidrostática vascular ou redução da pressão osmóstica e, em geral, são causados por quadros de insuficiência cardíaca. Por sua vez, o exsudato decorre de aumento da permeabilidade vascular por processo inflamatório ou neoplasia.

Na US, os derrames pleurais podem ser anecoicos (Figura 3), complexos septados (Figura 4), complexos não septados e homogeneamente hiperecoicos. A ecogenicidade do derrame reflete a celularidade aumentada, presença de hemorragia ou o efeito de depósito de fibrina no interior da coleção. Os derrames anecoicos apresentam aspecto uniforme e ecogenicidade extremamente baixa (escuro). O derrame complexo é aquele em que o líquido apresenta partículas, debris ou outro material em suspensão e as septações são estruturas lineares fibrinosas decorrentes de alto conteúdo proteico. O derrame homogeneamente ecogênico é aquele em que o líquido pleural se mistura a outros materiais como pus ou sangue e apresenta uma ecogenicidade com tom de cinza intermediário. Em um paciente febril, o derrame complexo, septado ou não, e o derrame hiperecoico demandam tratamento mais agressivo que o derrame anecoico pela possibilidade de empiema.

Apesar da ecogenicidade isoladamente não ajudar a diferenciar entre um transudato e exsudato, derrame anecoicos sugerem transudato e derrames ecogênicos e complexos com septos sugerem exsudatos.

Nódulos na superfície pleural são sugestivos de doença maligna, principalmente os que medem acima de 5 mm. Outros sinais

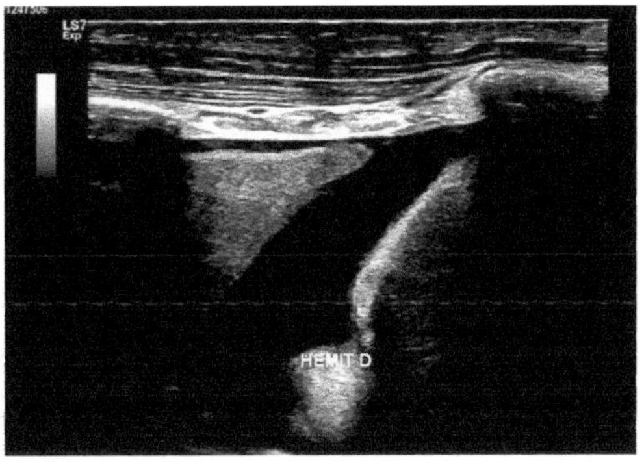

FIGURA 3 Plano coronal. Derrame anecoico.

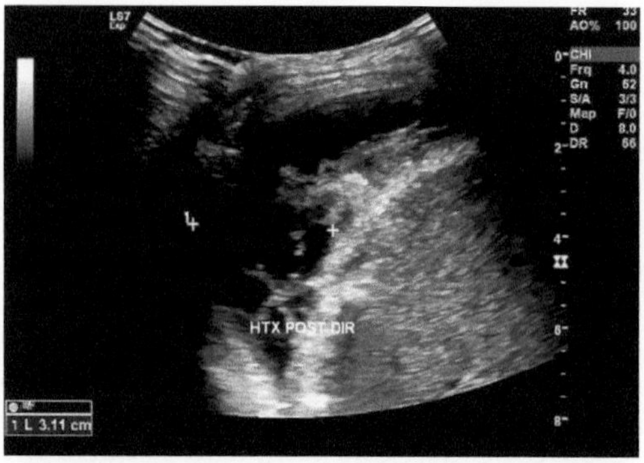

FIGURA 4 Plano dorsolateral transversal. Derrame complexo com septos.

que sugerem doença maligna pleural são espessamento da pleura diafragmática maior que 7 mm e espessamentos parietal e visceral acima de 10 mm.

Na literatura há diversas descrições de métodos para quantificação ultrassonográfica do derrame pleural, vários deles com fórmulas complicadas e pontos de referência confusos. Os métodos mais simples, em que se obtém apenas uma medida (método linear), são menos acurados do que os métodos mais complexos, com várias medidas (multiplanares). A mensuração linear utiliza uma janela dorsolateral no plano transverso, em um nível logo acima da base pulmonar, durante apneia inspiratória, com o paciente em posição supina. No entanto, esse método apresentava desvios-padrão muito amplos, principalmente com derrames menores.

TABELA 1 Estimativa de volume do derrame pleural a partir da medida da distância entre a base pulmonar e a parede torácica posterolateral

Distância (mm)	Volume (mL)	Variação (mL)
0	8	0-90
5	80	20-170
10	170	50-300
15	260	90-420
20	380	150-660
30	550	210-1.060
40	1.000	490-1.670
50	1.420	650-1.840

Fonte: Ferreira AC, Mauad Filho F, Braga T, et al. Papel da ultrassonografia na avaliação da efusão pleural. Radiol Bras. 2006;39(2):145-50.

REFERÊNCIAS

1. Asciak R, Hassan M, Mercer RM, et al. Prospective analysis of the predictive value of sonographic pleural fluid echogenicity for the diagnosis of exudative effusion. Respiration. 2019;97(5):451-6.
2. Di Serafino M, Notaro M, Rea G, et al. The lung ultrasound: Facts or artifacts? In the era of COVID-19 outbreak. Radiol Med. 2020 Aug;125(8):738-53.
3. Eibenberger KL, Dock WI, Ammann ME, et al. Quantification of pleural effusions: Sonography versus radiography. Radiology. 1994;191(3):681-4.
4. Hassan M, Mercer RM, Rahman NM. Thoracic ultrasound in the modern management of pleural disease. Eur Respir Rev. 2020;29(156).
5. Mojoli F, Bouhemad B, Mongodi S, et al. Lung ultrasound for critically ill patients. Am J Respir Crit Care Med. 2019 Mar 15;199(6):701-14.
6. Piskac Zivkovic N, Cikara I, Novak NP, et al. A retrospective study of ultrasound characteristics and macroscopic findings in confirmed malignant pleural effusion. Pulm Med. 2019;2019:5628267.
7. Soldati G, Demi M, Smargiassi A, et al. The role of ultrasound lung artifacts in the diagnosis of respiratory diseases. Expert Rev Respir Med. 2019 Feb;13(2):163-72.

SEÇÃO III

Temas prevalentes em Pneumologia

14 Tabagismo

Gunther Kissmann
Carolina Costa
Carlos Leonardo Carvalho Pessôa

DESTAQUES

- Principal causa mundial de doenças crônicas não transmissíveis, levando a mortes evitáveis, o tabagismo necessita ser abordado de diferentes formas:
  - Evitar a iniciação de seu uso, atualmente ligada a diferentes formas de consumo do tabaco, como: cigarro eletrônico, narguilé e cigarros aromatizados.
  - Sensibilizar os tabagistas ativos a cessarem o consumo.
  - Disponibilizar e promover programas integrados, multidisciplinares, visando a cessação.

▸ INTRODUÇÃO

O consumo de tabaco abrange diferentes formas e modalidades: cigarro convencional, cigarro de palha, fumo de rolo, charuto, cachimbo, cigarrilha, kretek, bidi, tabaco mascável, narguilé, e o mais recente, sob a apresentação de dispositivos eletrônicos. Estes últimos têm se popularizado mundialmente, em especial entre a população jovem, por conta de sua atratividade, maneabilidade e propaganda. A atual legislação brasileira não permite sua comercialização, porém seu uso pode ser observado nacionalmente cada vez com maior frequência. Sua tecnologia também tem evoluído desde 2005, com o início de comércio regular dos primeiros dispositivos fechados de recarga, evoluindo para dispositivos abertos mais complexos, nos quais o usuário manipula sua montagem, grau de aquecimento, potência e tipo de líquido ou essências (*blend*) a ser utilizado no processo de vaporização.

Apesar de ser apresentado pela indústria fumageira como alternativa à cessação, na prática estes dispositivos têm sido mais frequentemente utilizados como porta de entrada ao uso de nicotina pela população mais jovem. Replicando o modelo de negócio adotado nos cigarros comuns, a indústria do tabaco também passou a disponibilizar produtos eletrônicos flavorizados e aditivados, amainando o efeito irritativo do início de uso do tabaco e facilitando a adesão do consumidor.

Em série histórica brasileira, realizada através do programa Vigitel, desde 2006 é observada redução no consumo de tabaco na população adulta das capitais, ano a ano. Entretanto, no inquérito de 2019, pela primeira vez houve aumento de uso de tabaco nesta população, passando de 9,3% em 2018 para 9,8%. Justamente nesse ano houve introdução de questão específica sobre uso de aparelho eletrônico para fumar ou vaporizar.

Associada ao uso dos cigarros eletrônicos, foi descrita em 2019 nova síndrome respiratória aguda, a EVALI. Em análise de série de pacientes submetidos a lavado broncoalveolar, foi identificada presença regular de acetato de vitamina E e tetrahidrocanabinol (THC) em casos de EVALI, que segue sem tratamento específico definido.

No contexto da cessação de uso do tabaco, a identificação de perfil do paciente, seu estágio de motivação, modo de consumo do tabaco e seu estado geral de saúde devem ser avaliados, dando assim suporte às ações terapêuticas.

A aplicação de questionários como o apresentado na Tabela 1 constitui boa prática clínica.

Também a realização de exames complementares como de sangue, de imagem e função pulmonar, auxilia na identificação de comorbidades e consequências do tabaco no organismo, ampliando o suporte clínico ao paciente, estejam estes alterados, o que para alguns pacientes significa forte estímulo à cessação, estejam com valores dentro da normalidade, quando o profissional pode argumentar como momento ideal para cessação, antes que alterações definitivas ocorram no organismo do paciente.

TABELA 1 Teste de Fagerström

Quanto tempo depois de acordar você fuma o primeiro cigarro?	
Dentro de 5 minutos	3
Entre 6 e 30 minutos	2
Entre 31 e 60 minutos	1
Após 60 minutos	0
Você acha difícil evitar de fumar em locais proibidos, como igrejas, shoppings, local de trabalho?	
Sim	1
Não	0
Qual o cigarro mais difícil de desistir de fumar?	
O primeiro da manhã	1
Qualquer outro	0
Quantos cigarros você fuma por dia?	
Menos de 10	0
Entre 11 e 20	1
Entre 21 e 30	2
Mais de 30	3
Você fuma mais no começo do dia do que no resto do dia?	
Sim	1
Não	0
Mesmo estando doente a ponto de ficar acamado, você fuma?	
Sim	1
Não	0
Pontuação de dependência à nicotina:	
0 a 2	Muito baixa
3 ou 4	Baixa
5	Média
6 ou 7	Elevada
8 a 10	Muito elevada

TABELA 2 Exames complementares

Imagem	Quando disponível, a opção por tomografia computadorizada (TC) de tórax se sobrepõe à radiografia simples de tórax, por conta de sua maior sensibilidade para alterações estruturais. A TC é recomendada naqueles indivíduos a partir dos 50 anos, tabagistas de mais de 20 maços/ano e histórico de doença pulmonar obstrutiva crônica (DPOC), fibrose pulmonar ou neoplasia familiar. O acompanhamento e manejo de nódulos assim identificados dá-se por protocolos abordados em outra seção deste livro
Espirometria	Por conta da associação do uso do tabaco com distúrbios respiratórios, como o desenvolvimento de DPOC, deve-se solicitar a realização de espirometria em todos os tabagistas, o que suscita identificação, acompanhamento e tratamento de alterações de forma objetiva e documentada
Monoximetria	A medida da concentração de monóxido de carbono exalado (COex) é rápida, não invasiva e útil em identificar tabagismo em atividade caso COex > 6 ppm, servindo também para monitoramento de êxito na cessação. Porém, é teste pouco utilizado pela necessidade de aparelho específico e custoso
Cotinina	Sendo o principal metabólito da nicotina, a cotinina tem meia-vida de 14 a 40 horas em adultos, apresentando boa correlação com o número de cigarros fumados. Sua dosagem é possível em diferentes amostras biológicas, tendo os respectivos pontos de corte entre não fumantes (a menor) e fumantes (a maior): saliva 10 mg/mL, sangue 15 ng/mL e urina 100 ng/mL
Laboratorial	Consiste em boa prática a avaliação de potenciais comorbidades, através de exames de análises clínicas, como: hemograma completo, glicemia de jejum e hemoglobina glicada, hepatograma, lipidograma e bioquímica sérica

(continua)

TABELA 2 Exames complementares (*continuação*)

Eletrocardiograma	É notória a associação entre tabagismo e aumento de risco cardiovascular, logo, avaliação complementar é adequada, podendo ser expandida com ecocardiograma e teste ergométrico

▶ TRATAMENTO NÃO FARMACOLÓGICO

Avaliação motivacional do fumante

A motivação é um estado que pode ser influenciado por diversos fatores, inclusive a forma que manejamos a relação terapêutica. Outros fatores que podem influenciar a motivação para mudar são contingências como hábitos, pessoas e lugares; a qualidade do suporte social; o estado de humor; e a autoeficácia do paciente, isto é, o senso de capacidade de realizar aquilo que se deseja.

Muitos autores estudaram o fenômeno do engajamento em comportamentos de saúde, sendo uns dos autores mais proeminentes Prochaska & DiClemente. Com seus estudos, eles desenvolveram o Modelo Transteórico de Mudança (1986) em que sugeriam que os pacientes passavam por estágios de mudança até a manutenção do comportamento almejado (Tabela 3). O conhecimento desses estágios pelo profissional de saúde seria importante para que adequasse seu manejo e facilitasse o processo de mudança. Inclusive, muitos dos estudos envolvendo o Modelo Transteórico aconteceram com pacientes fumantes visando a cessação tabágica.

TABELA 3 Estágios de mudança e abordagens preconizadas

Estágios de mudança	Definição	Abordagem
Pré-contemplativo	O paciente não percebe necessidade de parar de fumar ou não quer	Convidar o paciente a refletir através de perguntas abertas e demonstrar a discrepância entre continuar a fumar e valores importantes que tem na vida (p. ex., família, saúde, trabalho etc.). É importante fluir com a resistência, sem confrontação direta, sob risco de piorá-la neste estágio
Contemplativo	A ambivalência é o elemento central nesse estágio. O paciente quer parar de fumar, mas não quer ao mesmo tempo	Além das orientações gerais do item acima, é o momento ideal para perguntar os prós e contras (técnica da balança de decisão) tanto para mudar como para não mudar. Pode-se sugerir ao paciente colocar um peso de 0 a 10 para cada item e somá-los, obtendo-se o peso total de cada coluna
Preparação para ação	O paciente já decidiu que precisa parar de fumar, porém ainda não executou seu plano de ação	Ajudar o paciente a escolher as opções possíveis e viáveis, além de prever os possíveis obstáculos e como superá-los antecipadamente
Ação	O paciente tomou medidas para parar de fumar	Monitorar o avanço do plano de ação, assim como ajudá-lo em suas dificuldades.
Manutenção	O paciente conseguiu alcançar a mudança e agora precisa mantê-la	Técnicas de prevenção de recaída, como monitoramento de situações de alto risco de recaída, treinamento de habilidades sociais e estratégias de enfrentamento e mudança de estilo de vida (atividade física, suporte social, atividades de lazer)

Atualmente, sabe-se que tais estágios não são necessariamente consecutivos, podendo o paciente estar pré-contemplativo em um dado momento e evoluir à preparação para a ação após a abordagem do profissional. Os acontecimentos do dia também podem influenciar na mudança, podendo um conflito no trabalho levar um paciente em estágio de manutenção ao estágio contemplativo (ambivalente). Outra adaptação importante do Modelo Transteórico foi deixar de conceber os estágios como um círculo, ou seja, que voltam à *estaca zero* caso o paciente recaia, mas preferir explicá-lo como uma espiral, em que cada tentativa de mudança possa ser diferente da anterior e gerar um aprendizado, fazendo parte do processo para a manutenção definitiva. Com isso, é importante que o profissional não rotule o paciente como sem condições de parar de fumar porque está pré-contemplativo, nem considere que estar em estágio de manutenção seja definitivo.

A partir dos trabalhos destes autores e de outros como Carl Rogers e Bandura, Miller e Rollnick estruturaram a Entrevista Motivacional, um estilo colaborativo de conversar que fortalece a motivação da própria pessoa e seu compromisso com a mudança. Os estudos que sustentaram esse modelo de abordagem começaram na década de 90 e tinham o objetivo de *especificar inespecíficos*. Em outras palavras, ambos queriam entender o porquê de terapeutas com a mesma linha e formação obterem resultados diferentes em relação à mudança de seus pacientes. Eles percebiam que a motivação não era um traço definitivo de personalidade, mas um estado que poderia ser influenciado pela relação terapêutica, o que incluía empatia, consideração positiva incondicional, tom de voz, comunicação não verbal e qualidade da escuta, entre outros. Dessa forma, elencaram princípios e técnicas que evocassem conversas de mudança do próprio paciente com o intuito de que ele mesmo organizasse seu caminho para mudar.

Dentre os princípios orientadores, estão:

1. Resistir ao *reflexo de consertar*: profissionais que argumentam ou dão sugestões sobre o que fazer tendem a evocar maior resistência do paciente, fenômeno que ocorre em qualquer ser humano e é chamado de *reatância psicológica* (a pessoa se opõe ao que é dito ou orientado para demonstrar ser livre).
2. Entender e explorar as motivações do paciente: é importante ter como premissa que, em se tratando de comportamento, qualquer pessoa é *expert* em si, sabendo o que já deu certo ou errado, seus motivos e obstáculos.
3. Escutar com empatia: elemento mais distintivo da Entrevista Motivacional que se expressa através da técnica da escuta ativa (ver a seguir).
4. Fortalecer o paciente, estimulando a esperança e o otimismo: evocar os benefícios que o paciente imagina que terá ou informá-lo sobre eles são estratégias sempre mais motivadoras do que discutir os malefícios e incentivar o medo. Instilar esperança estimula a autoeficácia e permite que o paciente acredite que pode e que será bom mudar. Dentro deste princípio, estão listados os benefícios adquiridos com a cessação tabágica que podem ser discutidos com os pacientes na consulta na Tabela 4.

TABELA 4 Benefícios de parar de fumar

Tempo sem fumar	Benefício
20 minutos	A pressão sanguínea e a pulsação voltam ao normal.
2 horas	Não há mais nicotina circulando no sangue.
8 horas	O nível de oxigênio no sangue se normaliza.
12 a 24 horas	Os pulmões já funcionam melhor.
2 dias	O olfato já percebe melhor os cheiros e o paladar já degusta melhor a comida.
3 semanas	A respiração se torna mais fácil e a circulação melhora.
1 ano	O risco de morte por infarto do miocárdio é reduzido à metade.
10 anos	O risco de sofrer infarto será igual ao das pessoas que nunca fumaram.

Fonte: adaptada de https://www.inca.gov.br/programa-nacional-de-controle-do-tabagismo/tratamento.

Associado a esses princípios, o espírito da conversa com o paciente deve ser colaborativo, evocativo e com respeito pela autonomia do paciente. Por mais paradoxal que pareça, quando o profissional reforça a autonomia do paciente e verbaliza que o único que poderá decidir sobre a mudança é ele mesmo, o grau de reatância pode reduzir consideravelmente.

Com o avançar dos estudos sobre a Entrevista Motivacional, esse estilo de abordagem foi simplificado, não se guiando mais pelo Modelo Transteórico de Mudança, e concentrou seu foco na superação da ambivalência que existe em todas as pessoas que buscam mudar. Os autores percebiam que quando ajudavam o paciente a ultrapassar esse principal obstáculo do *querer, mas não querer* (ambivalência), na maioria das vezes, o paciente conseguia seguir sozinho com o processo de mudança.

Em outras palavras, por conta da ambivalência, as pessoas possuem um lado que quer a mudança e outro lado que não quer. Muitos, inclusive, já possuem argumentos para manter o status quo e sabem ou já ouviram de pessoas próximas ou profissionais argumentos a favor da mudança. Caso o profissional assuma o lado pró-mudança, o paciente naturalmente assumirá o lado *pró-status* quo como em uma dança. Por isso, muitas vezes ouvimos de pacientes ambivalentes "Sim, doutor, eu sei, mas..." e começam com argumentos em defesa do estado atual, resistindo à persuasão (reatância psicológica). Nosso objetivo na consulta passa a ser não mais o convencimento do paciente, mas a evocação de falas de mudança por parte dele mesmo. Outro motivo importante para que o paciente se ouça falando os próprios argumentos pró-mudança é nossa tendência a acreditar mais naquilo que falamos do que nas orientações dos outros.

Definimos falas de mudança como aquelas que expressam temas como desejo, capacidade, razões, necessidades, compromisso ou que expressam passos em direção à mudança. O profissional precisa ter escuta atenta e usar as técnicas a seguir para ajudar o paciente a se convencer a ultrapassar sua ambivalência:

- **Perguntas abertas:** são perguntas que não podem ser respondidas por sim ou não. Deixam o paciente se expressar e falar o que é importante em sua história.
- **Validar:** encorajar, oferecer apreciação, elogios e compreensão (reforço positivo).
- **Refletir:** também chamado escuta ativa, sendo a técnica mais distintiva da entrevista motivacional. Em situações em que o paciente expressar falas de mudança, emoções (p. ex., raiva, indiferença) ou demonstrar resistência à abordagem, o profissional, no lugar de confrontar, possui duas opções: repetir o que acabou de escutar ou percebeu; completar o parágrafo do paciente com alguma impressão sua ou alguma fala anterior do paciente. Dessa forma, o paciente ouve o que acabou de falar e pode se explicar mais ou até mudar de opinião.
- **Resumir:** agregar as falas do paciente pró-*status quo* e pró-mudança, colocando mais peso nas falas pró-mudança.

Outra técnica útil para evocar especificamente as razões envolvidas no processo é a da balança decisória (Figura 1). Nela, é importante ter colunas a favor e contra tanto sobre o parar de fumar quanto sobre o continuar fumando, já que, por vezes, a pessoa pode ter desvantagens em continuar a fumar, porém não ter vantagens para ficar abstinente (p. ex., tem enfisema pulmonar, porém, está passando por um divórcio, sentindo-se sozinho). É importante também que se coloque uma nota de 0 a 10 ao lado da razão, já que alguns motivos têm maior peso que outros. Sendo assim, poucos e valiosos motivos para parar de fumar podem superar muitos motivos de pouca significância em não parar.

Avaliar a autoeficácia, elemento importante para qualquer mudança, também pode ser muito útil em evocar falas de mudança. Neste caso, solicitamos uma escala de zero a cinco para três perguntas:

- Quão importante é para você parar de fumar em uma escala de zero a cinco, sendo zero nada importante e cinco muito importante?

- Quão confiante você se sente em parar de fumar em uma escala de zero a cinco, sendo zero nada confiante e cinco muito confiante?
- Quão pronto você se sente para parar de fumar em uma escala de zero a cinco, sendo zero nada pronto e cinco muito pronto?

Nesta técnica, independentemente da resposta do paciente, o profissional deve perguntar o motivo de ter dado tal nota e não outra **menor** (p. ex., "Por que você deu 3 e não 1?"). Dessa forma, iremos evocar os motivos pró-mudança, já que o paciente irá se ouvir defendendo os motivos de ser uma nota maior do que a que o profissional perguntou.

Com base nos principais pontos do Modelo Transteórico de Mudança e da Entrevista Motivacional, o profissional pode otimizar as abordagens mais estabelecidas em literatura para ajudar os pacientes a pararem de fumar. São elas: abordagem mínima, abordagem básica e abordagem intensiva.

Abordagem mínima

- **Uma das ações mais importantes na cessação do tabagismo.**
- São perguntas que devem ser feitas para **todos** os pacientes que forem atendidos, em **qualquer contexto** e com duração de 3 a 5 minutos.
- Eleva a taxa de cessação de 3% para 8 a 10% caso realizada em cada consulta, sendo uma ação de grande custo-efetividade.
- Pergunte-Avalie-Aconselhe-Prepare (PAAP).

TABELA 5 Abordagem mínima

▪ Você fuma?
▪ Há quanto tempo fuma?
▪ Quantos cigarros fuma por dia?
▪ Qual o tempo que leva para acender o primeiro cigarro do dia?
▪ Você está interessado ou pensa em parar de fumar?
▪ Você já tentou parar de fumar alguma vez na vida?

Abordagem básica

- Duração de 3 a 5 minutos em cada visita.
- Mesmas perguntas, porém com **detalhamento** sobre as **tentativas anteriores**, se deseja marcar uma **data de parada** e se gostaria de **ajuda profissional**.
- Perguntar-Avaliar-Aconselhar-Preparar-**Acompanhar** (PAAPA)

Vantagens para fumar	Desvantagens para fumar	Vantagens para não fumar	Desvantagens para não fumar

FIGURA 1 Balança decisória.

TABELA 6 Abordagem básica

▪ Você fuma?
▪ Há quanto tempo fuma?
▪ Quantos cigarros fuma por dia?
▪ Qual o tempo que leva para acender o primeiro cigarro do dia?
▪ Você está interessado ou pensa em parar de fumar? **Caso sim:** pensa em marcar data para deixar de fumar? Gostaria de ajuda?
▪ Você já tentou parar de fumar alguma vez na vida? **Caso sim:** o que aconteceu quando tentou deixar de fumar?

Abordagem intensiva

- Abordagem estruturada do fumante por profissional capacitado pelo Programa Nacional de Controle do Tabagismo.
- Pode ser individual ou em grupo.
- Sessão semanal por 1 mês com temas estabelecidos nas Cartilhas do Ministério da Saúde, evoluindo para quinzenal no 2º mês e mensal do 3º mês até um ano sem fumar, quando recebe alta do programa.

TABELA 7 Temas centrais das Cartilhas do Ministério da Saúde

1ª sessão: Entender por que se fuma e como isso afeta a saúde
2ª sessão: Os primeiros dias sem fumar
3ª sessão: Como vencer os obstáculos para permanecer sem fumar
4ª sessão: Benefícios obtidos após parar de fumar

Fonte: adaptada de https://www.inca.gov.br/programa-nacional-de-controle-do-tabagismo/publicacoes.

▶ TERAPIA COGNITIVO-COMPORTAMENTAL

A terapia cognitivo-comportamental (TCC) é considerada padrão-ouro no tratamento do tabagismo. Auxilia a modificar crenças, como a que considera o cigarro um companheiro ou preenchedor de vazios, um facilitador de interações e no lidar com estresse. Concomitantemente, a TCC propõe mudanças dos hábitos que contribuem para perpetuar o tabagismo, estimula os tabagistas a programarem a interrupção e a reagirem a situações que os predisponham a fumar. Há no mínimo dezenas de alternativas de mudanças de atitudes do cotidiano que podem auxiliar no sucesso do tratamento e as opções que serão adotadas devem respeitar as individualidades e, claro, a viabilidade. Conversar com os pacientes a respeito do plano, detalhá-lo, individualizá-lo e adicionar novas táticas é o ideal, assim se estreita a relação médico-paciente e amplia-se a confiança do tabagista em obter o seu intento. Se, contudo, for inviável, por falta de tempo para uma consulta mais extensa, pode-se disponibilizar cópia da Tabela 8, que resume algumas estratégias simples.

TABELA 8 Estratégias e mudanças comportamentais auxiliares à interrupção do tabagismo

1. Marcar uma data para a interrupção.
2. Não guardar cigarros e isqueiros no dia da interrupção.
3. Lembrar que a fissura (desejo imperioso de fumar) cede rapidamente, especialmente se alguma estratégia substitutiva for utilizada.
4. Beber mais líquidos, sobretudo água. Evitar café e bebidas alcoólicas.
5. Ter sempre à mão alimentos com poucas calorias, balas ou chicletes sem açúcar, cenoura ou pepino em palitos, damasco, frutas crocantes, cravo, canela em pau, cristais de gengibre, frutas, biscoitos de baixa caloria, gelatina light.
6. Manter as mãos ocupadas, escrever, digitar, costurar, pintar e manipular elástico, pedaço de papel ou objetos pequenos, rabiscar alguma coisa.
7. Procurar ficar mais em lugares onde é proibido fumar: teatro, cinema, biblioteca, igrejas, ônibus, lojas de departamento e com amigos não fumantes.

(continua)

TABELA 8 Estratégias e mudanças comportamentais auxiliares à interrupção do tabagismo *(continuação)*

8. Abortar rapidamente pensamentos sabotadores: "vou fumar só um, não vou voltar a fumar só porque fumei um", "fumarei só um hoje para me acalmar".
9. Programar-se para evitar ou lidar com as situações que aumentam o risco de fumar.
10. Fazer ou aumentar atividades físicas.

▶ TRATAMENTO MEDICAMENTOSO

O uso das medicações somente é útil no tratamento dos tabagistas que têm dependência química. Obter pontuação a partir de 5 no teste de Fagerström (Tabela 1) sugere que uma ou mais medicações devam auxiliar no tratamento, reduzindo a possibilidade de ocorrer síndrome de abstinência ou amenizando-a, contribuindo assim para a interrupção do uso do tabaco.

Na Tabela 9 há uma proposta de roteiro para indicação e seleção da droga a ser empregada no tratamento. Primeiramente, considerar se há evidências da presença de dependência química, em seguida avaliar e respeitar as contraindicações às drogas, depois investiga-se a viabilidade, pois os pacientes podem, por exemplo, não ter recursos financeiros para a compra de uma determinada medicação. Finalmente, a preferência do paciente deve ser considerada, após receber uma breve explicação sobre os perfis das drogas com suas vantagens e desvantagens. Finalmente, a preferência e a experiência do médico podem ajudar o paciente em sua escolha ou mesmo definir a medicação a ser utilizada, se o paciente não desejar participar da escolha. Nesta oportunidade, abordaremos as drogas consideradas de primeira linha no tratamento do tabagismo.

TABELA 9 Fatores a considerar na indicação e seleção da droga auxiliar ao tratamento

1. Teste de Fagerström ≥ 5
2. Respeitar rigorosamente as contraindicações absolutas
3. Se possível, respeitar as contraindicações relativas
4. Respeitar rigorosamente as possíveis interações medicamentosas
5. Viabilidade
6. Preferência do paciente
7. Experiência e preferência do médico

Terapia de reposição de nicotina (TRN)

A nicotina é a principal responsável pela dependência ao tabaco. Utilizada desde 1984 para a cessação do tabagismo, é droga mais antiga e a mais estudada. A TRN tem como objetivo a substituição da nicotina do cigarro por doses gradativamente menores, fazendo-a chegar ao cérebro em proporções e velocidade inferiores às disponíveis nos cigarros, o que faz com que a dependência a essas drogas seja rara. No Brasil, está disponível em gomas e pastilhas (liberação rápida) e adesivos transdérmicos (liberação lenta) e é possível combiná-los. Todos têm eficácias equivalentes, mas a adesão ao tratamento é superior com o uso dos adesivos.

As gomas e pastilhas nicotínicas, disponíveis em apresentações de 2 e 4 mg, são as únicas formas úteis no controle da fissura. A dose média, quando usada isoladamente, é de 8-12 gomas/dia, ou na ocorrência de fissura. A goma deve ser mascada até surgir sabor característico, e em seguida mantida entre a gengiva e a bochecha em repouso por cerca de 30 segundos. Repetir as manobras durante 30 minutos.

As pastilhas têm posologia similar, são mais rapidamente absorvidas pela mucosa oral, com modo de usar mais simples. Não devem ser mastigadas e sim mantidas em contato com a mucosa oral até a total dissolução.

Essas formas de reposição têm uso previsto por até 12 semanas, eventualmente podendo ser estendido.

Idealmente, os pacientes não devem comer nem beber nada 15 minutos antes ou após o uso das gomas ou pastilhas. O meio alcalino favorece a absorção da nicotina pela mucosa, motivo pelo qual cigarros contêm substâncias alcalinizantes. Os efeitos adversos mais comuns são soluços, aftas, salivação e dispepsia e os eventuais são dor na articulação temporomandibular e amolecimento dos dentes. Sugere-se a investigação de fatores predisponentes a esses efeitos durante a anamnese, antes de prescrevê-las. Havendo comprometimento significativo prévio na articulação temporomandibular, deve-se dar preferência às pastilhas em detrimento das gomas, ou nem isso em casos mais graves, quando a opção deve ser pelos adesivos usados isoladamente ou mesmo outras drogas não nicotínicas. Esse perfil de raciocínio é recomendado no processo de seleção da droga a ser prescrita para cada paciente.

Os adesivos devem ser aplicados ao despertar, em local sem pelos, fazendo-se rodízio de local de aplicação para reduzir a possibilidade de eritema e prurido local e trocando-os a cada 24 horas. Em caso de insônia, o adesivo pode ser retirado antes de dormir. Outros efeitos adversos possíveis são sialorreia, náuseas e vômitos. O esquema terapêutico inicialmente proposto dura 10 semanas. Nas quatro primeiras semanas utilizam-se adesivos de 21 mg, em seguida mais 4 semanas com adesivos de 14 mg e, finalmente, 2 semanas com adesivos de 7 mg.

Não obstante as doses preconizadas, pode-se titular a dose da TRN durante o tratamento. Em caso de efeitos tóxicos (náusea, salivação, palidez, dor abdominal, sudorese, cefaleia, tontura, tremores etc.), a dose deve ser reduzida ou a medicação suspensa. Tais efeitos são mais frequentes quando há uso concomitante com cigarro, por isso é importante interromper o tabagismo no dia de iniciar o uso da TRN. A interrupção dos medicamentos quase sempre é suficiente para que os efeitos adversos se dissipem. A subdosagem durante a TRN é comum, o que predispõe à síndrome de abstinência. Se houver sintomas significativos de abstinência, **não obstante** o uso correto da TRN, recomenda-se aumento das doses.

Em gestantes seu uso não é consenso, mas caso empregado, deve-se dar preferência às gomas ou pastilhas na menor dose possível. Neste grupo, a TCC usada isoladamente é a opção mais segura. As contraindicações no uso de TRN podem ser vistas na Tabela 10.

É possível combinar o uso de gomas ou pastilhas com adesivos, especialmente em pacientes que não conseguiram interromper o tabagismo utilizando uma única forma de reposição.

Bupropiona

Trata-se de um antidepressivo atípico, de ação lenta, que bloqueia a recaptação neuronal da dopamina, noradrenalina e serotonina de forma expressiva no núcleo *accumbens*, reduzindo assim a compulsão para fumar. O tratamento da comorbidade depressiva, mais comum nos tabagistas do que na população geral, não explica completamente o seu efeito no tratamento do tabagismo.

Há comprovação de eficácia, por vezes superior à da TRN, e quando comparado ao uso de placebo, duplica as chances de interrupção do tabagismo. O fármaco é ainda mais efetivo em mulheres e em pacientes com depressão.

O risco de ganho de peso quando ocorre interrupção do tabagismo também é uma preocupação relatada, especialmente entre as mulheres. O uso da bupropiona minimiza o ganho de peso associado à abstinência do tabaco.

Disponível em comprimidos contendo 150 mg, o tratamento com a bupropiona deve ter início uma semana antes do paciente interromper o tabagismo, usando-se 150 mg/dia durante três dias, e em seguida 300 mg do quarto dia até o final do tratamento (12 semanas), em duas tomadas, sendo a última dose administrada até 17 h. Intervalo mínimo de 8 horas entre as doses é recomendado.

A utilização de comprimidos é mais prática quando comparada às instruções necessárias ao correto uso das gomas e adesivos.

Como a bupropiona deve ser iniciada uma semana antes do dia da interrupção do tabagismo, existe um período em que o paciente pode se preparar psicologicamente para o momento de parar de fumar e aperfeiçoar o uso da TCC.

Os efeitos adversos considerados comuns são insônia, cefaleia, boca seca, tonturas, aumento da pressão arterial. Apesar de comprovada, indiscutível eficácia e utilidade no tratamento do tabagismo, a bupropiona é, dentre as drogas consideradas de primeira linha, a que tem mais contraindicações e mais interage com outros fármacos, obrigando indicação muito precisa de sua prescrição (Tabela 10). Outros efeitos adversos menos comuns são arritmias cardíacas, enxaqueca, náuseas, vômitos, constipação, dor abdominal, convulsões, anorexia, anemia, trombocitopenia, leucopenia, equimoses, hipoprolactinemia e urticária.

Apesar da raridade, pois o risco de convulsão na dose usual de bupropiona é de 1:1.000, esse efeito adverso é especialmente preocupante. Pacientes que apresentem fatores predisponentes a convulsões devem ser tratados com outras drogas, bem como os com histórico prévio de suicídio ou ideação suicida.

Vareniclina

A vareniclina, aprovada desde 2006 pelo FDA, é uma droga com atividades duais, agonista e antagonista. Ao ativar-se seletivamente os receptores α4β2, há liberação de dopamina no sistema nervoso central (SNC), alívio dos sintomas da abstinência e da fissura. Ao ocupar esses receptores, a droga bloqueia a ligação da nicotina aos mesmos, reduzindo a satisfação de fumar. Seu uso tem sido associado a taxas de abstinência significativamente maiores do que com o uso de placebo, bupropiona e TRN. Por outro lado, é o tratamento mais dispendioso dentre os disponíveis na cessação do tabagismo, além de atualmente não ser disponibilizada gratuitamente nos programas governamentais de tratamento de tabagismo, como as demais.

Está disponível em caixas com o conjunto completo de comprimidos (kit completo) de 0,5 mg e 1,0 mg, na quantidade exatamente necessária para concluir o tratamento clássico de 12 semanas. Inicia-se o tratamento com o uso de comprimidos de 0,5 mg uma vez ao dia por 3 dias, seguidos de 4 dias em uso de comprimidos de 0,5 mg, mas administrados de 12 em 12 horas, e finalmente passa-se ao uso de comprimidos de 1,0 mg de 12 em 12 horas até o fim do tratamento. O 8º dia de tratamento, coincidente com o início da utilização dos comprimidos de 1,0 mg, é o dia sugerido para a interrupção do tabagismo.

Os efeitos adversos mais comuns são náuseas, sonhos anormais, insônia, cefaleia e nasofaringite. Dentre estes, destaque para a náusea, que pode ocorrer em até um terço dos pacientes, mas em geral é leve, nos primeiros dias de uso, e remite espontaneamente. Apenas em cerca de 3% dos casos é necessária a suspensão do uso da droga.

Outros efeitos adversos menos comuns são boca seca, vômito, constipação, diarreia,

TABELA 10 Contraindicações e precauções na seleção das drogas no tratamento do tabagismo

	TRN	Bupropiona	Vareniclina
Contraindicações absolutas	▪ IAM recente ▪ Angina recente ▪ Arritmias graves	▪ Crise convulsiva prévia ▪ Tumores em SNC ▪ Alterações em EEG ▪ Traumatismo craniano ▪ Uso de IMAO ▪ Gravidez ▪ Adolescentes	▪ Hipersensibilidade ▪ Insuficiência renal grave ▪ Gestantes ▪ Nutrizes ▪ Adolescentes
Contraindicações relativas	▪ Diabetes ▪ Hipertireoidismo ▪ Feocromocitoma ▪ Gravidez ▪ Doenças cutâneas	▪ Ideação suicida ▪ HAS não controlada* ▪ Interações medicamentosas ▪ Uso de hipoglicemiantes orais ▪ Insulina	▪ Humor depressivo, agitação e ideação suicida ou comportamento suicida
Precauções	▪ Dispepsias ▪ Aftas recorrentes ▪ Comprometimentos dentários e de ATM ▪ Prótese dentária	▪ HAS* ▪ Evitar ingestão de álcool ▪ Não dirigir veículos ▪ Não operar máquinas ▪ Insuficiência renal** ▪ Insuficiência hepática**	▪ Evitar ingestão de álcool ▪ Não dirigir veículos ▪ Não operar máquinas
Interações medicamentosas	–	▪ Carbamazepina, cimetidina, barbitúricos, fenitoína, antipsicóticos, teofilina, corticosteroides sistêmicos, pseudoefedrina, betabloqueadores, anti-histamínicos, antiarrítmicos e outros	–

*Eleva-se especialmente com o uso associado à TRN. **Necessário ajuste de dose.
ATM: articulação temporomandibular; EEG: eletroencefalograma; HAS: hipertensão arterial sistêmica; IAM: infarto agudo do miocárdio; IMAO: inibidores da monoamina oxidase; SNC: sistema nervoso central; TRN: terapia de reposição de nicotina.

distensão abdominal, dor abdominal, dispepsia e flatulência. Entre efeitos incomuns destacam-se os pensamentos anormais, inquietação, variações de humor e redução da libido. As contraindicações ao uso da vareniclina podem vistas na Tabela 10.

Pacientes motivados, com real interesse em parar de fumar, médicos treinados e acolhedores e a associação de TCC com a medicação bem selecionada formam a combinação que possivelmente culminará com o surgimento de mais um ex-tabagista.

REFERÊNCIAS

1. Araújo AJ. Manual de condutas e práticas em tabagismo - Sociedade Brasileira de Pneumologia e Tisiologia. 1. ed. São Paulo: AC Farmacêutica; 2012.
2. Cahill K, Stead LF, Lancaster T. Nicotine receptor partial agonists for smoking cessation. Cochrane Database Syst Rev. 2007;1:CD006103.
3. Jorenby DE, Leischow SJ, Nides MA, Rennard SI, Johnston JA, et al. A controlled trial of sustained-release bupropion, a nicotine patch, or both for smoking cessation. N Engl J Med. 1999;340(9):685-91.
4. Maciel R, Aidé MA. Prática pneumológica. 2. ed. Rio de Janeiro: Guanabara Koogan; 2017.
5. Reichert J, et al. Smoking cessation guidelines – 2008. J Bras Pneumol. 2008;34(10):845-80. Disponível em: http://www.jornaldepneumologia.com.br/details/817.
6. US Department of Health and Human Services. Treating tobacco use and dependence: 2008 update. Disponível em: https://www.aafp.org/dam/AAFP/documents/patient_care/clinical_recommendations/TreatingTobaccoUseandDependence-2008Update.pdf.
7. Zanelatto NA, Laranjeira R. O tratamento da dependência química e as terapias cognitivo-comportamentais: Um guia para terapeutas. 2. ed. Porto Alegre: Artmed; 2018.

15

Etiopatogenia da doença pulmonar obstrutiva crônica

Carlos Pereira Nunes
Paulo Cesar de Oliveira

DESTAQUES

- O tabagismo é o principal fator etiológico para a doença pulmonar obstrutiva crônica.
- A inflamação é o principal substrato patogênico da DPOC independente de outros fatores etiológicos.
- Outros fatores predisponentes importantes são: queima de biomassa, fatores genéticos, alterações no desenvolvimento pulmonar, sexo, idade, uso de cigarros eletrônicos.

▶ INTRODUÇÃO

Uma única palavra poderia sintetizar o que se sabe, até o momento, acerca da patogenia da doença pulmonar obstrutiva crônica (DPOC): **inflamação**.

Nos trabalhos pioneiros de Mc Lean em 1956, Fletcher em 1959, Leopold e Gough em 1957, Fletcher e Petto em 1977, os autores já citavam a importância do processo inflamatório existente no enfisema pulmonar e na bronquite crônica como pilares desta doença.

Esse processo inflamatório, associado ao hábito de fumar, despertou a compreensão da importância da cessação do tabagismo como necessária para a redução dos danos causados pelo cigarro.

No entanto, já se especulava, também, que outros fatores poderiam estar associados à gênese das doenças obstrutivas das vias aéreas.

Sabe-se hoje que a poluição ambiental, a inalação de poeiras orgânicas e inorgânicas em caráter ocupacional e mesmo fatores genéticos podem contribuir isoladamente para a presença da inflamação, sendo também coadjuvantes importantes nas doenças obstrutivas crônicas, independentemente da sua etiologia.

Os processos inflamatórios apresentam diferentes características quando relacionados aos fatores etiológicos. Por exemplo, a inflamação presente no pulmão do fumante apresenta características diferentes daquelas encontradas no pulmão de indivíduos expostos à poluição pela queima de biomassas. No primeiro caso, encontramos altos níveis de interleucinas (IL-6, IL-8, IL-5 e IL-13) que costumam estar mais elevados no pulmão do fumante quando comparado com aquelas existentes no grupo de pacientes expostos à queima de biomassa. Paralelamente, sabemos que existe, também, um maior comprometimento inflamatório sistêmico no grupo dos fumantes.

Uma carga tabágica igual ou maior do que 10 maços/ano ou uma exposição à biomassa por mais de 200 horas-ano ou 10 anos, especialmente em indivíduo com idade de 40 anos ou mais, representa um risco elevado para DPOC. Desta forma, ao abordarmos um paciente portador de DPOC a busca por determinantes etiológicos, isolados ou em conjunto, tem expressiva significância quando se objetiva otimizar o seu tratamento.

▶ A IMPORTÂNCIA DO TABAGISMO

Com seus mais de 6.000 componentes, o tabagismo constitui-se na principal causa de DPOC. Cerca de 85% dos portadores de DPOC são ou foram fumantes em determinado momento de suas vidas. O contrário não é verdadeiro, pois nem todos os fumantes desenvolverão DPOC. Estima-se que de 10 a 20% daqueles que fumam irão apresentar a doença e que a existência de uma sensibilidade individual ao tabaco estaria presente naqueles que desenvolvem a doença. Embora nenhum fator protetor tenha ainda sido descrito, as diversas variáveis, como a intensidade do tabagismo e a presença de fatores genéticos e comorbidades, poderiam justificar essa graduação de sensibilidade, descrita por Fletcher e Petto em 1977, e não uma simples dualidade existencial.

A fumaça aspirada, chamada de corrente primária, é um aerossol que pode ser dividido em uma fase particulada, composta principalmente por nicotina, hidrocarbonetos, nitrosaminas, aldeídos e múltiplos metais pesados, e a fase gasosa, responsável pela maior porção da fumaça inalada, formada por gotículas que carreiam os componentes gasosos e semigasosos como o monóxido de carbono, os radicais livres, alcaloides e bases nitrogenadas.

As altas temperaturas atingidas na combustão do cigarro, que chegam a atingir 900°C durante a inspiração, provocam a pirólise, destilação e combustão dos diversos componentes do tabaco gerando produtos secundários responsáveis pela ação tóxica sobre a mucosa das vias aéreas e sobre a estrutura pulmonar.

Os radicais livres são moléculas que possuem em sua camada mais externa um número ímpar de átomos, o que os torna altamente reativos. Como nem todos os reagentes derivados do metabolismo do oxigênio apresentam um átomo livre em sua camada externa, o nome "espécies reativas de oxigênio" (ROS) é utilizado para designá-los de modo único. A produção e liberação de radicais livres faz parte do processo metabólico fisiológico e é essencial para o fornecimento de elétrons nas diversas reações orgânicas, atuando no fornecimento de ATP e como agente anti-infeccioso.

Em condições fisiológicas, o oxigênio sofre redução com aceitação de quatro elétrons, resultando na formação de água. Durante esse processo, são formados intermediários reativos, como os radicais superóxido, peróxido de hidrogênio e hidroxila. Os radicais livres, em sua maioria, são formados a partir da síntese do óxido nítrico (NO) através da conversão da L-arginina a L-citrulina pelas sintases do óxido nítrico.

O equilíbrio dessas reações é proporcionado pelas substâncias antioxidantes que atuam como fatores de proteção. A presença em excesso de radicais livres veiculados pelo cigarro ou a ausência de substâncias antioxidantes na quantidade necessária para bloquear as ações oxidativas levam ao que chamamos de estresse oxidativo, ou seja, a uma situação em que a ação oxidativa supera a ação das substâncias antioxidantes.

Paralelamente, existe uma migração de células inflamatórias como os neutrófilos, macrófagos, células epiteliais, eosinófilos, linfócitos T e B, que atraídos pelas interleucinas, principalmente a IL-8, vão liberar as enzimas proteolíticas (proteinases que agem na destruição da elastina) em quantidade superior à capacidade de bloqueio das enzimas antiproteolíticas (antiproteinases).

Os oxidantes podem potencializar os efeitos das proteases na DPOC por ativação dessas enzimas. Radicais livres aumentam a atividade das metaloproteinases de matriz por ativação das precursoras pró-metaloproteinases. A oxidação de resíduos de metionina em sítios ativos da alfa-1 antitripsina resulta em redução da sua capacidade inibitória e, portanto, essa via tem sido citada como uma possível causa do desequilíbrio em favor das proteases. A coleta do condensado do ar exalado é um método não invasivo para a obtenção de amostras de material do trato respiratório inferior que é usado para a determinação da concentração de marcadores do estresse oxidativo em pacientes com DPOC, dentre eles, H_2O_2, derivados do NO (nitrito, nitrato e S-nitrosotióis) e 8-iso-prostaglandina F2α (8-isoprostano).

Os mediadores e marcadores inflamatórios como o óxido nítrico exalado, as interleucinas IL-6, IL-8, IL-5, IL-13, proteína-P, TNF-α, IgE, proteína C-reativa e fibrinogênio podem ser encontrados e servir como indicadores da inflamação.

A intensidade do tabagismo, a inalação consequente de maior quantidade de radicais livres, o maior grau de inflamação das vias aéreas e alterações patológicas e funcionais estão interligados e fortalecem o que se sabe sobre as consequências do tabagismo.

▶ A QUEIMA DE BIOMASSA COMO FATOR PREDISPONENTE

A queima de biomassa e a consequente poluição ambiental estão definitivamente associadas aos fatores etiológicos da DPOC. Se, por um lado, temos nas zonas rurais o uso de fogão a lenha, nos centros industrializados a poluição é feita por fumaça e poluentes industriais e pela queima de combustíveis fosseis.

A inalação da fumaça resultante da queima da lenha se faz de forma contínua nos ambientes intradomiciliares nos países ainda em desenvolvimento. As mulheres são geralmente as mais afetadas, pois exercem predominantemente as atividades domésticas e, consequentemente, ficam mais expostas a essa fumaça. Estudos mostram que as características inflamatórias das vias aéreas diferem quando as causas predominantes são geradas pelo cigarro ou quando são geradas pela queima de biomassa. O perfil celular da queima de biomassa difere nas características dos biomarcadores e das células inflamatórias. Enquanto na DPOC por tabaco existe uma predominância de linfócitos T-helper 2 (Th2), naquela causada pela biomassa a predominância é dada pelo T-helper 17 (Th17). De forma semelhante acontece com as linfocinas que se encontram em maior número no processo inflamatório provocado pelo tabaco, principalmente IL-5, IL-6, IL-8. A inflamação sistêmica também está mais associada ao uso de tabaco.

Desta forma, a negativa de tabagismo pelo paciente portador de DPOC deve direcionar a anamnese em busca de outros fatores causais como a poluição intradomiciliar pela queima de biomassa ou a poluição industrial nos grandes centros urbanos.

▶ FATORES GENÉTICOS E A DEFICIÊNCIA DE ALFA-1 ANTITRIPSINA

Existem determinadas enfermidades crônicas que apresentam uma inter-relação incontestável com a hereditariedade e a herança familiar, como a hipertensão arterial, o *diabetes mellitus* e determinadas formas de neoplasia. Neste contexto, a DPOC não é investigada como poderia e deveria. Citações na literatura não são frequentes e, em geral, difíceis de serem reproduzidas, seja por apresentar pequenas amostras ou por heterogeneidade genética. Uma pesquisa avaliou a possibilidade do desenvolvimento da DPOC em irmãos de pacientes com esse diagnóstico, sugerindo que a identificação fenotípica seja útil para a identificação genética. Significante risco de limitação do fluxo aéreo foi observado em tabagistas irmãos de pacientes com doença severa. Foi descrito o envolvimento do gene relacionado à matriz metaloproteinase 12 e a glutationa S-transferase com o declínio da função pulmonar ou o risco de DPOC. Um estudo sugere, na patogênese da DPOC, a relação entre a variante Ile105Val no gene GSTP1 e a distribuição de enfisema na tomografia computadorizada.

Os conhecimentos acerca da deficiência de alfa-1 antitripsina se constituem no tema que tem merecido uma maior atenção dos estudiosos.

A alfa-1 antitripsina (AAT) é uma glicoproteína codificada no gene SERPINA1 (*serin protease inhibitor*), *locus* Pi, localizado no braço longo do cromossomo 14 (14q31-32), sendo transmitido por herança autossômica codominante. Faz parte da superfamília dos inibidores de proteases serinas, e sua principal função é inibir diversas enzimas, entre elas tripsina, elastase neutrofílica, protease-3, protegendo os pulmões da destruição tecidual mediada pela protease. É sintetizada em tese por hepatócitos e monócitos, difundindo-se pela circulação até os pulmões, sendo que parte é produzida de maneira secundária pelos macrófagos alveolares e células epiteliais. A deficiência de AAT facilita a atividade da elastase neutrofílica nos pulmões, proporcionando destruição tecidual, o que pode determinar enfisema precoce e bronquiectasias. Uma outra informação interessante é que a AAT tem a capacidade de inibir as caspases, que são enzimas que dão início aos processos de apoptose – morte celular programada. O papel da apoptose na patogênese do enfisema foi testado em modelos de enfisema induzido em camundongos pela perda de função do fator de crescimento vascular – *vascular endothelial growth factor* (VEGF). Nestes modelos, os inibidores de caspases – como a AAT – preservavam a integridade de septos alveolares.

Suspeita-se de deficiência de AAT em tabagistas que desenvolvem enfisema antes dos 45 anos de idade, não tabagistas sem exposições ocupacionais que desenvolvem enfisema em qualquer idade, pacientes cuja radiografia de tórax mostra enfisema pulmonar predominantemente nos lobos inferiores, pacientes com antecedentes familiares de enfisema ou cirrose sem explicação, pessoas com história familiar da deficiência de AAT, pacientes com paniculite, recém-nascidos com icterícia ou elevação de enzimas hepáticas e pacientes com bronquiectasia ou doença hepática inexplicável.

O diagnóstico pode ser obtido identificando os níveis séricos de AAT menores que 80 mg/dL, se medidos pelo método de imunodifusão radial, ou níveis inferiores a 50 mg/dL, se medidos por nefelometria. Para pacientes com níveis baixos da AAT deve-se obter confirmação por genotipagem. Além das alterações quantitativas, com níveis teciduais reduzidos de AAT, a mutação mais comum (Z) torna a molécula de AAT cerca de cinco vezes menos eficaz na inibição da elastase neutrofílica e sujeita à formação de polímeros, que, no pulmão, contribuem para lesão pulmonar.

▶ DIFERENÇAS RELACIONADAS A SEXO E IDADE

Existem estudos avaliando as diferenças de manifestação da DPOC entre os sexos. É incontestável a prevalência da DPOC nos indivíduos do sexo masculino, todavia a incidência da DPOC aumentou no sexo feminino nos últimos anos, relacionada ao maior consumo tabágico em mulheres após a 2ª Guerra Mundial. Questiona-se o fato de as mulheres serem mais suscetíveis à DPOC por fatores relacionados ao metabolismo, hormônios sexuais, *clearance* diminuído de substâncias tóxicas, por resposta inflamatória exagerada às substâncias inaláveis e uma exposição mais frequente no ambiente domiciliar que use a queima de lenha. Sabe-se que as mulheres que fumam têm perda mais rápida de função pulmonar, principalmente após os 45 anos.

Estudos sugerem que as mulheres apresentam mais doença de via aérea de padrão bronquítico, enquanto os homens teriam mais enfisema. Celli et al. demonstraram que mulheres com DPOC expressaram mais dispneia do que os homens para o mesmo grau de obstrução das vias aéreas.

▶ DESENVOLVIMENTO PULMONAR E DPOC

As doenças pulmonares obstrutivas crônicas têm pelo menos parte de suas origens na infância. A exposição a um ambiente adverso em períodos críticos no início da vida pode levar a alterações no desenvolvimento permanentes que resultam em crescimento pulmonar inadequado, com vias aéreas menores, menor volume pulmonar, respostas imunológicas alteradas, predisposição a inflamação e, como consequência, risco aumentado do desenvolvimento de doenças pulmonares obstrutivas crônicas em todo o curso de vida. Anomalias nos padrões de crescimento fetal e infantil, parto prematuro, obesidade materna, tabagismo materno, erros na dieta materna e/ou infantil, exposição a alérgenos e infecções do trato respiratório e suscetibilidade genética são alguns dos fatores predisponentes à DPOC futura. Estudos publicados sugerem que as interações entre exposições ambientais precoces e fatores genéticos, como mudanças na metilação do DNA e padrões de expressão de RNA, podem explicar o desenvolvimento inicial de doenças pulmonares obstrutivas crônicas nas crianças. Alguns autores descrevem que pelo menos uma dessas desvantagens – asma materna, paterna ou na criança, tabagismo materno, infeções respiratórias na infância – confere um risco maior de desenvolvimento de DPOC igual ao de um adulto tabagista.

▶ DPOC COMO DOENÇA SISTÊMICA

O tabagismo é, sem qualquer dúvida, o fator etiológico mais importante para o desenvolvimento desta doença. Um processo heterogêneo, agressivo e contínuo, com participação multicelular — macrófagos, linfócitos, eosinófilos, células dendríticas e neutrófilos — tem início nas pequenas vias aéreas e segue de forma inexorável. A ativação e a quimiotaxia das células inflamatórias induzem a liberação de mediadores. Ocorre hiperplasia de células caliciformes e hipertrofia de glândulas mucosas. A secreção glandular aumentada e agravada por redução do transporte mucociliar provoca estase de muco. O aumento da permeabilidade vascular local acrescenta o edema de mucosa. As alterações estruturais surgem e podem progredir, remodelando e estreitando cada vez mais os bronquíolos até determinar a limitação irreversível ao fluxo aéreo, com fibrose intensa, caracterizando o subtipo bronquítico puro. Além disso, a progressão pode se dar com o desequilíbrio entre proteases (elastases, proteinases, catepsinas e metaloproteinases) e antiproteases (alfa-1 antitripsina, alfa-1-antiquimotripsina, inibidor de leucoprotease, cistatinas e inibidores de metaloproteinases) determinando rotura de septos e paredes alveolares e aprisionamento aéreo nas unidades terminais, com hiperinsuflação, caracterizando o subtipo predominantemente enfisematoso. Alguns pacientes evoluem de forma duplamente infeliz, constituindo o "complexo bronquite-enfisema". Em todos, o resultado final é má ventilação pulmonar com a progressão ininterrupta da doença. Sabe-se que a apoptose, o estresse oxidativo e a inflamação constante na DPOC são elementos de circuitos que apresentam retroalimentação e amplificação e este conceito pode ser parte da explicação da progressão da lesão, mesmo que a exposição à fumaça do cigarro tenha sido interrompida.

REFERÊNCIAS

1. Barnes PJ, Shapiro SD, Pauwels RA. Chronic obstructive pulmonary disease: Molecular and cellular mechanisms. Eur Respir J. 2003;22(4):672-88.
2. DeMeo DL, Hersh CP, Hoffman EA, Litonjua AA, Lazarus R, Sparrow D, et al. Genetics determinants of emphysema distribution in the National Emphysema Treatment Trial. Am J Respir Crit Care Med. 2007;176:42-8.
3. DeMeo DL, Mariani TJ, Lange C, Srisuma S, Litonjua AA, Celedón JC, et al. The SERPINE2 gene is associated with chronic obstructive pulmonary disease. Am J Hum Genet. 2006;78:253-64.
4. Fletcher CM, Petto P. The natural history of chronic airflow obstruction. British Medical Journal. 1977;1:1645-8.
5. GOLD 2021. Disponível em: https://goldcopd.org/gold-reports/.
6. Golpe R, Martín-Robles R, Sanjuán-López P, Pérez-de-Llano L, González-Juanatey C, López-Campos JL, et al. Differences in systemic inflammation between cigarette and biomass smoke-induced COPD. International Journal of COPD. 2017:12;2639-46.
7. Hersh CP, DeMeo DL, Silverman EK. National Emphysema Treatment Trial State of the Art – Genetics of emphysema. Proc Am Thorac Soc. 2008;5:486-93.
8. Hersh CP, Hokanson JE, Lynch DA, Washko GR, Make BJ, Crapo JD, COPDGene Investigators. Family history is a risk factor for COPD. Chest. 2011;140(2):343-50.
9. Kostikas K, Papatheodorou G, Psathakis K, Panagou P, Loukides S. Oxidative stress in expired breath condensate of patients with COPD. Chest. 2003;124(4):1373-80.
10. MacNee W. Pulmonary and systemic oxidant/antioxidant imbalance in chronic obstructive pulmonary disease. Proc Am Thorac Soc. 2005;2(1):50-60.
11. Mak JC. Pathogenesis of COPD. Part II. Oxidative-antioxidative imbalance. Int J Tuberc Lung Dis. 2008;12(4):368-74.
12. Martinez FJ, Curtis JL, Sciurba F, Mumford J, Giardino ND, Weinmann G, et al. Sex differences in severe pulmonary emphysema. Am J Respir Crit Care Med. 2007;176:243-52.
13. Oliveira PC. DPOC – O início, o fim e o meio. Editorial. Pulmão RJ – Atualizações Temáticas. 2009;1(1):5-6.
14. Patel BD, Coxson HO, Pillai SG, Agusty AG, Calverley PM, Donner CF, et al. Airway wall thickening and emphysema show independent familial aggregation in chronic obstructive pulmonary disease. Am J Resp CC Med. 2008;178:500-5.
15. Postma DS, Bush A, van den BM. Risk factors and early origins of chronic obstructive pulmonary disease. Lancet. 2014 Aug 11.
16. Tuder RM, Petrache I, Elias JA, Voelkel NF, Henson PM. Apoptosis and emphysema: The missing link. Am J Respir Cell Mol Biol. 2003;28(5):551.

16

Doença pulmonar obstrutiva crônica – diagnóstico por imagem e tratamento

Marcelo Chaves
Arnaldo José Noronha Filho
Alexandre Pinto Cardoso

DESTAQUES

- A radiografia do tórax e a tomografia computadorizada do tórax avaliam a morfologia dos pulmões.
- Logo, é necessário avaliar de forma distinta o papel da imagem e das alterações morfológicas reveladas que determinam a obstrução do fluxo aéreo em pacientes fumantes e não fumantes.
- As causas podem estar relacionadas a enfisema e à bronquite crônica.
- Novas tecnologias, como sistemas de inteligência artificial, vêm sendo desenvolvidas para a avaliação da função pulmonar por imagem e para quantificação e melhor correlação dos aspectos clínicos aliados à imagem.
- Radiologistas que reportam a presença de enfisema em uma análise visual (mesmo traços) podem fornecer motivação para que fumantes parem de fumar.
- Broncodilatadores são a pedra de toque no tratamento da doença pulmonar obstrutiva crônica (DPOC).
- Dependendo da gravidade, podem ser associados agonistas beta-adrenérgicos e inibidores muscarínicos.
- Vacinas antigripe sazonal e antipneumocócica são recomendadas.

▶ ENFISEMA

Radiografia de tórax

A aparência por imagem do enfisema é um reflexo da presença de destruição dos pulmões, da formação de bolhas e da hiperinflação.

O único sinal direito da presença de enfisema em uma radiografia é a identificação de bolha, caracterizada por áreas de transparência aumentada e irregulares (Figura 1).

Devido à limitada resolução de contraste da radiografia de tórax, áreas com transparência pulmonar aumentada são difíceis de se identificar.

Sinais indiretos são observados nas radiografias de tórax, sinais de hiperinflação: achatamento do diafragma, um coração diminuído e alteração do padrão vascular, assim como o tórax em formato de barril na radiografia em perfil, secundário ao aumento do diâmetro anteroposterior da caixa torácica. No entanto, vários estudos já demonstraram que esses sinais têm baixa sensibilidade (Figura 2).

A traqueia em bainha de sabre é uma alteração caracterizada na radiografia de tórax com visão frontal por estreitamento no plano coronal da traqueia intratorácica e concomitante estreitamento no plano sagital na radiografia com visão lateral (Figura 2).

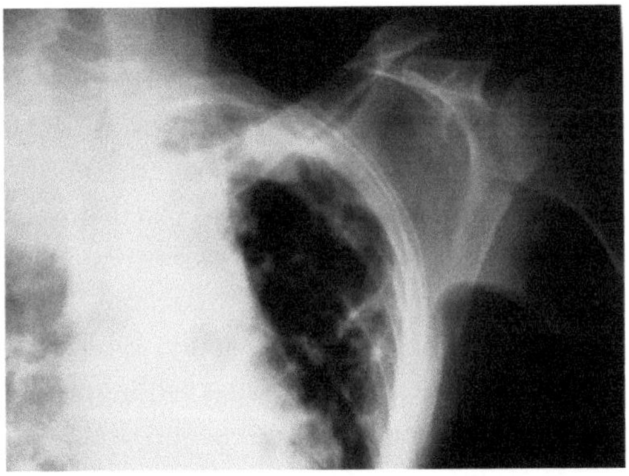

FIGURA 1 Bolhas na radiografia de tórax. Áreas de transparência aumentada e irregulares, com alteração do padrão vascular.

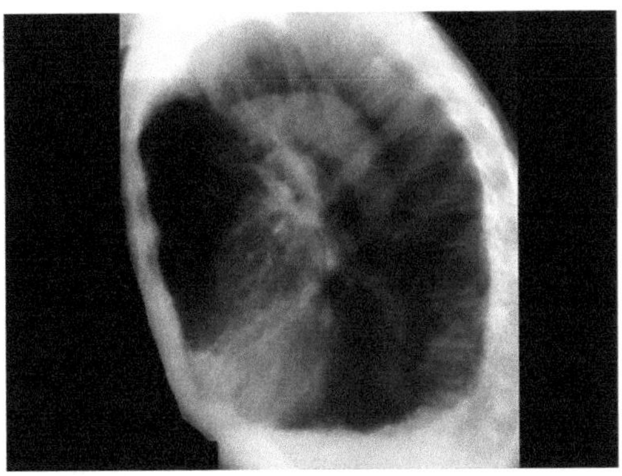

FIGURA 2 Sinais indiretos (radiografia em perfil): achatamento do diafragma, alteração do padrão vascular com diminuição das marcas vasculares, tórax em formato de barril, secundário ao aumento do diâmetro anteroposterior da caixa torácica, e traqueia em bainha de sabre, neste caso demonstrando o estreitamento no plano sagital da traqueia intratorácica na radiografia com visão lateral.

Tomografia computadorizada do tórax

O enfisema pulmonar é resultado da dilatação permanente do espaço aéreo e da destruição do espaço aéreo distal ao bronquíolo terminal, e é identificado na tomografia computadorizada por baixa atenuação pulmonar, distorção e afilamento das estruturas vasculares.

O enfisema centrolobular é a forma mais comum dos enfisemas relacionados ao hábito de fumar. Inicia-se na porção central do lóbulo pulmonar secundário, e tem sua apresentação inicial caracterizada por pequenos orifícios que se tornam mais confluentes à medida que a doença progride. É predominante nos lobos superiores e caracterizado pela obliteração ou estreitamento das vias aéreas distais.

O enfisema parasseptal é também comumente associado ao hábito de fumar, e afeta o lóbulo pulmonar secundário ao longo das superfícies pleurais, das fissuras, mediastinal e costal.

De acordo com a declaração da Sociedade Fleischner, o enfisema centrolobular é classificado como traços ou vestígios de enfisema centrolobular (mínimas hipertransparências centrolobulares/lobulares ocupando < 0,5%-5% de uma zona pulmonar), leve (hipertransparências centrolobulares difusas, separadas por extensas regiões de pulmão normal), moderado (várias hipertransparências centrolobulares bem definidas, ocupando mais de 5% de qualquer zona pulmonar) ou confluente (hipertransparências centrolobulares ou lobulares, coalescentes, incluindo múltiplas regiões de hipertransparências abrangendo vários lóbulos pulmonares secundários, sem, no entanto, hiperextensão extensa do lóbulo pulmonar secundário ou distorção da arquitetura pulmonar).

A avaliação visual dos pulmões por tomografia computadorizada determina o subtipo de enfisema e é válida para a estimativa da extensão do enfisema, no entanto é limitada pela variabilidade interobservador. Métodos automatizados, baseados nos valores de densidade pulmonar, fornecem uma quantificação mais confiável do enfisema, e são mais sensíveis para alterações homogêneas do parênquima pulmonar.

O enfisema centrolobular pode ocorrer em indivíduos sem enfisema quantificável. Ainda assim, a análise quantitativa pode ajudar a detectar enfisema centrolobular confluente não observado em uma análise visual. Portanto, a avaliação visual e a quantitativa do enfisema por tomografia computadorizada são complementares. Isso é especialmente verdadeiro para indivíduos com doença pulmonar obstrutiva crônica (DPOC), que possuem características visuais e quantitativas distintas na tomografia computadorizada para enfisema, bronquite crônica e alterações obstrutivas não enfisematosas, apesar de apresentarem níveis de dano fisiológico similares.

Estudos demonstraram que 42,3% dos pacientes que se encontravam no grupo GOLD 0 já apresentavam evidências de enfisema ou espessamento de vias aéreas na tomografia computadorizada.

Fumantes demonstraram mais sintomas respiratórios, ex-fumantes apresentaram mais enfisema e aprisionamento aéreo nas manobras em expiração.

Em outro estudo, algum grau de enfisema (44%) foi observado em pacientes fumantes sem alterações na espirometria. Dentre eles, a graduação visual de enfisema foi: traços (49%), leve (28%), moderado (14%) e confluente (2%). Consequentemente, atualmente é sabido que enfisema e dano funcional são comuns em pacientes fumantes sem uma espirometria característica de DPOC. A presença visual de enfisema nesse grupo de pacientes determina um prognóstico de progressão do enfisema, perda da função pulmonar e maior risco de mortalidade. Portanto, a tomografia computadorizada do tórax é peça-chave para detecção precoce de doenças pulmonares relacionadas ao tabagismo.

Radiologistas que reportam a presença de enfisema em uma análise visual (mesmo traços) podem fornecer motivação para que fumantes parem de fumar.

A tomografia computadorizada do tórax convencional sem contraste pode prover medidas tanto em relação ao parênquima como às vias aéreas. Não pode, no entanto, ser usada para determinar diretamente a função pulmonar.

Em um estudo, mapas de ventilação em um modelo previsto foram gerados utilizando-se texturas obtidas através da tomografia computadorizada associada ao uso de inteligência artificial. Esses dados foram correlacionados com mapas de ventilação obtidos através de ressonância magnética. Esse estudo encontra-se nas referências bibliográficas e seu detalhamento foge ao escopo deste texto. Os resultados desse estudo demonstraram que o aprendizado através de máquinas das características das texturas obtidas através da tomografia computadorizada do tórax pode ser utilizado para prever o prognóstico da heterogeneidade da ventilação pulmonar com uma acurácia de 88%. Os mapas de ventilação baseados nos dados obtidos através da tomografia computadorizada convencional demonstraram forte correlação com o defeito percentual de ventilação (DPV), obtido através de ressonância magnética ($r = 0{,}90$, $p < 0{,}0001$).

Em resumo, nos participantes desse estudo que apresentaram características de doença pulmonar obstrutiva crônica (DPOC), o aprendizado através de máquinas e a análise das texturas obtidas através da tomografia computadorizada do tórax foram utilizados para se gerar mapas de ventilação pulmonar que apresentaram boa correlação com mapas de ventilação pulmonar gerados através de ressonância magnética, bem como boa correlação com a função pulmonar e com as medidas de qualidade de vida.

Esse estudo aponta para uma perspectiva futura em que a imagem pulmonar passará a ter um papel não apenas na avaliação da morfologia pulmonar, mas também na avaliação da qualidade de vida desses pacientes, bem como no prognóstico dos pacientes com DPOC.

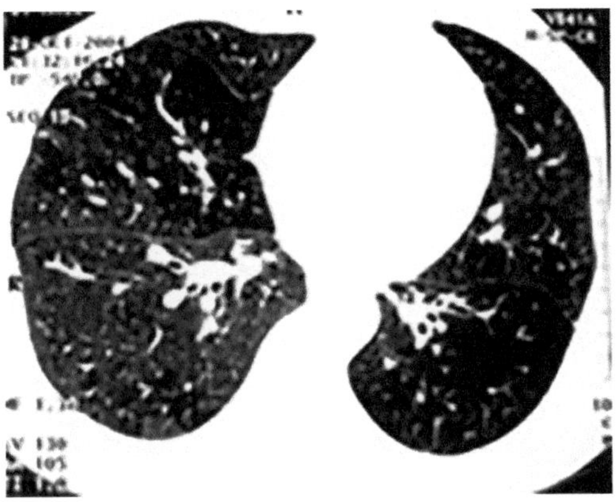

FIGURA 3 Tomografia computadorizada do tórax em paciente com doença pulmonar obstrutiva crônica (DPOC) apresentando áreas de atenuação em mosaico com redistribuição do padrão vascular (as áreas mais escuras na tomografia apresentam menor calibre dos vasos).

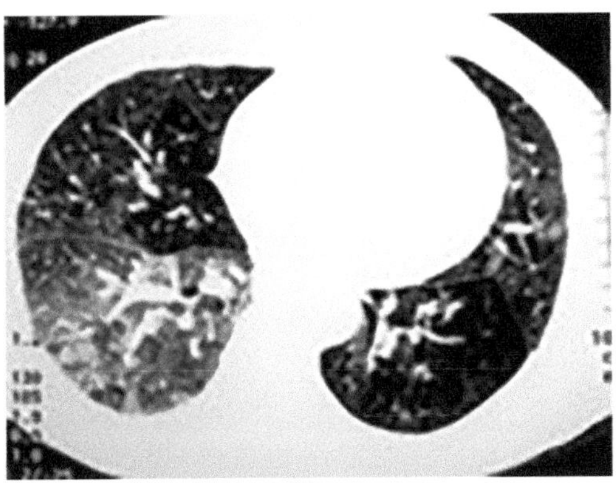

FIGURA 4 Tomografia computadorizada do tórax do mesmo paciente da Figura 3, demonstrando no corte em expiração forçada as áreas de aprisionamento aéreo caracterizadas por menor atenuação do parênquima pulmonar.

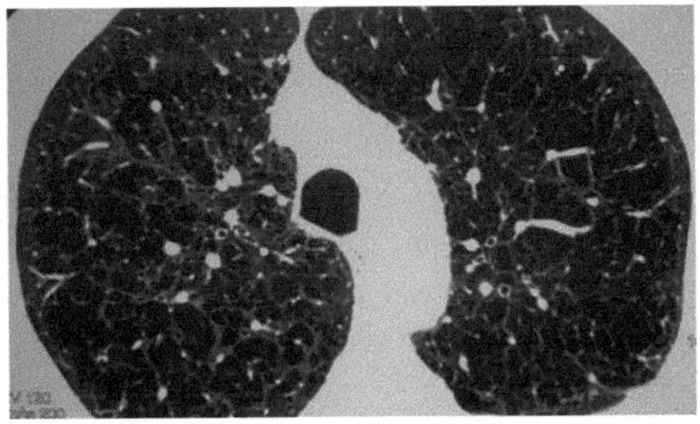

FIGURA 5 Enfisema centrolobular confluente. Tomografia computadorizada do tórax, corte axial. Análise visual.

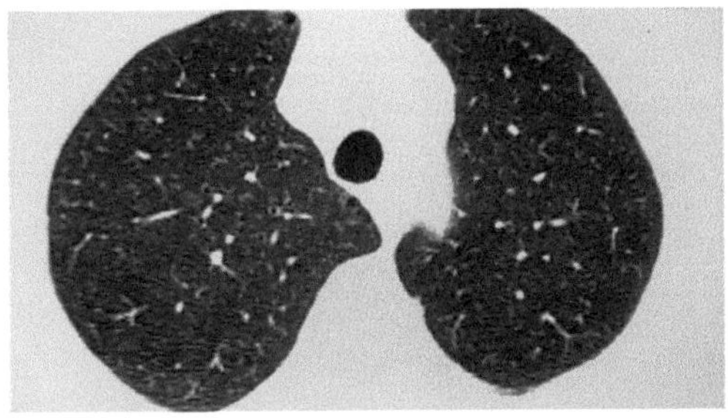

FIGURA 6 Traços de enfisema centrolobular. Análise visual.

▶ TRATAMENTO DA DPOC ESTÁVEL

Os recursos de que dispomos para o tratamento da DPOC podem ser divididos em farmacológicos e não farmacológicos.

Broncodilatadores, corticoides, antibióticos, inibidores da PDE4, imunomoduladores, mucolíticos e antioxidantes fazem parte da tropa farmacológica.

Reabilitação respiratória, programas de cessação do tabagismo, vacinação, reposição de alfa-1 antitripsina, oxigenoterapia domiciliar prolongada (ODP), ventilação não invasiva (VNI), tratamento endoscópico do enfisema, bulectomia, cirurgia redutora de volume pulmonar (CRVP) e transplante pulmonar compõem os procedimentos terapêuticos não farmacológicos. Alguns devem ser utilizados em todos os pacientes, outros em casos selecionados. Os broncodilatadores inalatórios representam a base de todo o tra-

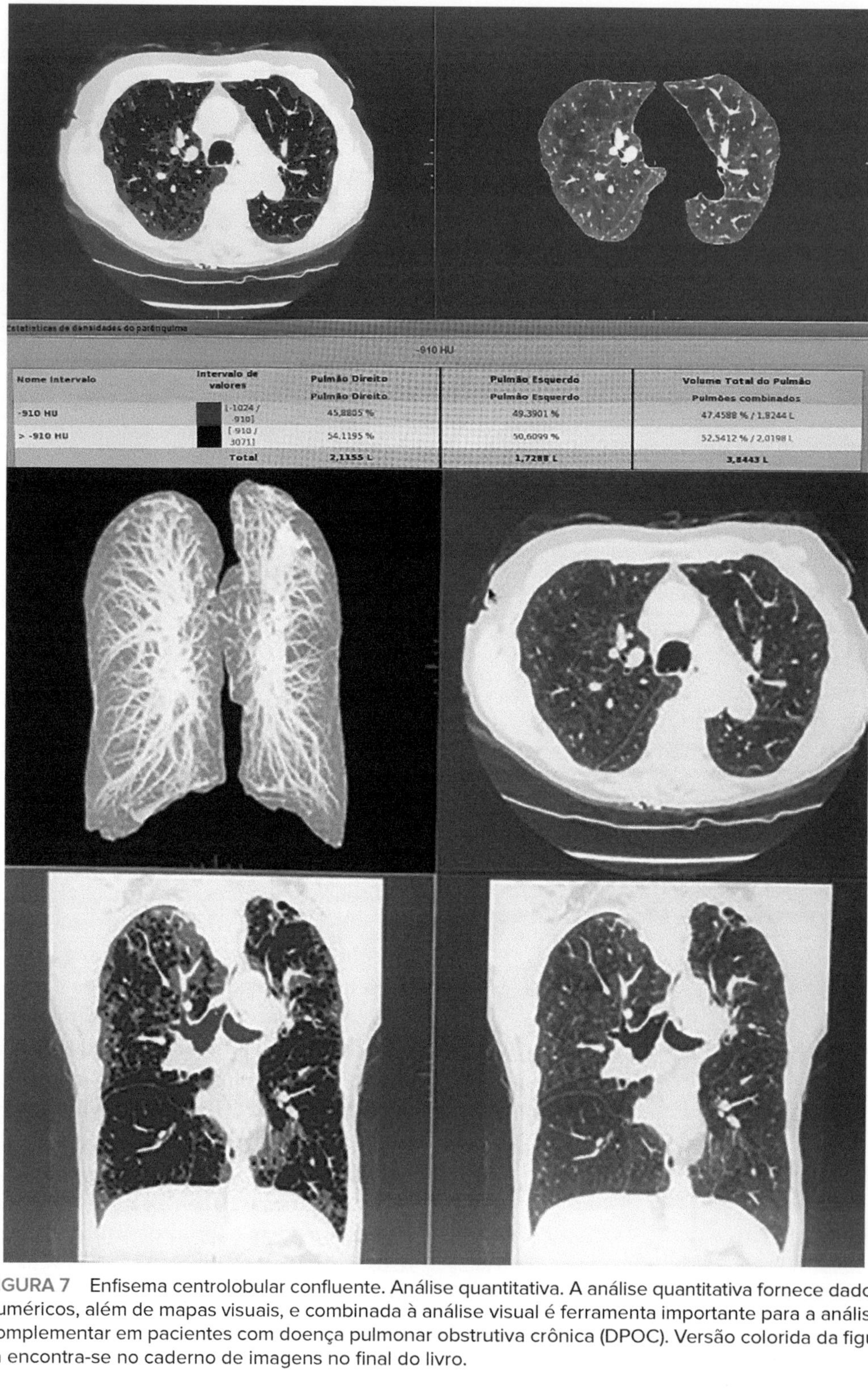

FIGURA 7 Enfisema centrolobular confluente. Análise quantitativa. A análise quantitativa fornece dados numéricos, além de mapas visuais, e combinada à análise visual é ferramenta importante para a análise complementar em pacientes com doença pulmonar obstrutiva crônica (DPOC). Versão colorida da figura encontra-se no caderno de imagens no final do livro.

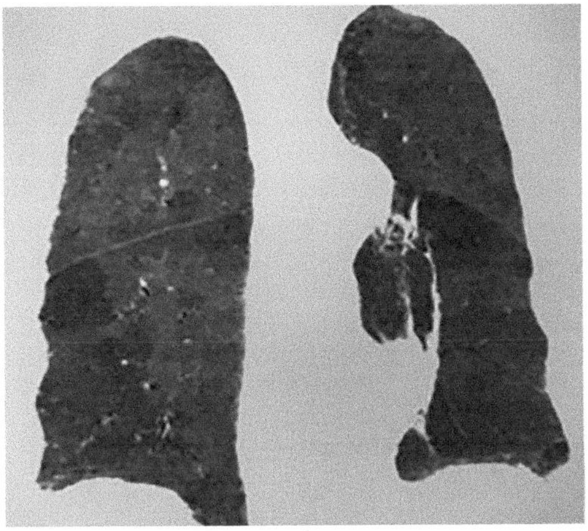

FIGURA 8 Atenuação em mosaico com redistribuição do padrão vascular em paciente com doença pulmonar obstrutiva crônica (DPOC) (técnica Minip – manipulando a atenuação das estruturas pulmonares observamos melhor as áreas de atenuação em mosaico com redistribuição do padrão vascular, algumas configurando áreas anatômicas correspondentes ao lóbulo pulmonar secundário).

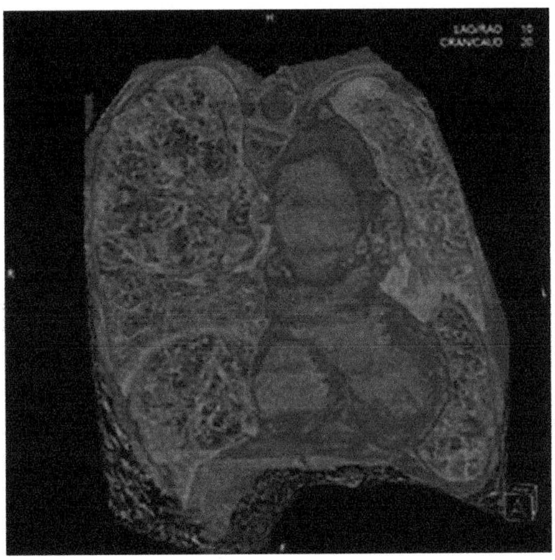

FIGURA 9 Análise visual através de reconstruções tridimensionais, permitindo melhor visualização das áreas de enfisema. Versão colorida da figura encontra-se no caderno de imagens no final do livro.

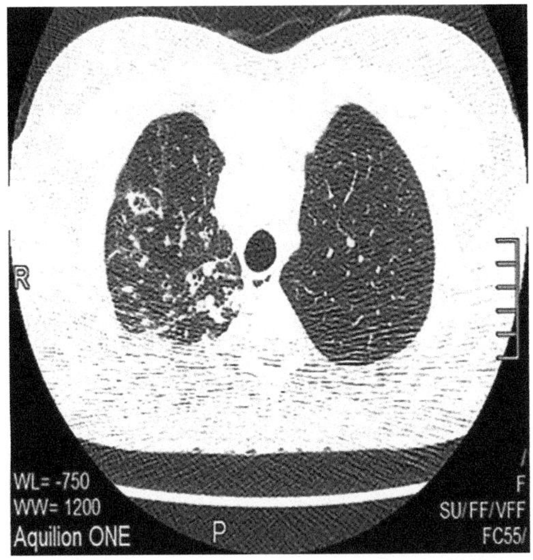

FIGURA 10 Paciente apresentando doença de vias aéreas e bronquite crônica caracterizada por espessamento de paredes brônquicas e áreas de impactação mucoide. Doença pulmonar obstrutiva crônica (DPOC).

tamento, aquilo que não pode faltar em hipótese alguma. Na arrumação desse tabuleiro terapêutico é que se encontra o segredo do adequado manejo dos pacientes. Eles precisam ser tipificados na direção da aplicação da terapia individualizada, particularizada, compartilhada, alicerce do bom controle e da melhora do prognóstico dessa moléstia. Com o intuito de demarcar o campo de atuação terapêutica, um bom caminho a seguir é iniciar procurando caracterizar fenótipos e classificar os pacientes conforme a intensidade da dispneia que referem ter, e a frequência e intensidade das exacerbações que apresentaram no ano que antecede a consulta. A utilização dos broncodilatadores variará desde a aplicação "conforme a necessidade" de drogas de ação curta, nos pacientes com doença bem leve, assintomáticos, até o uso contínuo de associação de vários medicamentos.

Os broncodilatadores de ação prolongada representam a base do tratamento de manutenção do DPOC estável. São os beta-agonistas de ação prolongada, ou LABAs (salmeterol, formoterol, vilanterol, olodaterol, indacaterol), e os antagonistas muscarínicos de ação prolongada, ou LAMAs (tiotrópio, umeclidínio e glicopirrônio), utilizados isoladamente ou em associação de LABAs e LAMAs .

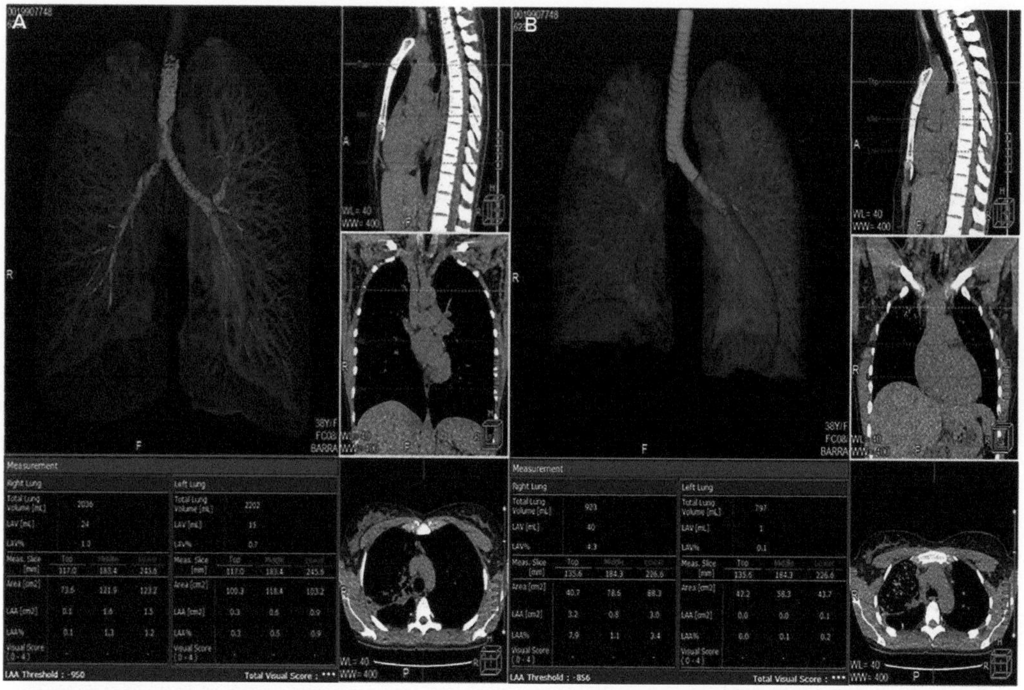

FIGURA 11 Mesma paciente da Figura 10. (A) Análise quantitativa obtida através de cortes de inspiração expiração forçada que permitem uma melhor análise com um olhar através de mapas visuais e estimativa do volume pulmonar em litros. (B) Análise quantitativa obtida através de cortes em expiração forçada volumétrica, que permitem uma melhor análise por meio de mapas visuais e estimativa do volume pulmonar, o que permite afirmar, além da análise visual em inspiração, que há de fato redução do volume pulmonar medido em litros. Versão colorida da figura encontra-se no caderno de imagens no final do livro.

Veremos que as outras intervenções orbitarão em torno dos broncodilatadores.

Para o pontapé inicial no manejo do paciente com DPOC, convém dispor de alguns "auxiliadores" como espirometria, hemograma, tomografia computadorizada, pontuação nas escalas de dispneia ou CAT, história de exacerbações e oximetria não invasiva.

A Sociedade Espanhola de Pneumologia procura simplificar e caracterizar quatro fenótipos distintos: exacerbador com enfisema, exacerbador com bronquite crônica, DPOC em associação com asma, não exacerbador. Sugere também uma estratificação de risco, cujas variáveis são o VEF1% (≥ 50% ou < 50%), pontuação da dispneia pelo MRC (0-2 ou > 2) e exacerbações no ano anterior (0-1, sem internação x 1, com internação, ou 2 ou mais). Para ser considerado de baixo risco, o paciente deve apresentar as três características de menor impacto. Para ser considerado de alto risco, basta apresentar uma característica de maior impacto.

O documento GOLD procura estratificar os pacientes em quatro graus de gravidade, alocados em quadrantes (A, B, C e D) com base nas inter-relações das pontuações de dispneia (MRC ou CAT) e da história de exacerbações, onde A é o paciente menos grave e D o paciente que requer mais cuidados.

Essas classificações/estratificações são muito úteis na **abordagem inicial dos pacientes**.

Em linhas gerais, o primeiro passo na terapia farmacológica do paciente com DPOC é reconhecer o nível de impacto da doença em termos de dispneia. A escolha da terapia broncodilatadora poderá iniciar visando um escalonamento crescente ou decrescente. No primeiro, avalia-se que o uso de uma só medicação seja suficiente e, conforme o resultado, mantém-se a droga ou se acrescenta(m) outra(s). No segundo, utiliza-se um esquema mais amplo, com associação de medicamentos e, conforme o resultado, retiram-se medicações, ou se mantém o esquema, ou se acrescentam outras drogas ou modalidades não farmacológicas para alcançar o melhor resultado.

Esse julgamento deve ser feito de modo contínuo e repetitivo em um período que não deve ultrapassar um trimestre enquanto não se obtém o resultado planejado e esperado pelo binômio médico/paciente.

Parece consensual que, uma vez avaliado que a monoterapia broncodilatadora deva ser suficiente, esta deva ser consumada com algum LAMA, preferencialmente. Com frequência advoga-se o uso inicial de terapia dupla, LABA/LAMA, buscando a chamada "broncodilatação máxima", para todos os pacientes com DPOC. Trata-se de um bom ponto de discussão. Ajudam-nos a usar outras estratégias aqueles "auxiliadores" de que nem sempre dispomos no nosso primeiro contato com o paciente. A história prévia de exacerbações é importante, mas precisa ser avaliada sob a visão dos tratamentos usados pelo paciente anteriormente. A conduta inicial será talvez mudada ao longo do tempo. Contagem de eosinófilos no sangue periférico tem sido considerada na tomada de decisões. Trezentos eosinófilos no sangue periférico representam, por enquanto, um divisor de águas na tomada de decisões para o uso de esteroides inalatórios, principalmente em pacientes exacerbadores. Uma TC de alta resolução (TCAR) de tórax que evidencie só enfisema e suas peculiaridades, ou mostre bronquiectasias, espessamento de paredes brônquicas, heterogeneidade do parênquima pulmonar com aprisionamento aéreo e outros sinais de bronquiolite, pode ser norteadora das necessidades do paciente.

A associação de DPOC com asma implica que o tratamento desta última é que embasará a terapia inicial, tornando o corticoide inalatório (CI) peça imprescindível no esquema.

Já distinguimos, então, três esquemas iniciais de tratamento: a monoterapia com preferência pelo LAMA, a associação LABA-LAMA, e o corticoide inalatório associado ao broncodilatador, normalmente um LABA.

Há uma quarta modalidade que reúne as três drogas ao mesmo tempo, seja em esquemas abertos (LAMA-LABA+CI) ou em esquemas onde encontramos as drogas acondicionadas em um mesmo dispositivo (LAMA+LABA+CI). Fazendo analogia com o momento de usar o esquema triplo, lembramos de uma frase: "para grandes problemas, grandes soluções!". Então seria indicado para pacientes mais complicados, teoricamente.

Os broncodilatadores são apresentados em vários dispositivos inalatórios, todos eles eficientes, que necessitam de um correto julgamento daquele que será melhor para cada paciente, conforme suas características. Importante lembrar que muitas vezes, nossos pacientes, notadamente os ambulatoriais das instituições públicas, não conseguem ter acesso às medicações tidas como ideais. Nesses casos, acabamos por prescrever a associação de beta-agonista e anticolinérgico de ação curta, que deverão ser usados várias vezes ao dia, de 6/6 ou 8/8 horas. São eficientes e de baixo custo. Outra droga que poderá ser usada consiste no IPDE4 (roflumilaste), nos casos de pacientes com nítido quadro de hipersecreção brônquica e inflamação crônica, como nos bronquíticos crônicos com bronquiectasias. Também nesses casos pode-se optar pelo uso de macrolídeos, como anti-inflamatórios/imunomoduladores.

A acetilcisteína (NAC) pode desempenhar algum papel como mucolítico, antioxidante e anti-inflamatório, em doses maiores do que as que são corriqueiramente usadas.

Abordagem inicial

Visão pelo documento GOLD:

A. Pouco sintomático, não exacerbador.
B. Muito sintomático, não exacerbador.
C. Pouco sintomático, exacerbador.
D. Muito sintomático, exacerbador.

- Para A, usar SABA e/ou SAMA conforme a necessidade, ou LAMA.
- Para B, usar LAMA, ou LABA/LAMA.
- Para C, usar LAMA, LAMA/LAMA, ou LABA/CI.
- Para D, usar LABA/LAMA, LABA/CI, ou LABA/CI/LAMA aberta ou em um só dispositivo.

Visão pela SEPAR (levemente modificado*):

- Estratificar o risco: alto ou baixo risco.
- Se baixo risco, usar LAMA ou SABA e/ou SAMA* conforme a necessidade.
- Se alto risco, tipificar por fenótipos clínicos.
- Não exacerbador: LABA/LAMA (+ teofilina?).
- Exacerbador com enfisema: LABA/LAMA (+ CI? Ou NAC? Ou macrolídeo? Ou teofilina?).
- Exacerbador com bronquite crônica: LABA/LAMA (+ CI? IPDE4? NAC? Macrolídeo? Teofilina?).
- Associação de DPOC + asma: LABA/CI ou LABA/CI/LAMA aberta ou em um só dispositivo.

Reabilitação respiratória (RR)

A RR foi definida como um programa multidisciplinar visando atender ao paciente com DPOC nas suas variadas nuances, seja no tratamento da obstrução brônquica, seja na prevenção de infecções, na correção dos distúrbios nutricionais comumente encontrados, no descondicionamento muscular e na sarcopenia, tratando demais comorbidades, inclusive na esfera psicológica, enfim, procurando solucionar os problemas encontrados pelo paciente nas suas variadas dimensões.

O programa, holisticamente estruturado, tem uma equipe constituída por médico(a), enfermeira(o), psicólogo(a), nutricionista, terapeuta ocupacional, fisioterapeuta e assistente social. Tem duração de 8 a 12 semanas, com três sessões semanais de aproximadamente 60 minutos, sessões essas divididas em aquecimento, exercícios aeróbicos, musculação e relaxamento.

Por maior que seja o número de programas existentes, nem de longe são capazes de atender à demanda de pacientes com DPOC. Sabemos que esses pacientes são hipoativos (em todos os estágios da doença) e sofrem as consequências disso. Então, teoricamente todos seriam candidatos à reabilitação. Mesmo sendo direcionada aos casos mais complexos, os programas existentes são insuficientes, no mundo inteiro. Com o tempo, o termo "reabilitação respiratória" foi sendo transformado em "programa de exercícios domiciliares", como uma maneira de oferecer essa modalidade de tratamento de modo mais abrangente. Os grupos de fisioterapia assumiram importante papel nas áreas de pesquisa e de atuação na ponta. "Manuais de orientação" foram feitos e distribuídos aos pacientes. Após um pequeno período de aprendizado e testes, os pacientes passam a realizar as atividades em casa. Com o avanço da informática, o controle a distância desses pacientes foi possível, reduzindo a frequência aos serviços hospitalares, desafogando esses serviços e ampliando a abrangência dessa terapia.

Vacinação

Considera-se a vacinação antigripal a medida de prevenção primária mais eficaz para prevenir exacerbações e internações na DPOC. Deve ser feita anualmente, em todos os portadores de DPOC. Recomenda-se a vacinação antipneumocócica sistemática devido ao seu relativo baixo custo, sua eficácia e sua segurança. A vacina pneumocócica polissacarídica 23 (VPP) demonstrou reduzir riscos de pneumonia comunitária (PAC) em pacientes com DPOC e idade inferior a 65 anos e naqueles com a doença grave. A vacina pneumocócica conjugada 13 (VPC) proporciona uma maior resposta imunológica, inclusive em pacientes acima de 70 anos e previamente vacinados com VPP. Demonstrou proteção significativa diante da pneumonia causada pelos sorotipos envolvidos, inclusive com bacteremia. Em vista desses resultados, avaliando disponibilidade e custo/benefício, recomenda-se a vacinação antipneumocócica com, no mínimo, a VPC em dose única. Se a decisão for por vacinar com VPP e VPC, propõe-se que se faça a dose única da VPC, seguida da primeira dose da VPP cerca de 6 a 12 meses depois e revacinação com VPP cerca de 5 a 8 anos depois.

A coqueluche, doença reemergente em nível global, tem apresentado incidência crescente, particularmente nos últimos anos, causando adoecimento mais severo nos pacientes com alteração da função pulmonar. Para a imunização, o componente "pertussis" é contemplado na vacina tríplice bacteriana acelular do tipo adulto (dTpa) que contém também os toxoides tetânico e diftérico. Em linhas gerais, deve-se fazer reforço a cada 10 anos.

Tratamento da deficiência de alfa-1 antitripsina (DAAT)

Aconselha-se dosar a AAT em todos os pacientes com DPOC, notadamente aqueles com enfisema em porções inferiores e enfisema em pacientes mais jovens. Uma vez identificada a DAAT, o passo seguinte é a genotipagem, principalmente naqueles com níveis inferiores a 50 mg/dL (valores normais entre 120-220 mg/dL). Os alelos S, Z, Nulo e outros mais raros ainda, Plovel, Mmalton, Pittisburg, são deficitários para AAT. Combinações entre esses alelos podem levar a DAAT graves, com desenvolvimento de DPOC, merecedoras de tratamento substitutivo. Esse é feito através da reposição de AAT humana em esquemas semanais ou quinzenais, principalmente, com dosagens que variam entre infusões de 60 mg/kg de peso, IV, uma vez por semana, a 120 mg/kg, uma vez a cada quinze dias. Deve-se testar os familiares, incluindo filhos ao nascerem.

Oxigenoterapia domiciliar prolongada

Trabalhos pivotais foram feitos no início da década de 80. Mostraram a importância da duração da utilização diária dessa suplementação em termos de melhora da qualidade de vida e do aumento da sobrevida dos pacientes hipoxêmicos. Ficaram, então, estabelecidos os critérios para a suplementação de O_2. Pacientes em estabilidade clínica, que apresentem hipoxemia caracterizada por $PaO_2 \leq 55$ mmHg, ou saturação ≤ 88% teriam indicação de O_2 suplementar. Também devem alertar os achados sugestivos de sobrecarga cardíaca direita e poliglobulia, mostrando que em outros momentos, fora daquela consulta, o paciente deve estar hipoxêmico, seja durante o sono, seja durante as AVD (atividades da vida diária). A administração de O_2 deve ser feita em fluxos necessários para manter níveis acima desses mínimos (90-92% de SpO_2), nas variadas situações do dia a dia (repouso, sono, exercícios). Fica claro que o fluxo de O_2 deverá variar, nas diversas situações, para se alcançar esses objetivos. Naqueles que se mostram permanentemente hipoxêmicos, abaixo dos níveis limítrofes, o uso contínuo, ou por 15 horas diárias, pelo menos, mantém-se preconizado.

Busca-se a otimização do uso da oxigenoterapia domiciliar prolongada (ODP), pois é tratamento de custo elevado e de indicações nem sempre criteriosas. Erros comuns são as indicações dessa terapia em pacientes recém--saídos de uma exacerbação com internação hospitalar, fora de estabilidade clínica. Daí a necessidade de dois exames gasométricos com intervalo de três meses para que a indicação seja concretizada. Seria o tempo necessário para a obtenção da estabilidade. Fontes estacionárias e portáteis estão disponíveis, sendo necessária a correta avaliação de custo-benefício-viabilidade para cada modalidade (torpedos de O_2 comprimido com variadas capacidades, concentradores de oxigênio estacionários ou portáteis, sistemas que utilizam tanques de O_2 líquido com acoplamento de "mochilas" para uso estacionário ou portátil).

Ventilação não invasiva, com pressão positiva

O uso da VNI tem lugar cativo no tratamento das exacerbações, mas ainda bastante discutível na DPOC estável. Estaria indicada em casos selecionados, principalmente em pacientes com hipercapnia significativa durante o dia.

Métodos endoscópicos para tratamento do enfisema

Dentre eles, o uso de válvulas unidirecionais endobrônquicas é o mais utilizado. Há critérios bem estreitos para sua utilização, sendo a integridade das cissuras fator fundamental para o sucesso do método.

Métodos cirúrgicos de tratamento da DPOC

Bulectomia, cirurgia redutora de volume pulmonar e transplante pulmonar representam os procedimentos cirúrgicos do tratamento não farmacológico da DPOC. Têm indicações formais, estritas e necessitam, assim como os métodos endoscópicos, de uma abordagem especial.

REFERÊNCIAS

1. Bhatt SP, Washko GR, Hoffman EA, Newell Jr. JD, Bodduluri S, et al., for the COPDGene Investigators. Imaging advances in chronic obstructive pulmonary disease. Insights from the Genetic Epidemiology of Chronic Obstructive Pulmonary Disease (COPDGene) Study. Am J Respir Crit Care Med. 2019 Feb 1;199(3):286-301.
2. Fernandes FLA, Cukier A, Camelier AA, Fritscher CC, Costa CH, Pereira EDB, et al. Recomendações para o tratamento farmacológico da DPOC: Perguntas e respostas. J Bras Pneumol. 2017;43(4):290-301.
3. Global Initiative for Chronic Obstructive Lung Disease. Global Strategy for prevention, diagnosis, and management of chronic obstructive pulmonary disease; 2020. Disponível em: https://goldcopd.org.
4. Miravitlles M, Soler-Cataluna JJ, Calle M, Molina J, Almagro P, Quintano JA, et al. Guía espanola de la EPOC (GesEPOC) 2017. Tratamiento Farmacológico de la EPOC Estable. Arch Bronconeumol. 2017;53:324-35.
5. Rabe KF, Calverley PMA, Martinez FJ, et al. Effect of roflumilast in patients with severe COPD and a history of hospitalisation. Eur Respir J. 2017;50:1700158.
6. Scuri M, Singh D, Fabbri LM, et al. Single inhaler extrafine triple therapy improves clinical outcomes in GOLD B COPD patients: Post-hoc analysis of the TRIBUTE Study. Am J Respir Crit Care Med. 2018;197:A3041.
7. Singh D, Fabbri L, Papi A, et al. Extrafine triple therapy reduces exacerbations in GOLD B COPD patients: Post-hoc analysis of TRILOGY and TRINITY. Eur Respir J. 2017;50(Suppl 61):OA2898.
8. Singh D, Fabbri LM, Vezzoli S, Petruzzelli S, Papi A. Extrafine triple therapy delays COPD clinically important deterioration vs ICS/LABA, LAMA, or LABA/LAMA. International Journal of COPD. 2019;14:531-46.
9. Suissa S, Drazen JM. Making sense of triple inhaled therapy for COPD. N Engl J Med. 2018;378(18):1723-4.
10. Vanfleteren L, Fabbri LM, Papi A, Petruzzelli S, Celli B. Triple therapy (ICS/LABA/LAMA) in COPD: Time for a reappraisal. International Journal of COPD. 2018;13:3971-81.
11. Vanfleteren L, Ullman A, Nordenson A, Andersson A, Andelid K, Fabbri LM. Triple therapy (ICS/LABA/LAMA) in COPD: Thinking out of the box. ERJ Open Res. 2019;5:00185-2018.
12. Vorrink SN, Kort HS, Troosters T, Lammers JW. Level of daily physical activity in individuals with COPD compared with HealthyC. Respir Res. 2011;12(1):33.

17 Asma

Fábio Silva Aguiar
José Roberto Lapa e Silva
Ana Maria Silva Araújo
Maria Izabel Veiga dos Santos
Carlos Leonardo Carvalho Pessôa
José Elabras Filho

DESTAQUES

- A asma é uma das mais comuns doenças crônicas não transmissíveis.
- A doença se caracteriza por sintomas intermitentes ou crônicos de sibilância, dispneia e tosse.
- Os sintomas são mais frequentes pela manhã e à noite.
- Os testes de função pulmonar mostram limitação ao fluxo aéreo.
- É característica da asma a reversibilidade da obstrução ao fluxo aéreo espontânea ou com terapia broncodilatadora.

▶ INTRODUÇÃO

A asma é uma doença crônica das vias aéreas, caracterizada por inflamação crônica e obstrução variável das vias aéreas e hiper-reatividade brônquica, que se manifesta por sintomas respiratórios crônicos como sibilância, falta de ar, aperto no peito e tosse que podem variar em intensidade ao longo do tempo. A doença atinge as grandes e pequenas vias aéreas e o tratamento é baseado no uso de medicações anti-inflamatórias por via inalatória.

É possível que a asma seja a doença mais comum na vida de um pneumologista. Mesmo para o clínico geral e para o pediatra, saber diagnosticar e tratar a asma é fundamental para a prática diária. No ano de 2016, mais de 1% da carga global de doenças se deveu à asma. Felizmente, a grande maioria dos casos da doença é de formas leves ou moderadas, porém as formas graves utilizam a maior parte dos recursos financeiros.

A asma é uma doença inflamatória de origem complexa e o entendimento de sua fisiopatologia aumentou consideravelmente nos últimos 30 anos. A partir da década de 1980, o uso de corticoides inalatórios se tornou a base do tratamento, com uma melhora importante no controle da doença e na qualidade de vida e redução dos atendimentos de urgência e emergência. A maioria das pessoas com asma responde de forma completa ao tratamento anti-inflamatório composto por corticoides inalatórios e broncodilatadores de longa ação, porém uma parcela necessita de estratégias diferenciadas para controle dos seus sintomas. Com o surgimento de novas drogas que atuam em vias específicas da inflamação causada pela doença, passou a ser fundamental conhecer a fisiopatologia, interpretar os testes de função pulmonar e identificar fenótipos da doença.

▶ EPIDEMIOLOGIA

A asma segue sendo um dos maiores agravos não infecciosos à saúde mundial. Quase 340 milhões de pessoas de todas as idades sofriam com a doença em 2016, segundo estimativa da Organização Mundial da Saúde (OMS). A prevalência varia de país para país e se estima que entre 1 e 18% da população seja afetada. A asma é comum em todas as faixas etárias e usualmente tem início na infância. As crianças são particularmente tocadas pela asma em países de baixa ou média renda, onde também ocorre a maior parte das mortes atribuídas à doença.

A prevalência exata da asma é de difícil quantificação, visto que diferentes países possuem diferentes critérios diagnósticos, mas estima-se que a doença acometa de 8 a 10% da população mundial, com predomínio em indivíduos jovens do sexo masculino e mulheres adultas. Nas últimas décadas, a prevalência da asma aumentou mundialmente, inclusive em países em desenvolvimento. A Iniciativa Global para a Asma (do inglês *Global Initiative for Asthma* – GINA) estima que o número de pacientes com asma deve aumentar em 100 milhões até 2025.

No Brasil, a prevalência de asma vem aumentando ao longo do tempo, com prevalência de 4,5% entre adultos no ano de 2013. Entre adolescentes a prevalência encontrada é de 12,4%. Um estudo de prevalência em crianças na região sul do Brasil encontrou uma taxa de 26,2%.

Apesar do aumento da prevalência da asma, a mortalidade vem apresentando queda ao longo das últimas décadas, sendo em crianças e adolescentes de 0,57/100.000 em 1997 e 0,21/100.000 em 2014. Em adultos, a queda foi de 1,92/100.000 em 1980 para 1,21/100.000 em 2012. A queda da mortalidade observada no país coincide com a introdução do uso de corticoides inalatórios instituída por políticas públicas de saúde. Até o ano de 2012, a asma era a terceira causa clínica de internação no Brasil, mostrando a relevância da doença e o seu impacto na rede de saúde.

▶ IMUNOPATOLOGIA

Descrições de necropsias de pacientes asmáticos falecidos em decorrência da doença no século XIX já mostravam um importante acometimento inflamatório das vias aéreas. Apenas a partir dos anos 1980 foi possível conectar a patogenia da asma a eventos inflamatórios crônicos que ocorrem nas vias aéreas com o uso de biópsias endoscópicas da mucosa brônquica em pessoas com asma leve estável, sem crises há mais de 4 semanas. Estudos de grupos da Finlândia e Inglaterra descreveram a participação de células epiteliais respiratórias, inflamatórias e imunes na intensa reação inflamatória da mucosa, que ocorre em todos os níveis da árvore brônquica, e pavimentaram o caminho para uma revolução na terapia da doença, baseada em corticosteroides inalatórios em associação a broncodilatadores de longa duração, além de imunobiológicos dirigidos contra alvos muito específicos, capazes de bloquear a resposta imune e inflamatória e melhorar a qualidade de vida dos portadores da doença.

Uma das características mais típicas da asma é a variedade de formas de apresentação da doença, o que faz com que a asma se assemelhe muito mais com uma síndrome do que propriamente com uma doença. Por isso, um dos mais importantes avanços nas estratégias de controle da asma se deu com a compreensão da necessidade de se caracterizar os diferentes subtipos clínicos e seus correspondentes mecanismos biológicos, que resultam em propostas medicamentosas adaptadas a cada tipo de paciente. A estratificação se dá a partir da caracterização dos principais fenótipos exibidos por cada paciente. Esse conhecimento está em franca evolução e a cada dia aparece nova informação relevante e potenciais novos alvos terapêuticos.

Praticamente todos os tipos celulares e seus mediadores químicos já foram associados ao processo inflamatório na asma. Os linfócitos se destacam como os principais maestros desse processo. Os linfócitos B e plasmócitos participam do processo com a produção em grande quantidade de imunoglobulinas E, que respondem de forma precoce aos antígenos inalados e iniciam a cascata inflamatória por ativação dos mastócitos. Os linfócitos T reconhecem de forma específica os antígenos e iniciam a ativação imune. Nos últimos 30 anos, o conhecimento sobre os linfócitos T cresceu de forma exponencial. A ativação desses tipos celulares leva à produção de inúmeros mediadores químicos que retroalimentam o processo. Destacam-se os mediadores efetores liberados por eosinófilos presentes em grande número na mucosa inflamada. Mas os principais mediadores desse processo, presente em 50 a 70% dos casos de asma, são as citocinas interleucina-4, -5 e -13, com importante efeito indutor em outros tipos celulares. É isso que caracteriza a inflamação tipo 2. A mensuração do número de eosinófilos circulantes tem sido apontada como um marcador putativo para a caracterização desse fenótipo de forma segura e barata. Outro biomarcador que expressa a gravidade da inflamação local é a dosagem do óxido nítrico exalado.

Um dos avanços mais recentes foi a identificação das chamadas alarminas, mediadores produzidos pelo epitélio brônquico em resposta inespecífica a estímulos de perigo. Além de participarem da indução da inflamação tipo 2, estão também envolvidas na inflamação não tipo 2, principalmente na inflamação neutrofílica, via linfócitos Th17 e mediadores como IL-6, IL-17 e IL-8. Esse outro fenótipo da asma tem em geral prognóstico mais sombrio, por responder menos aos anti-inflamatórios mais conhecidos. A identificação de moléculas que neutralizem as alarminas poderá trazer grande alívio para os portadores desse fenótipo de asma.

▶ DIAGNÓSTICO

O diagnóstico da asma se baseia no quadro clínico apropriado associado à demonstração de obstrução variável e/ou reversível ao fluxo aéreo (Figura 1). A asma é muitas vezes diagnosticada incorretamente. O sobrediagnóstico leva a tratamento desnecessário e a atraso na criação de alternativas diagnósticas. O subdiagnóstico eleva o risco de sintomas diários, exacerbações e de remodelamento das vias aéreas. Logo, uma história clínica e exame físico detalhados e a realização de avaliação funcional pulmonar são fundamentais.

Clinicamente, a asma se manifesta com episódios de dispneia e aperto no peito, com ou sem sibilância, e/ou tosse em 90% dos casos. No entanto, sintomas semelhantes podem estar presentes em outras doenças respiratórias ou cardíacas. Os sintomas da asma podem ser desencadeados ou exacerbados por gatilhos como exercício, exposição a alérgenos, infecções virais ou aspectos emocionais. Comumente, quando desencadeados pelo exercício físico, os sintomas da asma surgem após vários minutos do início da atividade física e podem ser prevenidos ou tratados com o uso de broncodilatadores. Ao exame físico, os sibilos podem estar presentes em casos de exacerbação ou na doença não controlada. A ausência dos sibilos não é capaz de excluir o diagnóstico de asma.

Não são comuns alterações na radiografia do tórax na asma, sendo mais úteis para a exclusão de diagnósticos diferenciais. A tomografia computadorizada do tórax, por sua vez, pode ajudar no diagnóstico com o achado de impactação mucosa nas formas mais graves da doença e na demonstração de aprisionamento aéreo, sinalizando para o acometimento de pequenas vias aéreas.

Os testes funcionais auxiliam no diagnóstico da asma, além de avaliarem a gravidade da limitação ao fluxo de ar e a resposta terapêutica. A asma, como qualquer doença obstrutiva, caracteriza-se por aumento de resistência de vias aéreas. O teste mais utilizado na prática clínica é a espirometria e outros testes funcionais adicionam informação à espirometria.

Espirometria

A espirometria é o exame de escolha para o diagnóstico e para avaliar a evolução e a resposta ao tratamento da doença. Os principais parâmetros da espirometria são: capacidade vital forçada (CVF), volume expiratório forçado no 1º segundo (VEF_1) e a relação VEF_1/CVF (índice de Tiffeneau). A redução de VEF_1/CVF abaixo do limite inferior da normalidade (LIN) confirma o diagnóstico de distúrbio ventilatório obstrutivo (DVO). A graduação da gravidade do distúrbio é feita pelo VEF_1. Os pacientes com asma não controlada têm maior labilidade na função pulmonar. A morfologia das curvas, principalmente a da curva fluxo-volume, é muito característica nos DVO (Figura 2).

Prova broncodilatadora (PB)

O diagnóstico de asma é confirmado principalmente pela presença de hiper-responsividade brônquica (HRB) após a inalação de um broncodilatador de curta duração. É considerada significativa e indicativa de asma quando o ganho de VEF_1 aumentar, no mínimo, 200 mL e 12% (Figura 2), e com diagnóstico de certeza se o aumento for maior que 15% e 400 mL. Uma espirometria normal

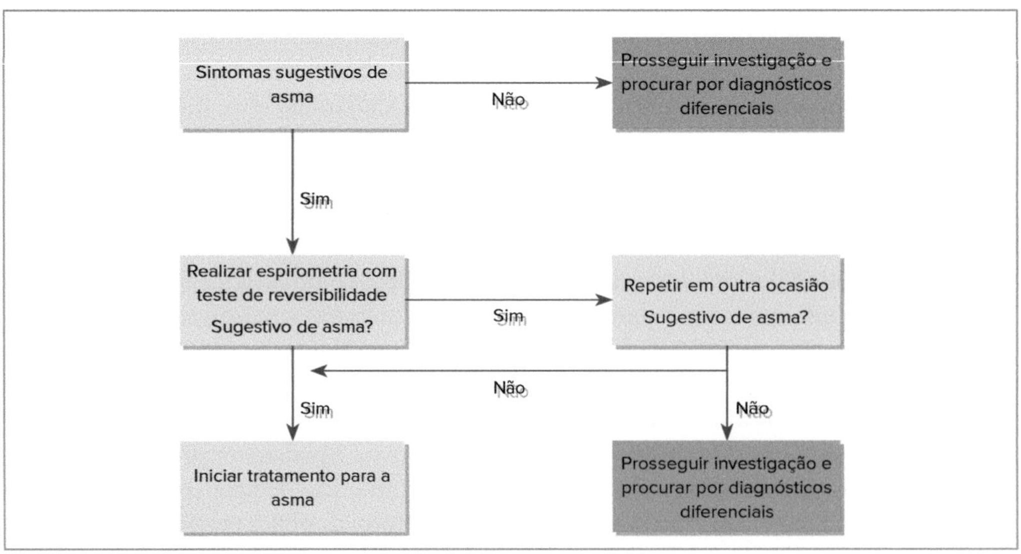

FIGURA 1 Fluxograma de diagnóstico diferencial.

não exclui o diagnóstico de asma. Pacientes com sintomas intermitentes ou asma controlada podem apresentar uma resposta significativa após uso de broncodilatador, mesmo com espirometria normal.

Pico de fluxo expiratório (PFE)

Devido à variabilidade funcional da asma, o monitoramento diário, semanal ou mensal pode registrar a labilidade da obstrução das vias aéreas em alguns pacientes. Testes com o PFE auxiliam a comprovar ou afastar o diagnóstico, além de acompanhar a gravidade e terapêutica da doença. O PFE representa o fluxo máximo gerado durante uma expiração forçada. É um método simples, aferido por medidores portáteis de baixo custo (*peak flow meter*). Não tem a acurácia da espirometria, mas é útil para uso domiciliar nos pacientes que recebem instrução adequada para a medida. A medida deve ser feita de manhã e à noite, durante 2 semanas. Os valores são registrados e informados ao médico na consulta de revisão. É calculada a variabilidade diária média, subtraindo-se o menor do maior valor do PFE e dividindo pelo PFE médio do dia. Posteriormente calcula-se o valor médio da semana. Uma variabilidade maior que 10% do PFE é indicativa de presença de limitação ao fluxo aéreo.

Testes de broncoprovocação

Esses testes medem a resposta das vias aéreas a estímulos de ação direta (metacolina ou histamina) e indiretamente a agentes físicos (exercício ou hiperventilação eucápnica voluntária). São testes de importância para investigar sintomas sugestivos de asma com espirometria normal, assim como orientar e monitorar a terapia. O teste da metacolina é o mais usado. O teste é positivo quando há queda do VEF_1 em 20% ou mais, após inalação de doses crescentes da droga. Os testes a agentes físicos são mais usados para os casos com asma induzida pelo exercício.

Oscilometria de impulso (IOS)

O exame mede a resistência de grandes e pequenas vias aéreas e reflete a dificuldade que o fluxo de ar tem para se movimentar na árvore traqueobrônquica. Tem uma relação inversa com o VEF_1. O método é útil nos casos em que a espirometria é normal, pois alterações na IOS confirmam o diagnóstico. Tem grande utilidade também para avaliar a resposta ao broncodilatador inalado e na prova broncoconstritora. Outra vantagem deste método é a capacidade de detectar doença de pequenas vias aéreas, considerada a zona silenciosa do pulmão. Hoje já se sabe que existe acometi-

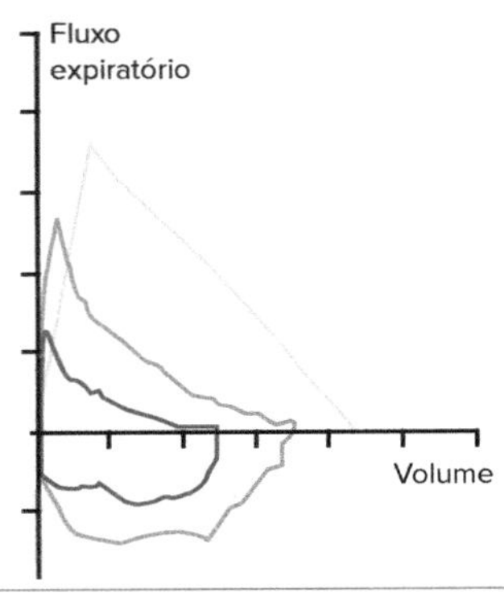

		Pré-BD		Pós-BD	
CVF (l)	4,34	2,38	51,5	3,46	79,2
VEF_1 (l)	3,61	1,39	38,6	2,18	60,5
VEF_1/CVF %	83,5	58,4	69,9	63,1	75,6

FIGURA 2 Fonte: adaptada de Smith, Carefusion. BD: broncodilatadores; CVF: capacidade vital forçada; VEF_1: volume expiratório forçado no 1º segundo.

mento das pequenas vias aéreas na asma, principalmente nas formas graves da doença.

Volumes pulmonares

Alguns pacientes com asma de longa duração desenvolvem remodelamento das vias aéreas, com piora na função pulmonar. O estudo dos volumes estáticos, pelo método de pletismografia corporal, mostra sinais de aprisionamento aéreo (aumento do volume residual e da relação volume residual/capacidade pulmonar total) ou hiperinsuflação pulmonar (aumento da capacidade pulmonar total).

Outros exames

Testes com aeroalérgenos por puntura ou através da dosagem de IgE específica e a medida da fração exalada de óxido nítrico (FeNO) e a medida de eosinófilos no sangue periférico ajudam a caracterizar os fenótipos alérgico e eosinofílico, respectivamente.

▶ DIAGNÓSTICO DIFERENCIAL

Um grande número de doenças respiratórias e não respiratórias pode causar sintomas semelhantes aos da asma. Os principais diagnósticos diferenciais estão descritos na Tabela 1.

TABELA 1 Diagnósticos diferenciais da asma de acordo com a faixa etária

6 a 11 anos de idade	12 a 39 anos de idade	40 anos de idade em diante
▪ Síndrome de tosse crônica de vias aéreas altas ▪ Corpo estranho inalado ▪ Bronquiectasias ▪ Discinesia ciliar primária ▪ Cardiopatias congênitas ▪ Fibrose cística ▪ Displasia broncopulmonar ▪ Tuberculose	▪ Síndrome de tosse crônica das vias aéras altas ▪ Disfunção de cordas vocais ▪ Hiperventilação ou disfunção respiratória ▪ Bronquiectasias ▪ Fibrose cística ▪ Cardiopatias congênitas ▪ Deficiência de alfa 1 antitripsina ▪ Corpo estranho inalado ▪ Tuberculose	▪ Disfunção de cordas vocais ▪ Hiperventilação ou disfunção respiratória ▪ DPOC ▪ Bronquiectasias ▪ Insuficiência cardíaca ▪ Tosse por medicamentos ▪ Doenças intersticiais pulmonares ▪ TEP ▪ Obstrução central de VAS ▪ Tuberculose

DPOC: doença pulmonar obstrutiva crônica; TEP: tromboembolismo profundo; VAS: vias aéreas superiores.

▶ AVALIAÇÃO DO CONTROLE DA ASMA

A maioria dos portadores de asma não tem a doença controlada. No Brasil, estudos recentes demonstram que há apenas cerca de 9 a 12% de asmáticos controlados. O controle da asma é expresso pela intensidade com que as manifestações da asma são suprimidas pelo tratamento. Um indivíduo que tem a doença controlada é aquele que, nas últimas 4 semanas, não tem sintomas diurnos mais do que 2 vezes por semana; não tem sintomas noturnos; não tem necessidade de uso de medicação de alívio mais do que 2 vezes por semana; e não tem limitação da atividade devido à asma.

A principal causa de falta de controle da asma é a baixa adesão ao tratamento, decorrente de fatores voluntários (medos e mitos sobre o tratamento) e de fatores involuntários (falta de acesso ao tratamento ou dificuldade no uso do dispositivo). A dificuldade na detecção da não adesão é o principal limitador para a abordagem desse problema. Um inquérito nacional revelou que apenas 32% dos asmáticos são aderentes ao tratamento. É comprovado que educação em saúde aumenta conhecimento sobre a doença e a adesão, e que intervenções educacionais têm efeito especialmente em amostras compostas de pacientes de menor renda, escolaridade e de minorias raciais. Pergunte em cada consulta sobre adesão, mas evite o constrangimento. É muito provável que nunca se atinja 100% de adesão em 100% dos pacientes. A obrigação do médico não é alcançar essa meta, mas sim explicar a importância em aderir, discutir as dificuldades e compartilhar com o paciente as decisões a respeito da terapêutica.

Outro fator determinante para a eficiência do tratamento e controle da asma é a realização da técnica inalatória de forma correta. Os erros de técnica inalatória são comuns no uso de todos os dispositivos inalatórios, sendo ainda mais frequentes entre os usuários de aerossol dosimetrado, conhecido como spray pelos pacientes. Preconiza-se redobrar a atenção no ensino e na supervisão no uso deste tipo de mecanismo ou tornar cada vez mais próximo do universal o uso auxiliar de espaçadores. A repetição na orientação da técnica inalatória a cada consulta é capaz de reduzir os erros. É fundamental que o médico veja o paciente utilizar o mecanismo inalatório, seja com placebos, dispositivos vazios ou com o seu próprio dispositivo que ainda está em uso, pois entre os que referem conhecer a técnica inalatória e afirmam realizá-la corretamente, até 94% apresentam pelo menos um erro na execução da técnica. A supervisão da qualidade da técnica inalatória deve ser parte integrante de cada consulta. É preciso que as orientações aconteçam e que sejam repetidas à exaustão. Caso contrário, o objetivo não será alcançado, pois não importa a qualidade da medicação se ela não alcançar as vias aéreas.

▶ COMORBIDADES

As comorbidades devem ser avaliadas de rotina no paciente asmático. O tabagismo tem números cada vez mais reduzidos no Brasil, mas o paciente portador desta comorbidade não pode deixar de ser investigado, tratado ou encaminhado para tratamento. Além de aumentar a gravidade da doença, acelerar a perda da função pulmonar e diminuir a responsividade ao corticoide inalatório, aumenta o risco de internações e de exacerbações graves.

A rinite alérgica está presente na quase totalidade dos asmáticos. Nem sempre o quadro é clássico, com coriza, espirros em salva, obstrução e prurido nasal. Suas exacerbações frequentemente mimetizam infecções virais e as recorrências constantes podem alertar para o diagnóstico de rinite em detrimento de infecções virais recorrentes. Higiene do ambiente sempre e imunoterapia e/ou fármacos como corticoides tópicos nasais controlam a doença em quase 100% dos casos.

Há associação entre asma e refluxo gastroesofágico. Se há relação causal ou não, é ainda uma incógnita. O tratamento do refluxo pode facilitar o controle da asma, especialmente quando aquele alcança as porções mais superiores do aparelho digestivo como a faringe, passando a ser denominado refluxo faringolaríngeo e acabando, por vezes, por comprometer também a laringe, o que pode causar tosse, pigarros, globus (sensação de bola na garganta) e rouquidão. Emagrecer, modificar hábitos alimentares, melhorando mastigação, fracionando refeições e reduzindo ingestão de café, chocolate, refrigerante, gorduras e bebidas alcoólicas e elevar discretamente os pés da cama paralelos à cabeceira, podem resolver boa parte dos casos, que em caso contrário podem ser encaminhados ao especialista.

Já se demonstrou reiteradamente que a frequência de ansiedade e depressão nos asmáticos é muito superior à observada na população geral e que há relação entre a presença dessas doenças psíquicas e falta de controle da asma. Investigar na anamnese se há história atual, pregressa ou familiar de doenças psíquicas é um bom começo. Estar atento ao desenvolvimento dessas doenças durante o tratamento da asma, especialmente se não se obtiver o controle, é um cuidado importante e possivelmente útil.

Uso de ácido acetilsalicílico e anti-inflamatórios não esteroidais pode causar exacerbação grave da asma em indivíduos sensibilizados e os β-bloqueadores por via oral ou formulações oftálmicas podem causar broncoespasmo. Nesses casos, a decisão sobre seu uso deve ser considerada individualmente, pesando riscos e benefícios.

▶ TRATAMENTO

Os objetivos do tratamento da asma são o controle dos sintomas, com consequente melhora na qualidade de vida, e a redução de riscos futuros, principalmente as exacerbações que podem resultar em hospitalização e até a morte. O principal fator associado à morbidade e mortalidade da doença é o grau de controle obtido com o tratamento. Em pacientes com controle parcial o risco de exacerbação é até 2 vezes maior que em pacientes controlados, enquanto em pacientes não controlados o risco é até 6 vezes maior.

As medicações utilizadas no tratamento da asma são divididas em controladoras e de resgate. A via preferida para a oferta do tratamento é a inalatória, com maior efeito terapêutico e menor risco de efeitos colaterais. A principal droga controladora é o corticoide inalatório, utilizado isolado ou associado a um broncodilatador de longa duração.

As medicações utilizadas no tratamento da asma estão descritas na Tabela 2.

TABELA 2 Medicações para o tratamento da asma

Medicação	Formulação
Beclometasona 200 mcg	Aerossol em spray
Beclometasona 100 mcg + formoterol 6 mcg	Aerossol em spray
Beclometasona 100 mcg + formoterol 6 mcg	Pó para inalação
Budesonida 200 mcg + formoterol 6 mcg	Aerossol em spray
Budesonida 200 mcg + formoterol 6 mcg	Pó para inalação
Budesonida 400 mcg + formoterol 12 mcg	Pó para inalação
Budesonida 200 mcg	Pó para inalação
Budesonida 400 mcg	Pó para inalação
Budesonida 0,25 mg	Solução para nebulização
Fluticasona 250 mcg + formoterol 12 mcg	Pó para inalação
Fluticasona 250 mcg + salmeterol 50 mcg	Pó para inalação
Fluticasona 500 mcg + salmeterol 50 mcg	Pó para inalação
Fuorato de fluticasona 100 mcg + vilanterol 25 mcg	Pó para inalação
Fuorato de fluticasona 200 mcg + vilanterol 25 mcg	Pó para inalação
Mometasona 400 mcg	Pó para inalação
Tiotrópio 2,5 mcg	Névoa para inalação
Montelucaste 4 mg	Comprimido
Montelucaste 5 mg	Comprimido
Montelucaste 10 mg	Comprimido

O início do tratamento pode ser definido de acordo com a intensidade dos sintomas ou histórico de exacerbação recente. É fundamental a avaliação do controle da doença após o início do tratamento. Essa reavaliação deve ocorrer entre 1 e 3 meses após o início do tratamento. A partir daí o tratamento se torna um ciclo de avaliação, ajuste e revisão de resposta ao tratamento. O esquema terapêutico preconizado pela GINA é o mais aceito e mais utilizado para o tratamento da doença (Figura 3).

Cada etapa do tratamento é representada no gráfico de acordo com o número de pacientes. A maioria dos asmáticos se encontra na etapa 2 do tratamento, sendo preconizado o uso diário de dose baixa de corticoide inalatório. Uma alternativa é o uso intermitente de uma formulação de dose baixa de corticoide inalatório associado ao formoterol, conforme necessário. A partir de cada revisão do controle da doença o tratamento pode ser modificado com intensificação do tratamento anti-inflamatório no caso de doença não controlada, ou redução do tratamento anti-inflamatório no caso de doença controlada.

Apesar de ampla evidência científica da necessidade de tratamento anti-inflamatório, a droga que ainda é a mais utilizada na prática é o broncodilatador de curta duração, utilizado por 38,5% dos pacientes com asma.

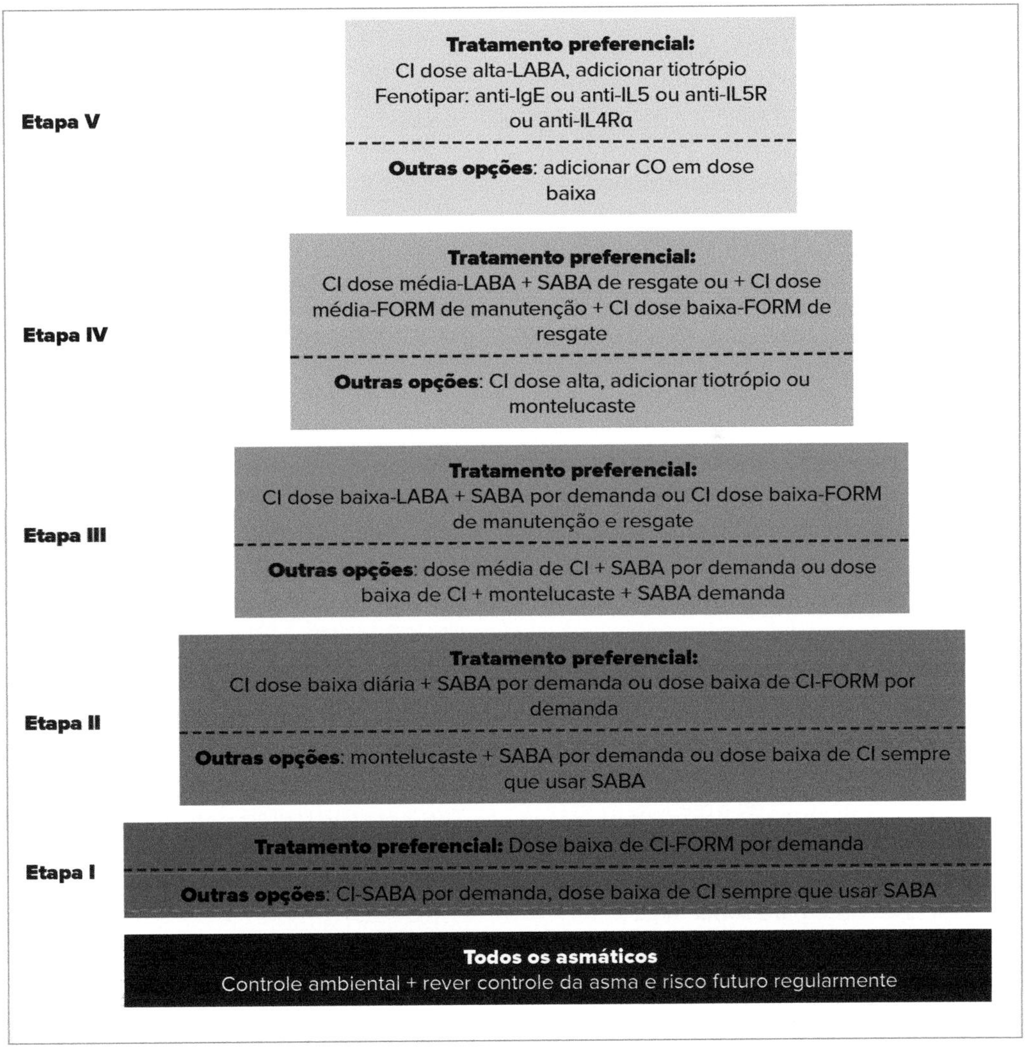

FIGURA 3 Tratamento personalizado para controle de sintomas e redução de risco futuro. CI: corticoide inalatório; CO: corticoide oral; FORM: fumarato de formoterol; LABA: *long-acting β2 agonist*; SABA: *short-acting β2 agonist*.

Para alívio dos sintomas é recomendado o uso do formoterol associado a dose baixa de um corticoide inalatório.

Pacientes que permaneçam com a doença não controlada, apesar do uso regular e correto das medicações, e que estão nas etapas 4 e 5 do tratamento, devem ser encaminhados para Centros de Referência para a avaliação de tratamento com medicamentos biológicos. No presente momento, três medicamentos biológicos estão disponíveis para uso no Brasil. O omalizumabe é um anticorpo monoclonal anti-IgE e está recomendado para pacientes com asma grave refratária com etiologia alérgica. Os outros dois medicamentos aprovados para uso no Brasil são o mepolizumabe, que bloqueia a interleucina-5 (IL-5), e o benralizumabe, que bloqueia o receptor da IL-5 e possui ação citotóxica com morte celular de eosinófilos. Ambos estão indicados para a asma grave eosinofílica.

▶ QUANDO REFERENCIAR

Casos selecionados podem ser referenciados para avaliação do especialista. As principais indicações para o referenciamento são:

- Dificuldades em confirmar o diagnóstico de asma.
- Doença não controlada apesar do uso regular de doses moderadas ou altas de corticoides inalatórios.
- Exacerbações frequentes com necessidade de atendimentos de urgência.
- Mais de dois cursos de corticoide oral nos últimos 12 meses.
- Fatores de risco para asma fatal.
- Efeitos colaterais significativos do tratamento.
- Indicação de uso de imunobiológicos.
- Asma ocupacional.

REFERÊNCIAS

1. Bateman ED, Reddel HK, O'Byrne PM, Barnes PJ, Zhong N, Keen C, et al. As-needed budesonide-formoterol versus maintenance budesonide in mild asthma. N Engl J Med. 2018 May17;378(20):1877-87.
2. Brito TS, Luiz RR, Silva JRLE, Campos HDS. Asthma mortality in Brazil, 1980-2012: a regional perspective. J Bras Pneumol. 2018 Sep-Oct;44(5):354-60.
3. Cançado JED, Penha M, Gupta S, Li VW, Julian GS, Moreira ES. Respira project: Humanistic and economic burden of asthma in Brazil. J Asthma. 2019 Mar;56(3):244-51.
4. Palange P, Rohde G (eds.). ERS handbook of respiratory medicine. 2019.
5. Global Initiative for Asthma. Global strategy for asthma management and prevention, 2020. Disponível em: https://ginasthma.org.
6. Graham BL, et al. Standardization of spirometry 2019 update. An official American Thoracic Society and European Respiratory Society technical statement. Am J RespirCare Med. 2019;200(8):70-88
7. Israel E, Reddel HK. Severe and difficult-to-treat asthma in adults. N Engl JMed. 2017 Sep 7;377(10):965-76.
8. Masoli M, Fabian D, Holt S, Beasley R; Global Initiative for Asthma Program. The global burden of asthma: Executive summary of the GINA Dissemination Committee report. Allergy. 2004;59:469-78.
9. O'Byrne PM, FitzGerald JM, Bateman ED, Barnes PJ, Zhong N, Keen C, et al. Inhaled combined budesonide-formoterol as needed in mild asthma. N Engl J Med. 2018 May 17;378(20):1865-76.
10. Pellegrino R, et al. Interpretative strategies for lung function tests. EurRespir J. 2005:26(5):948-68.
11. Pessôa CLC, Mattos MJS, Alho ARM, Fischmann MM, Côrtes ACC, Mendes FO, et al. Incorrect use of inhalation devices among patients with bronchial asthma. A hospital-based cross-sectional study in Rio de Janeiro, Brazil. Sao Paulo Med J. 2018 Aug 13;136(4):298-303.
12. SBPT. Recomendações para o manejo da asma da Sociedade Brasileira de Pneumologia e Tisiologia 2020. J Bras Pneumol. 2020;46(1):1-16.
13. World Health Organization. Asthma. Disponível em: https://www.who.int/news-room/fact-sheets/detail/asthma. Acessado em 14/01/2021.

18

Rinite alérgica e infecções de vias aéreas superiores

Auriston Ferraz da Costa
Gilmar Alves Zonzin
Jaime Veras Correia
Julio Cezar Dias Ferenzini da Silveira

DESTAQUES

- Rinite alérgica é uma condição comum, caracterizada por crise esternutatória, congestão nasal, prurido nasal e rinorreia. O diagnóstico é clínico, bastando história clínica compatível e demonstração de evento alérgico por testes alérgicos.
- Rinossinusite aguda é definida pela duração < 4 semanas dos sintomas. A etiologia viral é responsável pela imensa maioria dos casos, sendo a bacteriana responsável por até 2% deles.
- Exames de imagem não estão indicados rotineiramente na rinite alérgica ou rinossinusite aguda.
- Rinossinusite crônica é definida pela duração dos sintomas > 12 semanas. É dividida entre rinossinusite crônica sem polipose, com polipose e fúngica alérgica.
- O uso de antibióticos é controverso na rinossinusite crônica.
- A rinossinusite fúngica deve ser aventada nos casos de refratariedade a vários esquemas antimicrobianos.

▶ RINITE ALÉRGICA

Introdução

Rinite alérgica (RA) corresponde a condição comum, caracterizada por inflamação da mucosa nasal mediada por IgE, resultante da exposição alergênica em um indivíduo sensibilizado. Acomete cerca de 30% dos adultos, com notificação de proporções maiores em crianças.

A chamada rinite alérgica local corresponde a condição na qual o paciente apresenta história clínica compatível com RA, porém não apresenta positividade nos testes alérgicos convencionais.

Fisiopatologia

Após exposição, o alérgeno é fagocitado por células dendríticas, que migram para o sistema linfático regional e apresentam o alérgeno a linfócitos T *helper* Th0. A ligação do CD28 nas células T ao CD80 das células apresentadoras de antígenos, juntamente com a produção de IL-4, favorece a produção de IL-5, IL-13 e mais IL-4, caracterizando a resposta Th2. A imunidade inata também contribui no processo inflamatório.

Dentre os fatores de risco, temos: genética, exposição *in utero* ou neonatal a alérgenos, alergia alimentar, exposição a poluição e tabagismo.

Quadro clínico

Minutos após a exposição alergênica, o paciente apresenta prurido nasal, rinorreia, congestão nasal e crise esternutatória (reação precoce). De 4 a 8 horas após exposição, apresenta hiposmia ou anosmia, congestão nasal mantida, aumento de produção de muco e hiper-responsividade nasal ao mesmo e a diferentes alérgenos.

A RA está associada a ansiedade, depressão, distúrbios do sono e alterações da cognição; tais consequências implicam em grande prejuízo na performance laboral do paciente.

Os pacientes que sofrem de RA também têm maior risco para o desenvolvimento de asma (conceito de "via aérea unificada"), se fazendo necessária a indagação quanto a sintomas respiratórios, como dispneia, sibilância e tosse.

A RA pode ser classificada tendo como base a frequência e gravidade dos sintomas em: intermitente ou persistente, leve ou moderada/grave. Pacientes com RA intermitente apresentam sintomas < 4 dias/semana ou < 4 semanas consecutivas; RA persistente é caracterizada por sintomas > 4 dias/semana ou > 4 semanas consecutivas. RA moderada/grave é caracterizada pela presença de uma das condições seguintes: distúrbio do sono, redução da performance laboral ou atividades do dia a dia, ou sintomas incapacitantes.

Exame físico

O exame pode ser normal e é um preditor pobre do diagnóstico da condição. Os principais achados são: respiração bucal, edema periorbitário com descoloração enegrecida de pálpebras inferiores e a presença de globus faríngeo.

Exames complementares

A rinoscopia pode evidenciar mucosa hiperemiada e edemaciada, hipertrofia de turbina inferior e rinorreia. O exame é especialmente importante para a exclusão de outros diagnósticos.

Exames de imagem não têm aplicação no diagnóstico de RA.

O *prick test* (sensibilidade e especificidade de 80%) e a pesquisa de IgE antígeno-específica (sIgE) são os principais testes no auxílio diagnóstico da doença. O *prick test* está contraindicado em gestantes, na asma mal controlada ou grave, doença cardiovascular instável e em pacientes em uso de betabloqueador. O uso de algumas medicações, como corticoide sistêmico, também altera o rendimento desse método. A pesquisa de sIgE na secreção nasal e testes alergênicos provocativos nasais são utilizados nos pacientes com suspeita de RA local.

Diagnóstico e diagnósticos diferenciais

O diagnóstico é essencialmente clínico, bastando uma história clínica compatível, podendo ser corroborada pelos testes alérgicos anteriormente mencionados.

Rinite induzida por drogas (IECA, cocaína, inibidores de fosfodiesterase 4); rinite medicamentosa ou de rebote (uso prolongado de descongestionantes nasais); rinite ocupacional; rinite química (exposição a material de limpeza ou cloro de piscina, por exemplo); induzida por fumaça; rinite infecciosa; hormonal (gravidez); rinite não alérgica com síndrome eosinofílica; senil; atrófica e autoimune são diagnósticos diferenciais.

Tratamento

- Controle de exposição alergênica: primeira etapa do tratamento. Essas medidas são capazes de reduzir a carga total de produção de IgE e a sensibilização alergênica, reduzindo a intensidade dos sintomas e progressão para cronicidade, bem como o surgimento de comorbidades.

- Anti-histamínicos: drogas de primeira linha no tratamento da RA. Os medicamentos de gerações mais novas, como fexofenadina, cetirizina, levocetrizina, loratadina e desloratadina apresentam menos efeitos centrais, como sedação, encontrados em gerações anteriores dessa classe. Podem ser utilizados em adjuvância ao tratamento com corticoterapia tópica.
- Corticosteroides intranasais: drogas de primeira linha no tratamento da RA. Os corticoides tópicos apresentam baixa biodisponibilidade e elevado *clearance* sistêmico, reduzindo significativamente seus efeitos colaterais. Entre as drogas de uso tópico disponíveis no Brasil, temos a budesonida, a fluticasona na forma de furoato e propionato, triancinolona, mometasona, ciclesonida e beclometasona.
- **Cromonas:** drogas de segunda linha no tratamento da RA. Cromoglicato dissódico por via tópica nasal tem ação na redução da liberação de mediadores por inibição da degranulação mastocitária. Uso aprovado em pacientes abaixo de 2 anos, podendo ser associado ao corticoide nasal nos quadros refratários ao uso isolado da corticoterapia.
- Antileucotrienos: exemplificados pelo montelucaste, possuem efeitos modestos no controle da RA. Utilizados em associação ao corticoide tópico. Uso aprovado em pacientes ≥ 6 meses de idade. O Food and Drug Administration (FDA) recentemente alertou sobre alterações psiquiátricas relacionadas ao uso da medicação.
- **Corticosteroide sistêmico:** reservado para uso em agudizações com sintomas intensos, por curta duração, para o rápido controle sintomático. O uso prolongado está associado a elevada frequência de efeitos colaterais.
- **Imunoterapia:** reservada para casos específicos; disponível por via subcutânea e sublingual. Alguns estudos sugerem proteção contra o surgimento de asma em pacientes tratados com esse método.
- **Omalizumabe:** anticorpo anti-IgE. Devido ao alto custo, não está indicado como monoterapia e tem seu uso reservado aos casos refratários ao tratamento convencional.

▶ RINOSSINUSITES AGUDAS

Introdução

Rinossinusite corresponde à inflamação da cavidade nasal e seios paranasais. A condição pode ser classificada com base na duração dos sintomas em: aguda (sintomas < 4 semanas), subaguda (sintomas entre 4 e 12 semanas), crônica (> 12 semanas) e recorrente (≥ 4 episódios/ano). É também classificada por sua etiologia em: aguda viral, aguda bacteriana e fúngica.

Rinossinusite aguda viral

Introdução

A rinossinusite viral (RSV) ou resfriado comum é a principal causa de rinossinusite aguda não complicada. Estima-se que o adulto tenha em média 2 a 5 resfriados por ano, e a criança, 6 a 10. Entretanto, essa incidência é difícil de estabelecer corretamente, pois a maioria dos pacientes com gripes e resfriados não procura assistência médica. Os principais agentes envolvidos são: rinovírus, adenovírus, influenza e parainfluenza. Diversos trabalhos têm demonstrado que os resfriados/gripe levam ao comprometimento inflamatório dos seios paranasais, favorecendo a complicação/coinfecção bacteriana.

Fisiopatologia

Tem correlação com vários fatores, entre eles exposição ambiental em níveis crescentes de umidade. Há variações sazonais, com aumento da incidência de RSV durante os meses de inverno. Exposição à poluição e fumaças foi associada ao aumento na prevalência de sintomas de RSV. Fatores anatômicos incluindo células de Haller, concha média bolhosa, desvio de septo nasal, atresia coanal, hipertrofia de tonsila faríngea, presença de pólipos nasais, hipoplasia de seios e origem odontogênica de infecções, podem estar associados à RSV. A lesão ciliar tem sido considerada uma característica das RSV e rinossinusites bacterianas. Inclui a perda de cílios e de células ciliadas, bem como alteração do transporte mucociliar normal. Tabagismo e alergia também têm sido implicados na alteração do transporte mucociliar. O ato de assoar o nariz pode favorecer a disseminação de partículas virais para todo o trato respiratório superior.

Quadro clínico

Apresenta sintomas e sinais semelhantes a outras formas de rinossinusite aguda não complicada, sendo o marco a evolução autolimitada da doença, tipicamente não se estendendo por mais de 10 dias.

Os pacientes apresentam congestão nasal, rinorreia, secreção nasal mucopurulenta, dor facial, halitose, plenitude auricular e cefaleia. Podem também apresentar sintomas constitucionais, como febre e mialgia.

Exame físico

Pacientes podem se apresentar com febre, adinamia, dor à palpação e percussão de topografia de seios paranasais.

Exames complementares

- **Rinoscopia anterior:** pode evidenciar edema da mucosa, estreitamento do meato médio, hipertrofia turbinal inferior, rinorreia copiosa.
- **Imagem:** a radiografia de seios da face e a tomografia de seios paranasais apresentam achados semelhantes aos da etiologia bacteriana, não apresentando dados que possam auxiliar na diferenciação etiológica da rinossinusite aguda. Os achados inespecíficos compreendem: edema de mucosa, nível hidroaéreo nos seios paranasais e polipose (encontrados na tomografia).

Diagnóstico e diagnóstico diferencial

O diagnóstico é clínico. Normalmente, não há indicação de aspiração de secreção de seios paranasais.

Dentre os diagnósticos diferenciais temos: rinite não infecciosa, cefaleia de diversos tipos, dor dentária, nevralgias, disfunção de articulação temporomandibular e carotidinia.

Tratamento

Em até 99% dos casos ocorre resolução espontânea, sendo o tratamento unicamente constituído de sintomáticos como: lavagem com salina estéril, spray nasal de glicocorticoide, anti-histamínicos e descongestionantes sistêmicos. Em 1% dos casos ocorre persistência dos sintomas para além dos 10 dias com piora clínica, havendo, nesses casos, coinfecção bacteriana.

Rinossinusite aguda bacteriana

Introdução

A rinossinusite aguda bacteriana (RSAB) corresponde a 0,5-2% dos casos de sinusite aguda. Em crianças, a RSAB complica a evolução de resfriados comuns em até 9% dos casos. É classificada em: aguda bacteriana não complicada, quando a doença não se estende para além dos seios paranasais ou cavidade nasal; e aguda bacteriana complicada, quando a doença se entende para os tecidos além dos seios paranasais. Dados epidemiológicos apontam para uma preferência de acometimento do sexo feminino, com maior prevalência na faixa etária entre 45-64 anos.

Fisiopatologia

Ocorre como complicação de rinossinusites virais ou alérgicas, obstrução mecânica da cavidade nasal, polipose, desvio de septo ou alterações do *clearance* mucociliar. As bactérias mais comumente associadas são: *Streptococcus pneumoniae*, *Haemophilus influenzae* e *Moraxella catarrhalis*, sendo que as duas primeiras são responsáveis por até 75% dos casos. Bactérias microaerófilas e anaeróbicas podem estar presentes nos casos de infecção dentária associada. Na maior parte dos casos, a infecção ocorre por patógeno único, mas, em até 25% dos casos, se isolam duas ou mais bactérias. Infecções nosocomiais podem ocorrer em pacientes com intubação prolongada ou sondagem nasoenteral.

Quadro clínico

O quadro clínico consiste em congestão nasal, descarga nasal mucopurulenta, desconforto em dentição maxilar, dor facial, pressão facial de evolução aguda e/ou febre. Em crianças, o sintoma cardinal é a tosse.

Exame físico

O paciente pode apresentar eritema e edema local, dor à percussão da topografia envolvida e drenagem de muco purulento evidenciado na faringe posterior ou por descarga nasal. Não há achado que corrobore o diagnóstico de RSAB *versus* etiologia viral. Os quadros de sinusite bacteriana complicada são caracterizados pela extensão da infecção para tecidos circunjacentes à cavidade nasal e seios paranasais. Nesses casos, os pacientes podem apresentar:

- **Celulite periorbitária:** cursando com dor ocular, edema palpebral e eritema sem proptose.
- **Celulite orbitária:** extensão da infecção para além do septo orbital, cursando com dor ocular, edema palpebral e eritema, dor à movimentação ocular, proptose e diplopia.
- **Abscesso subperiosteal:** complicação da celulite orbitária com quadro clínico semelhante a esta. Ocorre proptose marcante.
- **Osteomielite de ossos dos seios da face.**
- **Meningite:** quadro de cefaleia, rigidez de nuca e/ou alteração do nível de consciência.
- **Abscesso intracraniano:** ocorrem cefaleia, convulsão ou déficit motor.
- **Trombose séptica de seio cavernoso:** ocorrem ptose bilateral, proptose, oftalmoplegia, cefaleia e alteração do nível de consciência.

Exames complementares

- **Rinoscopia anterior:** o exame apresenta características semelhantes às da RSV (ver "Exames complementares" no item "Rinossinusite aguda viral"). Pólipos e desvio de septo podem ser encontrados e são considerados fatores de risco para rinossinusite bacteriana.
- **Imagem:** não há indicação de realização de exames de imagem na RSAB não complicada. A tomografia de seios paranasais pode mostrar edema de mucosa, nível hidroaéreo nos seios paranasais e polipose. Em crianças com sintomas respiratórios, estudos radiológicos dos seios da face dentro da normalidade excluem o diagnóstico de rinossinusite como causa dos sintomas.

Diagnóstico e diagnóstico diferencial

Não há critério clínico que possa distinguir rinossinusite aguda viral de RSAB não complicada. Os sintomas costumam ter maior duração nos quadros bacterianos que nos quadros virais, usualmente por 10 dias ou mais. Há também um padrão bifásico de doença ocorrendo nos quadros bacterianos, no qual o paciente, após exibir melhora dos sintomas, evolui com nova piora do quadro clínico.

A coleta de espécime respiratório dos seios da face não é comumente realizada, sendo reservada para casos de sinusite bacteriana complicada, aparente resistência ao antimicrobiano utilizado, crianças com quadro toxêmico ou crianças imunocomprometidas. Nesses casos, a aspiração do seio acometido é o método de escolha.

Os quadros de rinossinusite aguda bacteriana complicada são suspeitados naqueles pacientes com evidência de extensão da infecção para tecidos circunjacentes, seja pelo exame físico ou por exames complementares. Alguns sintomas de alerta são: cefaleia intensa e persistente, proptose, alterações da acuidade visual, meningismo, papiledema, convulsão, alteração do nível de consciência, paralisia de nervos cranianos. Nestes casos, o exame complementar de imagem é imperativo.

Os diagnósticos diferenciais são semelhantes aos da etiologia viral.

Tratamento

Pacientes adultos imunocompetentes (Tabela 1)

TABELA 1 Tratamento de rinussinusite aguda em adultos imunocompetentes

Possibilidade de reavaliação clínica após o diagnóstico	Antipiréticos, analgésicos, anti-histamínicos orais, lavagem nasal com salina estéril e a aplicação de glicocorticoides em spray
Impossibilidade de reavaliação evolutiva após o diagnóstico	Tratamento empírico com antimicrobianos por 5 a 7 dias*,**. Antipiréticos, analgésicos, anti-histamínicos orais, lavagem nasal com salina estéril e aplicação de glicocorticoides em spray

*Primeira escolha: amoxicilina + clavulanato.
**Alergia a penicilina: doxiciclina, levofloxacino ou moxifloxacino.

A recorrência dos sintomas em menos de 2 semanas do término do tratamento antimicrobiano é ocasionada por erradicação insuficiente do patógeno e pode ser tratada com o mesmo antibiótico, utilizado por mais tempo (7 a 10 dias).

A falência terapêutica com uso de antibióticos pode ocorrer em casos de etiologia não bacteriana, em casos de resistência do patógeno ou pela existência de alterações anatômicas.

Pacientes pediátricos (Tabela 2)

TABELA 2 Tratamento de rinussinusite aguda em pacientes pediátricos

Antibioticoterapia está indicada se (basta a presença de um critério)	Toxemia presente Comorbidades (asma, fibrose cística, anormalidades anatômicas do trato respiratório superior) Uso de antibióticos nas últimas 4 semanas Infecção bacteriana em sítio distinto
Qual é o antibiótico indicado?	▪ Casos leves/moderados: amoxicilina + clavulanato 45 mL/kg/dia de amoxicilina em 2 tomadas ▪ Casos graves ou risco de resistência antimicrobiana: amoxicilina + clavulanato 90 mL/kg/dia de amoxicilina em 2 tomadas; ou cefpodoxima ou levofloxacino*

(continua)

TABELA 2 Tratamento de rinussinusite aguda em pacientes pediátricos (*continuação*)

Falência terapêutica (piora após 72 h do início do antomicrobiano)	1. Considerar outras causas não infecciosas 2. Mudar classe terapêutica ou aumentar dose 3. Continuar o fármaco por 7 dias após remissão dos sintomas

*Cefpodoxima e levofloxacino também são alternativas terapêuticas em caso de alergia a penicilina.

▶ RINOSSINUSITE CRÔNICA – SEM POLIPOSE E COM POLIPOSE

Introdução

A rinossinusite crônica é caracterizada por sintomas duradouros (> 12 semanas). A principal forma de rinossinusite crônica, contabilizando até 80% dos casos, é representada pela rinossinusite crônica sem polipose (RSCSP); os demais subtipos são: rinossinusite crônica com polipose nasal (RSCCP), contabilizando aproximadamente 20% dos casos; e rinossinusite fúngica (RSF), com < 5% dos casos. Os pacientes normalmente são sintomáticos com eventual piora dos sintomas, o que caracteriza as exacerbações.

Fisiopatologia

A rinossinusite crônica sem polipose ocorre por falência na resolução de um processo de rinossinusite aguda. A contribuição de infecção bacteriana nesse processo é controversa, porém alguns estudos demonstram mudança na microbiologia dos seios paranasais com presença de germes anaeróbios, bacilos Gram-negativos e *S. aureus*.

Dentre os principais fatores de risco para rinossinusite crônica estão: tabagismo, asma, doença respiratória exacerbada pela aspirina, rinite alérgica, exposição à fumaça, imunodeficiência, granulomatose com poliangeíte, granulomatose eosinofílica com poliangeíte, sarcoidose e anormalidades anatômicas do trato respiratório superior.

A histopatologia é formada por infiltrado mononuclear, neutrofílico e eosinofílico. Na forma associada a polipose, a histopatologia é principalmente composta de infiltrado mononuclear e eosinofílico.

Quadro clínico

Os achados mais importantes na rinossinusite crônica são: gotejamento nasal posterior, descarga mucopurulenta, congestão nasal, dor em topografia dos seios paranasais e distúrbios olfativos. Usualmente, na forma associada à polipose não há dor facial ou febre, pois não há infecção bacteriana crônica nestes casos. Em analogia ao que ocorre na sinusite aguda complicada, os quadros de rinossinusite crônica associados a febre elevada, cefaleia intensa, irritação meníngea e alterações visuais levantam a possibilidade de complicações.

Exame físico

Pacientes apresentam dor à palpação de topografia dos seios paranasais. O exame de orofaringe pode evidenciar gotejamento pós-nasal. A rinoscopia e a endoscopia nasal podem avaliar a saída de muco e pus pelo meato médio, edema e hiperemia da mucosa e polipose franca. Nos pacientes com forma associada à polipose, a rinoscopia evidencia estruturas características translúcidas e amarelo-esbranquiçadas.

Exames complementares

A tomografia computadorizada é caracterizada por espessamento de mucosa e nivelamento hidroaéreo nas cavidades paranasais. Na forma associada a polipose, há espessamento mucoso difuso com estruturas arredondadas; a atenuação dos pólipos é semelhante à atenuação da mucosa edemaciada, por vezes fazendo necessária a melhor caracterização da presença dos pólipos por auxílio da ressonância magnética dos seios paranasais.

Diagnóstico e diagnóstico diferencial

O diagnóstico é baseado nos sintomas sugestivos e na evidência de inflamação de mucosa dos seios paranasais. Diagnósticos diferenciais são: rinites, refluxo laringofaríngeo, cefaleias.

Tratamento

Rinossinusite crônica sem polipose (Tabela 3)

TABELA 3 Tratamento de rinussinusite crônica sem polipose

Tratamento	▪ Lavagem com salina estéril ▪ Corticoide sistêmico por 10-15 dias ▪ Antibioticoterapia por 2-4 semanas*
Antibioticoterapia empírica	**Amoxicilina + clavulanato ou clindamicina ou levofloxacino****

* Guiada sempre que possível por cultura de secreção coletada endoscopicamente.
** Alternativas em caso de alergia a penicilinas.

Nos casos de pacientes imunossuprimidos ou com história de infecção por germe multirresistente ou por *S. aureus* oxacilina-resistente ou Gram-negativo, é mandatória a escolha da terapia antimicrobiana guiada por estudo microbiológico de secreção coletada por via endoscópica.

Rinossinusite crônica com polipose (Tabela 4)

TABELA 4 Tratamento de rinussinusite crônica com polipose

Casos leves sem obstrução nasal significativa por pólipos	Lavagem com salina estéril e corticoide intranasal em spray por 3 meses*
Casos refratários	Biológicos (mepolizumabe, omalizumabe ou dupilumabe) ou Cirurgia endoscópica**

* Cursos breves (10-15 dias) de corticoide oral pode ser benéfico.
**Preferência individual do paciente deve ser considerada.

Não há indicação de antibioticoterapia nos casos sem evidência de infecção bacteriana crônica.

▶ RINOSSINUSITE FÚNGICA

Introdução

A sinusite fúngica (RSF) deve ser considerada em todos os pacientes com rinossinusite (aguda ou crônica) que falham aos vários cursos de antibioticoterapia utilizados. Entre 10 e 20% dos pacientes com rinossinusite crônica (RSC) que são submetidos a cirurgia têm etiologia fúngica. A classificação mais aceita atualmente divide as RSF em: aguda/fulminante; crônica/indolente; bola fúngica; e sinusite fúngica alérgica (SFA). Os agentes etiológicos primários da SFA mais descritos na literatura são das famílias *Moniliaceae* e *Dematiaceae* (fungos pigmentados – *Aspergillus*). Na segunda família estão incluídos os fungos dos gêneros *Bipolaris*, *Exserohilum*, *Curvularia*, *Alternaria*, *Cladosporium* e *Scedosporium*. As principais espécies do *Bipolaris* são: *B. spicifera*, *B. senegalensis*, *B. hawaiiensis*; *Curvularia: C. lunata, C. senegalensis, C. australiensis; Alternaria: A. alternata.*

Fisiopatologia

Existem muitas controvérsias com relação à sua fisiopatogenia. Postula-se que a fisiopatologia da SFA assemelha-se à da aspergilose broncopulmonar alérgica (ABPA), devido à semelhança histológica entre o material encontrado no interior dos seios paranasais e aquele expectorado por pacientes com ABPA. Reações de hipersensibilidade dos tipos I (imediata) e III (semitardia) parecem ocorrer na SFA. A SFA representa uma resposta imune do tipo I devido aos altos níveis séricos de IgE total e específica para fungo. Além disso, é possível uma reação do tipo III não devido à presença de imunocomplexos circulantes, mas porque anticorpos IgG específicos para fungo podem ser demonstrados. Precipitinas e IgG sérica específica também têm sido encontradas. Estudos mostraram que alguns fungos podem induzir a disfunção permanente do epitélio ciliado, uma vez que a inibição ciliar se mantinha mesmo após a remoção do fungo.

Quadro clínico

O quadro clínico da SFA é semelhante ao da RSCCP, uma vez que esses pacientes apresentarão polipose nasal na maioria dos casos. Na SFA moderada ou grave, pode haver a expansão e erosão óssea com extensão para os tecidos circunjacentes. Este achado é mais comum na forma fúngica de rinossinusite e pode levar a sinais e sintomas neurológicos.

Exame físico

Deve-se ter atenção aos sinais de extensão extrassinusal da doença, quando há suspeita de SFA. O exame físico se assemelha ao da RSCCP.

Exames complementares

Pacientes com SFA podem apresentar elevação de IgE total e eosinofilia periférica. Há também positividade no *prick test* e/ou na pesquisa de IgE específicas para fungos.

A tomografia mostra doença unilateral ou bilateral. Há heterogeneidade da atenuação dos seios acometidos, mostrando áreas de hiperdensidade. Alguns pacientes podem apresentar alterações ósseas.

A ressonância magnética em associação à tomografia pode trazer dados adicionais, principalmente ao melhor caracterizar as coleções de mucina eosinofílica no seio paranasal acometido.

Diagnóstico e diagnóstico diferencial

O diagnóstico de SFA compreende: sintomatologia compatível com RSC, presença de mucina eosinofílica confirmada na cirurgia, hifas não invasivas demonstradas na secreção sinusal e ausência de história patológica pregressa de imunocomprometimento.

Dentre os diagnósticos diferenciais podemos apontar para: rinite alérgica com alergia a fungo, bola fúngica e sinusite aguda ou crônica fúngica invasiva.

Tratamento

Devido à controvérsia nos resultados de diversos estudos, acredita-se que existem diferentes genótipos e, conforme as influências ambientais e comportamentais, os diferentes fenótipos da RSC são gerados. Portanto, os fungos deixaram de ser o agente principal na fisiopatogenia da RSC e passarem a exercer influência restrita em um subgrupo de rinossinusites. Tanto o tratamento com antifúngico tópico quanto o sistêmico na RSC ainda não apresentaram evidência de sua eficácia na literatura atual. Entretanto, alguns casos podem ter benefício com desbridamento cirúrgico e o uso de antifúngicos tópicos e sistêmicos está indicado na sinusite fúngica invasiva.

REFERÊNCIAS

1. Anselmo-Lima WT, et al. Rhinosinusitis: Evidence and experience: October 18 and 19, 2013 – São Paulo. Braz J Otorhinolaryngol. 2015;81(1 Supl. 1):S1-S49.
2. Benjamin MR, et al. Clinical characteristics of patients with chronic rhinosinusitis without nasal polyps in an academic setting. J Allergy Clin Immunol Pract. 2019;7:1010.
3. Brozek JL, et al. Allergic Rhinitis and its Impact on Asthma (ARIA) guidelines: 2010 revision. J Allergy Clin Immunol. 2010 Sep;126(3):466-76.
4. Chow AW, et al. IDSA Clinical practice guideline for acute bacterial rhinosinusitis in children and adults. Clinical Infectious Diseases. 2012;54(8):e72-e112.
5. Cody DT, Neel HB, Ferreiro JA, Roberts GD. Allergic fungal sinusitis: The Mayo Clinic Experience. Laryngoscope. 1994;104:1074-9.
6. DelGaudio JM, et al. Association of radiological evidence of frontal sinus disease with the presence of frontal pain. Am J Rhinol. 2005;19:167.
7. DeShazo RD, Chapin K, Swain RE. Fungal sinusitis. N Engl J Med. 1997;337:254-9.
8. Evans FO, et al. Sinusitis of the maxillary antrum. N Engl J Med. 1975;293(5):735-9.
9. Ferguson BJ, et al. Demonstration of biofilm in human bacterial chronic rhinosinusitis. Am Journal Rhinol. 2005;19:452.
10. Fokkens W, et al. EP3OS 2007: European position paper on rhinosinusitis and nasal polyps 2007. A summary for otorhinolaryngologists. Rhinology. 2007;45(2):97-101.
11. Hoyte FCL, Katial RK. Antihistamine therapy in allergic rhinitis. Immunol Allergy Clin North Am. 2011;31(3):509-43.
12. Hamilos MD. Chronic rhinosinusitis: Management. In: Post TW (ed.). UpToDate. Waltham, MA: UpToDate Inc. Disponível em: https://www.uptodate.com. (Acesso 04/01/ 2021.)
13. Patel MD. Acute sinusitis and rhinosinusitis in adults: Clinical manifestation and diagnosis. In: Post TW (ed.). UpToDate. Waltham, MA: UpToDate Inc. Disponível em: https://www.uptodate.com. (Acesso 04/01/ 2021.)
14. Patel MD. Uncomplicated acute sinusitis and rhinosinusitis in adults: Treatment. In: Post TW (ed.). UpToDate. Waltham, MA: UpToDate Inc. Disponível em: https://www.uptodate.com. (Acesso 04/01/ 2021.)
15. Rondon C, Campo P, Togias A, Fokkens WJ, Durham SR, Powe DG, et al. Local allergic rhinitis: Concept, pathophysiology, and management. 2012. Spain.
16. Rosenfeld RM, et. al. Clinical practice guidelines (update): Adult sinusitis. Otolaryngol Head Neck Surg. 2015 Apr;152 (2 Suppl):S1-S39.
17. Rosenfeld RM, e. al. Clinical practice. Acute sinusitis in adults. N Engl J Med. 2016;375:962.
18. Scadding GK, et al. BSACI guidelines for the management of rhinosinusitis and nasal polyposis. Clin Exp Allergy. 2008;38:260.
19. Wald ER, et al. Clinical practice guideline for the diagnosis and management of acute bacterial sinusitis in children aged 1 to 18 years. Pediatrics. 2013;132(1):e262-80.
20. Wald ER, et al. Upper respiratory tract infections in young children: Duration of and frequency of complications. Pediatrics. 1991;87(2):129-33.
21. Wise SK, et al. International Consensus Statement on Allergy and Rhinology: Allergic rhinitis. Int Forum Allergy Rhinol. 2018 Feb;8(2):108-352.

19

Doenças supurativas pulmonares

Mônica de Cássia Firmida
Marcos César Santos de Castro
Raquel Esteves Brandão Salles

DESTAQUES

- As doenças supurativas pulmonares incluem principalmente bronquiectasias e abscesso pulmonar.
- As bronquiectasias são dilatações brônquicas irreversíveis que podem ser identificadas como achado radiológico ou ter suspeita clínica principalmente por tosse crônica e produtiva ou pneumonias de repetição.
- O principal exame para o diagnóstico de bronquiectasias é a tomografia computadorizada, em que o diâmetro do brônquio é > 1,5 vez o do vaso adjacente.
- Culturas de escarro ou lavado brônquico periódicos ajudam a definir as infecções crônicas existentes e a guiar o tratamento, principalmente em momentos de exacerbação.
- Abscesso pulmonar é resultado de infecção que causa necrose pulmonar e o principal tratamento antimicrobiano prolongado, com cobertura empírica para infecção polimicrobiana, incluindo cobertura para anaeróbios.

▶ INTRODUÇÃO

O termo "doenças supurativas pulmonares" é atribuído a infecções que causam lesão no parênquima pulmonar ou nos brônquios levando à produção de pus e inclui usualmente bronquiectasias e abscesso pulmonar.

▶ BRONQUIECTASIAS

Bronquiectasias são dilatações permanentes dos brônquios resultantes da destruição de componentes elásticos e musculares de sua parede. São as principais causas de supuração pulmonar e ocorrem no mundo todo. A prevalência vem aumentando desde o advento da tomografia computadorizada, exame radiológico que aumentou muito a sensibilidade à sua detecção. Outros fatores, como o envelhecimento da população e a maior frequência de doenças e condições que predispõem ao comprometimento brônquico, ajudam a explicar esse incremento epidemiológico.

Didaticamente, as bronquiectasias são divididas em bronquiectasias por fibrose cística (FC) e por outras causas (bronquiectasias não FC). A FC é doença sistêmica, de origem genética autossômica recessiva, que afeta diferentes órgãos, com protagonismo nos pulmões e corresponde à principal causa congênita de bronquiectasias.

Fisiopatologia

Infecção, inflamação e obstrução brônquica, em um círculo vicioso, favorecem o aparecimento e a progressão das bronquiectasias. Uma vez estabelecidas, as bronquiectasias dificultam o sistema mucociliar e ficam cronicamente infectadas. A infecção é polimicrobiana, com maior prevalência de bactérias como *Haemophilus influenzae*, *Staphylococcus aureus* e *Pseudomonas aeruginosa*. Micobactérias não tuberculosas e fungos podem estar envolvidos. Além da infecção crônica, períodos de exacerbação da doença contribuem para mais lesões pulmonares, com perda funcional e importante morbimortalidade.

Etiologia

Embora sempre busquemos esclarecer a causa das bronquiectasias, pois algumas têm tratamentos específicos, em cerca de 1/3 dos casos essa elucidação não é possível (Tabela 1).

Manifestações clínicas

Os indivíduos podem ser assintomáticos e descobrir as bronquiectasias acidentalmente através de exame de imagem. Porém, na maioria das vezes há tosse crônica e produtiva com períodos de piora (exacerbações), muitas vezes interpretados como pneumonias. Logo, tosse crônica ou pneumonias de repetição são os principais motivos da busca por atendimento médico. Hemoptise também pode ocorrer, associada a outras manifestações ou isoladamente. Uma dica importante para suspeita de bronquiectasias é investigar a persistência de tosse produtiva no intervalo entre as exacerbações.

Quando as bronquiectasias são causadas por doenças sistêmicas, outras manifestações podem ajudar na suspeita diagnóstica da doença de base.

Ao exame clínico, além da tosse, podem ser observados sinais de doença pulmonar crônica e obstrutiva: aumento do diâmetro anteroposterior do tórax, graus variados de esforço respiratório e baqueteamento digital, entre outros. A ausência destes, no entanto, não afasta o diagnóstico.

Diagnóstico

O exame padrão-ouro para a detecção de bronquiectasias é a tomografia de tórax com técnica de alta resolução. O diagnóstico é feito quando o brônquio tem diâmetro pelo menos 1,5 vez maior do que o vaso adjacente (sinal do anel de sinete) (Figura 1).

Além dessa alteração definidora, podem ser identificadas: a ausência de afunilamento brônquico, a visualização de brônquio na periferia, constrições varicosas ao longo das vias aéreas, formações císticas ao final de um brônquio, além de impactações mucoides.

Em algumas condições, a região onde as bronquiectasias predominam podem ajudar na suspeita diagnóstica da doença de base (Tabela 2).

A investigação diagnóstica deve seguir um passo a passo, na dependência da suspeita clínica de possível doença de base (Figura 2).

Avaliação funcional

O principal exame é a espirometria com prova broncodilatadora, devendo ser realizada a cada 6 meses. Padrão obstrutivo é o mais comumente encontrado; alguns pacientes podem ter prova broncodilatadora positiva, mas isso não é esperado na maioria dos casos. Recomendam-se outras provas de função pulmonar, como a medida de volumes estáticos pulmonares e o teste da caminhada de 6 minutos, anualmente, para monitorizar a evolução da doença.

Aspectos microbiológicos

Por meio da realização de culturas periódicas de escarro e/ou lavado brônquico busca-se identificar as infecções crônicas de pacientes

TABELA 1 Causas de bronquiectasias

Congênitas	Fibrose cística	
	Deficiência de alfa-1 antitripsina	
	Discinesia ciliar primária	
	Síndrome de Young	
	Imunodeficiências primárias (humoral, celular ou combinada)	
	Defeitos anatômicos da árvore traqueobrônquica [traqueobroncomalácia (síndrome de Williams-Campbell), traqueobroncomegalia (síndrome de Mounier-Khun)]	
	Sequestro pulmonar	
Adquiridas	Pós-infecciosas	Tuberculose, micobactérias não tuberculosas
		Infecções fúngicas (p. ex., *Paracoccidioidis brasiliensis*)
		Infecções virais
		Síndrome de Swyer James MacLeod
		Doenças bacterianas
	Doenças respiratórias obstrutivas crônicas	Doença pulmonar obstrutiva crônica (DPOC), asma
	Imunodeficiências secundárias	HIV, neoplasias, tratamento com imunossupressores ou biológicos
	Doenças sistêmicas (mecanismos autoimunes)	Artrite reumatoide, síndrome de Sjögren, lúpus eritematoso sistêmico
		Doença inflamatória intestinal (doença de Chron, retocolite ulcerativa)
	Hipersensibilidade mediada	Aspergilose broncopulmonar alérgica (ABPA)
	Secundária a pneumonite inflamatória	Refluxo gastroesofágico, microaspiração crônica, radioterapia, inalação de gases ou outros tóxicos
	Processos localizados (obstrutivos)	Intrabrônquicos (tumores benignos, aspiração de corpo estranho)
		Extrabrônquicos (linfadenomegalias, tumores)
	Pós-transplantes (imunomediadas)	Reação hospedeiro vs. enxerto (transplante de medula óssea, pulmão)
	Outras condições (raras)	Síndrome das unhas amarelas, sarcoidose, endometriose, amiloidose, panbronquiolite difusa
Idiopáticas	Causa indeterminada	

Fonte: Consenso Brasileiro de Bronquiectasias. J Bras Pneumol. 2019; 45(4):e20190122.

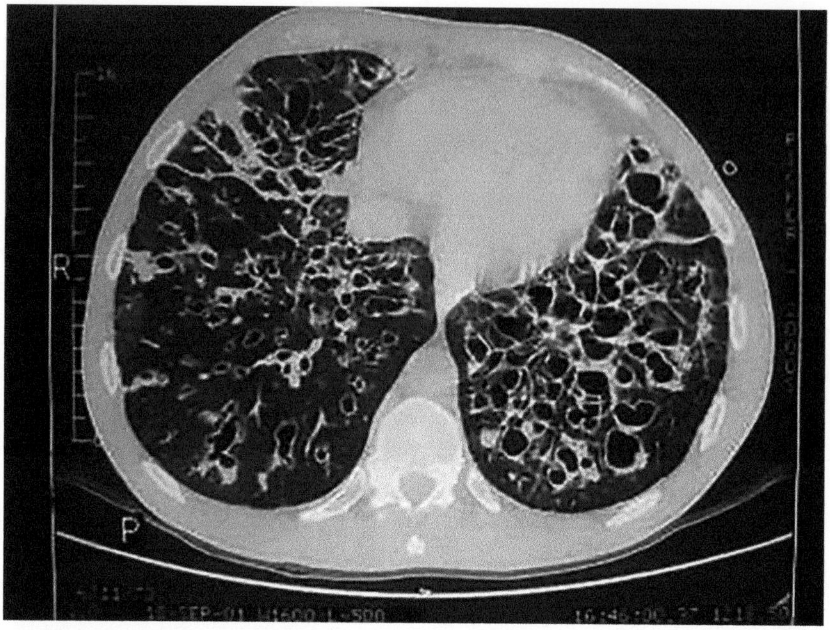

FIGURA 1 Tomografia de tórax com "sinal de anel de sinete" (diâmetro da luz do brônquio > 1,5 vez o do vaso), diagnóstico de bronquiectasia.

TABELA 2 Distribuição preferencial das bronquiectasias em algumas doenças de base

Focal	
▪ Atresia brônquica congênita ▪ Corpo estranho ▪ Broncolitíase ▪ Neoplasia endobrônquica	
Difusa	
Lobos superiores	▪ Fibrose cística ▪ Sarcoidose ▪ Fibrose maciça progressiva da pneumoconiose ▪ Fibrose por radiação
Centrais	▪ Aspergilose broncopulmonar alérgica (ABPA) ▪ Estágio final de pneumonite por hipersensibilidade (também nos lobos superiores) ▪ Mounier Khun (também nos lobos inferiores se tiver infecções repetidas)
Lobos inferiores	▪ Pneumonia intersticial usual (UIP) ▪ Pneumonite intersticial inespecífica ▪ Hipogamaglobulinemia ▪ Transplante de pulmão e osso ▪ Aspiração crônica ▪ Idiopática
Lobo médio e língula	▪ Infecção por micobactéria atípica ▪ Síndrome dos cílios imóveis (também nos lobos inferiores)

Fonte: adaptada de Javidan-Nejad C, Bhalla S. Bronchiectasis. Radiol Clin North Am. 2009;47(2):289-306.

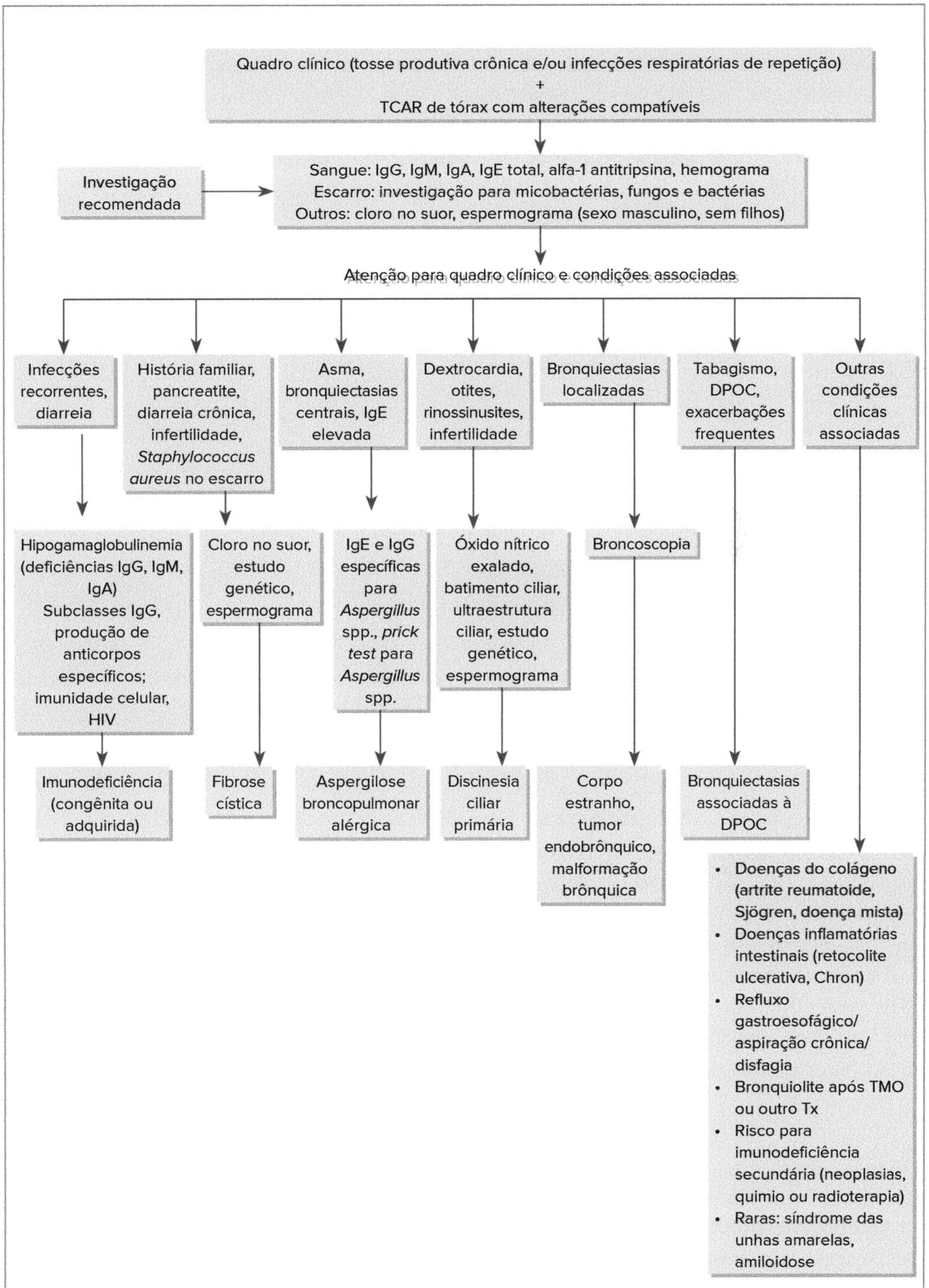

FIGURA 2 Investigação diagnóstica. Fonte: Consenso Brasileiro de Bronquiectasias. J Bras Pneumol. 2019; 45(4):e2019012. DPOC: doença pulmonar obstrutiva crônica; TCAR: tomografia computadorizada de alta resolução; TMO: transplante de medula óssea; Tx: transplante.

TABELA 3 Proposta de abordagem terapêutica por *steps* (degraus)

Step 1	Step 2	Step 3*	Step 4	Step 5
▪ Tratar a causa de base ▪ Técnicas de *clearance* pulmonar com ou sem reabilitação pulmonar ▪ Vacinação anual contra Influenza ▪ Pronto tratamento antibiótico nas exacerbações	*Se tiver 3 ou mais exacerbações/ ano apesar do step 1:* ▪ Reavaliar a abordagem de fisioterapia e considerar tratamento com mucolítico	*Se tiver 3 ou mais exacerbações/ano apesar do step 2:* ▪ Se colonizado por *Pseudomonas aeruginosa*, tratamento com antibiótico inalatório ou tratamento alternativo com macrolídeo a longo prazo ▪ Se tiver outro microrganismo potencialmente patogênico, tratamento a longo prazo com azitromicina oral ou antibiótico inalatório específico ▪ Se colonizações específicas, macrolídeos por longo prazo	*Se tiver 3 ou mais exacerbações/ ano apesar do step 3:* ▪ Macrolídeos e antibiótico inalatório por longo prazo	*Se tiver 3 ou mais exacerbações/ano apesar do step 4:* ▪ Considerar antibiótico intravenoso a cada 2-3 meses

* Considerar este *step* se houver sintomas persistentes, mesmo que não preencha critérios pelo número de exacerbações.
Fonte: adaptada de Hill A, Welham S, Sullivan A. et al. 2019. Updated BTS Adult Bronchiectasis Guideline 2018: A multidisciplinary approach to comprehensive care. Thorax. 74(1):1.

com bronquiectasias. Os agentes principais são bactérias Gram-negativas, Gram-positivas, micobactérias e fungos. *Pseudomonas aeruginosa* é uma bactéria frequente e que pode se relacionar com deterioração clínica, piora progressiva da função pulmonar, maiores taxas de internações e piores desfechos. Em momentos de exacerbação clínica, as culturas também ajudam na escolha dos antibióticos para tratamento oral ou intravenoso.

Tratamento

Os objetivos do tratamento são controlar os sintomas, melhorar a qualidade de vida, prevenir as exacerbações, evitar a piora do quadro clínico e a queda da função pulmonar. Os passos do tratamento podem ser evidenciados na Tabela 3. Algumas condições com seus respectivos tratamentos específicos estão na Tabela 4.

O tratamento deve ser individualizado por se tratar de uma doença heterogênea, mas algumas recomendações são para todos os pacientes, como: vacinação contra Influenza e pneumococos, evitar exposição a ambientes nocivos e tabagismo, reabilitação pulmonar, além de agentes mucoativos para melhorar o *clearance* mucociliar.

TABELA 4 Causas de bronquiectasias com tratamento específico

Condições ou causas	Medidas terapêuticas específicas
Aspergilose broncopulmonar alérgica (ABPA)	Corticoide sistêmico, antifúngicos

(continua)

TABELA 4 Causas de bronquiectasias com tratamento específico (*continuação*)

Condições ou causas	Medidas terapêuticas específicas
Discinesia ciliar	Monitorização auditiva, avaliação cardíaca (malformações), orientações para dificuldade de concepção, técnicas de *clearance* mucociliar
Doenças associadas (asma, DPOC, doenças do colágeno, doença inflamatória intestinal etc.)	Tratamento da doença subjacente
Deficiência de alfa-1 antitripsina	Evitar exposição ao tabaco, considerar reposição em situações específicas
Fibrose cística	Alfadornase, considerar moduladores CFTR (quando disponíveis e na situação indicada)
Imunodeficiências	Reposição periódica das imunoglobulinas (IV ou SC)
Micobactérias não tuberculosas	Tratamento conforme a espécie e de acordo com recomendações nacionais e internacionais
Obstrução brônquica	Desobstrução broncoscópica ou tratamento cirúrgico
Refluxo gastroesofágico	Inibidor de secreção ácida gástrica; considerar cirurgia

CFTR: *cystic fibrosis transmembrane regulator* (regulador da condutância transmembrana na fibrose cística); DPOC: doença pulmonar obstrutiva crônica.
Fonte: Athanazio R, et al. Diretrizes Brasileiras de Fibrose Cística, 2017.

▶ ABSCESSO PULMONAR

O abscesso pulmonar é definido como a necrose do parênquima pulmonar causada por agente infeccioso. Há cerca de 200 anos, a mortalidade total por abscesso pulmonar era de aproximadamente 75%. Com a drenagem aberta (décadas de 1920 e 1930), essa taxa caiu para 20-35%. Entretanto, com o desenvolvimento dos antibióticos em 1940 e com a evolução nas condutas terapêuticas, o procedimento cirúrgico passou a ser necessário em apenas aproximadamente 10% dos casos e a taxa de mortalidade passou a ser de 8,7%. Em paralelo ao avanço terapêutico, ocorreu grande progresso acerca dos cuidados da higiene e saúde da cavidade oral, o que ajudou a contribuir com a redução desses índices.

Classificação

O abscesso pulmonar pode ser classificado em agudo e crônico, muito embora não exista consenso entre alguns autores sobre o tempo do início dos sintomas. Desta forma, entende-se como abscesso agudo quando os sintomas estão presentes há menos de quatro ou seis semanas, e como abscesso crônico, quando os sintomas têm mais de quatro ou seis semanas. Diversos fatores contribuem para o abscesso pulmonar, como: idade avançada, doença dental e periodontal, alcoolismo, abuso de drogas, *diabetes mellitus*, coma, uso de ventilação mecânica, condições convulsivas, doenças neurológicas e neuromusculares, desnutrição, uso de corticosteroide, doença do refluxo gastroesofágico, obstrução brônquica, tosse ineficaz e sepse. O abscesso pode ser ainda classificado como primário, ocorrendo preponderantemente em condições de risco aumentado para broncoaspiração, ou secundário, podendo ocorrer por outros mecanismos como: processos obstrutivos (neoplasias, aspiração de corpo estranho, aumento de linfonodos com redução da luz brônquica), doenças pulmonares coexistentes (bronquiectasias, enfisema bolhoso, fibrose cística, infarto pulmonar infectado, contusão pulmonar), disseminação de origem extrapulmonar e de forma hematogênica (sepse abdominal, endocardite, cânulas e cateteres infectados), por disseminação direta (fístula broncoesofágica, abscesso subfrênico), além de outras condições, dentre elas complicações cirúrgicas e imunossupressão. Os abscessos pulmonares primários acometem aproximadamente 80% dos casos.

Etiologia

Embora os abscessos de pulmão sejam mais frequentemente causados pela aspiração de bactérias anaeróbias, como *Peptostreptococcus* sp., *Bacteroides* sp. e *Fusobacterium* sp., a contaminação pura por anaeróbios ocorre em apenas 10-15% dos casos. Desta forma, o abscesso pulmonar se caracteriza na maior parte das vezes por uma infecção polimicrobiana. As bactérias anaeróbias são provenientes da cavidade oral, principalmente em pacientes com maior comprometimento gengival e dentário. Vários fatores de risco, alguns já citados, foram associados à pneumonia aspirativa, como condições que ocasionem redução do nível de consciência, doenças periodontais, dismotilidade esofagiana, refluxo gastroesofágico, disfagia, condições que levem a vômitos frequentes em pacientes com rebaixamento do nível de consciência e hiperdistensão gástrica. Após o conteúdo aspirado atingir as vias aéreas distais, ocorre o início de pneumonite localizada. Nas 24-48 horas seguintes, forma-se extensa área inflamatória com desenvolvimento de necrose. Toxinas bacterianas invasivas, vasculite, trombose venosa e enzimas proteolíticas de neutrófilos irão promover o processo de necrose e liquefação desse conteúdo. Esse processo pode ocorrer entre 7 e 14 dias, dependendo da interação e do volume do conteúdo aspirado e da condição clínica do paciente. Essa necrose tecidual resulta na formação do abscesso pulmonar. Outros mecanismos estão envolvidos na instalação do abscesso pulmonar, como no caso da instalação de êmbolos sépticos (endocardite de válvula tricúspide) provenientes da disseminação hematogênica. Neste caso, costumam ser múltiplos, predominando nos lobos inferiores.

Outros agentes devem ser lembrados. Ressaltem-se: micobactérias, *Aspergillus, Cryptococcus, Histoplasma, Blastomyces, Coccidoides, Entamoeba histolytica, Paragominus westermani*. Infecção por *Nocardia* sp. também é descrita como agente causador de abscesso pulmonar, porém sendo mais prevalente em pacientes imunocomprometidos. *Actinomices e Nocardia asteroides* são agentes que devem ser lembrados, principalmente porque necessitam de um maior tempo de tratamento (6 meses).

Manifestações clínicas

Clinicamente, os pacientes podem apresentar uma síndrome específica ou, o que é mais frequente, síndromes concomitantes, como a síndrome febril, infecciosa e/ou consumptiva, de acordo com o mecanismo fisiopatológico. Entretanto, o mais característico é que haja sintomas subagudos, com várias semanas de evolução. Tosse, febre e expectoração purulenta são achados clínicos comuns em pacientes com abscesso pulmonar. Expectoração com odor pútrido está presente em até metade dos casos, com relato de vômica em alguns casos. Alguns pacientes relatam ainda dor torácica do tipo pleurítica, emagrecimento, hemoptise e sudorese noturna. Durante o exame físico, a inspeção da cavidade oral deve ser cuidadosa, e a anamnese deve ser voltada à busca por fatores de risco para essa condição. Alguns pacientes apresentam anemia. Já foram descritos casos de abscesso pulmonar com evolução clínica mais acelerada, além de febre alta, leucocitose, comprometimento do espaço pleural em pacientes acometidos por pneumonia por *Staphylococcus aureus e Klebsiella pneumoniae*. Atenção especial deve ser considerada, pois em até um terço dos casos empiema pleural é observado de forma concomitante. Diante de uma lesão escavada, tuberculose e micoses pulmonares sempre devem ser lembradas, assim como lesão escavada com paredes irregulares, sem evidência de febre, ausência de expectoração purulenta e leucograma normal podem indicar etiologia neoplásica ou outra não infecciosa.

Em estudo brasileiro publicado em 2006 por Moreira et al., foi apresentada a experiência do serviço com análise de 252 pacientes com diagnóstico de abscesso pulmonar, tratados e acompanhados de 1968 até 2004. Dos 252 casos avaliados, 83% dos pacientes eram do sexo masculino, com média de idade de 41 anos. Do total, 70% da amostra era de alcoolistas. Tosse, expectoração, febre e comprometimento do estado geral ocorreram em mais de 97% dos casos. Tinham dor torácica 64%, 30,2% hipocratismo digital e 82,5% apresentavam importante comprometimento da cavidade oral. Do total da amostra, aproximadamente 78% tiveram episódio de perda de consciência e 67,5% apresentavam odor fétido de secreções broncopulmonares. Em 85,3% dos casos, as lesões localizavam-se nos segmentos posterior de lobo superior ou superior de lobo inferior, 96,8% delas unilateralmente. Empiema pleural foi observado em 9,5% dos pacientes. Flora mista foi identificada em secreções broncopulmonares ou pleurais em 72,2%. Todos os doentes foram inicialmente tratados com antibióticos (principalmente penicilina ou clindamicina). Houve necessidade de procedimento cirúrgico em 20,6% dos pacientes (24 drenagens de empiema, 22 ressecções pulmonares e 6 pneumostomias). A cura foi obtida em 96% do total, com 10 (4%) mortes.

Diagnóstico

O diagnóstico de abscesso pulmonar normalmente é realizado pelos achados radiológicos, demonstrando a presença de cavidade com paredes espessadas e nível hidroaéreo (Figura 3), predominando no pulmão direito (atenção aos pacientes acamados e com vício de postura), principalmente nos segmentos posterior de lobo superior ou superior de lobo inferior do pulmão direito. Abscesso pulmonar pode ser observado também no lobo médio, principalmente em pacientes que apresentam risco de broncoaspiração em posição prona (alcoolismo). A tomografia computadorizada do tórax é mais sensível, principalmente nos casos de pequenas cavidades, ou na identificação de doenças associadas, como neoplasia pulmonar, além da distinção do abscesso do empiema. O isolamento de bactérias anaeróbias não é fácil, pois a contaminação por bactérias das vias aéreas superiores é comum. Diagnósticos diferenciais devem ser considerados a partir dos achados das imagens, como doenças malignas (câncer de pulmão, linfoma, sarcoma de Kaposi), lesões císticas benignas, sequestro pulmonar, empiema localizado e doenças granulomatosas, como doença granulomatosa com poliangeíte e sarcoidose.

Tratamento

O esquema antibiótico de escolha é a clindamicina. Diversos estudos demonstraram a superioridade da clindamicina diante da penicilina, sob a perspectiva da resposta clínica, da duração da febre e do tempo de resolução de purulência. Alguns tipos de *Bacteroides* sp. e *Fusobacterium* sp. produzem betalactamase, sendo desta forma resistentes à penicilina. Monoterapia com metronidazol não é recomendada, principalmente se causado por *Streptococcus milleri*, podendo ser associada a um betalactâmico. Aproximadamente 10-20% das bactérias anaeróbias são resistentes às penicilinas, desta forma, uma alternativa é utilizar a combinação de penicilina e clavulanato ou a combinação de penicilina com

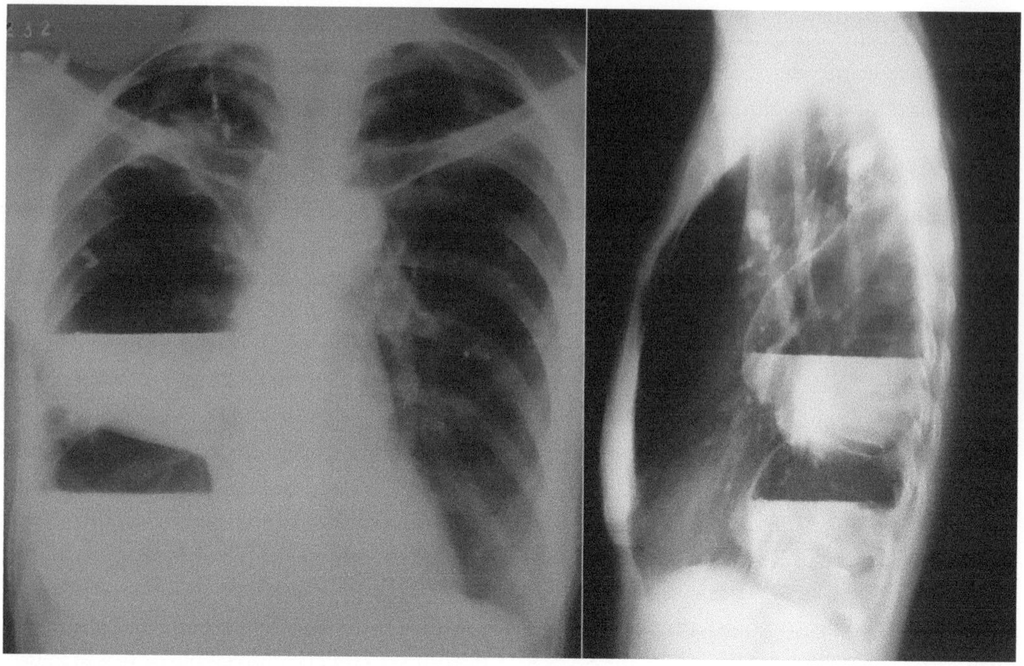

FIGURA 3 Radiografia posteroanterior e de perfil com abscessos pulmonares, onde podem ser observadas as cavidades com parede espessa e nível hidroaéreo.

metronidazol. Outras opções podem ser utilizadas, como carbapenêmicos e quinolonas com atividade contra anaeróbios, como no caso da moxifloxacina. Os macrolídeos têm boa ação contra infecção polimicrobiana, exceto por *Fusobacterium* sp. No caso de suspeita ou confirmação de *Staphylococcus aureus* resistente à meticilina, vancomicina e linezolida são opções terapêuticas. O tempo de tratamento é controverso, mas o tempo mais descrito é de seis a oito semanas de duração, devendo-se esperar melhora clínica com 10 a 14 dias a partir do início do esquema utilizado. Um estudo conduzido por Levison et al. não mostrou diferença entre o tratamento de três e seis semanas com a clindamicina. Alguns estudos recomendam ainda a manutenção do esquema antibiótico até a redução expressiva da lesão.

A aspiração do conteúdo do abscesso através da broncoscopia é controversa, pois pode ocasionar a contaminação de outros segmentos pulmonares com o material contaminado, podendo gerar intenso processo inflamatório. A broncoscopia deve ser avaliada em casos de suspeita de neoplasia pulmonar e nos casos de falha do esquema terapêutico. A abordagem cirúrgica está indicada apenas em casos bem selecionados, pois o abscesso pulmonar normalmente apresenta drenagem para a via aérea. Aproximadamente 90% dos pacientes com abscesso pulmonar apresentam boa evolução clínica, laboratorial e radiológica com o tratamento com antibiótico, cabendo aos 10% dos casos a abordagem cirúrgica, nos casos com evolução desfavorável. Os pacientes que apresentam maior risco para falha do esquema terapêutico são aqueles que apresentam grandes cavidades (> 8,0 cm), microrganismos multirresistentes, neoplasia com componente obstrutivo e hemoptise maciça. Quando não há evolução clínica favorável após 10 a 14 dias de antibioticoterapia, o procedimento para drenagem do abscesso deve ser considerado. Alguns autores sugerem abordagem cirúrgica nos casos de cavitações maiores do que 6,0 cm e sintomas mantidos por mais de 12 semanas mesmo com esquema terapêutico adequado. Novas tecnologias têm sido descritas no tratamento do abscesso pulmonar. Izumi et al. e Takaki et al. utilizaram EBUS para o tratamento do abscesso pulmonar. Com essa técnica foi possível identificar o agente bacteriológico em 80% dos casos (total de 5 casos), com 100% de sucesso. Novos estudos devem ser realizados para melhor utilização do EBUS no abscesso pulmonar. Nos casos que definitivamente necessitam de procedimento cirúrgico, a lobectomia e a segmentectomia são os tipos de ressecções mais utilizadas, com a remoção do abscesso e ressecção do tecido necrótico ao redor.

REFERÊNCIAS

1. Athanazio RA, Silva Filho LVRF, Vergara AA, et al. Diretrizes Brasileiras de Fibrose Cística. J Bras Pneumol. 2017;43(3):219-45.
2. Desai H, Agrawal A. Pulmonary emergencies: Pneumonia, acute respiratory distress syndrome, lung abscess, and empyema. Med Clin North Am. 2012 Nov;96(6):1127-48.
3. Egyud M, Suzuki K. Post-resection complications: Abscesses, empyemas, bronchopleural fistulas. J Thorac Dis. 2018 Oct;10(Suppl 28):S3408-S3418.
4. Hill A, Welham S, Sullivan A, et al. Updated adult bronchiectasis guideline 2018: A multidisciplinary aproach to comprehensive care. Thorax. 2019;74(1):1.
5. Izumi H, Kodani M, Matsumoto S, et al. A case of lung abscess successfully treated by transbronchial drainage using a guide sheath. Respirol Case Rep. 2017 Mar 24;5(3):e00228.
6. Javidan-Nejad C, Bhalla S. Bronchiectasis. Radiol Clin North Am. 2009;47(2):289-306.
7. Kuhajda I, Zarogoulidis K, Tsirgogiann K, et al. Lung abscess-etiology, diagnostic and treatment options. Ann Transl Med. 2015;3(13):183.
8. Levison ME, Mangura CT, Lorber B, et al. Clindamycin compared with penicillin for the treatment of anaerobic lung abscess. Ann Intern Med. 1983 Apr;98(4):466-71.
9. McShane PJ, Naureckas ET, Tino G, et al. Non cystic fibrosis bronchiectasis. Am J Respir Crit Care Med. 2013;188(6):647-56
10. Miki M. Standard and novel additional (optional) therapy for lung abscess by drainage using bronchoscopic endobronchial ultrasonography with a guide sheath (EBUS-GS). Intern Med. 2019 Jan 1;58(1):1-2.
11. Moreira JS, Camargo JJP, Lelicetti JC, et al. Lung abscess: Analysis of 252 consecutive cases diagnosed between 1968 and 2004. J Bras Pneumol. 2006;32(2):136-43.
12. Pereira MC, Athanazio RA, Dancil PTR, et al. Consenso Brasileiro de Bronquiectasias. J Bras Pneumol. 2019;45(4):e20190122.
13. Takani M, Tsuyama N, Ikeda E, et al. the transbronchial drainage of a lung abscess using endobronchial ultrasonography with a modified guide sheath. Intern Med. 2019;58(1):97-100.

20 Pneumonias

Eucir Rabello
Célio de Barros Barbosa
Pedro Fagundes Junior
Carlos Alberto de Barros Franco
Bruna Leite Marques

DESTAQUES

- A associação clínico-radiológica é o padrão-ouro para diagnóstico de pneumonia adquirida na comunidade (PAC).
- A PAC com indicação para tratamento ambulatorial prescinde de investigação etiológica.
- Devido à maior positividade das amostras, a busca pelo diagnóstico etiológico das PAC é mais útil quando aplicada no contexto de doença grave.
- A pneumonia hospitalar (PH) é uma das infecções mais comuns e mórbidas adquiridas por pacientes hospitalizados.
- Os principais fatores de contaminação de vias aéreas e consequentemente de PH são: aspiração de materiais contaminados de orofaringe, alcalinização medicamentosa do estômago, dietas.

▶ PNEUMONIA ADQUIRIDA NA COMUNIDADE

Introdução

A pneumonia adquirida na comunidade (PAC) constitui a principal causa de morte por doenças infecciosas no mundo, com significativo impacto nas taxas de morbidade.

Nos Estados Unidos, a gripe e a pneumonia são listadas, juntas, como a nona causa principal de morte.

No Brasil, como em outros países, houve uma redução significativa das taxas de mortalidade por infecções do trato respiratório. Dentre as pneumonias, a PAC persiste como a de maior impacto e é a terceira causa de mortalidade no nosso meio. Embora o número absoluto de mortes no Brasil tenha crescido devido ao aumento da população e ao seu envelhecimento, quando a taxa de mortalidade por PAC é padronizada por idade, observa-se uma queda de 25,5% no período compreendido entre 1990 e 2015. A melhora da situação socioeconômica, o maior acesso a cuidados de saúde, a disponibilidade nacional de antibióticos e as políticas de vacinação explicam, em parte, a redução das taxas de mortalidade em nosso meio.

Patogenia e fisiopatologia

As vias aéreas são constantemente expostas ao ambiente externo. A via aérea superior geralmente é colonizada por bactérias. A microaspiração desses agentes patogênicos do trato respiratório superior é uma ocorrência regular, mas esses patógenos são prontamente combatidos pelos mecanismos de defesa do hospedeiro.

A pneumonia ocorre quando os mecanismos de defesa das vias aéreas (humorais, celulares e anatômicos) estão deficientes ou são superados por microrganismos altamente virulentos ou por um grande inóculo de bactérias. A aspiração dos patógenos juntamente com a secreção de orofaringe é a forma mais comum de contaminação, que também pode ocorrer através da penetração pelo sangue (via hematogênica) ou pela inalação de partículas aerossolizadas (via inalatória).

Depois de atingido o alvéolo, sua membrana se tornará inflamada e permeável e haverá extravasamento de plasma e células para seu interior, levando à consolidação. O conteúdo de um alvéolo se propaga para outro, podendo ocorrer o acometimento de um segmento, um lobo ou todo o pulmão. Na fase inicial da doença há diminuição da ventilação alveolar e o fluxo sanguíneo é normal, levando ao *shunt* e provocando hipoxemia. Com a progressão da doença, a inflamação aumenta e o fluxo sanguíneo diminui nas vias aéreas não ventiladas, havendo melhora da hipoxemia.

Etiologia

Em geral só é possível identificar a etiologia das PAC em aproximadamente 50% dos casos. Nos casos de PAC com etiologia determinada, os dados disponíveis referentes ao agente etiológico variam significativamente. O agente mais comum é o *Streptococcus pneumoniae* (30% a 70%). As bactérias atípicas (*Mycoplasma pneumoniae*, *Chlamydia pneumoniae* – atualmente *Clamydophila pneumoniae* – e *Legionella pneumophila*) têm sido consideradas como agentes etiológicos em taxas que variam de 8% a 48% dos casos. O *Haemophilus influenzae* é o agente mais frequente (4% a 18%) após o *S. pneumoniae* e as bactérias atípicas, ocorrendo principalmente em pacientes com necessidade de internação e nos tabagistas, portadores de doença pulmonar obstrutiva crônica (DPOC). Enterobactérias (*Klebsiella pneumoniae, Escherichia coli, Proteus mirabilis, Enterobacter* spp.) e *Staphylococcus aureus* são citados em 2% a 10% dos casos cada, e *Pseudomonas aeruginosa* em menos de 1%.

Em pacientes idosos, o *S. pneumoniae* é a etiologia mais comum de PAC (40% a 60%). Nesses pacientes cresce a frequência das infecções por *H. influenzae*, bacilos Gram-negativos, *S. aureus* e anaeróbios. Os agentes atípicos parecem não ocupar um papel importante entre idosos. *Staphylococcus aureus* deve ser suspeitado em pacientes idosos ou crianças após virose respiratória, sobretudo quando o padrão da pneumonia é do tipo broncopneumônico. A localização pulmonar desse agente também ocorre secundariamente a focos na pele e tecido celular subcutâneo (furunculose, celulites, flebites em pacientes hospitalizados).

A pesquisa etiológica inicial na suspeita de PAC não é recomendada, a não ser na exclusão de outra suspeita diagnóstica ou na resposta inadequada à terapia empírica, já que o rendimento diagnóstico é muito baixo e é desnecessário em pacientes ambulatoriais devido à alta eficácia do tratamento empírico e baixa mortalidade.

Quadro clínico e diagnóstico

O diagnóstico da pneumonia adquirida na comunidade (PAC) baseia-se na caracterização clínica da síndrome respiratória infecciosa aguda e na comprovação radiológica do processo de consolidação ou infiltrado intersticial pulmonar.

Diagnóstico clínico

A apresentação clínica das PAC comumente é aguda, evoluindo em poucos dias, principalmente nas pneumonias bacterianas. Os sinais e sintomas respiratórios são os mais frequentes, porém, sintomas sistêmicos são comuns. A tosse pode ser inicialmente seca e progredir para produtiva com expectoração escassa e mucoide ou francamente purulenta. A dor torácica, por vezes de origem muscular pela tosse frequente e/ou intensa, quando pleurítica, decorre da inflamação da pleura parietal adjacente à consolidação pulmonar. A queixa de dispneia varia entre 40 e 90% em diferentes séries. A febre (≥ 38°C) está presente em ~ 80% dos indivíduos, e pode se associar a prostração e calafrios. Nos idosos, principalmente nos desnutridos e sarcopênicos, o *delirium* hiperativo ou hipoativo com poucos sintomas respiratórios pode ser a principal manifestação. Nesse grupo etário, níveis de temperatura axilar de 37,2°C associados a frequência respiratória > 20/min devem levar à suspeição diagnóstica de pneumonia. Sintomas não respiratórios são relatados em 10 a 30% dos indivíduos, podendo surgir cefaleia, mialgia, artralgia, diarreia, vômitos e dor abdominal. No exame torácico, a síndrome de consolidação pulmonar com frêmito toracovocal aumentado, macicez à percussão e som bronquial ocorre em ~ 30% dos casos. Devido à baixa especificidade e sensibilidade dos sinais e sintomas, a distinção entre infecções traqueobrônquicas e rinossinusites de um episódio de PAC não deve ser baseada unicamente em achados clínicos, e uma radiografia de tórax deve ser solicitada. Adicionalmente, não há características epidemiológicas, clínicas ou radiológicas que sejam específicas de uma etiologia microbiana, embora alguns achados possam auxiliar a estreitar ou suscitar hipóteses diagnósticas. Os quadros clínicos historicamente descritos como típicos, em que os sintomas pulmonares predominam, eram atribuídos a *Streptococcus pneumoniae, Haemophilus influenzae, Staphylococcus aureus*; e as apresentações atípicas, em que os sintomas extrapulmonares seriam mais frequentes, foram atribuídas a *Legionella pneumophila, Chlamydophilia pneumoniae* e *Mycoplasma pneumoniae.* No entanto, estudos posteriores não demonstraram especificidade significativa desses achados para conduzir com segurança a escolha de antimicrobianos.

Diagnóstico por imagem

Devido à larga disponibilidade e rapidez de aquisição, a radiografia de tórax é o exame complementar preferencial na abordagem inicial das pneumonias. As consolidações são a principal manifestação radiológica das PAC, porém não são específicas destas, e podem ser encontradas nos infartos pulmonares do tromboembolismo pulmonar, na congestão pulmonar da insuficiência cardíaca e no adenocarcinoma pulmonar de crescimento intra-alveolar, para citar alguns. Além da confirmação diagnóstica, as radiografias podem indicar PAC de maior gravidade quando houver extensão multilobar, comprometimento bilateral, presença de cavidades ou derrames pleurais associados à pneumonia. Essas condições indicam internação hospitalar e investigação diagnóstica etiológica mais intensiva. As radiografias torácicas podem ser normais nos quadros pneumônicos recentes, nos indivíduos desidratados ou nos neutropênicos. Com o tratamento, dois terços das radiografias de tórax estarão normais em 6 semanas, não sendo necessárias radiografias de seguimento nos pacientes com melhora clínica após 5 a 7 dias. Via de regra, a melhora clínica antecede a normalização radiológica e a identificação de consolidação, quando nova radiografia for realizada no seguimento, não necessariamente indicará falência do tratamento. A ocorrência de PAC em tabagistas maiores de 60 anos deve ser avaliada por radiografias de seguimento, independentemente da melhora clínica, pois identificou-se 17% de incidência de carcinoma pulmonar associado à PAC em estudo britânico.

A maior parte das PAC se apresentará radiologicamente como consolidação parenquimatosa, ainda que os padrões intersticiais e mistos não sejam incomuns. As consolidações podem ser identificadas pelas quatro características descritas na Tabela 1, isoladas ou em conjunto, porém, sua ausência não exclui o diagnóstico.

A tomografia computadorizada de tórax apresenta maior sensibilidade na detecção das pneumonias e suas complicações, e estará indicada na suspeita de pneumonia em imunocomprometidos com radiografia de tórax

TABELA 1 Características das condensações

1. Opacidades de limites mal definidos Exemplo de consolidação no edema agudo de pulmão	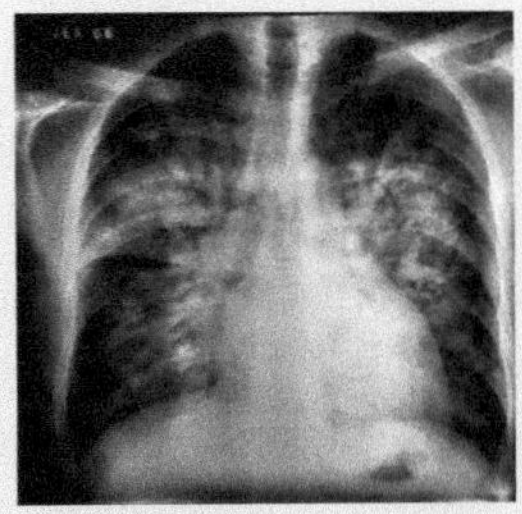
2. Acometimento lobar/segmentar Consolidação do lobo superior direito delimitado pela pequena cissura	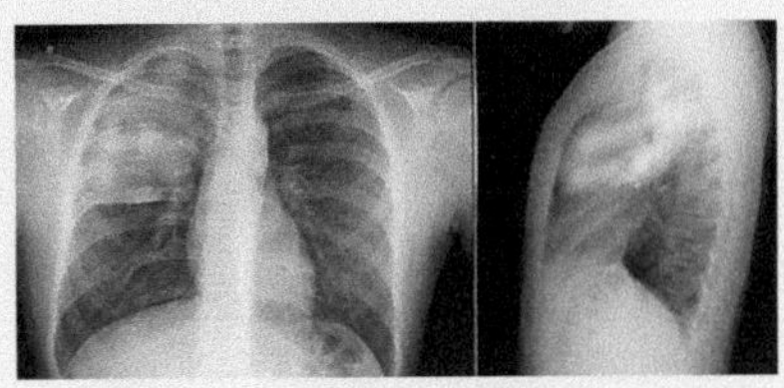
3. Presença de aerobroncogramas Aerobroncogramas em lobo superior esquerdo	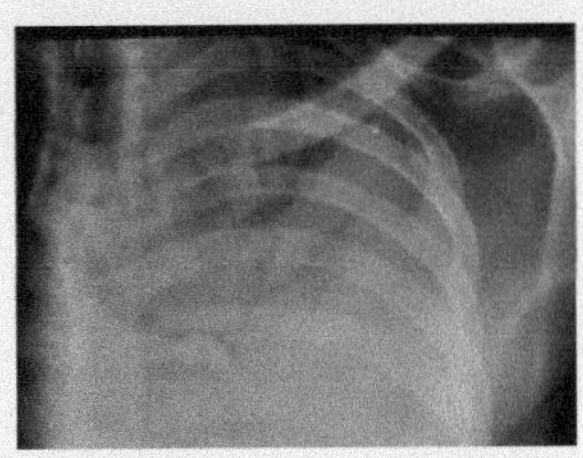
4. Imagens coalescentes Opacidades alveolares coalescentes em lobos inferiores	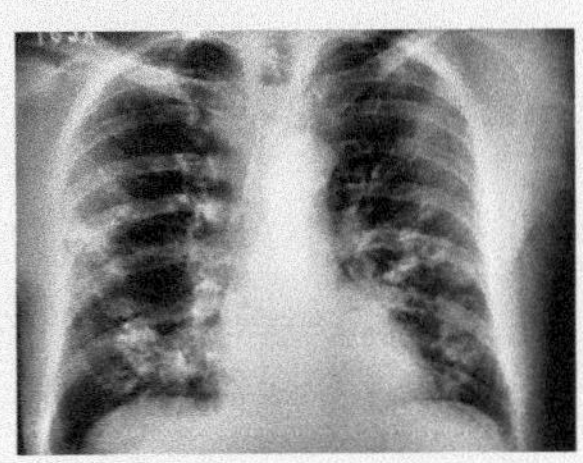

Fonte: imagens do autor.

normal; na suspeita de cavitações pulmonares; na avaliação de derrame pleural parapneumônico; ou no diagnóstico diferencial entre consolidação e massa pulmonar. A ultrassonografia torácica é mais sensível na detecção das consolidações pulmonares do que a radiografia de tórax, e sua utilização por médicos treinados pode trazer benefícios na detecção de consolidações e derrames parapneumônicos nos setores de emergência, na avaliação dos pacientes de difícil mobilização como nas UTI e nos pacientes restritos ao leito.

Avaliação laboratorial – diagnóstico etiológico

Uma vez estabelecido o diagnóstico da PAC, a necessidade de exames laboratoriais adicionais dependerá primariamente da gravidade dela. Os quadros elegíveis para tratamento ambulatorial geralmente prescindem de exames além da radiografia de tórax. Nas PAC com indicação para tratamento ambulatorial, a investigação etiológica é preterida devido à efetividade da terapia antimicrobiana empírica e ao baixo rendimento dos exames laboratoriais. Entretanto, quando o paciente for encaminhado à internação, exames adicionais devem ser considerados. A exposição a fatores de risco específicos pode também indicar avaliações, como nos casos de contactantes de indivíduos com tuberculose pulmonar, influenza, COVID-19 etc. Sabidamente, o rendimento dos métodos para detecção etiológica se relaciona positivamente à maior gravidade da PAC, e a coleta dos materiais biológicos deve ser analisada caso a caso. Considerando as sensibilidades e especificidades dos inúmeros procedimentos e tipos de amostras, foram criadas diretrizes para a solicitação dos exames etiológicos nos casos de PAC hospitalizados (Tabela 2).

Biomarcadores

A procalcitonina (PCT) e a proteína C-reativa (PCR) são proteínas séricas que se elevam em resposta a processos inflamatórios

TABELA 2 Exames etiológicos nos casos de pneumonia adquirida na comunidade (PAC) hospitalizados

Gram e cultura de escarro	PAC grave e nos pacientes em tratamento empírico para *Pseudomonas* e MRSA
Hemocultura	PAC grave e em todos os pacientes em tratamento empírico para *Pseudomonas* e MRSA; na asplenia anatômica ou funcional
Antígeno urinário para *Streptococcus pneumoniae* e *Legionella pneumophila*	PAC grave
Testes moleculares de identificação de ácidos nucleicos*	Caso o resultado do teste influencie o manejo clínico. Sugere-se o contexto de intermediária probabilidade pré-teste e intermediária gravidade clínica
Broncoscopia	PAC com admissão na UTI; diagnóstico etiológico e/ou diferencial de PAC não responsiva a tratamento; PAC em imunocomprometido ou com potencial indicação de biópsia cirúrgica
Biópsia percutânea/toracotomia	PAC em imunocomprometidos; PAC cuja broncoscopia não foi diagnóstica

* Comentários no texto a seguir – Diagnóstico etiológico – identificação de ácidos nucleicos microbianos.
MRSA: *Staphylococcus aureus* resistente a meticilina.

de natureza infecciosa ou não; e sua detecção quantitativa pode auxiliar no diagnóstico e na avaliação da resposta ao tratamento. Níveis persistentemente elevados de PCR ou redução menor do que 50% dos valores de admissão, após 3 a 4 dias do início do tratamento, sugerem complicações na PAC e pior prognóstico. Relativamente à PCT, valores séricos menores que 0,1 µg/L sugerem ausência de infecção bacteriana e valores entre 0,25 e 0,5 µg/L são considerados como indicativos de infecção bacteriana ativa. Na avaliação do tratamento, a suspensão dos antimicrobianos foi indicada quando os níveis de PCT regredissem a menos de 10% dos níveis iniciais (> 10 µg/L).

Diagnóstico etiológico – identificação de ácidos nucleicos microbianos

Realizada com coleta de secreções das vias aéreas inferiores, preferencialmente. Apesar da rapidez dos resultados e das altas especificidades e sensibilidades, essa tecnologia ainda não foi padronizada para diagnóstico das IR por não distinguirem infecção de colonização. Inúmeros microrganismos foram identificados nas secreções respiratórias em indivíduos assintomáticos, sem indícios de infecção ativa – *Mycoplasma pneumoniae, Streptococcus pneumoniae*, citomegalovírus, vírus parainfluenza etc. Sabidamente, as PAC podem ser resultado da coinfecção viral e bacteriana e a identificação de mais de um vírus ou a associação de vírus e bactérias, na mesma amostra, pode ocorrer em 30 a 40% dos testes de detecção de ácidos nucleicos, dificultando o direcionamento do tratamento antimicrobiano e podem não indicar o agente ou agentes causais da infecção em curso. A análise quantitativa de ácidos nucleicos, à semelhança das culturas, poderá futuramente auxiliar a distinguir colonização de infecção. Considerando os atuais recursos, a Sociedade Americana de Doenças Infecciosas (IDSA/2020) sugere não utilizar os testes moleculares:

1. no contexto de baixa probabilidade pré-teste (p. ex.: fora do período de influenza) ou no baixo risco clínico (p. ex.: sem indicação para terapia antiviral da gripe), quando o teste não alterará a conduta clínica; e
2. na alta probabilidade pré-teste e/ou alto risco de mortalidade, situação em que o valor preditivo negativo do teste não irá assegurar a limitação do espectro antimicrobiano.

Critérios de gravidade

Os escores clínicos de gravidade da PAC avaliam a mortalidade da PAC relacionada a parâmetros clínicos, radiológicos e laboratoriais. Sua utilização reduz a subjetividade e permite a melhora do prognóstico, indicando o local mais adequado para o tratamento: ambulatorial, enfermaria ou UTI, onde a escolha dos antimicrobianos e as medidas para diagnóstico etiológico serão implementadas de acordo com a gravidade clínica. Os escores britânicos CURB-65 ou sua variante CRB-65 (sem a avaliação sérica da ureia) ou o norte-americano *Pneumonia Severity Index* – PSI (Tabelas 3 a 5) podem ser utilizados para discriminar as taxas de mortalidade relativas das PAC.

Pneumonia adquirida na comunidade grave

A PAC grave é aquela com potencial para deterioração clínica e alto risco de mortalidade e necessidade de admissão à UTI. Conforme os critérios da IDSA/ATS-2007, o paciente com PAC grave será encaminhado à unidade de cuidados intensivos e submetido aos procedimentos diagnósticos (Tabela 3) e terapêuticos específicos.

TABELA 3 CURB-65

Parâmetro	Ponto de corte	Pontuação
Confusion	Confusão mental	1
Urea	Ureia > 50 mg/dL	1
Respiratory rate	Frequência respiratória ≥ 30/min	1
Blood pressure	Pressão arterial sistólica < 90 mmHg e diastólica < 60 mmHg	1
65	Idade ≥ 65 anos	1

Um critério maior ou três critérios menores são indicativos de internação na UTI (Tabela 6).

Tratamento antimicrobiano (Tabela 7)

Definido o local de tratamento, faz-se necessário definir o antimicrobiano que será utilizado. O antibiótico deve ser escolhido de acordo com os patógenos mais prováveis no meio em que a doença foi adquirida, assim como por fatores de risco próprios do paciente e comorbidades. O início da medicação deve ser o mais precoce possível.

Tempo de tratamento

O tempo recomendado deve ser de no mínimo 5 dias (variando entre 5-7 dias), mesmo se a estabilidade clínica for obtida antes desse período (o que ocorre geralmente em 48-72 horas). Apesar da maioria destes estudos incluírem pacientes sem PAC grave, acredita-se que os resultados possam ser extrapolados para PAC grave sem complicações como empiema ou abscesso, entretanto, nesses pacientes, as recomendações da SBPT sugerem 7-10 dias de antimicrobiano. Nos pacientes com identificação de MRSA ou *P. aeruginosa* discute-se a possibilidade de prolongar o tempo de tratamento de acordo com a gravidade e melhora clínica do paciente.

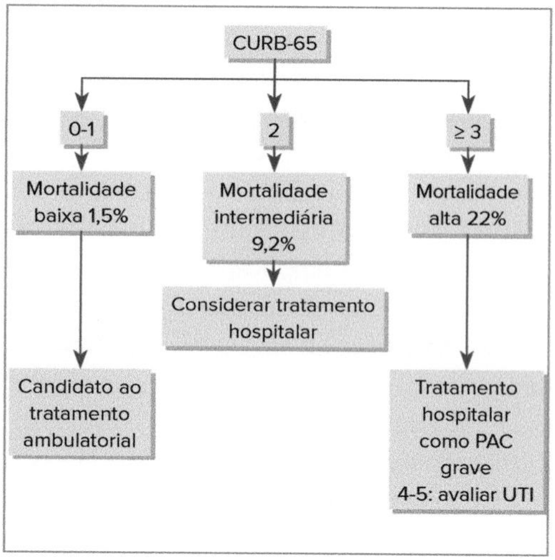

FIGURA 1 CURB-65. Fonte: Recomendações para o manejo da pneumonia adquirida na comunidade 2018 – SBPT.

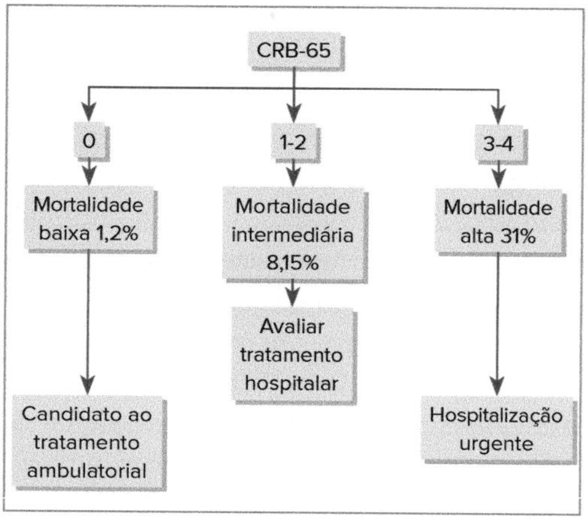

FIGURA 2 CRB-65. Fonte: Recomendações para o manejo da pneumonia adquirida na comunidade 2018 – SBPT.

Corticoides

As recomendações da SBPT de 2018 orientam o uso do corticoide nos pacientes com PAC grave, por ter se mostrado seguro e benéfico em diversos desfechos clínicos importantes, mas preocupando-se em priorizar pacientes com maior grau de inflamação sistêmica através de avaliação da proteína C-reativa.

Nas diretrizes da ATS/IDSA de 2019 sugere-se que não se use rotineiramente o cor-

TABELA 4 *Pneumonia Severity Index* (PSI)

Variável	Pontos	
Demografia		
Idade e sexo	Homens	Igual à idade
	Mulheres	Idade menos 10
Residência em asilo	+ 10	
Comorbidades		
Neoplasia	+30	
Doença hepática	+20	
Insuficiência cardíaca congestiva	+10	
Doença cerebrovascular	+10	
Doença renal	+10	
Exame físico		
Confusão mental ou rebaixamento do nível de consciência	+20	
Frequência respiratória ≥ 30/min	+20	
PAS < 90 mmHg	+20	
Temperatura < 35 ou ≥ 40°C	+15	
FC ≥ 125 bpm	+10	
Exames complementares		
pH < 7,35	+30	
Ureia > 30 mg/dL	+20	
Na < 130 mEq/L	+20	
Glicose > 250 mg/dL	+10	
Hematócrito < 30%	+10	
PaO_2 < 60mmHg	+10	
Derrame pleural	+10	
Total de pontos	**Total**	

FC: frequência cardíaca; Na: sódio; PAS: pressão arterial sistólica.

TABELA 5 Avaliação da pontuação do *Pneumonia Severity Index* (PSI)

Risco	Classe (pontos)	Mortalidade	Local de tratamento
Baixo	I (*)	0,1%	Ambulatorial
Baixo	II (≤ 70)	0,6%	Ambulatorial
Baixo	III (71-90)	2,8%	Breve internação
Moderado	IV (91-130)	8,2%	Hospitalar
Alto	V (>130)	29,2%	Hospitalar

* Menos de 50 anos, sem comorbidades, alteração da consciência e alteração dos sinais vitais.

TABELA 6 Critérios definidores de pneumonia adquirida na comunidade (PAC) grave

Critérios maiores
Ventilação mecânica invasiva
Choque séptico com necessidade de drogas vasopressoras
Critérios menores
▪ Frequência respiratória ≥ 30/min
▪ $PaO_2/FIO_2 \leq 250$
▪ Comprometimento multilobar
▪ Confusão/desorientação
▪ Uremia (ureia > 43 mg/dL)
▪ Leucopenia (leucócitos < 4.000 cel/mm³)
▪ Trombocitopenia (plaquetas < 100.000 cel/mm³)
▪ Hipotermia (temperatura < 36°C)
▪ Hipotensão com necessidade de ressuscitação com fluidos

ticoide sistêmico, mesmo nos pacientes graves. Recomenda-se o uso apenas nos pacientes com PAC e choque séptico refratário.

Um ensaio clínico randomizado holandês publicado recentemente sugeriu que o uso do corticoide em paciente hospitalizado com PAC reduziu o tempo de permanência hospitalar, independentemente da gravidade da pneumonia, mas sem efeito sobre as demais variáveis.

Dessa forma, a corticoterapia sistêmica permanece controversa, necessitando mais estudos que definam melhor os subgrupos de pacientes com benefício claro antes de incorporar essa prática à rotina clínica.

Opções: metilprednisolona 0,5 mg/kg de 12/12 h por 5 dias; prednisolona 40 mg/dia por 7 dias; hidrocortisona 200 mg/dia por 7 dias; dexametasona 6 mg/dia por 4 dias.

TABELA 7 Tratamento das pneumonias adquiridas na comunidade (PAC)

Tratamento ambulatorial		
SEM comorbidades ou fatores de risco para MRSA ou *Pseudomonas aeruginosa*	Amoxicilina 500 mg VO 8/8 h Amox/clav 875 mg VO 12/12 h Azitromicina 500 mg VO 1º dia, 250 mg 4d Claritromicina 500 mg VO 12/12 h	7 dias 7 dias 5 dias 7 dias
COM comorbidades e SEM fatores de risco para MRSA ou *Pseudomonas aeruginosa* ▪ Recomenda-se cobertura contra *H. influenza* e *M. catarrhalis*	Amox/clav 875 mg VO 12/12 h + Azitromicina 500 mg VO 1º dia e 250 mg 4d OU Levofloxacina 750 mg VO 1 x/dia ou Levofloxacina 500 mg VO 1 x/dia ou Moxifloxacina 400 mg VO 1 x/dia	7 dias 5 dias 5 dias 7 dias 5 dias
Tratamento internado		
Não grave e sem fatores de risco para MRSA ou *Pseudomonas aeruginosa* ▪ Boa cobertura para *S. pneumoniae, M. pneumoniae, C. pneumoniae, H. influenzae* ou *Legionella* sp.	Amox/clav 875 mg VO 12/12 h ou Amox/clav 1 g IV 8/8 h ou Ceftriaxona 2 g IV 1 x/dia + Azitromicina 500 mg VO 1 x/dia ou Claritromicina 500 mg IV ou VO 12/12 h) OU Levofloxacina 750 mg VO ou IV 1 x/dia ou Moxifloxacina 400 mg VO ou IV 1 x/dia	7 dias 7 dias 7 dias 5 dias 7 dias 5-7 dias 5-7 dias
Grave e sem fatores de risco para MRSA ou *Pseudomonas aeruginosa* ▪ A terapia combinada aumenta a chance de a terapia inicial ser adequada, impactando em menor mortalidade. ▪ Nos pacientes graves a terapia empírica é recomendada, mas caso culturas negativas e paciente com melhora clínica, a antibioticoterapia deverá ser descalonada em 48 horas	Ceftriaxona 2 g IV 1 x/dia ou Amox/clav 1 g IV 8/8 h + Azitromicina 500 mg IV 1 x/dia ou Claritromicina 500 mg IV 12/12 h OU Ceftriaxona 2 g IV 1 x/dia ou Amox/clav 1 g IV 8/8 h + Levofloxacina 750 mg IV 1 x/dia ou Moxifloxacina 400 mg IV 1 x/dia	7 dias 7 dias 5 dias 7 dias 7 dias 7 dias 5-7 dias 5-7 dias
Fator de risco para MRSA ▪ Principais fatores de risco para pneumonia por MRSA ou *P. aeruginosa*: isolamento prévio desses organismos principalmente no trato respiratório e/ou hospitalização recente e exposição prévia à antibióticos nos últimos 90 dias	Acrescentar: Vancomicina 15 mg/kg IV 12/12 h ou Linezolida 600 mg IV 12/12 h	 7-14 dias 7-14 dias
Fator de risco para *Pseudomonas aeruginosa*	Piperacilina/tazobactam 4,5 g IV 6/6 h ou Cefepime 2 g IV 8/8 h ou Imipenem 1 g IV 6/6 h ou Meropenem 1 g IV 8/8 h	7-14 dias 7-14 dias 7-14 dias 7-14 dias

Fonte: ATS/IDSA 2019 e SBPT 2018. Amox/clav: amoxicilina/clavulanato; MRSA: Staphylococcus aureus resistente a meticilina.

Vacina pneumocócica

Segundo o calendário brasileiro de vacinação da Sociedade Brasileira de Imunizações (SBIm) 2020-2021, um esquema sequencial das vacinas PCV13 e VPP23 é recomendado rotineiramente para pessoas com 60 anos ou mais. Indivíduos com algumas comorbidades como doença crônica cardíaca, pulmonar, doença falciforme, diabetes, alcoolismo, cirrose hepática e condições imunossupressoras também devem ser vacinados.

▶ PNEUMONIA HOSPITALAR E ASSOCIADA À VENTILAÇÃO MECÂNICA

Introdução

A pneumonia adquirida no hospital ou nosocomial (PH), incluindo a pneumonia associada à ventilação mecânica (PAVM) continua sendo causa importante de morbidade e mortalidade, apesar das melhorias no conhecimento de sua etiopatogenia, prevenção, terapia antimicrobiana e cuidados de suporte clínico.

Apesar dos avanços citados, a PH e a PAVM continuam sendo as complicações mais frequentes no atendimento aos pacientes internados.

Definição

Pneumonia hospitalar (PH) é aquela que ocorre no paciente internado por período igual ou superior a 48 horas.

A PAVM é aquela que se desenvolve a partir de 48 horas de intubação endotraqueal, sendo causa de prolongamento da ventilação mecânica por período de 7 a 11 dias e de hospitalização de 11 a 13 dias, em comparação com pacientes semelhantes sem essa intercorrência.

Patogênese

A patogênese da PH e da PAVM está relacionada ao número e à virulência dos microrganismos que penetram no trato respiratório inferior e ao nível de defesas do paciente (mecânicas, humorais e celulares).

A principal forma de penetração nas vias aéreas é a microaspiração de organismos que colonizam o trato orofaríngeo e o trato gastrointestinal. Aproximadamente 45% dos indivíduos saudáveis aspiram conteúdo de orofaringe durante o sono e uma alta proporção de indivíduos doentes e hospitalizados aspiram rotineiramente material orofaríngeo.

A presença de um tubo endotraqueal não protege adequadamente de aspiração nas vias aéreas. Quando utilizado por tempo prolongado, facilita a microaspiração de material de orofaringe contendo bactérias para o trato respiratório. Dependendo da quantidade e da virulência dos organismos aspirados e da capacidade de defesa do paciente, pode haver evolução para acometimento alveolar pulmonar e pneumonia.

Considerando que pacientes hospitalizados frequentemente tornam-se colonizados por microrganismos adquiridos no ambiente hospitalar, sendo que isso ocorre em 75% daqueles com maior gravidade, ocorrerá colonização de vias aéreas em 48 horas. Isso explica a alta incidência de pneumonia hospitalar por germes com múltiplas resistências a antibióticos.

Um mecanismo adicional de penetração de microrganismos em pacientes em ventilação mecânica é o contato com sondas de aspiração traqueal e reservatórios de água contidos nos respiradores para umidificação das vias aéreas.

A manipulação e a troca repetida do tubo endotraqueal podem também ser uma fonte de contaminação bacteriana.

Outro fator importante é a perda da esterilidade do trato digestivo alto devido a distúrbios da motilidade, uso de medicações que alterem o pH do estômago e a alimentação entérica não estéril. Por esse motivo, muita atenção tem sido dada ao possível efeito adverso dos regimes de profilaxia da úlcera gástrica e de hemorragia digestiva através de medicamentos que aumentam o pH gástrico e a necessidade de uso de alimentação enteral estéril e em circuito fechado.

Um fator menos frequente de desenvolvimento da pneumonia é a contaminação pulmonar por via hematogênica a partir de sítios infecciosos a distância.

Fatores de risco

O fator de risco mais frequentemente associado à pneumonia hospitalar é a necessidade de ventilação mecânica.

Outros fatores de risco são:

- Idade avançada.
- Doença pulmonar crônica.
- Nível de consciência comprometido.
- Broncoaspiração.
- Cirurgia torácica ou abdominal superior.
- Agentes que aumentam o pH gástrico.
- Uso prévio de antibióticos.
- Intubação traqueal prolongada.
- Mudanças frequentes do circuito do ventilador.
- Uso de opioides.
- Politrauma.
- Cateter venoso central.
- Pacientes em pós-operatório em geral.
- Uso de relaxantes musculares ou glicocorticoides.
- Desnutrição, insuficiência renal crônica, anemia, internação prévia prolongada.

Etiologia

PH e PAVM podem ser causadas por uma ampla variedade de patógenos e muitas vezes são polimicrobianas. As bactérias multirresistentes são mais comuns em pacientes hospitalizados por períodos prolongados (≥ 5 dias) e nos que receberam múltiplos antibióticos nos 90 dias anteriores à internação.

Quadro clínico e diagnóstico

Frequentemente não é fácil o diagnóstico clínico da PH e da PAVM, pois os achados clínicos e radiológicos são frequentemente inespecíficos.

As diretrizes da *American Thoracic Society* para o manejo da PH e PAVM recomendam para o diagnóstico os critérios indicados na Tabela 9.

Embora sejam essas as características clínicas e laboratoriais recomendadas para o diagnóstico de PH ou PAVM, nenhuma combinação delas foi considerada altamente sensível ou específica para o diagnóstico.

A realização de coleta de hemoculturas é recomendada sempre. Em 10 a 20% das PAVM há bacteremia. Sua positividade tem valor prognóstico, pois se associa com maior risco de complicações e morte.

Os recentes testes de diagnóstico molecular para detecção de patógenos respiratórios e suas resistências a antibióticos trouxeram importantes benefícios na condução da PH e PAVM.

TABELA 8 Patógenos mais comuns

Bacilos aeróbicos Gram-negativos	*Escherichia coli*, *Klebsiella pneumoniae*, *Enterobacter* spp., *Pseudomonas aeruginosa* e *Acinetobacter* spp.
Cocos Gram-positivos	*Staphylococcus aureus*, incluindo resistentes à meticilina (MRSA), e *Streptococcus* spp.

TABELA 9

Sinais clínicos	▪ Febre ▪ Taquipneia ▪ Secreções aumentadas ou purulentas em vias aéreas ▪ Roncos, estertores e ou sibilos
Alterações laboratoriais	▪ Hipoxemia ▪ Leucocitose ou leucopenia ▪ Aumento de marcadores inflamatórios (proteína C-reativa e procalcitonina)
Imagem	▪ Infiltrado novo ou progressivo na radiografia de tórax ou tomografia computadorizada (TC)

Embora existam limitações em relação à sensibilidade e especificidade desses testes, eles oferecem o potencial para uma identificação mais rápida de patógenos e padrões de resistência, que pode resultar em melhor seleção de esquemas antibióticos e início mais rápido desses esquemas antes do resultado das culturas.

A identificação laboratorial de uma etiologia infecciosa específica da pneumonia tem sido associada a uma redução estatisticamente significativa na mortalidade, presumivelmente porque permite uma terapia direcionada e mais eficaz.

Tratamento

Estabelecer o diagnóstico de PH e PAVM pode ser complexo, pois os achados clínicos, radiológicos e microbiológicos podem ser decorrentes de inúmeras patologias que complicam o paciente internado. A dificuldade no diagnóstico pode levar ao tratamento excessivo e aos riscos concomitantes de superinfecção, resistências bacterianas e toxicidade antibiótica.

Se o diagnóstico de PH e PAVM for duvidoso e o paciente estiver estável, a melhor conduta é realizar exames diagnósticos que definem com mais segurança o diagnóstico antes de iniciar o tratamento. Em pacientes com sinais de sepse ou choque séptico, os exames diagnósticos devem ser realizados e a terapia antimicrobiana empírica ou orientada pelos testes moleculares deve ser iniciada imediatamente, sendo feitos os necessários reajustes após o resultado das culturas.

A escolha de um regime específico para terapia empírica deve ser baseada no conhecimento dos patógenos predominantes no local que o paciente estiver internado, nos padrões de resistências do ambiente hospitalar, nos fatores de risco individuais do paciente, incluindo terapia antibiótica recente, a presença de doenças subjacentes e o histórico e resultados de culturas anteriores. Para pacientes com fatores de risco para patógenos multirresistentes (MDR), a terapia multidrogas empírica de amplo espectro é recomendada.

A terapia empírica para PH e PAVM deve incluir agentes com atividade contra *Staphylococcus aureus*, *Pseudomonas aeruginosa* e outros bacilos Gram-negativos.

A suspeita da presença de patógenos MDR deve ser feita nos seguintes pacientes:

1. Uso de antibiótico IV nos últimos 90 dias.
2. Choque séptico.
3. Síndrome do desconforto respiratório agudo (SDRA) precedendo a PH e PAVM.
4. ≥ 5 dias de hospitalização antes da ocorrência.
5. Terapia de substituição renal aguda antes do início da PH e PAVM.

Nos pacientes internados em hospitais com taxas locais de MRSA > 20% e nos pacientes com fatores de risco para organismos resistentes a antibióticos (MDR), as recomendações incluem terapia tripla utilizando dois fármacos com atividade contra *Pseudomonas* e um fármaco com atividade contra MRSA (vancomicina ou linezolida).

Para facilitar a orientação dos esquemas terapêuticos empíricos iniciais da PH e PAVM, dividimos os antibióticos eficazes nos agentes etiológicos mais comuns dessas patologias em grupos e em seguida, considerando fatores clínicos e de risco, apresentamos as diferentes associações de antibióticos a serem usados no tratamento empírico inicial.

Controle evolutivo do tratamento

Após a terapia antimicrobiana empírica inicial, todos os pacientes com PH ou PAVM devem ser avaliados quanto à resposta clínica e os resultados dos estudos microbiológicos. Nos pacientes nos quais um patógeno foi identificado, o regime empírico deve ser adaptado ao padrão de suscetibilidade do patógeno.

TABELA 10 Classificação por grupos dos antibióticos com cobertura para os mais frequentes agentes causadores de pneumonias hospitalares

Grupo I	▪ Piperacilina-tazobactam 4,5 g IV a cada 6 horas ▪ Cefepime 2 g IV a cada 8 horas ▪ Levofloxacina 750 mg IV 1 x/dia
Grupo II	▪ Piperacilina-tazobactam 4,5 g IV a cada 6 horas ▪ Cefepime 2 g IV a cada 8 horas ▪ Ceftazidima 2 g IV a cada 8 horas ▪ Imipenem 500 mg IV a cada 6 horas ▪ Meropenem 1 g IV a cada 8 horas ▪ Aztreonam 2 g IV a cada 8 horas
Grupo III	▪ Amicacina 15 a 20 mg/kg IV 1 x/dia ▪ Gentamicina 5 a 7 mg/kg IV 1 x/dia
Grupo IV	▪ Linezolida 600 mg IV a cada 12 horas ▪ Vancomicina 1 g IV a cada 12 horas

TABELA 11 Esquemas terapêuticos empíricos mais recomendados para início de tratamento em adulto

Pacientes que não apresentam fatores de risco para MDR	Um de um dos antibióticos do: Grupo I
Pacientes que apresentam fatores de risco para MDR (bacilos Gram-negativos e MRSA)	Associação de antibióticos, sendo 1 de cada grupo abaixo: Grupo II + grupo III + grupo IV
Fatores de risco para bacilos Gram-negativos MDR	Associação de antibióticos, sendo 1 de cada grupo abaixo: Grupo II + grupo III
Fatores de risco MRSA	Associação de antibióticos, sendo 1 de cada grupo abaixo: Grupo II + grupo IV

Obs.: os esquemas empíricos devem sofrer reajustes iniciais dependendo de manifestações clínicas que sugiram patologias não cobertas pelo esquema ou por dados do estudo molecular quando disponível ou posteriormente, assim que chegarem os resultados das diversas culturas previamente colhidas.
MDR: organismos resistentes a antibióticos; MRSA: *Staphylococcus aureus* resistente a meticilina.

- Nos pacientes que estão melhorando clinicamente e que não têm um patógeno identificado, o tratamento empírico para *S. aureus* ou bacilos Gram-negativos multirresistentes pode ser descontinuado se esses organismos não tiverem crescido em cultura de uma amostra de escarro em 48 a 72 horas.
- Pacientes que não melhoraram nas 72 horas após o início dos antibióticos empíricos devem ser avaliados quanto a complicações, outros locais de infecção e diagnósticos diferenciais. Se o diagnóstico de pneumonia parecer certo, culturas pulmonares diagnósticas adicionais devem ser obtidas e o regime empírico deve ser expandido.

Tempo de tratamento

É recomendado na maioria dos pacientes com PH ou PAVM tratar paciente por um mínimo de sete dias, de acordo com as diretrizes da *Infectious Diseases Society of America* (IDSA)/*American Thoracic Society* (ATS) de 2016 e das diretrizes da *European Respiratory Society* e *Latin American Thoracic Association* de 2017. Sete dias parecem ser tão eficazes quanto durações mais longas na maioria das circunstâncias e podem reduzir o surgimento de organismos resistentes.

Para pacientes imunocomprometidos e com complicações piogênicas (empiema ou abscesso pulmonar), a duração da terapia é individualizada e períodos superiores a sete dias são utilizados.

O monitoramento dos níveis de procalcitonina em série pode ajudar a orientar a decisão de descontinuar os antibióticos. Embora o nível sérico ideal de procalcitonina em pacientes com PH ou PAVM não tenha sido definido com segurança, um nível baixo ou em declínio (< 0,25 ng/mL) em um paciente que respondeu clinicamente aos antibióticos fornece segurança adicional de que os antibióticos podem ser interrompidos.

REFERÊNCIAS

1. Corrêa RA, Costa AN, Lundgren F, Michelim L, et al. Recomendações para o manejo da pneumonia adquirida na comunidade 2018. J Bras Pneumol. 2018;44(5):405-23.
2. European Respiratory Society (ERS)/European Society of Intensive Medicine (ESICM)/European Society for Clinical Microbiology and Infectious Diseases (ESCMID)/Asociación Latinoamericana del Tórax (ALAT). International guidelines for the management of hospital pneumonia and mechanical ventilation associated pneumonia. 2017.
3. Hanson KE, Azar MM, Banerjee R, Chou A, Colgrove RC, Ginocchio CC, et al. Molecular testing for acute respiratory tract infections: Clinical and diagnostic recommendations from the IDSA's Diagnostics Committee. Clin Infect Dis. 2020;71 2744-51.
4. Infectious Diseases Society of America (IDSA),American Thoracic Society (ATS), Clinical practice guidelines for treating adults with hospital-acquired pneumonia and associated with mechanical ventilation. 2016.
5. Lim WS, Baudouin SV, George RC, Hill AT, Jamieson C, Le Jeune I, et al. British Thoracic Society guidelines for the management of community acquired pneumonia in adults: Update 2009. Thorax. 2009 Oct;64 Suppl 3:iii1-55.
6. Mandell LA, Wunderink RG, Anzueto A, Bartlett JG, Campbell GD, Dean NC, et al. Infectious Diseases Society of America/American Thoracic Society Consensus Guidelines on the Management of Community-Acquired Pneumonia in Adults. Clin Infect Dis. 2007;44:S27-72.
7. Metlay JP, Kapoor WN, Fine MJ. Does this patient have community-acquired pneumonia? Diagnosing pneumonia by history and physical examination. JAMA. 1997;278:1440-5.
8. Metlay JP, Waterer GW, Long AC, Anzueto A, Brozek J, Crothers K, et al. Diagnosis and treatment of adults with community-acquired pneumonia. An official clinical practice guideline of the American Thoracic Society and Infectious Diseases Society of America. Am J Respir Crit Care. 2019;200:e45-e67.
9. Tavares W, Marinho LAC. Rotinas de diagnóstico e tratamento das doenças infecciosas e parasitárias. Editora Atheneu; 2005. Cap 139.

21 Pneumonia causada por COVID-19

Alexandre Pinto Cardoso
Amanda Schwambach Velten
Fernanda Carvalho de Queiroz Mello
Nina Rocha Godinho dos Reis Visconti

DESTAQUES

- SARS-CoV-2 pode causar infecção pulmonar grave e insuficiência respiratória, portanto, o diagnóstico precoce de COVID-19 é crucial para o controle da doença.
- Os sintomas da COVID-19 podem variar de uma evolução assintomática a uma gama extensa de manifestações.
- Os achados típicos da tomografia computadorizada de alta resolução (TCAR) do tórax incluem opacidades em vidro fosco e consolidações focais, geralmente com envolvimento pulmonar bilateral, multifocal e de distribuição periférica.
- Dano alveolar difuso, pneumonia em organização e *acute fibrinous and organizing pneumonia* (AFOP) são achados na patologia pulmonar de pacientes com COVID-19.
- O tratamento inicial inclui medidas de suporte com terapia sintomática geral, suporte respiratório e circulatório e tratamento de disfunções orgânicas.

▶ INTRODUÇÃO

O coronavírus SARS-CoV-2 surgiu em 2019, causando a doença que ficou conhecida como COVID-19 *(Coronavirus disease 2019)*. O vírus respiratório é transmissível de pessoa para pessoa por meio de contato próximo, é altamente contagioso e o período de incubação é de 4 a 5 dias, podendo ser de até 14 dias. Até março de 2021, foram notificados 113 milhões de casos e 2,5 milhões de óbitos ao redor do mundo; no Brasil, mais de 10,5 milhões de casos foram confirmados e mais de 254 mil óbitos.

O vírus pode causar edema e inflamação nos pulmões, que dificultam a perfusão de oxigênio, além do comprometimento da cascata de coagulação que gera microtrombos que podem ocluir os vasos pulmonares mais distais. Os estudos de patologia pulmonar em casos fatais de COVID-19 descrevem achados de dano alveolar, pneumonia em organização e *acute fibrinous and organizing pneumonia* (AFOP), além de espessamento intersticial e da matriz extracelular.

Pessoas de todas as idades podem ser infectadas, porém os pacientes com mais de 60 anos, do gênero masculino, portadores de doença crônica como diabetes, doenças cardiopulmonares, obesidade e condições imunossupressoras, são grupos considerados de alto risco e possuem uma alta taxa de letalidade.

▶ QUADRO CLÍNICO

Os sintomas da COVID-19 podem variar de uma evolução assintomática a uma gama extensa de manifestações (Tabela 1). Segundo a OMS, dos pacientes que apresentam sintomas, 40% desenvolvem a forma leve da doença, 40% a forma moderada, 15% são graves e vão requerer oxigenioterapia e 5% são críticos, exigindo cuidados intensivos e ventilação mecânica.

TABELA 1 Sinais e sintomas da COVID-19

Febre	Dor torácica
Tosse seca	Fadiga/astenia
Dispneia	Taquipneia
Ageusia	Hipóxia
Anosmia	Roncos em todos os campos pulmonares

O sintoma mais característico de pacientes com pneumonia por COVID-19 é a dispneia e a mortalidade está relacionada ao rápido desenvolvimento da síndrome do desconforto respiratório agudo (SDRA), complicação mais comum da doença. Essa síndrome se caracteriza por dificuldade respiratória grave, hipoxemia e edema pulmonar não cardiogênico.

▶ CLASSIFICAÇÃO

Os pacientes com COVID-19 podem ser classificados de acordo com a severidade da doença. Podem se apresentar de forma não grave, grave e crítica (Figura 1).

O paciente crítico é definido pelos critérios de SDRA, sepse, choque séptico ou outras condições que exigem terapias de suporte à vida, como ventilação mecânica e vasopressores.

O paciente com a forma grave é definido por qualquer um dos seguintes: saturação de oxigênio < 90% em ar ambiente; frequência respiratória > 30 irpm; ou sinais de dificuldade respiratória grave: uso de musculatura acessória ou incapacidade de completar frases.

O paciente com COVID-19 não grave é definido pela ausência de qualquer critério para paciente crítico ou grave.

▶ DIAGNÓSTICO

A pneumonia pela COVID-19 tem seu diagnóstico clínico e laboratorial (Tabela 2) estabelecido pela presença de sinais e sintomas da doença e pela confirmação la-

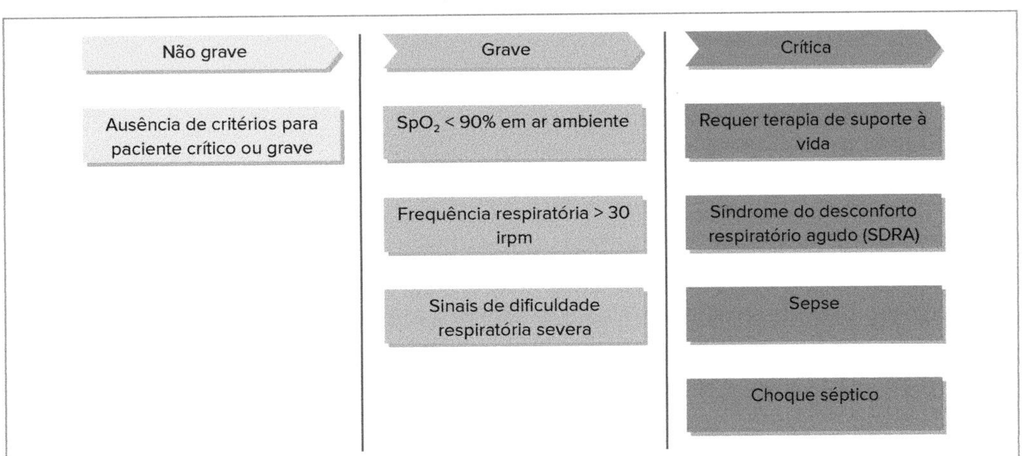

FIGURA 1 Classificação de severidade dos pacientes com pneumonia por COVID-19.

boratorial da infecção pelo vírus, além dos achados de imagem pulmonar, que reforçam mais ainda o diagnóstico.

▶ TRATAMENTO

O tratamento inicial da COVID-19 inclui medidas de suporte com terapia sintomática geral, suporte respiratório e circulatório e tratamento de disfunções orgânicas.

O declínio da função respiratória marcada por hipoxemia deve ter uma correção eficaz, com alívio dos danos e disfunções orgânicas secundárias à hipóxia. A hipoxemia deve ser corrigida lançando mão de dispositivos não invasivos e invasivos, a depender da indicação (Tabela 3).

Atualmente temos uma gama de medicações sendo avaliadas e utilizadas para o auxílio da terapia da COVID-19 (Tabela 4).

TABELA 2 Exames confirmatórios de infecção pelo SARS-CoV-2 e complementares para diagnóstico da COVID-19

Reação em cadeia da polimerase por transcriptase reversa (RT-PCR)	▪ Padrão-ouro para diagnóstico de infecção por SARS-CoV-2 ▪ Amostras podem ser obtidas por swab nasofaríngeo ou orofaríngeo, escarro, aspirados de trato respiratório e LBA ▪ Solicitar entre o 1º dia de sintomas, quando o RNA viral já está detectável, até a 1ª semana dos sintomas
Sorologia e teste rápido	▪ A sorologia combinada com outros testes para a infecção por SARS-CoV-2 pode melhorar a sensibilidade diagnóstica e manter uma alta especificidade ▪ O teste de anticorpos séricos pode efetivamente evitar o risco de um erro no RT-PCR ▪ IgM e IgG por ELISA ou teste rápido por imunocromatografia podem ser detectados a partir do 8º dia da doença
Hemograma	▪ Leucopenia e linfopenia ▪ Diminuição da contagem de plaquetas
Marcadores inflamatórios	▪ Aumento de proteína C-reativa, procalcitonina, ferritina, VHS e ácido lático
Citocinas	▪ Aumento de IL-6 e TNFα
Bioquímica	▪ Alteração do enzimas hepáticas, CK, mioglobina, LDH, hipoalbuminemia e troponina aumentada
Coagulação	▪ Prolongamento do TAP e PTT ▪ Diminuição da concentração de fibrinogênio ▪ Aumento significativo de D-dímero
Gasometria arterial	▪ Hipoxemia ▪ Desequilíbrio ácido-básico
Imagem pulmonar	▪ TCAR do tórax é preferida. ▪ Os achados típicos incluem opacidades em vidro fosco, consolidações focais, geralmente com envolvimento pulmonar bilateral, multifocal e de distribuição periférica (Figura 2) ▪ Espessamento dos septos e alterações reticulares sobrepostas ao acometimento alveolar também estão presentes e refletem o envolvimento intersticial concomitante visto principalmente nos pacientes em estágio avançado (8-14 dias após o início dos sintomas)
	▪ Radiografia de tórax beira-leito é preferida quando se trata de um paciente crítico que não pode ser transportado

CK: creatinofosfoquinase; IL-6: interleucina-6; LBA: lavado broncoalveolar; LDH: desidrogenase lática; PTT: tempo de tromboplastina parcial; TAP: tempo de protrombina ativada; TCAR: tomografia computadorizada de alta resolução; TNFα: fator de necrose tumoral alfa; VHS: velocidade de hemossedimentação.

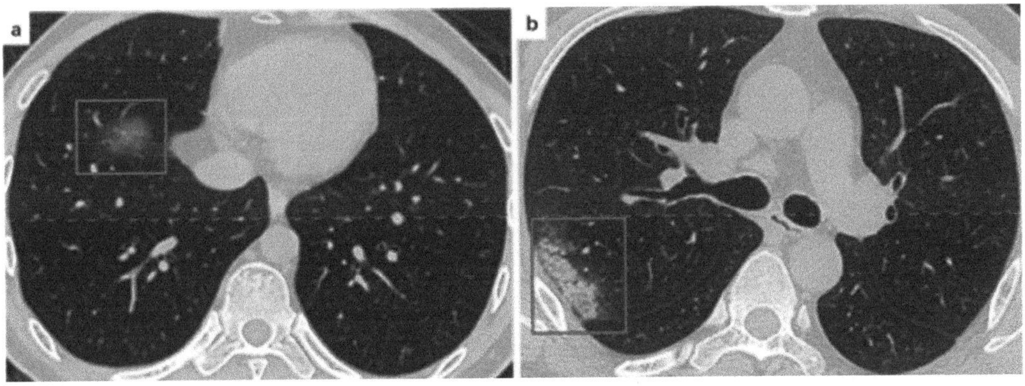

FIGURA 2 (A) Tomografia computadorizada de alta resolução (TCAR) de tórax mostranto opacidade em vidro fosco em lobo inferior direito (moldura). (B) TCAR de tórax evidenciando área de consolidação subpleural à direita (moldura).

TABELA 3 Dispositivos para suporte ventilatório

Cânula nasal	▪ $SPO_2 < 93\%$ ▪ Frequência respiratória (FR) > 24 irpm
Máscara facial	▪ Se terapia com cânula nasal e mantendo $SPO_2 < 93\%$ ▪ SPO_2 inicial < 85%
Cateter nasal de alto fluxo (CNAF)	▪ Hipoxemia não corrigida ($SPO_2 < 93\%$) ▪ PaO_2/FiO_2 200-300 mmHg ▪ Taquipneia (FR ≥ 35 irpm) ▪ Significativa dificuldade respiratória
Ventilação com pressão positiva não invasiva (VNI)	▪ Hipoxemia não corrigida ($SPO_2 < 93\%$) ▪ Taquipneia (FR ≥ 35 irpm) ▪ Insuficiência respiratória hipoxêmica (PaO_2/FiO_2 150-200 mmHg)
Ventilação mecânica invasiva	▪ $PaO_2/FiO_2 < 150$ mmHg
Oxigenação por membrana extracorpórea (ECMO)	▪ $PaO_2/FiO_2 < 50$ mmHg > 3 horas ▪ $PaO_2/FiO_2 < 80$ mmHg > 6 horas ▪ Com FiO_2 100% a $PaO_2/FiO_2 < 100$ mmHg ▪ pH arterial < 7,25 e $PaCO_2 > 60$ mmHg > 6 h com complicações causadas por retenção de dióxido de carbono e insuficiência cardíaca direita ▪ FR > 35 irpm e pH arterial < 7,2 e pressão de platô > 30 cmH_2O

TABELA 4 Medicamentos atualmente avaliados e utilizados para o tratamento da COVID-19

Anticoagulantes	O risco de tromboembolismo pulmonar (TEP) agudo é aumentado. Após uma avaliação do risco de sangramento, a anticoagulação pode ser usada como um tratamento preventivo
Antibióticos	São associados quando há uma suspeita de coinfecção bacteriana. A ceftriaxona, uma cefalosporina de 3ª geração, tem sido empregada como antibiótico de escolha inicial
Corticoides	Hipoxemia progressiva, resposta inflamatória excessiva e sem contraindicações para o uso da droga podem usar doses convencionais de glicocorticoides por 3-5 dias O estudo Recovery evidenciou que a dexametasona reduz a mortalidade em pacientes com COVID-19 que estão recebendo suporte ventilatório

(continua)

TABELA 4 Medicamentos atualmente avaliados e utilizados para o tratamento da COVID-19 (*continuação*)

Terapia antiviral	A maioria das terapias antivirais ainda não tem uma eficácia claramente demonstrada contra a COVID-19, como é o caso da hidroxicloroquina e do lopinavir Os estudos Solidarity e ACTT-1 demonstraram o impacto benéfico do remdesivir, sendo recomendado o seu uso nos pacientes com manifestações graves da COVID-19
Antagonistas da IL-6	O tocilizumabe e o sarilimabe mostram-se eficazes no tratamento de pacientes com lesões pulmonares graves e que apresentam níveis elevados de IL-6

O conhecimento dos mecanismos moleculares e da patogênese da pneumonia relacionada ao SARS-CoV-2 ajudará a desenvolver medicamentos antivirais e vacinas para reduzir a mortalidade no futuro.

REFERÊNCIAS

1. Bai C, Chotirmall SH, Rello J, et al. Updated guidance on the management of COVID-19: From an American Thoracic Society/European Respiratory Society coordinated International Task Force (29 July 2020). Eur Respir Rev. 2020;29(157).
2. Calabrese F, Pezzuto F, Fortarezza F, et al. Pulmonary pathology and COVID-19: Lessons from autopsy. The experience of European Pulmonary Pathologists. Virchows Arch. 2020;477(3):359-72.
3. Cheng F, Zhang Y. The clinical diagnosis and treatment for new coronavirus pneumonia. Springer; 2020.
4. Seyed Hosseini E, Riahi Kashani N, Nikzad H, Azadbakht J, Hassani Bafrani H, Haddad Kashani H. The novel coronavirus Disease-2019 (COVID-19): Mechanism of action, detection and recent therapeutic strategies. Virology. 2020;551:1-9.
5. WHO. COVID-19 clinical management: Living guidance. 2021.
6. Ye Z, Zhang Y, Wang Y, Huang Z, Song B. Chest CT manifestations of new coronavirus disease 2019 (COVID-19): A pictorial review. Eur Radiol. 2020;30(8):4381-9.

22 Tuberculose

Jorge Eduardo Pio
Ana Paula Santos
Ana Paula Barbosa
Claudete Aparecida Araújo Cardoso
Christiane Mello Schmidt
Walter Costa

DESTAQUES

- A tuberculose é uma doença infectocontagiosa com alta prevalência no mundo e mortalidade ainda elevada em diversas regiões de nosso país.
- Transmitida quase exclusivamente por via respiratória, acomete principalmente os pulmões; contudo, aproximadamente 20% dos casos notificados são extrapulmonares.
- Os sinais clínicos são pouco específicos, sendo a tosse o mais frequente. Os exames de imagem são de grande auxílio, porém os métodos de identificação do *M. tuberculosis* (Mtb) como a baciloscopia, os testes moleculares e a cultura são fundamentais para o diagnóstico preciso.
- O tratamento da tuberculose ativa requer uso de associação de drogas por um período não inferior a 6 meses.
- Devido ao longo tempo de tratamento e à possibilidade de efeitos adversos, a adesão ao tratamento pode ser um problema.
- Pacientes imunossuprimidos e crianças podem apresentar-se oligossintomáticos mesmo em vigência de doença ativa.
- A possibilidade de cepas de Mtb resistentes ao esquema básico está relacionada à história de tratamento anterior e/ou contato com caso resistente conhecido.
- Pacientes com história de privação de liberdade e situação de rua também merecem atenção especial.
- As medidas de prevenção do adoecimento como o tratamento da tuberculose latente (TILTB) e a imunização com vacina (BCG) são eficazes e necessitam de maior investimento.

INTRODUÇÃO

A tuberculose (TB) é uma doença infectocontagiosa causada por bactérias do complexo *Micobacterium tuberculosis (M. tuberculosis, M. bovis, M. africanum, M. canetti, M. microti, M. pinnipedi e M. caprae)*. Epidemiologicamente, a *M. tuberculosis* (Mtb) é a mais importante. Outro grupo de micobactérias, as micobactérias não tuberculosas (MNT), compreende diversas espécies como *M. avium, M. kansasii e M. intracellulare* com relevância epidemiológica crescente no mundo e no Brasil. Considerada como um dos principais problemas de saúde pública em nosso país, em 2019 foram diagnosticados 73.864 casos novos de TB, o que correspondeu a um coeficiente de incidência de 35,0 casos/100 mil habitantes. Embora tenha sido observada uma constante tendência de queda entre os anos de 2010 e 2016, o coeficiente de incidência da TB no país aumentou nos anos de 2017 e 2018. No mundo, em 2018, cerca de dez milhões de pessoas adoeceram por tuberculose e 1,5 milhão de pessoas morreram em decorrência dela, sendo a TB a principal causa de morte por um único agente infeccioso neste período. A doença afeta desproporcionalmente pessoas do sexo masculino, adultos jovens e países de baixa renda, apontando para a associação entre a ocorrência de TB e fatores socioeconômicos.

▶ FISIOPATOLOGIA

A infecção pelo Mtb pode ocorrer por meio da inalação de perdigotos (gotículas de Flugge) eliminados por um paciente acometido de tuberculose ativa das vias aéreas (pulmonar ou laríngea). Essas gotículas possuem um núcleo seco medindo entre 3 e 5 micra, onde podemos encontrar de 1 a 3 bacilos (núcleos de Wells) que têm potencial para alcançar os alvéolos pulmonares, onde poderão ser fagocitados por macrófagos e, se conseguirem sobreviver, alcançar via sistema linfático os gânglios regionais. Posteriormente, por via hematogênica, poderão atingir diversos órgãos, produzindo lesões a distância da via respiratória. Poucas semanas depois, ocorre uma resposta imune específica mediada por linfócitos que ativa os macrófagos, levando à formação de granulomas com necrose. A maioria dos indivíduos imunocompetentes consegue deter a multiplicação dos bacilos no local de inoculação primária com poucos ou nenhum sintoma, havendo resolução do processo, porém essa lesão pode permanecer por muitos anos com bacilos viáveis e consideramos esse indivíduo como portador de infecção latente pelo Mtb (ILTB). Em aproximadamente 10% dos casos, essa infecção evolui com adoecimento em poucas semanas ou meses com surgimento de sintomas pouco específicos e que se caracterizam muitas vezes por uma forma disseminada de doença e imagens radiológicas discretas. Essa evolução é definida como tuberculose primária, sendo mais frequente em crianças e indivíduos imunocomprometidos. Com maior frequência, a infecção latente se estabelece e, após meses ou anos, quando esses bacilos ainda viáveis se tornam ativos ou após nova infecção exógena, ocorre desenvolvimento de um adoecimento com sintomatologia subaguda, mais intensa e com aspecto de doença limitada ao pulmão com imagens radiológicas características. Esse quadro é o mais frequente em indivíduos adultos e imunocompetentes, denominado tuberculose pós-primária, que é diretamente relacionada a uma resposta imune mais intensa.

▶ DIAGNÓSTICO

Em geral se apresenta de forma subaguda e vários sinais e sintomas devem ser valorizados dependendo da faixa etária e estado imunológico. A tosse persistente é o sintoma mais frequente e eventualmente um achado radiológico ou história de contato são os dados iniciais do processo diagnóstico.

Clínica

Tuberculose pulmonar

Podemos dividir os sintomas em sistêmicos e associados ao órgão acometido, neste caso, pulmonares (Tabela 1). A intensidade dos sinais e sintomas se relaciona com tempo de evolução e formas de apresentação, primária, pós-primária e miliar. O paciente pode encontrar-se com fácies de doença crônica ou mesmo em bom estado geral.

A ausculta pulmonar pode ser normal ou apresentar diminuição do murmúrio vesicular, sopro, roncos e estertores.

TABELA 1 Sintomas

Sistêmicos	Pulmonares
Febre, em geral vespertina	Tosse, produtiva ou não
Sudorese noturna	Dor torácica
Anorexia	Dispneia
Perda ponderal	

A TB miliar é uma forma grave de disseminação hematogênica, mais frequente em pacientes imunocomprometidos. Nessa apresentação, o exame físico pode ser inespecífico nas formas leves, porém pode cursar com hepatomegalia, alterações do sistema nervoso central e manifestações cutâneas.

Exames complementares

Radiografia de tórax

As alterações mais comuns são opacidades nodulares agrupadas, de limites pouco precisos, localizadas nos segmentos posteriores dos lobos superiores e apicais dos lobos inferiores, cavidade de parede espessa única ou múltipla (Figura 1) e focos em vários segmentos, ocasionando a "lesão cruzada" (Figura 2). Muitas vezes é difícil caracterizar lesões em atividade das lesões cicatriciais. Padrões radiológicos que sugerem atividade de doença são as cavidades, nódulos, consolidações, massas, processo intersticial, alargamento de mediastino e derrame pleural (Figura 4).

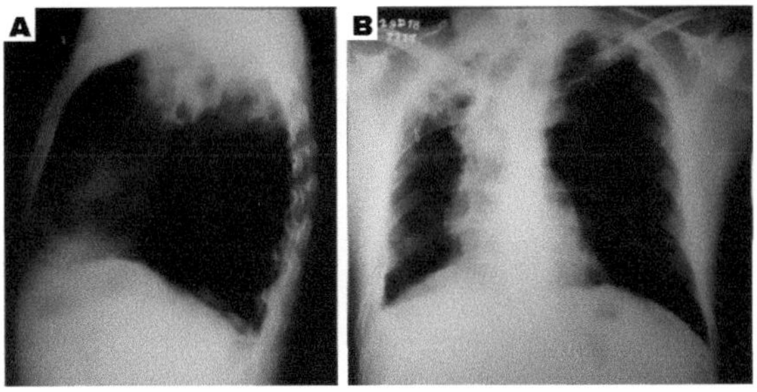

FIGURA 1 Cavitação em lobo superior direito (LSD) e redução volumétrica. Fontes: *Atlas de tuberculose pulmonar SOPTERJ* 2005 e arquivo pessoal dos autores.

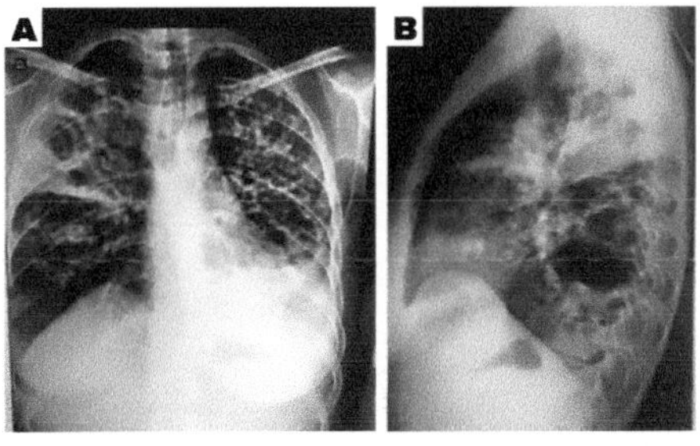

FIGURA 2 Cavitação em lobo superior direito (LSD) e infiltrado acinar em vários segmentos. Fontes: *Atlas de tuberculose pulmonar SOPTERJ* 2005 e arquivo pessoal dos autores.

Tomografia computadorizada de tórax (TC)

A TC de tórax tem maior sensibilidade do que a radiografia de tórax, devendo ser utilizada no diagnóstico diferencial com outras doenças torácicas, ou quando a radiografia é normal.

Imagens mais frequentes: nódulos centrolobulares de distribuição segmentar, espessamento da parede brônquica e árvore em brotamento, cavidades únicas ou múltiplas com paredes espessas sugerem doença ativa (Figura 5). A apresentação miliar se caracteriza pela presença de pequenos nódulos de distribuição aleatória (Figura 6).

Exames de identificação do Mtb

A pesquisa bacteriológica tem importância fundamental tanto para o diagnóstico quanto para o controle de tratamento e epidemiológico da tuberculose.

Baciloscopia direta – pesquisa do bacilo álcool-ácido resistente (BAAR)

O método de Ziehl-Nielsen é a técnica mais utilizada. Apesar do alto valor preditivo positivo quando associado a uma imagem radiológica sugestiva, tem baixa sensibilidade em situações de lesões mínimas e falsos-positivos podem ocorrer, já que a prevalência de MNT é crescente e outros microrganismos podem ser evidenciados na pesquisa de BAAR.

Testes moleculares

Nos últimos anos, novos testes moleculares diagnósticos baseados na técnica de

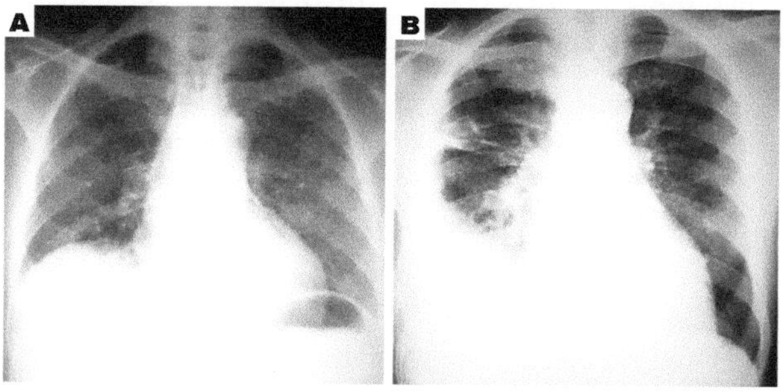

FIGURA 3 Padrão miliar associado a derrame pleural. Fontes: *Atlas de tuberculose pulmonar SOPTERJ 2005* e arquivo pessoal dos autores.

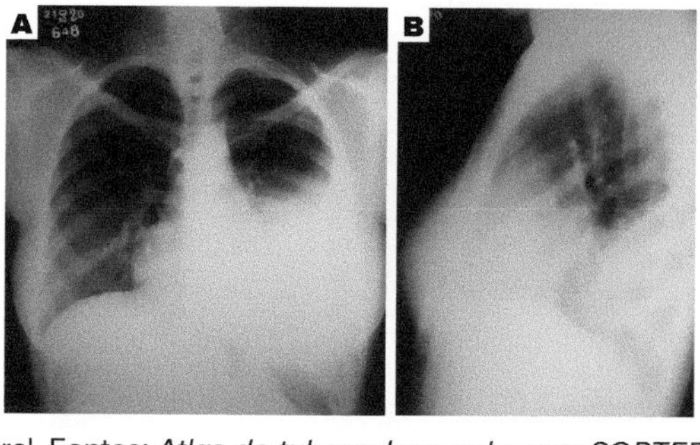

FIGURA 4 Derrame pleural. Fontes: *Atlas de tuberculose pulmonar SOPTERJ* 2005 e arquivo pessoal dos autores.

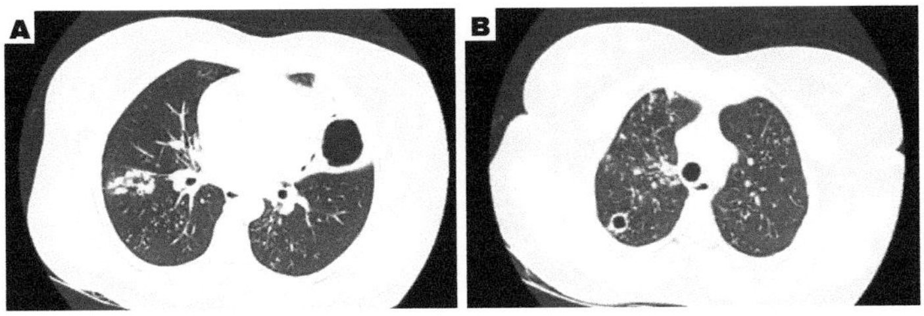

FIGURA 5 Imagem cavitária com disseminação canalicular e aspecto de "árvore em brotamento".

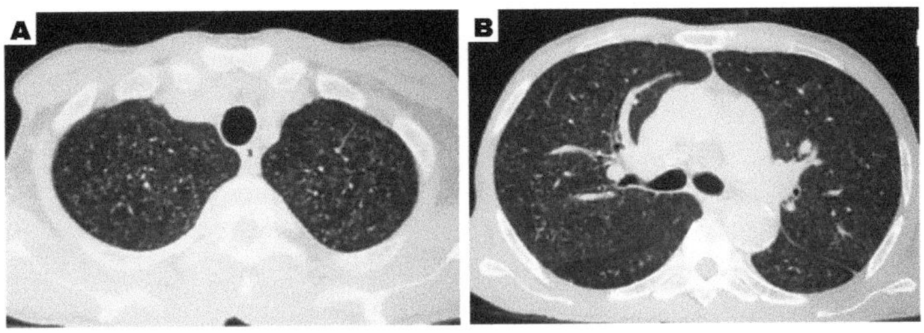

FIGURA 6 Pequenos nódulos de distribuição aleatória – tuberculose miliar.

PCR foram desenvolvidos com altas sensibilidade e especificidade.

- **Teste rápido molecular para tuberculose (TRM-TB):** teste para detecção de DNA dos bacilos do complexo *M. tuberculosis* e identificação de resistência a rifampicina (R). O resultado pode ser apresentado em aproximadamente 2 horas. A sensibilidade do TRM-TB é em torno de 90%, sendo superior à baciloscopia. A detecção de resistência a R tem uma sensibilidade de 95%.
- **LPA (*Line Probe Assay*):** detecta resistência a R e isoniazida (H) com resultados obtidos em 48 horas.
- ***Geno Type MTBDRsi*:** possibilita a identificação de resistência aos medicamentos de segunda linha e injetáveis. É uma tecnologia complexa que exige técnicos especializados e alta infraestrutura.
- ***Accu Probe Mycobacterium tuberculosis Complex culture identification test* (Gen-Probe):** específico para identificação do complexo *M. tuberculosis* de amostras de escarro positivas e negativas ao exame de BAAR.
- ***INNO-LiPA Micobacteria v2*:** detecta e identifica simultaneamente 16 espécies de micobactérias, entre elas o complexo *M. tuberculosis*.

Cultura para micobactéria, identificação e teste de sensibilidade (TS)

A cultura apresenta elevadas especificidade e sensibilidade no diagnóstico da TB, sendo considerada padrão-ouro para o diagnóstico. Os mais utilizados são os meios sólidos à base de ovo, Löwenstein-Jensen e Ogawa-Kodoh. O tempo para detecção do crescimento micobacteriano pode estender-se por até 8 semanas.

O meio líquido é utilizado nos métodos automatizados, nos quais o tempo para o resultado varia de 5 e 12 dias quando positivo e 42 dias quando negativo.

A identificação da espécie de micobactéria é feita por métodos bioquímicos e fenotípicos ou por meio de técnicas moleculares.

- **Diagnóstico histopatológico:** avaliação de fragmento obtido por biópsia; pode ser empregado na investigação das formas extrapulmonares ou de formas pulmonares que se apresentam como doença difusa. A identificação histológica de granuloma com necrose caseosa é compatível com diagnóstico de TB.
- **Determinação da adenosina deaminase (ADA):** a determinação do aumento da atividade da ADA, enzima intracelular presente particularmente no linfócito ativado no líquido pleural, associado a alguns parâmetros clínicos como idade e predomínio de linfócito em líquido pleural em exsudato, é indicativa de pleurite tuberculosa.

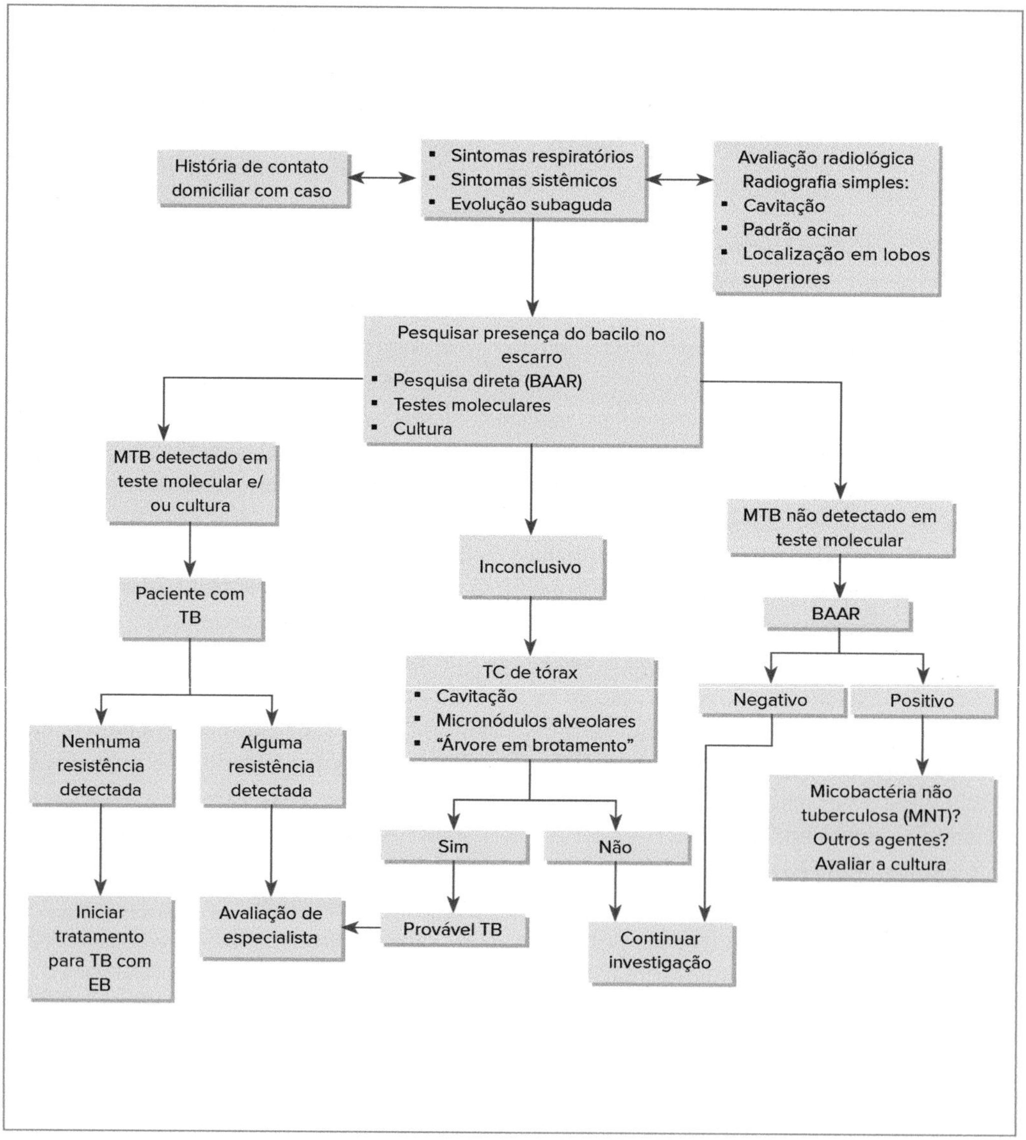

FIGURA 7 Fluxo sugerido para diagnóstico. BAAR: bacilo álcool-ácido resistente; EB: esquema básico; MTB: *M. tuberculosis*; TB: tuberculose; TC: tomografia computadorizada.

▶ FORMAS EXTRAPULMONARES

- **TB pleural:** forma mais comum de TB extrapulmonar em pessoas não imunodeprimidas. Mais comum em jovens, cursa com dor torácica com características de dor pleurítica e geralmente unilateral (Figura 4).
- **TB ganglionar periférica:** forma mais frequente de TB extrapulmonar em pessoas vivendo com HIV (PVHIV) e em crianças. Cursa com aumento subagudo, assimétrico e indolor das cadeias ganglionares cervicais anterior e posterior, além da supraclavicular.
- **TB meningoencefálica:** pode se apresentar de forma subaguda ou crônica. Na forma subaguda podemos ter cefaleia holocraniana, alterações de comportamento, irritabilidade, sonolência, anorexia, rigidez de nuca, vômitos, fotofobia. Nas formas crônicas, o paciente pode evoluir por várias semanas com cefaleia, até o acometimento de pares cranianos.
- **TB óssea:** atinge principalmente a coluna vertebral, articulação coxofemoral e joelhos, mas pode atingir outros locais.

▶ TRATAMENTO MEDICAMENTOSO

O tratamento medicamentoso da tuberculose compreende três objetivos: matar os bacilos rapidamente (atividade bactericida precoce), prevenir a seleção de bacilos resistentes e eliminar os bacilos persistentes para evitar a recidiva (atividade esterilizante).

O tratamento se baseia em três pilares:

- Associação de fármacos: evita a seleção de bacilos naturalmente resistente aos fármacos, uma vez que bacilos resistentes a um medicamento podem ser sensíveis a outro.
- Tratamento prolongado: permite a ação dos medicamentos em todas as populações bacilares e que se comportam de forma polivalente de acordo com o meio ambiente no qual estão (multiplicação rápida, multiplicação intermitente e lenta) (Tabela 2).
- Administração em dose única através de comprimidos de dose fixa combinada: garante picos séricos adequados das drogas e o efeito pós-antibiótico, além de facilitar a supervisão de uso das medicações.

TABELA 2 Mecanismos de ação e local de atuação dos medicamentos de acordo com as características da população bacilar

Medicamento	Mecanismo de ação	Localização	Comportamento metabólico	Justificativa
Rifampicina	Inibe a síntese de RNA	Cavidade pulmonar	Crescimento geométrico	pH neutro Boa oferta de O_2 e nutrientes
		Lesão caseosa	Crescimento intermitente	pH neutro ou ácido
		Intracelular	Crescimento lento	pH ácido Ação enzimática celular Baixa oferta de O_2

(continua)

TABELA 2 Mecanismos de ação e local de atuação dos medicamentos de acordo com as características da população bacilar (*continuação*)

Medicamento	Mecanismo de ação	Localização	Comportamento metabólico	Justificativa
Isoniazida	Inibe a síntese de ácido micólico da parede celular	Cavidade pulmonar	Crescimento geométrico	pH neutro Boa oferta de O_2 e nutrientes
		Lesão caseosa	Crescimento intermitente	pH neutro ou ácido
		Intracelular	Crescimento lento	pH ácido Ação enzimática celular Baixa oferta de O_2
Pirazinamida	Inibe a síntese de ácidos graxos	Lesão caseosa	Crescimento intermitente	pH neutro ou ácido
		Intracelular	Crescimento lento	pH ácido Ação enzimática celular Baixa oferta de O_2
Etambutol	Inibe a síntese de polissacarídeo da parede celular	Cavidade pulmonar	Crescimento geométrico	pH neutro Boa oferta de O_2 e nutrientes
		Intracelular	Crescimento lento	pH ácido Ação enzimática celular Baixa oferta de O_2

Fonte: adaptada de Brasil, 2019 e Olari, 2014.

Desde 2009, o Brasil indica o esquema básico (EB), composto por rifampicina (R), isoniazida (H), pirazinamida (Z) e etambutol (E), no tratamento da tuberculose droga-sensível em adultos e adolescentes (≥ 10 anos de idade).

O EB para o tratamento de adultos e adolescentes recomendado pelo Ministério da Saúde do Brasil é dividido em duas fases:

A. Fase intensiva ou de ataque (2 meses): tem por objetivo eliminar o maior número de bacilos o mais rápido possível, reduzindo a população bacilar, aliviando os sinais/sintomas, reduzindo a possibilidade de transmissão da doença e a mortalidade. Essa fase é composta por 4 medicamentos (RHZE) em comprimidos de dose fixa combinada.
B. Fase de manutenção (4 meses): garante a esterilização da lesão e cura efetiva, consequentemente evitando recidivas da doença. Nessa fase, permanecem apenas a rifampicina e a isoniazida também em comprimidos de dose fixa combinada.

Esse esquema é indicado para casos novos de tuberculose ou retratamento (recidiva e retorno após abandono), em todas as apresentações clínicas, com exceção das formas meningoencefálica e ostearticular. Neste caso, o tratamento terá duração de 12 meses (2 RHZE/10 RH) e é indicada a associação com corticosteroide prednisona (1 a 2 mg/kg/dia) por quatro semanas ou, nos casos graves, dexametasona injetável (0,3 a 0,4 mg/kg/dia), por quatro a oito semanas, com redução gradual da dose nas quatro semanas subsequentes. As doses do esquema básico utilizadas para todas as formas de apresentação da TB variam de acordo com a faixa de peso corporal (Tabela 3).

A monitorização da resposta ao tratamento deve ser feita com baciloscopia de forma mensal caso o paciente mantenha expectoração espontânea nos pacientes com TB pulmonar. A ausência de conversão de positiva para negativa da cultura no final da fase de ataque pode estar relacionada com um maior risco de recidiva da doença. Fatores como cultura positiva no final do segundo mês de tratamento, acometimento radiológico extenso no diagnóstico, desnutrição, *diabetes mellitus*, tabagismo e doenças imunossupressoras podem indicar prolongamento das fases de ataque ou do tempo total de tratamento, no entanto essas situações devem ser avaliadas por especialista.

O controle radiológico deve ser realizado no final do segundo mês de tratamento para acompanhar a evolução das alterações identificadas no momento do diagnóstico, principalmente nos casos de TB pulmonar com baciloscopia negativa e na ausência de expectoração para controle bacteriológico. Caso a evolução seja favorável, outro exame radiológico pode ser realizado somente no final do tratamento (Tabela 4).

TABELA 3 Esquema básico para tratamento da tuberculose (adultos e adolescentes ≥ 10 anos)

Esquema	Faixa de peso	Unidade/dose	Duração
RHZE (150/75/400/275 mg) – comprimidos em dose fixa combinada	20-35 kg	2 comprimidos	2 meses (fase intensiva)
	36-50 kg	3 comprimidos	
	51-70 kg	4 comprimidos	
	Acima de 70 kg	5 comprimidos	
RH (150/75 mg) – comprimidos em dose fixa combinada	20-35 kg	2 comprimidos	4 meses (fase de manutenção)*
	36-50 kg	3 comprimidos	
	51-70 kg	4 comprimidos	
	Acima de 70 kg	5 comprimidos	

* No caso de TB meningoencefálica ou osteoarticular, a fase de manutenção será de 10 meses.
Fonte: Brasil, 2019.
R: rifampicina; H: isoniazida; Z: pirazinamida; E: etambutol.

TABELA 4 Monitoramento do tratamento

	Diagnóstico	Mês de tratamento completado					Consulta final
		1º	2º	3º	4º	5º	
Microbiologia							
Escarro para diagnóstico: BAAR/ testes moleculares/ cultura	X						
Escarro: BAAR (controle de tratamento)		X	X	X	X	X	X
Imagem							
Rx de tórax ou TC de tórax	X		X				X
Avaliação clínica							
Peso: para avaliar a resposta ao tratamento e ajustar doses	X	X	X	X	X	X	X

(continua)

TABELA 4 Monitoramento do tratamento (*continuação*)

	Diagnóstico	Mês de tratamento completado					Consulta final
		1º	2º	3º	4º	5º	
Sintomas	X	X	X	X	X	X	X
Adesão (avaliar perfil e checar adesão)	X	X	X	X	X	X	X
Laboratório							
Teste rápido de HIV e hepatites virais	X						
Hemograma, glicemia e transaminases	X						

BAAR: bacilos álcool-ácido resistentes; Rx: raio-X; TC: tomografia computadorizada.

O tratamento deverá ser realizado de forma ambulatorial, sendo as internações hospitalares reservadas para casos específicos: TB meningoencefálica, estado geral que não permita tratamento ambulatorial, intercorrências clínicas ou cirúrgicas relacionadas ou não ao curso da doença, vulnerabilidade social e reações adversas não passíveis de manejo ambulatorial. O tratamento da TB com esquema básico é considerado altamente eficaz, contudo, o seu uso pode ser dificultado devido à duração prolongada, pelo número de comprimidos a serem utilizados e por possíveis reações adversas.

Reações adversas

As reações adversas podem ser classificadas como menores, que são aquelas em que não é necessária a suspensão dos medicamentos para TB (Tabela 5), e reações adversas maiores, que determinam morbimortalidade e por isso indicam a suspensão do tratamento (Tabela 6). Com exceção da coloração alaranjada de fluidos corporais que ocorre em 100% dos casos, as reações adversas menores podem ocorrer em até 25% dos pacientes. A ocorrência de reações adversas maiores varia de 3% a 8%, e pode ser influenciada por fatores como: idade, alcoolismo, desnutrição, história de hepatopatia prévia e coinfecção pelo vírus HIV em fase avançada de imunossupressão.

Pacientes em uso de ARV podem apresentar síndrome inflamatória de reconstituição imune (SIRI) após início de tratamento. Consiste em uma exacerbação da resposta TH1, resultando em agravamento

TABELA 5 Reações adversas menores

Reações adversas	Fármacos	Recomendações
Intolerância digestiva	Etambutol Isoniazida Pirazinamida Rifampicina	▪ Reformular o horário da administração dos medicamentos (duas horas após o café da manhã) ▪ Considerar o uso de sintomáticos ▪ Avaliar a função hepática
Suor/urina de cor avermelhada	Rifampicina	▪ Orientar
Prurido e exantema leve	Isoniazida Rifampicina	▪ Medicar com anti-histamínico

(*continua*)

TABELA 5 Reações adversas menores *(continuação)*

Reações adversas	Fármacos	Recomendações
Dor articular	Isoniazida Pirazinamida	■ Medicar com analgésicos ou AINH
Neuropatia periférica	Etambutol (incomum) Isoniazida (comum)	■ Medicar com piridoxina na dosagem de 50 mg/dia e avaliar a evolução
Hiperuricemia (com ou sem sintomas)	Etambutol Pirazinamida	■ Orientar dieta hipopurínica ■ Medicar com alopurinol ou colchicina, se necessário
Cefaleia e mudança de comportamento (euforia, insônia, depressão leve, ansiedade e sonolência)	Isoniazida	■ Orientar
Febre	Isoniazida Rifampicina	■ Orientar e medicar com antitérmico

Fonte: Brasil, 2019. AINH: anti-inflamatório não hormonal.

TABELA 6 Reações adversas maiores

Reações adversas	Fármacos	Recomendações
Exantema ou hipersensibilidade de moderada a grave	Etambutol Isoniazida Rifampicina	■ Suspender o tratamento ■ Nos casos moderados, aguardar resolução do quadro, reintroduzir os medicamentos um a um e substituir o fármaco identificado como alérgeno ■ Nos casos graves, iniciar esquema especial
Psicose, crise convulsiva, encefalopatia tóxica ou coma	Isoniazida	■ Suspender a isoniazida ■ Reiniciar esquema especial sem a medicação
Neurite óptica	Etambutol	■ Suspender o etambutol ■ Reiniciar esquema especial sem a medicação ■ Dose-dependente e reversível, quando detectada precocemente
Hepatotoxicidade	Isoniazida Pirazinamida Rifampicina	■ Suspender o tratamento até a resolução da alteração hepática ■ Reintroduzir os medicamentos um a um após avaliação da função hepática (RE, seguidos de H e por último Z) ■ Avaliar possível substituição do medicamento responsável ou mudança do esquema
Hipoacusia, vertigem e nistagmo	Estreptomicina	■ Suspender a estreptomicina ■ Reiniciar esquema especial sem a medicação

(continua)

TABELA 6 Reações adversas maiores *(continuação)*

Reações adversas	Fármacos	Recomendações
Trombocitopenia, leucopenia, eosinofilia, anemia hemolítica, agranulocitose, vasculite	Rifampicina	■ Suspender a rifampicina ■ Reiniciar esquema especial sem a medicação
Nefrite intersticial	Rifampicina	
Rabdomiólise com mioglobinúria e insuficiência renal	Pirazinamida	■ Suspender a pirazinamida ■ Reiniciar esquema especial sem a pirazinamida

Fonte: Brasil, 2019. R: rifampicina; H: isoniazida; Z: pirazinamida; E: etambutol.

TABELA 7 Situações especiais

Situação	Justificativa	Recomendação
Coinfecção com HIV*	Interações medicamentosas entre a rifampicina e os antirretrovirais (ARV)	Ajuste dos ARV ou substituição da rifampicina por rifabutina
	Diagnóstico de TB e HIV concomitante	Início do tratamento ARV em até 2 semanas após o início do tratamento anti-TB
Hepatopatias prévias	O tratamento dependerá da presença ou não de cirrose hepática e elevação de transaminases	
	Sem cirrose: transaminases < 5x LSN	Esquema básico
	Sem cirrose: transaminases > 5x LSN	Rifampicina, levofloxacino e etambutol
	Com cirrose	Esquema alternativo: amicacina, levofloxacino e etambutol
Nefropatias	*Clearance* de creatinina < 30 mL/min ou em tratamento dialítico	Esquema básico ajustado: ■ Fase intensiva (2 meses): RHZE (2ª, 4ª e 6ª) e RH (3ª, 5ª, sábado e domingo) ■ Fase de manutenção (4 meses): RH diariamente
	Pacientes em hemodiálise	Os medicamentos deverão ser tomados após o procedimento, no mesmo dia
Diabetes mellitus	Rifampicina e isoniazida podem reduzir o efeito de hipoglicemiantes orais	Avaliar a indicação de insulinoterapia
	Melhoras clínica e radiológica lentas e/ou demora na negativação microbiológica	Considerar prolongamento das fases de ataque para 3 meses e do tempo de tratamento para 9 meses
Gestantes e lactantes	Risco de toxicidade neurológica ao feto	Recomenda-se o uso de piridoxina (50 mg/dia)

Fonte: Brasil, 2019. R: rifampicina; H: isoniazida; Z: pirazinamida; E: etambutol; LSN: limite superior da normalidade; TB: tuberculose.

de lesões preexistentes ou aparecimento de novos sinais e sintomas (febre, perda de peso e sinais de intensa reação inflamatória local) e não caracteriza falha no tratamento da TB.

▶ TUBERCULOSE LATENTE (ILTB)

A prevenção de novas infecções do Mtb e sua progressão para tuberculose (TB) é imprescindível para redução da doença e das mortes por TB.

A Organização Mundial da Saúde (OMS) e o Ministério da Saúde recomendam o tratamento da infecção latente, principalmente em três grupos populacionais: contatos de casos com TB pulmonar bacilífero, pessoas vivendo com HIV (PVHIV) e outros grupos de risco (Tabela 8).

Diagnóstico

O diagnóstico da ILTB é realizado ao ser demonstrada a infecção pelo Mtb, por meio da prova tuberculínica (PT) ou "*interferon-gamma release assays*" (IGRA) e ao afastar a possibilidade de TB ativa por meio de história clínica e epidemiológica, radiografia de tórax e exame bacteriológico, caso seja necessário.

- Prova tuberculínica (PT): a prova tuberculínica consiste na inoculação intradérmica de um derivado proteico purificado do Mtb para medir a resposta imune celular a esses antígenos. A leitura deve ser realizada após 48 a 72 h da aplicação e registrada em mm. A PT é interpretada como "reatora" quando maior ou igual a 5 mm, independentemente da idade, o que caracteriza a infecção pelo Mtb; e "não reatora" entre 0 e 4 mm (sem evidência de infecção).
- IGRA (*interferon-gamma release assays*): os ensaios de liberação do interferon-gama foram desenvolvidos como alternativa diagnóstica para detecção da ILTB, após a identificação genômica do Mtb. Apresenta maior especificidade por não possuir as cepas encontradas na BCG ou na maioria das micobactérias ambientais. Esse teste se baseia na detecção de altos níveis de interferon-gama após prévia sensibilização dos organismos pelo antígeno da tuberculose. Um teste positivo sugere infecção por Mtb, um teste negativo indica improbabilidade de infecção e um resultado indeterminado indica que maiores investigações são necessárias.

Tratamento

O tratamento de ILTB (TILTB) reduz o risco de evolução para TB ativa. Estudos com o uso de isoniazida (H) reduzem o risco em 60 a 90%. Essa variação se deve à adesão e duração do tratamento.

A indicação do tratamento da ILTB depende:

- Do resultado da PT ou IGRA – confirmando a infecção;
- Da idade;
- Da probabilidade de ILTB; e
- Do risco de adoecimento.

Nos regimes de tratamento, o mais importante é o número de doses tomadas, e não somente o tempo de tratamento.

TABELA 8 Indicações do tratamento da tuberculose latente (ILTB)

Teste avaliado	Indicações
Sem PT e sem IGRA realizados	▪ Recém-nascidos coabitantes de caso-fonte confirmado por critério laboratorial ▪ Pessoas vivendo com HIV contatos de TB pulmonar com confirmação laboratorial

(continua)

TABELA 8 Indicações do tratamento da tuberculose latente (ILTB) (*continuação*)

Teste avaliado	Indicações
Sem PT e sem IGRA realizados	▪ Pessoas vivendo com HIV com radiografia de tórax com cicatriz radiológica de TB, sem tratamento anterior para TB ▪ Pessoas vivendo com HIV com contagem de células CD4+ menor ou igual a 350 cel/µL ▪ Pessoas vivendo com HIV com registro documental de ter tido PT ≥ 5 mm ou IGRA positivo e não submetidas ao tratamento da ILTB na ocasião
PT ≥ 5 mm ou IGRA positivo	▪ Contatos adultos e crianças, independentemente da vacinação prévia com BCG ▪ Pessoas vivendo com HIV com CD4+ maior que 350 cel/µL ou não realizado ▪ Alterações radiológicas fibróticas sugestivas de sequela de TB ▪ Indivíduos em uso de inibidores do TNF-α ou corticosteroides (> 15 mg de prednisona por mais de um mês) ▪ Indivíduos em pré-transplante em terapia imunossupressora

(continua)

TABELA 8 Indicações do tratamento da tuberculose latente (ILTB) (*continuação*)

Teste avaliado	Indicações
PT ≥ 10 mm ou IGRA positivo	▪ Silicose ▪ Neoplasia de cabeça e pescoço, linfomas e outras neoplasias hematológicas ▪ Neoplasia em terapia imunossupressora ▪ Insuficiência renal em diálise ▪ *Diabetes mellitus* ▪ Indivíduos com baixo peso (85% do peso ideal) ▪ Indivíduos tabagistas (mais de um maço/dia) ▪ Indivíduos com calcificação isolada (sem fibrose) na radiografia
Conversão (segunda PT com incremento de 10 mm em relação à 1ª PT)	▪ Indivíduos contatos de TB confirmada por critério laboratorial ▪ Profissionais de saúde ▪ Trabalhadores de instituições de longa permanência

Fonte: CGPNCT/DEVIT/SVS/MS. IGRA: *interferon-gamma release assays*; PT: prova tuberculínica; TB: tuberculose.

TABELA 9 Regimes de tratamento da tuberculose latente (TILTB)

Regime de tratamento	Dose	Tempo de tratamento	Indicação	Abandono
Isoniazida*	5 a 10 mg/kg de peso até a dose máxima de 300 mg/dia Para crianças (<10 anos de idade): 10 mg/kg/dia	6 ou 9 meses 180 doses no tempo máximo de 9 meses ou **270 doses no tempo máximo de 12 meses**	▪ Qualquer pessoa com indicação para tratamento de ILTB ▪ Esquema preferencial, considerando-se a longa experiência da sua utilização e a disponibilidade desse fármaco no país ▪ Em hepatopatias e idosos (acima de 50 anos), deve-se dar prioridade a outros regimes	Mais de 90 dias sem uso do medicamento (consecutivos ou não)

(continua)

TABELA 9 Regimes de tratamento da tuberculose latente (TILTB) *(continuação)*

Regime de tratamento	Dose	Tempo de tratamento	Indicação	Abandono
Rifampicina*	10 mg/kg de peso, até a dose máxima de 600 mg/dia Para crianças (< 10 anos de idade): 15 (10 a 20) mg/kg/dia Obs.: urina e eventualmente outros líquidos orgânicos ficarão alaranjados.	4 meses 120 doses no tempo máximo de 6 meses	▪ É a primeira escolha em: – Indivíduos com mais de 50 anos; – Hepatopatas; – Contatos de monorresistentes à isoniazida; e – Intolerância à isoniazida ▪ Está contraindicada nas PVHA em uso de inibidores de protease	Mais de 60 dias sem uso do medicamento (consecutivos ou não)

* Tomada única diária preferencialmente em jejum.

REFERÊNCIAS

1. Anton C, et al. Latent tuberculosis infection in patients with rheumatic diseases. J Bras Pneumol São Paulo. 2019;45(2):e20190023.
2. Brasil. Ministério da Saúde. Secretaria de Vigilância em Saúde. Departamento de Vigilância das Doenças Transmissíveis. Manual de recomendações para o controle da tuberculose no Brasil. Brasília: Ministério da Saúde; 2019.
3. Conde MB, Melo FA, Marques AM, Cardoso NC, Pinheiro VG, Dalcin Pde T, et al. III Brazilian Thoracic Association Guidelines on tuberculosis. J Bras Pneumol. 2009;35(10):1018-48
4. Mathur M, et al. radiological manifestations of pulmonary tuberculosis. Journal of Clinical and Diagnostic Research. 2017;l-11(9):TC06-TC09.
5. Müller M, et al. Immune reconstitution inflammatory syndrome in patients starting antiretroviral therapy for HIV infection: A systematic review and meta-analysis. The Lancet Infectious Diseases. 2010;10(4):251-61.
6. Nahid P, Dorman SE, Alipanah N, Barry PM, Brozek JL, et al. Official American Thoracic Society/Centers for Disease Control and Prevention/Infectious Diseases Society of America Clinical Practice Guidelines: Treatment of drug-susceptible tuberculosis. Clin Infect Dis. 2016 Oct 1;63(7):e147-e195.
7. Olaru ID, Heyckendorf J, Grossmann S, Lange C. Time to culture positivity and sputum smear microscopy during tuberculosis therapy. PLoS One. 2014 Aug 29;9(8):e106075.
8. Rabahi MF, Junior JLRS, Ferreira ACG, Tannus-Silva DGS, et al. Tratamento da tuberculose. J Bras Pneumol. 2017;43(6):472-86.
9. Török ME, et al. Timing of initiation of antiretroviral therapy in human immunodeficiency virus (HIV)-associated tuberculous meningitis. Clinical Infectious Diseases. 2011;52(11):1374-83.
10. World Health Organization. Guidelines for treatment of drug-susceptible tuberculosis and patient care, 2017 update.
11. World Health Organization. WHO consolidated guidelines on tuberculosis. Module 3: diagnosis – rapid diagnostics for tuberculosis detection. Geneva: World Health Organization; 2020.

23

Principais micoses pulmonares – paracoccidioidomicose, histoplasmose, coccidioidomicose, criptococose

Eduardo Pamplona Bethlem
Bodo Wanke
Domenico Capone
Alexandre Pinto Cardoso
José Manoel Jansen
Valmir Sangalli Lucas
Marcia Lazera
Marcela de Faria Ferreira
Marcos de Carvalho Bethlem
Rafael B. Capone
Ursula Jansen

DESTAQUES

- A paracoccidioidomicose (PCM) é a principal micose sistêmica da América do Sul.
- Tem como agentes etiológicos duas espécies de fungos dimórficos do gênero *Paracoccidioides: P. brasiliensis* e/ou *P. lutzii*, que vivem no solo e acometem notadamente trabalhadores rurais na sua atividade agrícola.
- Nas crianças, a doença tem caráter agudo ou subagudo, acometendo principalmente o sistema linfático que, quando atinge o abdome, pode simular outras doenças como o linfoma.
- A principal forma de apresentação ocorre na idade adulta entre 20 e 50 anos, em cerca de 85% dos casos. Geralmente manifesta-se como doença pulmonar crônica e com lesões disseminadas nas mucosas da boca, faringe e laringe, além de comprometer linfonodos regionais em muitos casos, simulando tuberculose pulmonar crônica pelas manifestações respiratórias e câncer pelas lesões frequentes em mucosas e pele.
- Histoplasmose (H) é doença granulomatosa sistêmica com predileção pelo pulmão e por órgãos do sistema imunológico.
- O agente etiológico da H é o *Histoplasma capsulatum.*
- A infecção da H é adquirida pela inalação de microconídeos do fungo, levados para o ar.
- H não é transmitida de pessoa a pessoa e não existe contágio direto dos animais para o homem.
- Coccidioidomicose (CM) é uma micose sistêmica restrita a regiões semiáridas ou desérticas do continente americano, causada pelo fungo dimórfico do gênero *Coccidioides* que inclui duas espécies: *C. immitis*, responsável pela doença na Califórnia, e *C. posadasii*, causador da micose em outras regiões das Américas, incluindo o Nordeste do Brasil.

- A CM é também designada febre do vale do São Joaquim, reumatismo do deserto, doença de Posadas-Wernicke e granulomatose coccidioidica.
- O fungo da CM vive em solos de regiões de clima árido e semiárido. Atividades humanas que produzem aerossóis de poeira em solos contaminados aumentam o risco de infecção. No Brasil, caçar e desentocar tatus (*Dasypus sp.*) de seu habitat é a principal atividade de risco identificada.
- Os sintomas habitualmente se iniciam entre uma e três semanas após inalação dos elementos ou esporos infectantes, os artroconídios.
- As principais formas de apresentação da doença são: pulmonar aguda, pulmonar crônica e disseminada.
- Criptococose é uma doença fúngica cosmopolita, emergente, com manifestação primária pulmonar e frequente disseminação para o sistema nervoso central.
- Seus agentes são leveduras com espessa cápsula, produtores de melanina e grande diversidade genética, incluindo dois complexos distintos: complexo *Cryptococcus* neoformans e complexo *Cryptococcus gattii*.
- *C. neoformans* predomina em imunossuprimidos, principalmente em pessoas vivendo com HIV/AIDS, e *C. gattii* em hospedeiros sadios.
- As principais formas de apresentação da doença são: pulmonar isolada ou associada a meningoencefalite com mortalidade entre 45 e 65% no Brasil.
- A disponibilidade de teste rápido específico para detecção do antígeno capsular é essencial para diagnosticar e tratar a criptococose de forma mais precoce e reduzir a letalidade.

▶ PARACOCCIDIOIDOMICOSE

Introdução

A paracoccidioidomicose (PCM), também conhecida como doença de Lutz, moléstia de Lutz-Splendore-Almeida, blastomicose sul-americana ou blastomicose brasileira, causada pelo fungo dimórfico geofílico *Paracoccidioides brasiliensis*, é a principal micose sistêmica endêmica no Brasil. Além do Brasil, a doença é também registrada na Colômbia, Venezuela, Equador, Uruguai e Argentina, entre outros países da América do Sul, não tendo sido verificada forma autóctone no Chile e em alguns países da América Central e ilhas do Caribe. A PCM ocorre com mais frequência em áreas rurais, apesar de muitos casos serem descritos em ambientes periurbanos que perderam a vocação agrícola do passado. O homem é o hospedeiro definitivo do fungo que vive saprobioticamente no solo e se contamina ao perturbar micronichos do agente em sua atividade diária no trabalho com a terra, fato que explica o fato da maioria dos casos acometerem trabalhadores rurais que lidam com lavouras.

Na década de 1970, o incentivo a novos assentamentos humanos e ao desmatamento em grande parte da floresta amazônica fez com que vários grupos de fazendeiros se deslocassem das regiões Sul e Sudeste para as regiões Centro-Oeste e Norte do país, estabelecendo novas fronteiras da PCM com inúmeros casos da doença.

Em 2016 foi detectado um surto da forma aguda/subaguda da doença no estado do Rio de Janeiro em razão da construção da via expressa denominada Arco Metropolitano, atravessando vários municípios vizinhos à cidade do Rio de Janeiro, região conhecida como Baixada Fluminense, outrora um grande polo agrícola.

Etiopatogenia

Numerosos pesquisadores, com o emprego de metodologias moleculares cada vez mais sofisticadas, evidenciaram diferenças genéticas entre inúmeros isolados de *P. brasiliensis* de diferentes origens geográficas e têm proposto o reconhecimento de um complexo de espécies, atribuindo novos nomes a essas "espécies moleculares" agentes da PCM. Assim, convencionou-se atualmente que a PCM é causada pelo fungo dimórfico do gênero *Paracoccidioides* spp. englobando duas espécies: *P. brasiliensis* e *P. lutzii*. Vários casos de PCM têm sido relatados na região Centro-Oeste do Brasil relacionados ao *P. lutzii*, mas ainda permanecem dúvidas em relação à patogenicidade, virulência, epidemiologia e características clínicas dessas novas espécies.

O agente da PCM é um fungo dimórfico, exibindo duas formas. No ambiente em temperatura entre 20 e 30°C vive saprofiticamente em solos férteis, úmidos, com abundante vegetação, como um micélio filamentoso composto por emaranhado de hifas com seus conídios ou elementos infectantes que, uma vez inalados, atingem os pulmões do hospedeiro humano ou animal, onde exibe aspecto leveduriforme multibrotante com elementos globosos, esféricos, medindo entre 2 e 30 μm ou até mais de diâmetro, de parede espessa, birrefringente (Figura 1).

Uma vez aspirados, os conídios alcançam os pulmões, determinando o processo inflamatório inicial descrito como alveolite inespecífica que progride com a disseminação do fungo para os linfonodos regionais, formando assim o complexo pulmonar primário da micose. Acredita-se que ainda nessa fase haja disseminação linfo-hemática para outros órgãos, entre os quais as adrenais, ossos, pele, sistema nervoso central etc. antes do desenvolvimento de imunidade específica capaz de deter essa progressão. Dependendo da quantidade de conídios inalados, do tempo de exposição e, principalmente, das condições imunológicas do hospedeiro, haverá ou não progressão para

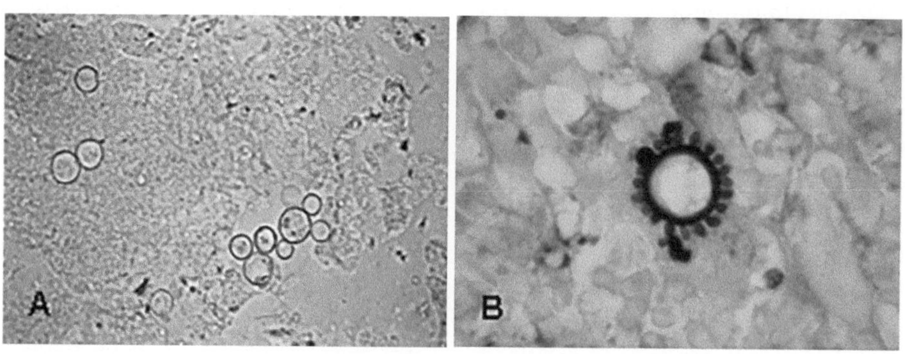

FIGURA 1 O agente com as formas clássicas: roda de leme e Mickey Mouse em exame direto com hidróxido de potássio e corado pela prata pelo método de Grocott. Versão colorida da figura encontra-se no caderno de imagens no final do livro.

doença. No indivíduo imunocompetente a tendência é haver necrose de caseificação com posterior fibrose capsular e calcificação das lesões que, apesar da regressão, podem conter elementos fúngicos viáveis por longo tempo, capazes de originar nova infecção endógena notadamente em condições de imunossupressão de qualquer causa do hospedeiro. No indivíduo imunodeficiente, as lesões primárias tendem a evoluir progredindo concomitantemente à primoinfecção e determinando doença grave e de evolução aguda/subaguda.

A doença é mais comum em homens brancos, em uma proporção aproximada de 9:1 em relação às mulheres. Essa desigual prevalência ocorre em razão da atuação de hormônios sexuais femininos como o 17-β estradiol inibindo a conversão da fase filamentosa ou micelial em levedura, que é a forma parasitária do fungo, o que dificulta o desenvolvimento da doença em mulheres. Na infância essa proporção não é registrada, observando-se ocorrência semelhante entre meninos e meninas.

Aspectos clínicos

A doença pode ser classificada basicamente em duas formas principais: *PCM infecção* e *PCM doença*. A primeira é considerada uma forma subclínica, sem sintomas ou sinais, na qual prevalece apenas o registro positivo do teste cutâneo com paracoccidioidina. A PCM doença admite as formas compiladas na Tabela 1.

TABELA 1 Principais formas da paracoccidioidomicose (PCM)

Forma	Características
Forma regressiva	Assintomática. Indícios de acometimento em alguns órgãos com regressão espontânea

(continua)

TABELA 1 Principais formas da paracoccidioidomicose (PCM) *(continuação)*

Forma	Características
Forma aguda ou subaguda, juvenil ou infantojuvenil	É a forma juvenil ou infantojuvenil, considerada a mais grave. Estimada em cerca de 10% a 15% dos casos. Manifestações extrapulmonares são comuns com o envolvimento do sistema reticuloendotelial: linfonodos, ossos, fígado e baço, sistema digestivo
Forma crônica	É a forma mais comum, estimada em 80 a 90% dos casos. Ocorre em adultos acima dos 20 anos de idade, manifestando a tríade composta por lesões cutaneomucosas, linfonodais e parenquimatosas pulmonares, presente em mais da metade dos casos

Na infância, o comprometimento dos pulmões não é frequente. Os sintomas clínicos mais encontrados são febre, emagrecimento e aumento do volume abdominal. As manifestações mais comuns são lesões cutâneas e linfonodais que atingem as cadeias cervicais, inguinais, torácicas e abdominais. Os linfonodos comprometidos podem aumentar de tal maneira de volume que podem comprimir vias biliares, vasos linfáticos e vísceras ocas, notadamente jejuno e íleo terminal, ocasionando quadros obstrutivos que muitas vezes acabam em intervenções cirúrgicas. Os linfonodos também podem fistular drenando material purulento para vários compartimentos e gerando confusão diagnóstica com outras doenças como tuberculose, outras micoses sistêmicas, leishmaniose visceral, actinomicose, linfoma. A doença pode comprometer o sistema reticuloendotelial, acarretando hepatoesplenomegalia e alterações na medula óssea.

A *forma progressiva* ou *crônica* atinge indivíduos com alguma deficiência da imunidade e seria resultante, no adulto, de reativação da lesão primária quiescente, constituindo a forma clássica e mais comum da doença, com manifestações pulmonares e extrapulmonares.

Adultos frequentemente apresentam sintomas gerais como febre moderada, adinamia e emagrecimento. Na fase mais avançada, o quadro assume as características clínicas dos processos supurativos broncopulmonares crônicos sem nenhuma especificidade, confundindo-se na maioria das vezes com a tuberculose. A riqueza das alterações radiológicas às vezes contrasta com a pobreza das manifestações clínicas.

Exame físico

Ao exame físico as alterações principais da forma crônica do adulto estão associadas a um paciente emagrecido, com sintomas de média a longa duração exibindo, eventualmente, quadro febril com alterações mucocutâneas que podem surgir em qualquer segmento, predominando, porém, na boca, faringe e nariz. As alterações mais frequentes são descritas como úlceras rasas com secreção purulenta e pontilhado hemorrágico que na mucosa oral foram descritas como lesões de aspecto moriforme (Figura 2). As lesões na boca e faringe podem ser confundidas com tumores, são extremamente dolorosas e se acompanham de sialorreia, interferindo na deglutição e contribuindo para o emagrecimento dos pacientes que evitam mastigar os alimentos em razão da dor. Muitos pacientes também exibem lesões nos alvéolos dentários com a consequente perda de elementos. Lesões infiltrativas da laringe e traqueia podem estar presentes, podendo causar quadros obstrutivos das vias respiratórias altas, além de rouquidão e odinofagia. Linfonodomegalias em cadeias cervicais e supraclaviculares podem estar associadas às lesões cutâneas, às vezes exibindo fístulas drenando material purulento. O envolvimento pulmonar é a manifestação mais frequente da PCM no adulto. As alterações respiratórias principais são tosse com expectoração mucoide e dispneia que depende do grau de comprometimento do parênquima e de alterações associadas em decorrência do hábito de tabagismo. O exame físico também pode revelar uma particularidade da PCM relatada pelos pacientes como escurecimento da pele. Isso se deve, na maioria dos casos, ao envolvimento da adrenal e consequente insuficiência hormonal ou doença de Addison.

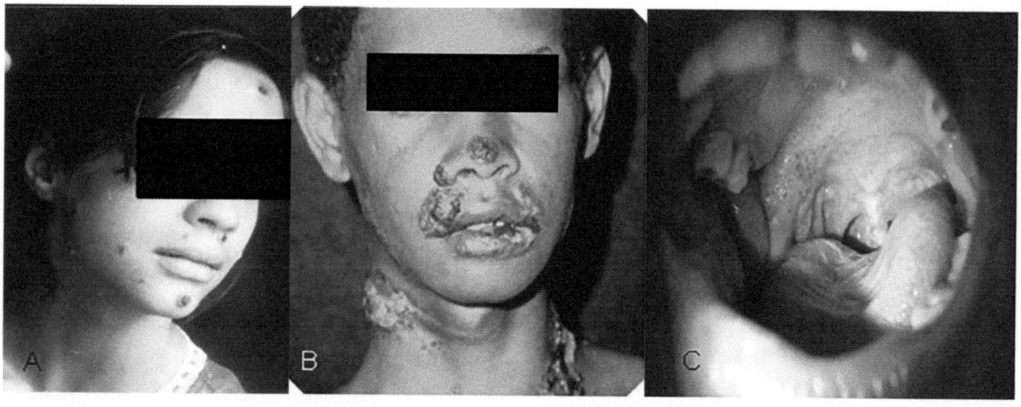

FIGURA 2 Lesões cutâneas na criança e no adulto. Em A e B, lesões ulceradas na face. Notar linfonodos fistulizados na cadeia cervical direita em B. Em C, lesão com aspecto moriforme na mucosa oral (caso cedido pela Dra. Alessandra Costa). Versão colorida das figuras encontra-se no caderno de imagens no final do livro.

Exames complementares

Exames de imagem

A radiografia do tórax (RX), depois da anamnese e do exame físico, é o método de imagem mais importante para avaliar o tórax. Em alguns casos, a tomografia computadorizada do tórax (TC) deve ser realizada com a finalidade de determinar a extensão da doença, surpreender alterações que a RX não alcança, avaliar com precisão o mediastino e as adrenais. As alterações dominantes são descritas como mistas e compreendem envolvimento do interstício e dos alvéolos e se caracterizam por opacidades parenquimatosas confluentes em associação com infiltrado intersticial na maioria das vezes reticular associado a áreas de distorção e fibrose. O padrão descrito como "asa de borboleta" ocorre em uma pequena proporção de casos (20%) e é tido como característico da PCM. Compromete notadamente os terços médios pulmonares, poupando os ápices e as bases. Outras alterações encontradas são caracterizadas por opacidades isoladas, notadamente nas fases iniciais da doença, micronódulos, nódulos que podem exibir escavação, cavidades de tamanho variado, de paredes finas e distorcidas contendo no interior tecido com densidade de partes moles mais bem individualizadas pela TC. A TC também pode demonstrar com mais precisão alterações descritas como "sinal do halo invertido" e as alterações estruturais que acompanham o cortejo da doença que tem a característica de evoluir para fibrose (Figura 3). Envolvimen-

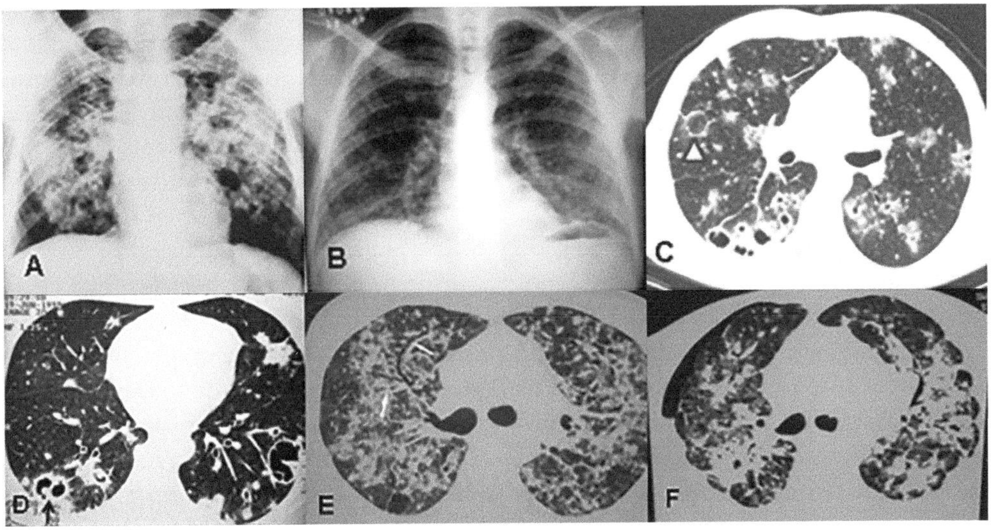

FIGURA 3 Em A, radiografia do tórax em posteroanterior (PA) que mostra opacidades bilaterais, confluentes, poupando os ápices e bases pulmonares, compatíveis com padrão descrito como "asa de borboleta". Em B, radiografia do tórax em PA demonstra padrão micronodular difuso. Em C, corte tomográfico registrado na janela de pulmão onde se observam opacidades em vidro fosco, algumas exibindo o sinal do halo invertido (seta), além de nódulos escavados e cavidades de paredes internas irregulares. Em D, corte tomográfico registrado na janela de pulmão demonstrando nódulos de tamanhos variados e cavidades com septações internas, algumas parcialmente ocupadas com material com densidade de partes moles (seta). Em E, corte tomográfico registrado na janela de pulmão demonstra opacidades confluentes associadas a espessamento do feixe broncovascular (setas), distorção arquitetural e nódulos esparsos. Em F, corte tomográfico registrado na janela de pulmão demonstra opacidades confluentes, algumas escavadas, associadas à distorção da arquitetura pulmonar, além de nódulos esparsos e pneumotórax espontâneo à direita.

to pleural é raro na PCM. Em cerca de 15% dos casos pode haver associação com tuberculose pulmonar crônica.

Diagnóstico laboratorial

Anemia crônica, elevação de marcadores inflamatórios como velocidade de hemossedimentação e proteína C-reativa, bem como alteração das proteínas totais e/ou frações podem ocorrer. O hemograma pode revelar alterações na quantidade de leucócitos, linfócitos e eosinofilia, mas estas não são específicas. O diagnóstico definitivo da PCM é estabelecido pela identificação do agente causal e, na maioria das vezes, não apresenta dificuldades. O *P. brasiliensis*, assim como o *P. lutzii*, é de fácil identificação, seja em exame direto entre lâmina e lamínula, quer após coloração. O aspecto clássico do fungo em exame direto é descrito na Figura 1. O material clínico obtido por raspagem de lesão ulcerada ou por biópsia de lesão, na maioria das vezes de fácil acesso, é muito utilizado para o diagnóstico direto. O escarro obtido espontaneamente ou por broncoscopia também é um ótimo material para exame. Material obtido por biópsia deve ser processado com métodos de coloração de rotina, incluindo a prata metenamina, que evidencia melhor os elementos fúngicos em tecidos. A cultura nem sempre é factível, demorando cerca de 20 dias ou mais para sua identificação fenotípica. Para o estudo sorológico, a técnica mais utilizada no nosso meio é a imunodifusão dupla em gel de ágar, atingindo especificidade e sensibilidade de cerca de 95% na forma crônica da doença.

Diagnóstico diferencial

O diagnóstico diferencial da PCM é amplo. A tuberculose é sempre uma possibilidade em pacientes com sintomas gerais e respiratórios de curso crônico. Outras doenças fúngicas que podem simular a PCM são esporotricose, histoplasmose pulmonar crônica e coccidioidomicose. Vasculites também fazem parte do diagnóstico diferencial, notadamente a granulomatose de Wegener, que em alguns casos exibe nódulos escavados múltiplos. As alterações da mucosa oral e da laringe podem ser confundidas com tumores, com a leishmaniose e com a tuberculose. A fistulação de linfonodos cervicais também pode ocorrer em outras doenças como a histoplasmose, actinomicose, nocardiose e tuberculose. A associação da PCM com outras doenças tem sido relatada na literatura. Entre elas estão a tuberculose, já mencionada, a síndrome de imunodeficiência adquirida, criptococose e neoplasias.

Tratamento

O tratamento da paracoccidioidomicose pode ser feito com sulfametoxazol + trimetropim, anfotericina B ou derivados azólicos. O uso de sulfas é uma excelente opção terapêutica por sua comprovada eficácia, boa tolerabilidade e baixo custo. A dose utilizada é de 6 mg/kg/dia de trimetropim + 30 mg de sulfametoxazol/kg/dia por via oral. O tratamento não deve ser interrompido antes de 18 a 24 meses, o que reduz a aderência ao mesmo. Alternativa ao uso de sulfa recai nos derivados imidazólicos, dos quais o itraconazol é o mais utilizado ultimamente na dose de 200 mg/dia por um período mínimo de 9 meses com excelente resposta. A anfotericina B ainda é considerada o melhor antifúngico por sua potente ação fungicida, devendo ser utilizada nos casos graves, extensos ou naqueles que apresentem resistência ou intolerância à sulfa. Seus efeitos colaterais, no entanto, limitam seu uso para casos graves em que é imperiosa a necessidade de internação. O uso da formulação lipossomal da anfotericina B possibilita maior tolerância e reduz os efeitos colaterais. A droga deve ser utilizada na dose de 3 a 5 mg/kg/dia até a redução dos sintomas e melhora clínica, sendo substituída por itraconazol após esse período até completar um ano de tratamento antifúngico.

- Critérios de cura: clínicos: remissão dos sinais e sintomas.
- Laboratoriais micológicos: negativação dos exames nos espécimes em que o fungo foi identificado e negativação da imunodifusão dupla ou sua manutenção em níveis baixos.
- Imagem: regressão das alterações radiológicas, tomográficas ou ultrassonográficas que indiquem atividade de doença.

▶ HISTOPLASMOSE

Introdução

A histoplasmose também é chamada de doença de Darling; doença das cavernas; histoplasmose capsulata; reticuloendoteliose.

Patogenia

O contágio ocorre através da inalação de esporos do fungo. Uma vez o fungo instalado nos alvéolos pulmonares, é fagocitado por macrófagos. Com a temperatura corporal (37°C), passa para a forma de levedura, multiplicando-se dentro dos fagolisossomos e lisando o macrófago. As infecções por *Histoplasma capsulatum* var. *capsulatum* são controladas por células T auxiliares que reconhecem os antígenos da parede celular fúngica e proteínas do choque térmico e secretam interferon-gama que ativam os macrófagos para destruírem as leveduras intracelulares. O *Histoplasma capsulatum* var. *capsulatum* induz os macrófagos a secretarem fator de necrose tumoral-alfa (TN-alfa), que estimula outros macrófagos a destruírem o fungo. Se a resposta do sistema imune é adequada, ocorre uma intensa reação granulomatosa seguida de cicatrização, fibrose e calcificação. Se não for controlada, a infecção pode alcançar os gânglios mediastínicos, a corrente sanguínea

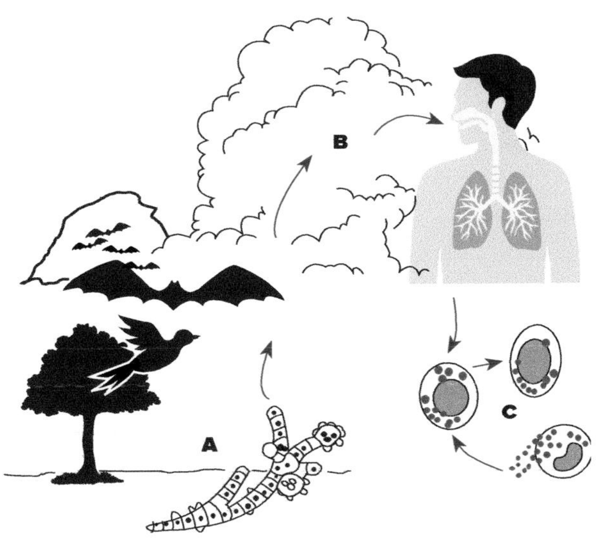

FIGURA 4 Patogenia da histoplasmose. Fonte: adaptada de Murray et al., 2006.

e outros órgãos ricos em sistema monocítico-histiocitário como o fígado e baço.

Manifestações clínicas

Diversas formas de classificação da histoplasmose têm sido utilizadas, entretanto, a forma mais recentemente proposta é: infecção assintomática, infecção pulmonar aguda, histoplasmose disseminada (aguda – tipo infantil, subaguda – tipo juvenil, crônica – tipo adulta e oportunística) e histoplasmose pulmonar crônica.

Infecção assintomática

Esta forma compreende aproximadamente 90-95% dos casos de histoplasmose e nesses pacientes não é observada nenhuma sintomatologia clínica.

Infecção pulmonar aguda

A doença aguda, que resulta na infecção primária, regride mais frequentemente de modo espontâneo no decorrer de três a seis semanas, mas pode provocar complicações precoces e tardias A infecção pulmonar aguda é manifestada por febre, calafrios, cefaleia, tosse improdutiva, dor torácica pleurítica ou subesternal, mal-estar e mialgia, podendo ser confundida com uma doença gripal. O período de incubação varia de 10 a 18 dias ou mais nos indivíduos que têm primoinfecção.

Histoplasmose disseminada

A histoplasmose disseminada é definida pela presença de foco extrapulmonar e extraganglionar mediastínicos de curso progressivo. Representa a forma menos comum de histoplasmose (10% dos casos) e desenvolve-se principalmente em indivíduos com imunidade deficiente, tais como lactentes com sistema imune imaturo; hospedeiros imunocomprometidos, como receptores de órgãos tratados com corticoides; e indivíduos infectados pelo HIV (vírus da imunodeficiência adquirida).

Histoplasmose disseminada crônica (tipo adulto)

A histoplasmose disseminada crônica predomina em adultos acima de 40 anos e apresenta lesões de orofaringe ou laringe em cerca de 70% dos casos. Muitas vezes, nas áreas endêmicas, pode ser a única manifestação. Febre baixa e intermitente, astenia e emagrecimento acompanham a evolução muito lenta das lesões, que podem regredir espontaneamente e reaparecer no mesmo sítio orgânico ou em outro sítio. Esses episódios podem ocorrer durante 10 anos ou mais.

Histoplasmose oportunística

Nas áreas endêmicas de histoplasmose, são muitos os casos da micose oportunística associada à doença de Hodgkin, linfossarcoma, leucemia, lúpus eritematoso sistêmico, AIDS, transplantados, usuários de corticoides e pacientes em quimioterapia.

Histoplasmose pulmonar crônica

A histoplasmose pulmonar crônica está relacionada à presença de enfisema centrolobular ou bolhoso ou defeito anatômico estrutural que favorece a instalação do foco inicial da doença. Com frequência, assemelha-se à tuberculose quanto à sintomatologia e manifestações radiográficas, embora a evolução desse tipo de histoplasmose seja mais leve e indolente que a da tuberculose. A colonização dos espaços aéreos determina a produção local de material líquido rico em elementos fúngicos que, por disseminação, causam focos de pneumonite segmentar, ocasionando fibrose pulmonar progressiva. Incide geralmente em homens, a partir da terceira década de vida, residentes em áreas endêmicas.

Imagem

Infiltrados intersticiais pulmonares difusos, uni ou bilaterais, geralmente para-hilares, podendo-se encontrar nódulos, únicos ou múltiplos, disseminados em ambos os pulmões com adenomegalia hilar e/ou mediastinal.

Diagnóstico

É importante definir o que é um caso de histoplasmose; para tanto, é necessário seguir a regra utilizada para levantamentos de prevalência e incidência da enfermidade.

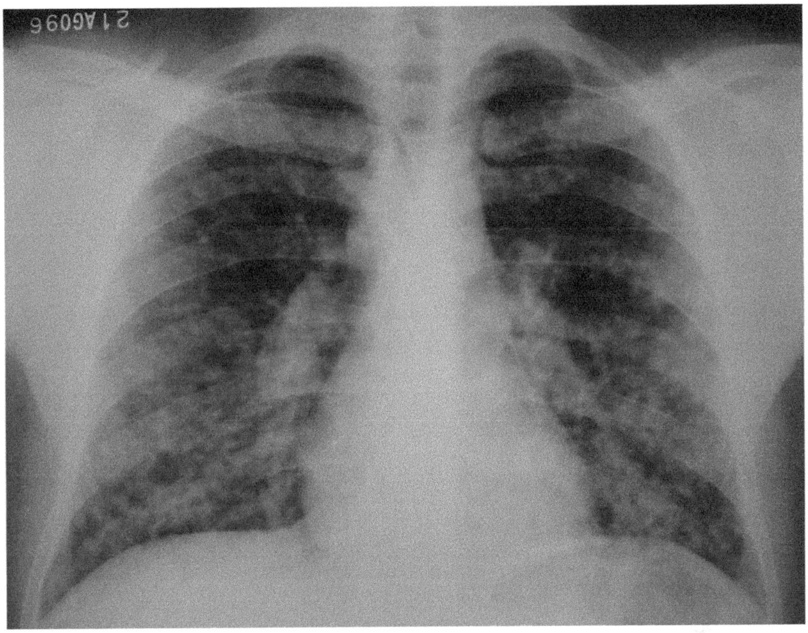

FIGURA 5 Histoplasmose aguda. Radiografia do tórax demonstra infiltrado intersticial micronodular difuso associado a linfonodomegalias mediastinal e hilar bilateral.

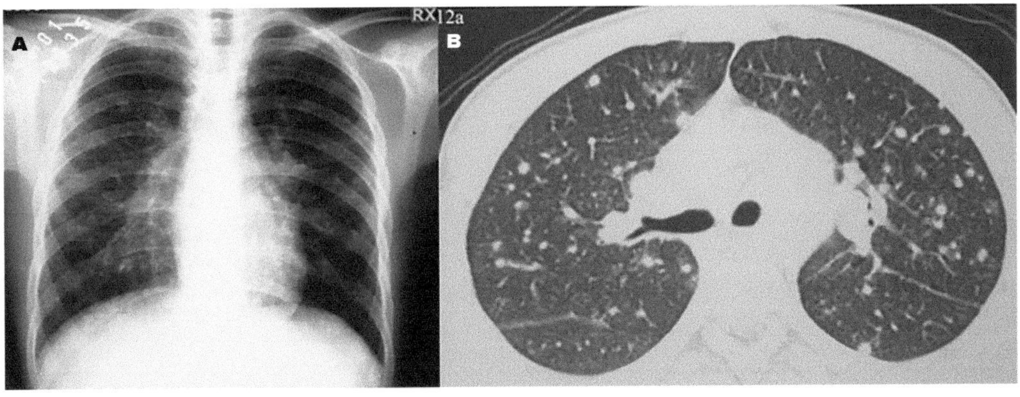

FIGURA 6 Histoplasmose aguda. Em A, radiografia do tórax em posteroanterior (PA) demonstra infiltrado reticulonodular difuso com linfonodomegalias hilares. Em B, corte tomográfico no nível da carina exibindo nódulos pulmonares difusos associados a leve espessamento dos septos interlobulares.

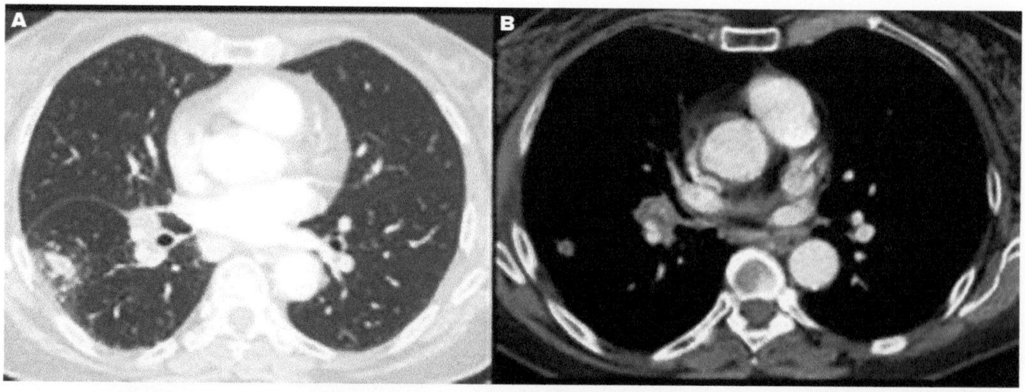

FIGURA 7 Aspectos tomográficos da histoplasmose aguda, complexo primário. Em A, opacidade periférica no lobo inferior direito exibindo tênue vidro fosco ao redor e linfonodomegalia hilar direita mais bem observada na janela mediastinal em B.

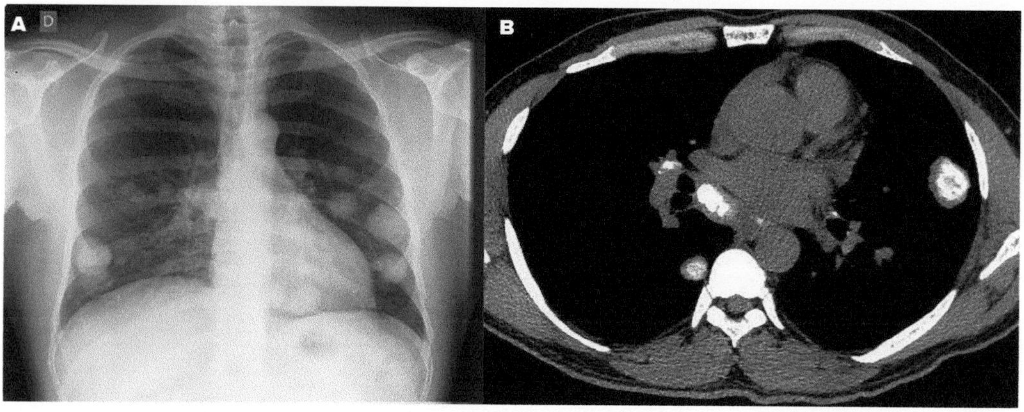

FIGURA 8 Histoplasmose. Forma nodular. Em A, radiografia do tórax em posteroanterior (PA) exibindo nódulos pulmonares múltiplos, de tamanho variado, alguns com calcificação em alvo mais bem observada em corte tomográfico registrado na janela mediastinal em B. Notar linfonodos calcificados e no hilo direito e região mediastinal posterior.

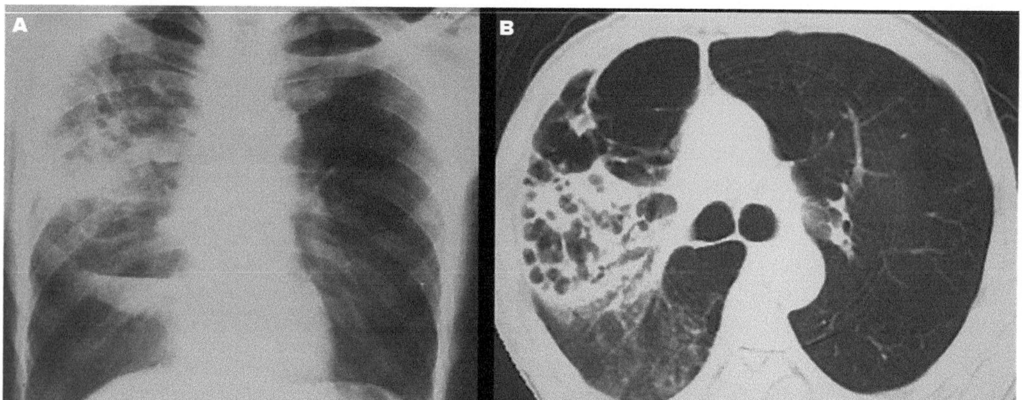

FIGURA 9 Forma pulmonar crônica cavitária. Em A, radiografia do tórax exibindo opacidade heterogênea e cavidades, uma delas com nível. Em B, corte tomográfico no nível da carina exibe opacidades heterogêneas de permeio a áreas de enfisema.

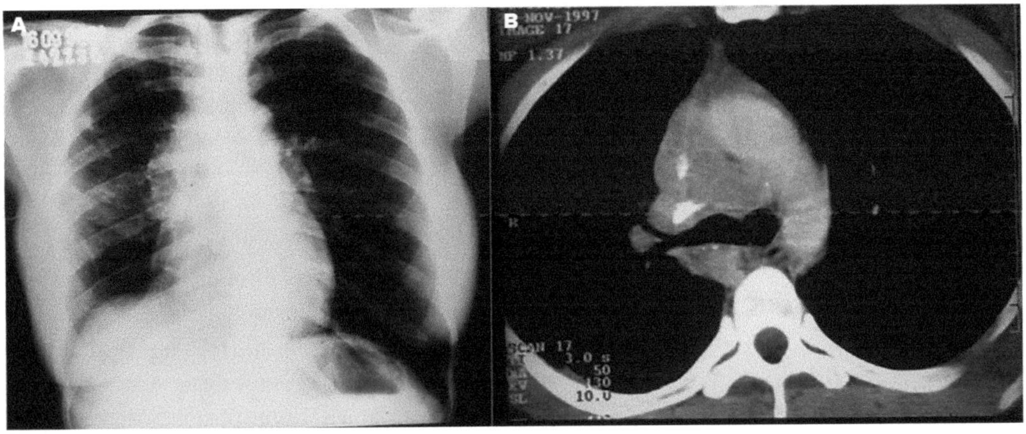

FIGURA 10 Aspectos tomográficos da histoplasmose, forma fibrose mediastínica. Em A, radiografia do tórax demonstra opacidade periférica no lobo superior direito com redução volumétrica do pulmão e alargamento da linha paratraqueal direita por massa amorfa, mais bem observada na tomografia registada em janela mediastinal em B. Observar a redução do calibre da veia cava superior, englobada pela massa descrita.

- *Histoplasmose comprovada:* inclui casos em que o *Histoplasma capsulatum* foi identificado em cultura sob a forma de levedura, exames a fresco e/ou histopatológico.
- *Histoplasmose provável:* testes sorológicos positivos com quadro clínico radiológico compatível.
- *Histoplasmose possível:* quadro clínico radiológico compatível associado a história epidemiológica convincente.

TABELA 2 Diagnóstico micológico

1. Exame micológico – identificação do fungo
2. Histologia (biópsia de tecidos acometidos)
3. Prova cutânea com histoplasmina
4. Antecedente epidemiológico – fundamental
5. Sorologia: ▪ *Imunodifusão* (ID) – técnica simples e específica: – Identifica bandas H e M – > 90% de positividade na histoplasmose crônica – > 70% de positividade na histoplasmose aguda – Anticorpos surgem 4-6 semanas após exposição ao inóculo

(continua)

TABELA 2 Diagnóstico micológico *(continuação)*

▪ Fixação de complemento: – > 95% de positividade na histoplasmose crônica – Elevação de 4x no título reforça significância diagnóstica – Títulos micelianos > 1:16 ou leveduriforme > 1:32 – Anticorpos surgem após 4-6 semanas – Os títulos permanecem durante anos

Prognóstico

- Forma aguda: doença de regressão espontânea, forma frustra.
- Forma crônica: necessita de tratamento, mas evolui bem.
- Forma tipo histoplasmoma: também evolui bem.
- Formas disseminadas não tratadas evoluem a óbito.
- Pior prognóstico para crianças de baixa idade e idosos, e em pacientes imunoincompetentes há necessidade de diagnóstico e tratamento precoces.

Tratamento

Doença aguda em indivíduos imunocompetentes regride sem tratamento; formas agudas com sintomas persistentes e formas mais graves: anfotericina B ou itraconazol 200 mg/dia (até 12 meses).

▶ COCCIDIOIDOMICOSE

Introdução

A coccidioidomicose (CM) é uma micose sistêmica endêmica, restrita a regiões áridas do continente americano. A doença foi descrita pela primeira vez em 1892, na Argentina, pelos médicos Alejandro Posadas e Robert Wernicke, em paciente proveniente de zona árida do Chaco argentino. A CM é endêmica no sudoeste dos Estados Unidos da América nos estados do Arizona, Califórnia, Utah, Novo México, Nevada e Texas. Ainda na América do Norte, ocorre também no norte do México na sua extensa fronteira com os EUA, e na América Central e do Sul em países como Venezuela, Argentina, Paraguai e Bolívia, sempre em regiões semiáridas. No Brasil, foram descritas várias microepidemias na região Nordeste, notadamente nos estados do Piauí, Ceará e Maranhão. Atualmente é uma endemia persistente no semiárido do Nordeste brasileiro.

Etiopatogenia

A CM é causada por duas espécies de fungos do gênero *Coccidioides: C. immitis*, responsável pela maioria dos casos descritos na Califórnia, e *C. posadasii*, responsável por casos em outras regiões das Américas, incluindo o Brasil. Embora seja possível e descrita, a inoculação traumática pela pele do agente infeccioso é muito rara e a doença usualmente é adquirida por inalação. *Coccidioides* spp. é um fungo altamente virulento e a atividade antrópica ao revolver sítios contaminados provoca grande dispersão aérea de artroconídios viáveis que, uma vez inalados, chegam aos alvéolos pulmonares dando início ao ciclo parasitário responsável por quadros clínicos e radiográficos variados. No tecido pulmonar, os artroconídios tornam-se arredondados, aumentam de tamanho, atingindo entre 5 e 100 μm de diâmetro, e sofrem alterações nucleares e citoplasmáticas sucessivas resultando em endósporos uninucleados que preenchem toda a esférula onde se originaram (Figura 12). A ruptura da esférula

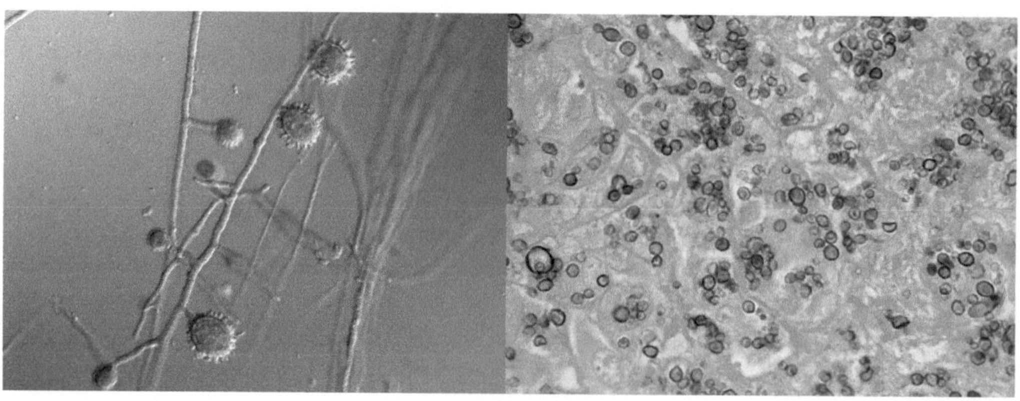

FIGURA 11 Macroconídeo em cultura (azul algodão) e levedura (Gomori e Grocott). Versão colorida das figuras encontra-se no caderno de imagens no final do livro.

libera os endósporos nos tecidos onde crescem e se transformam em novos elementos maduros, perpetuando o ciclo reprodutivo parasitário. Do pulmão, o fungo pode se disseminar por via linfo-hemática para outros territórios orgânicos, incluindo pele, linfonodos, ossos, articulações e sistema nervoso central, entre outros.

Aspectos clínicos

Aproximadamente dois terços dos indivíduos infectados por *Coccidioides* sp. são assintomáticos. Nos demais, o aparelho respiratório é o principal local de acometimento da doença e os sintomas surgem cerca de uma a três semanas após o contágio, caracterizados por febre, mal-estar, fadiga, tosse seca, dor torácica e perda de peso, frequentemente associados a manifestações de hipersensibilidade cutâneas do tipo eritema nodoso, eritema multiforme, associadas ou não a dores articulares. Casos graves estão associados a grande carga de exposição ao fungo ou à presença de comorbidades como a síndrome de imunodeficiência adquirida, sendo a dispneia considerada indicador de gravidade junto com lesões disseminadas para outros órgãos. As formas principais da doença estão resumidas na Tabela 3.

TABELA 3 Principais formas clínicas da coccidioidomicose

Forma	Características
Coccidioidomicose pumonar aguda	Assintomática na maioria dos casos. Em outros 40% dos casos predominam os sintomas respiratórios acompanhados de lesões cutâneas como eritema nodoso ou eritema multiforme
Coccidioidomicose pumonar crônica	Três são as possibilidades desta forma: lesão sequelar surpreendida por métodos de imagem; forma pulmonar crônica com sintomas persistentes por longo tempo, incluindo hemoptise; e forma fibrocavitária, muito semelhante à tuberculose pulmonar crônica e à histoplasmose pulmonar crônica
Coccidioidomicose disseminada	Atinge pequena porcentagem dos pacientes, mas é a forma mais grave da doença, com lesões disseminadas para linfonodos, ossos, articulações, pele e sistema nervoso central, mais comumente como meningite

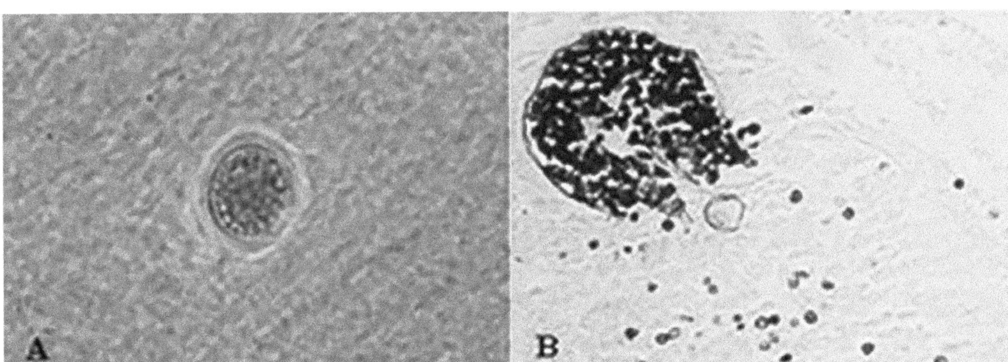

FIGURA 12 Em A, exame direto em hidróxido de potássio a 10% demonstrando esférulas típicas de *Coccidioides*, repletas de endósporos. Em B, esférula madura liberando endósporos em coloração de prata metenamina de Grocott (400x). Versão colorida das figuras encontra-se no caderno de imagens no final do livro.

Exame físico

Os pacientes com a forma aguda podem exibir eritema nodoso, lesões exantemáticas ou eritema multiforme associado a sintomas respiratórios (Figura 13). Dispneia que evolui para insuficiência respiratória pode ocorrer em alguns casos que tiveram exposição maciça durante muito tempo. Linfonodomegalias cervicais ou supraclaviculares podem estar presentes e se estender ao mediastino. A forma pulmonar crônica se assemelha com a tuberculose pulmonar e pode cursar com sangramento brônquico representado por hemoptoicos ou hemoptise. A forma disseminada geralmente está associada com lesões cutâneas, oculares, pulmonares, ósseas, articulares e envolvimento do sistema nervoso central, geralmente manifestando meningite. O exame físico dependerá do local de comprometimento, podendo haver, em alguns casos, quadros de meningoencefalite, uveíte, sinovite e lesões cutâneas.

Exames complementares

Exames laboratoriais de rotina como hemograma não demonstram nenhuma especificidade e são mais úteis no acompanhamento dos pacientes e para detectar possíveis efeitos colaterais do tratamento. Pode haver leucocitose, leucopenia, eosinofilia discreta e aumento de marcadores inflamatórios como velocidade de hemossedimentação e proteína C-reativa.

Diagnóstico laboratorial

O diagnóstico é feito pela demonstração do fungo em exame micológico e/ou histopatológico de qualquer espécime clínico ob-

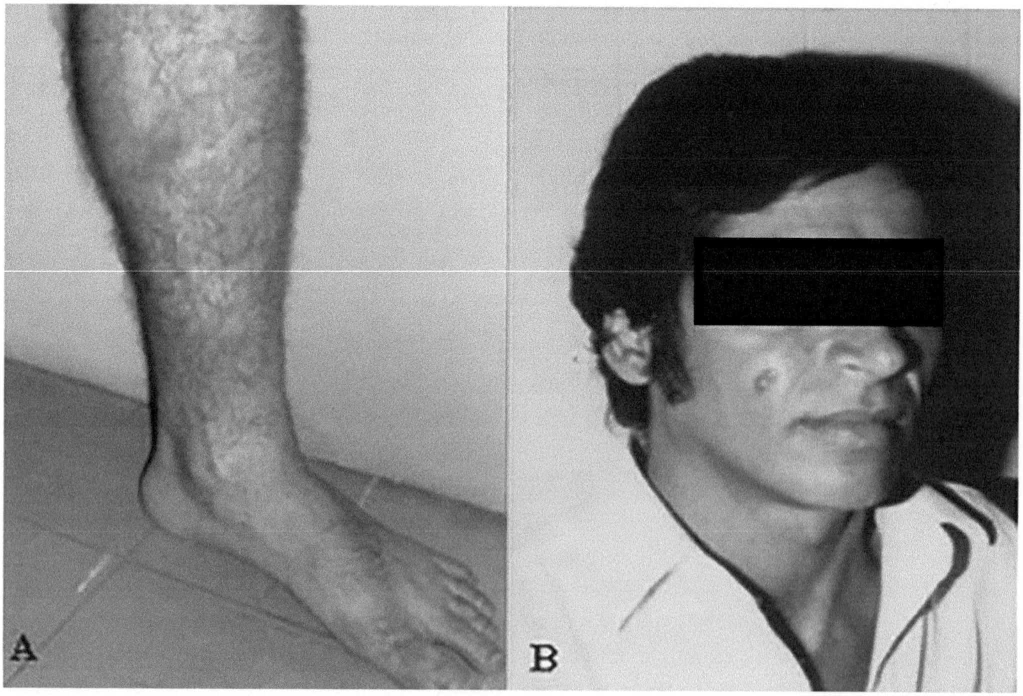

FIGURA 13 Manifestações cutâneas da coccidioidomicose. Em A, eritema multiforme no membro inferior. Em B, lesão cutânea ulcerada na face. Versão colorida das figuras encontra-se no caderno de imagens no final do livro.

tido. Escarro espontâneo ou material de lavado broncoalveolar, raspado de lesões cutâneas, pus de abscesso, liquor, aspirado de lesões ósseas e de articulações, urina, aspirado de medula óssea e linfonodos, entre outros, devem ser examinados a fresco com solução de KOH a 10% (potassa) para demonstrar os elementos parasitários característicos de *Coccidioides* spp., que são as esférulas maduras medindo geralmente de 20 a 60 µm e cheias de pequenos endósporos medindo de 2 a 5 µm (Figura 12).

O cultivo do espécime clínico, embora seja excelente método de isolamento em cultura, deve ser evitado em razão da alta virulência do fungo e do risco de contaminação no laboratório. Quando realizado, deve ser manipulado em laboratório de segurança biológica nível NB3.

O diagnóstico imunológico também é outro importante instrumento de análise e pode ser suficiente para o diagnóstico em pacientes com quadro clínico e história epidemiológica compatível. A principal reação empregada na rotina diagnóstica para detecção de anticorpos específicos é a imunodifusão dupla em gel de ágar, cuja sensibilidade varia de 70 a 90% e a especificidade é praticamente absoluta. Diversos ensaios mais modernos, utilizando técnicas imunoenzimáticas, com igualmente alta sensibilidade e menor especificidade estão disponíveis comercialmente em diversos países. Nos EUA, há poucos anos, foi introduzido, para triagem de pacientes com pneumonia adquirida na comunidade (PAC), um imunoensaio rápido por *lateral flow*, com alto valor preditivo negativo, para detecção de anticorpos anti-*Coccidioides* (teste sona™ *Coccidioides* Ab). Pacientes positivos nesse teste devem ser avaliados por técnicas de sorologia mais tradicionais para confirmar a presença de anticorpos para *Coccidioides*, de acordo com simpósio internacional sobre a doença ocorrido em 2017.

Exames de imagem

Os métodos de imagem são imprescindíveis na avaliação das lesões e na extensão delas em vários sítios orgânicos como SNC, osteoarticular e torácico. Métodos radiográficos simples como radiografia de ossos e do tórax podem ser utilizados, porém em muitos casos deverão ser complementados com ressonância magnética para melhor avaliação de articulações e ossos, bem como do SNC. A TC do tórax tem maior sensibilidade na avaliação de lesões mediastinais e pulmonares e deverá ser realizada quando necessário. As principais alterações pulmonares são representadas por opacidades segmentares associadas a linfonodomegalias regionais hilares ou mediastinais compondo o complexo primário da doença. Nódulos difusos, muitas vezes exibindo escavação, associados a opacidades confluentes difusas são observados com mais frequência nas formas agudas da doença, enquanto cavidade de paredes finas associadas com áreas de retração e fibrose predominando nos ápices, semelhante à tuberculose, é mais frequente na forma pulmonar crônica. Infiltrados micronodulares difusos são outro padrão que pode ocorrer nas formas disseminadas em pacientes imunodeficientes (Figura 14).

Diagnóstico diferencial

A CM articular deve ser diferenciada de doenças do tecido conjuntivo e de doenças degenerativas, embora o quadro clínico quase sempre aponte para a possibilidade de outras doenças infecciosas como a síndrome de Lyme e ricketisioses. As alterações cutâneas podem ser confundidas com muitas doenças, principalmente tuberculose, outras micoses profundas, linfomas e neoplasias malignas. O envolvimento do SNC deve ser diferenciado com meningoencefalite de outra etiologia fúngica como a criptococose, mas também

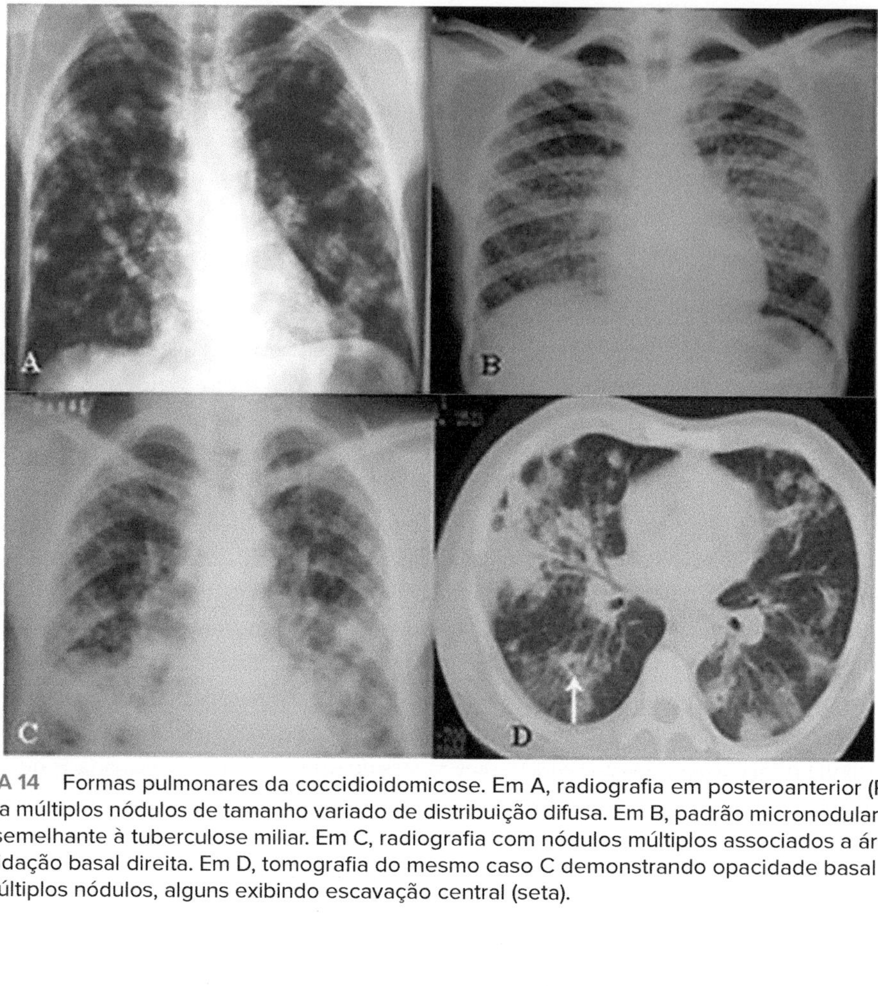

FIGURA 14 Formas pulmonares da coccidioidomicose. Em A, radiografia em posteroanterior (PA) demonstra múltiplos nódulos de tamanho variado de distribuição difusa. Em B, padrão micronodular difuso muito semelhante à tuberculose miliar. Em C, radiografia com nódulos múltiplos associados a áreas de consolidação basal direita. Em D, tomografia do mesmo caso C demonstrando opacidade basal direita com múltiplos nódulos, alguns exibindo escavação central (seta).

deve incluir a causada pela tuberculose, por bactérias e vírus, embora nesses casos o quadro clínico seja mais agudo. As formas pulmonares devem ser diferenciadas de outras micoses, da tuberculose e de doenças metastáticas. A forma nodular isolada deve ser diferenciada do tumor de pulmão.

Tratamento

As drogas mais utilizadas no tratamento da coccidioidomicose são o fluconazol, o itraconazol e a anfotericina B. O fluconazol é mais indicado quando há envolvimento do SNC, na dose mínima de 400 mg/dia, podendo chegar a 1.200 mg/dia, com resultados satisfatórios, embora com recidivas frequentes. O itraconazol é indicado nas formas disseminadas sem envolvimento do SNC, na dose de 400 a 600 mg/dia com resultados pouco superiores ao fluconazol, e menor índice de recidiva. A anfotericina B, desoxicolato ou uma de suas apresentações lipídicas, está indicada para as formas mais graves, visando uma ação antifúngica mais rápida. A dose total de anfotericina B varia para cada caso, geralmente de 1,5 a 3,0 g de dose total para adultos, seguida de terapia de manutenção com um dos triazólicos descritos, até a consolidação da cura avaliada através de parâmetros clínicos, radiológicos e sorológicos.

O que dizem os consensos

- Galgiani JN, Ampel NM, Blair JE, Catanzaro A, Geertsma F, Hoover SE, et al. 2016 Infectious Diseases Society of America (Idsa) clinical practice guideline for the treatment of coccidioidomycosis. Clin Infect Dis. 2016;63:e112-46.

▶ CRIPTOCOCOSE

Introdução

A criptococose é uma infecção sistêmica causada por fungos leveduriformes, caracterizados por espessa cápsula polissacarídica e produção de melanina (Figura 15). No passado, seus agentes eram classificados em uma espécie com duas variedades e sorotipos (*Cryptococcus neoformans* var. *neoformans* sorotipos A, D, AD; *Cryptococcus neoformans* var. *gattii*, sorotipos B e C). A grande diversidade genética desses agentes levou à atual classificação que considera dois complexos de espécies com diferentes tipos moleculares, também denominados genótipos: complexo *Cryptococcus neoformans* (genótipos VNI, VNII, VNIII, VNIV) e complexo *Cryptococcus gattii* (genótipos VGI, VGII, VGIII, VG IV).

Fatores ecoepidemiológicos

C. neoformans tem distribuição mundial associada a locais com acúmulo de excretas de aves ressecadas e envelhecidas, principalmente em habitats de pombos adaptados a regiões urbanas, onde predomina o genótipo VNI. Ocorre também em madeira em decomposição, ocos de árvores urbanas e silvestres e na poeira doméstica. Esse agente é responsável por mais de 90% das infecções criptocócicas no mundo. *C. gattii* não é encontrado em excretas de pombos, mas tem seu habitat em madeira em decomposição e ocos de diversas espécies de árvores. Está presente na poeira doméstica em área endêmica, como a Amazônia no Brasil, onde predomina o genótipo VGII. *C. gattii* predomina em áreas de clima tropical e subtropical, como Brasil, Austrália, sudeste da Ásia, África central, mas está em expansão geográfica global, sendo causa de surtos em áreas de clima temperado, como na ilha de Vancouver, Canadá.

C. gattii é patógeno primário, agente de doença em indivíduos sem comorbidades, mas também ocorre eventualmente em imunossuprimidos. *C. neoformans* tem caráter

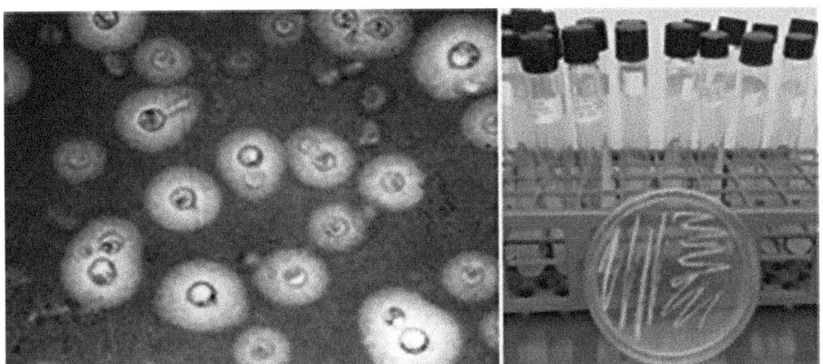

FIGURA 15 Aspecto parasitário de *C. neoformans* em exame direto em nanquim de amostra de liquor de paciente com meningite. Observar as leveduras com espessa cápsula e brotamento de colo fino. Em B, cultivo em placa de Sabouraud a 2% exibindo colônias claras de aspecto liso.

oportunista, causando doença em pessoas com deficiência da imunidade celular, principalmente em pessoas vivendo com HIV/AIDS (PVHA) com CD4 abaixo de 100 células/mm^3, uso prolongado de corticoides, linfomas, leucemias, diabéticos descompensados, transplantados de órgãos sólidos (TOS) e insuficiência renal crônica, entre outros. Ocasionalmente, *C. neoformans* pode ser causa de criptococose em indivíduos sem imunossupressão evidente. No Brasil ocorre endemia primária por *C. gattii* nas regiões Norte e Nordeste, ocasionalmente descrito nas outras regiões, e as formas oportunistas por *C. neoformans* ocorrem em todas as regiões do país.

No Brasil, de 2000 a 2012, ocorreram 5.755 óbitos por criptococose, sendo a forma pulmonar responsável por 114 casos (1,1% dos óbitos em pacientes com alguma condição imunossupressora, predominantemente PVHA, e 5,8% dos óbitos sem fator predisponente associado). A criptococose é a primeira causa de mortalidade entre as micoses sistêmicas associadas à AIDS e a segunda causa de mortalidade entre as micoses sistêmicas em geral em nosso país, mas não está sujeita à notificação compulsória.

A forma pulmonar em PVHA é raramente relatada, pois a maioria dos diagnósticos ocorre na fase de meningite, que contribui com cerca de 15% da mortalidade anual nesse grupo. Estima-se que em 2014 ocorreram cerca de 223.000 casos de meningite criptocócica associada a AIDS no mundo, com 181.000 mortes anuais. No Brasil, dos 215.810 casos de AIDS notificados entre 1980 e 2002, 6% apresentavam criptococose, com meningoencefalite em sua maioria.

Em TOS, a maioria dos casos de criptococose ocorre após o primeiro ano de transplante, predominando nos transplantados renais, seguidos dos receptores de fígado. A mortalidade varia entre 14 e 28,9% e o envolvimento pulmonar ocorre em 34 a 54% dos pacientes, de forma isolada ou associada a meningoencefalite.

Etiopatogenia

A infecção natural ocorre quando basidiósporos ou leveduras desidratadas com cerca de 1 a 5 micrômetros de diâmetro alcançam o trato respiratório inferior e alvéolos, seguindo-se resposta inflamatória, que pode levar à formação de nódulo parenquimatoso periférico ou de complexo pulmonar-linfonodal granulomatoso (Figura 16). Tanto *C. neoformans* como *C. gattii* têm tropismo para o SNC. *C. gattii* é mais associado com formação de criptococomas em indivíduos sem doenças preexistentes, podendo desenvolver massas ou nódulos nos pulmões, cérebro e pele.

Os sistemas imunes inato e adaptativo são importantes para impedir a progressão da infecção. Células dendríticas e macrófagos alveolares são recrutados para fagocitose das leveduras e ativação de células T CD4+ para a formação da resposta celular. A secreção de citocinas por macrófagos modula a resposta celular em Th1 (TNFα e IFNγ), favorecendo a morte das leveduras internalizadas. Por outro lado, a resposta em TH2 (IL4 e IL13) induz uma via alternativa de ativação de macrófagos, favorecendo o crescimento de *Cryptococcus* spp. dentro dos macrófagos, com persistência da infecção e disseminação. *Cryptococcus* spp. podem ficar latentes em macrófagos alveolares por meses a anos, podendo ser reativados em casos de desequilíbrio da resposta imune celular.

A passagem pela barreira hematoencefálica ocorre por células fagocíticas mononucleares contendo leveduras de *Cryptococcus* spp. em seu interior, chamadas de cavalos de Troia, ou por leveduras livres que atravessam as células endoteliais da barreira hematoencefálica.

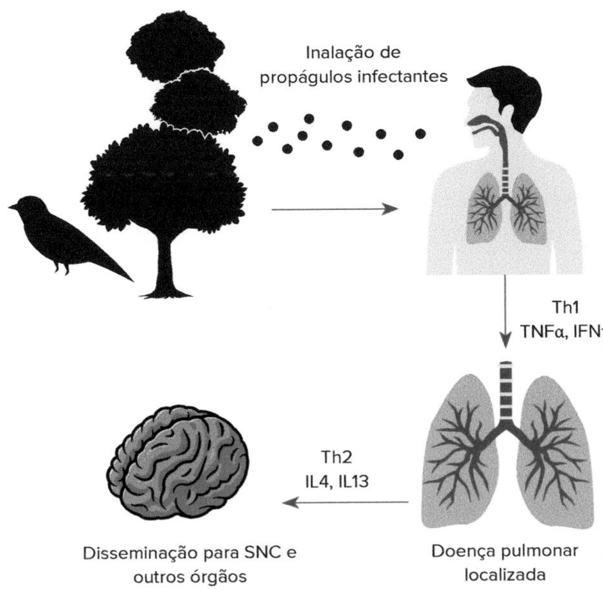

FIGURA 16 Etiopatogenia da criptococose. SNC: sistema nervoso central.

O período de incubação é muito variável, podendo ocorrer de 2 meses a mais de 2 anos para exposições a *C. gattii* e estimado em torno de 110 meses a partir da exposição a *C. neoformans*.

Os fatores de virulência são diversos, mas com destaque para três: termotolerância, habilidade de crescer e multiplicar-se a 37-39ºC, essencial para a persistência da infecção criptocócica no hospedeiro humano; cápsula polissacarídea, com 90% de glucoroxilomanana (GXM), atua no escape de apoptose em macrófagos e reduz o recrutamento de células apresentadoras de antígeno, além de ser importante alvo para diagnóstico; produção de melanina, protege a levedura da ação de células do sistema imune. Mutantes acapsulados e não produtores de melanina não foram capazes de causar doenças em camundongos em ensaios laboratoriais.

Aspectos clínicos

A apresentação clínica depende do grau de imunossupressão do indivíduo e do tempo decorrido entre a infecção e o início do tratamento.

Indivíduos imunocompetentes podem ser assintomáticos ou apresentar doença subclínica com achado radiológico de nódulo ou massa pulmonar periférica.

Em pacientes sintomáticos, a principal expressão da doença é a chamada "pneumonia de evolução lenta", com evolução de meses a anos até o diagnóstico. Os principais sintomas referidos são febre e emagrecimento, seguidos de tosse seca ou produtiva, hemoptoicos e dor torácica, confundidos com pneumonias ou tuberculose. O longo tempo de evolução e o retardo no diagnóstico favorecem a disseminação para o SNC, que se instala de maneira insidiosa com febre, calafrios, cefaleia e vômitos, progredindo para queixas como turvação da visão e/ou diplopia, crises convulsivas, desorientação e rigidez de nuca. Lesões cutâneas como pápulas, nódulos ou massas subcutâneas são geralmente ricas em leveduras, excelentes alvos para diagnóstico rápido, pelo fácil acesso (Figura 17).

No contexto de grave imunodepressão celular, como PVHA com CD4 abaixo de 100 céls/mm^3, não há quadro pulmonar característico de criptococose. Quando presentes, lesões pulmonares são inespecíficas ou podem resultar de coinfecções, como tuberculose, pneumonia bacteriana, pneumocistose e outras condições clínicas associadas a imunossupressão, como sarcoma de Kaposi. Mesmo sem clínica expressiva, esses hospedeiros podem desenvolver antigenemia pela dispersão do componente capsular do fungo no sangue na fase inicial de invasão vascular, seguindo-se de invasão hematogênica.

Exame físico

Em pacientes com massa periférica, o exame físico pode ser normal. Naqueles com infecção pneumônica associada a consolidações e/ou lesões escavadas, pode haver estertores crepitantes e a associação com derrame pleural é responsável por macicez e redução do murmúrio vesicular na área afetada. Em pacientes com doença disseminada e extenso envolvimento pulmonar, pode ocorrer queda da saturação de oxigênio com insuficiência respiratória.

Em infectados por HIV e outras condições de risco, sinais de emagrecimento ou caquexia podem indicar imunossupressão avançada, elevando o grau de suspeição de criptococose oportunista. Para investigação de doença extrapulmonar, o exame neurológico e o exame minucioso da pele devem ser realizados. Nistagmo, diplopia, acuidade visual reduzida, paralisia de pares cranianos, rigidez de nuca e lesões cutâneas como pápulas umbilicadas, lesões ulceradas, nódulos, abscessos frios e massas subcutâneas devem levantar a hipótese de disseminação.

Exames complementares

Exames de imagem

A doença tem várias formas de apresentação radiográfica. A clássica forma pulmonar apresenta massa periférica com densidade heterogênea (Figuras 18 e 19). Opacidades segmentares ou lobares também fazem parte do contexto da doença associadas ou não com

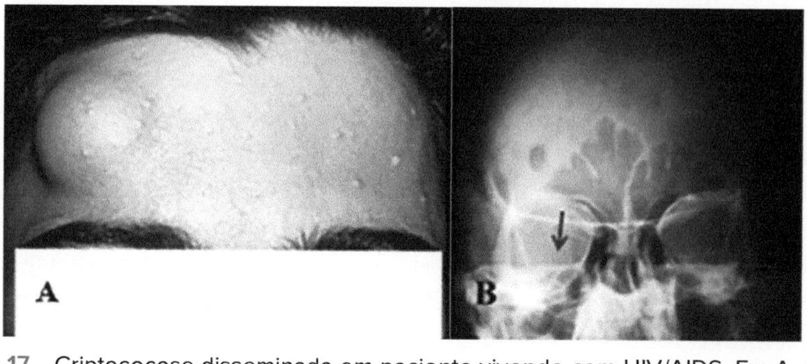

FIGURA 17 Criptococose disseminada em paciente vivendo com HIV/AIDS. Em A, região frontal exibindo tumoração associada a pequenas pápulas semelhantes a molusco contagioso. Em B, radiografia de crânio com lesão lítica no osso frontal (seta). Versão colorida da figura encontra-se no caderno de imagens no final do livro.

derrame pleural e linfonodomegalias mediastinais. Cavidades, ocasionalmente septadas, em associação com opacidades parenquimatosas também podem ser observadas e se confundem com supurações pulmonares crônicas como abscesso de pulmão e doenças granulomatosas (Figura 20). Formas pulmonares difusas eventualmente ocorrem em pacientes imunossuprimidos, notadamente PVHA, e podem estar associadas a outras pneumopatias. No grupo de pacientes transplantados de medula óssea podem ocorrer nódulos escavados, parcialmente ocupados por material com densidade de partes moles que simulam bola fúngica.

Diagnóstico laboratorial

O diagnóstico comprovado e definitivo baseia-se no isolamento do fungo em cultivo (padrão-ouro) ou sua visualização no histopatológico. Materiais como escarro, lavado broncoalveolar (LBA), biópsia pulmonar, pele, linfonodos, lesões endobrônquicas, liquor e aspirado de medula óssea podem ser cultivados e enviados para anatomopatologia. Pesquisa de antígeno criptocócico (CrAg) auxilia no *screening* e diagnóstico rápido, utilizando *lateral flow assay* (LFA).

O diagnóstico provável da criptococose pulmonar baseia-se na história clínica e epidemiológica, associada à presença de lesões pulmonares, excluídos outros diagnósticos, à pesquisa de CrAg positiva no soro (Tabela 4).

- Cultura: semear os materiais em meios específicos para leveduras, como ágar semente de niger (NSA), onde as colônias ficam marrom-escuras, típicas da produção de melanina. Outros meios como ágar Sabouraud 2% e ágar batata (PDA) podem ser utilizados, produzindo colônias

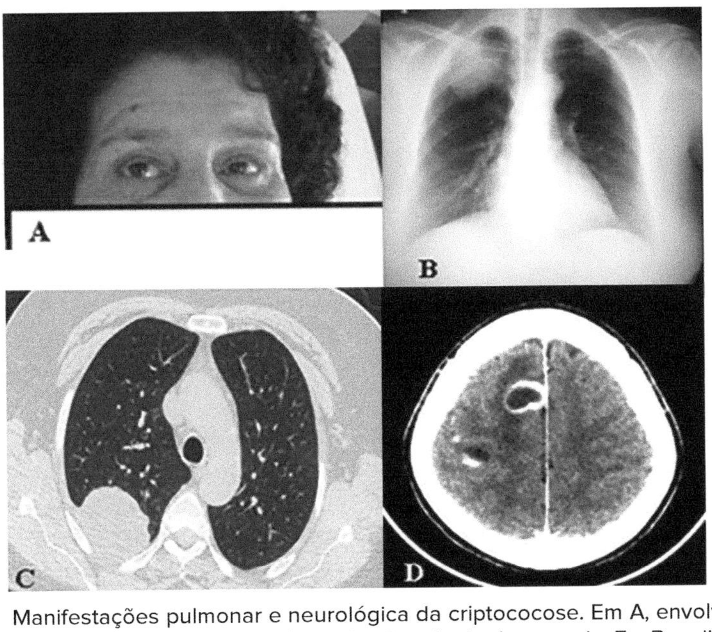

FIGURA 18 Manifestações pulmonar e neurológica da criptococose. Em A, envolvimento do 3º par craniano representado por ptose e redução da fenda palpebral esquerda. Em B, radiografia mostrando massa periférica no lobo superior direito também observada em corte tomográfico registrado em janela parenquimatosa em C. Lesões localizadas no lobo parietal à direita exibindo escavação e impregnação periférica de contraste em D.

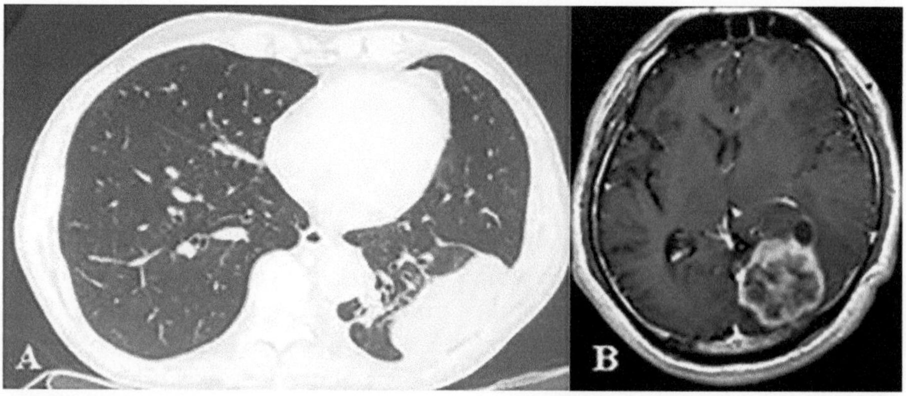

FIGURA 19 Manifestações pulmonar e neurológica da criptococose. Em A, massa periférica no lobo inferior esquerdo. Em B, imagem axial de ressonância magnética na sequência ponderada T1 após contraste exibe lesão expansiva com realce heterogêneo, predominantemente periférico, localizado no lobo occipital esquerdo com leve compressão do átrio e corno do ventrículo lateral do mesmo lado.

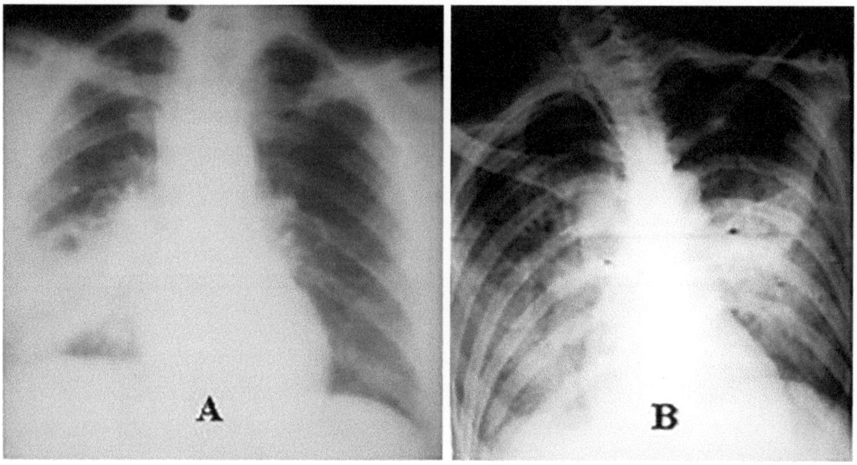

FIGURA 20 Aspectos radiográficos da criptococose. Em A, radiografia do tórax demonstra opacidade heterogênea na base direita exibindo escavação de permeio e alargamento da linha paratraqueal direita compatível com linfonodomegalia. Em B, extensas opacidades parenquimatosas, à esquerda com imagem escavada e nível líquido, em paciente vivendo com HIV/AIDS.

brancas ou cremes. Identificação da espécie através do meio canavanina-glicina-azul de bromotimol (CGB) e teste moleculares. Estes últimos também identificam os tipos moleculares.

- Exame micológico direto: coloração de material com tinta nanquim, revelando a cápsula polissacarídea de *Cryptococcus* spp. Pode ser feito em escarro, LBA, aspirado de lesões/abscessos e liquor. Rendimento de 40-50% no escarro e LBA, mas com especificidade de 99%. No liquor centrifugado o rendimento é elevado.
- Histopatológico: utilizar colorações especiais para fungos, como Grocott (prata), mucicarmim de Mayer, ácido periódico de Shiffer (PAS).
- Antígeno criptocócico: a técnica de LFA permite o diagnostico rápido de antigenemia criptocócica, comprovando a circulação do componente capsular. O LFA pode ser realizado no soro, plasma, gota

de sangue periférico e liquor. LFA positivo no liquor faz diagnóstico de meningite, independentemente do resultado do exame direto ou cultura. A aglutinação em látex (AL) é menos sensível para detectar casos iniciais. Em pacientes com doença pulmonar localizada, a positividade no soro pela AL é de 23,5% e pelo LFA é de 90,9%. A AL apresenta reação cruzada e resultado falso-positivo em casos com fator reumatoide presente e com espécies de fungos dos gêneros *Trichosporon, Alternaria, Mucor, Schizophylum.* Algumas publicações têm demonstrado sucesso do LFA no LBA, com sensibilidade de 100% nas formas pulmonares de pacientes com HIV e 80% em pacientes TOS e não HIV. Casos de criptococose pulmonar em imunodeprimidos que apresentem CrAg positivo no soro devem fazer TC de crânio para excluir criptococomas e punção lombar (PL) para excluir meningite, mesmo em assintomáticos. Em imunocompetentes, avaliar caso a caso a investigação de acometimento do SNC.

Colonização

Quando *C. neoformans* for isolado em cultivo de espécime do trato respiratório em paciente assintomático e sem fator de risco, pode tratar-se de colonização, evento raro. É preciso excluir formas atípicas e iniciais de criptococose procedendo a exames de imagem mais acurados, investigando lesões na arvore brônquica e no trato respiratório superior, lesões extrapulmonares, além de solicitar o teste CrAg no soro. Já para *C. gattii*, patógeno primário, esse conceito de colonização não se aplica para hospedeiro humano.

TABELA 4 Exames de investigação de criptococose para lesão pulmonar suspeita

- Anti-HIV
- Tomografia de tórax
- Cultivo para fungos de espécimes como escarro espontâneo, escarro induzido, lavado broncoalveolar ou fragmento pulmonar obtido por biópsia ou cirurgia
- Cultivo para fungos no sangue
- CrAg no soro/sangue. Caso positivo e anti-HIV reagente, realizar punção lombar
- Exame físico e procura de sintomas ou sinais neurológicos ou cutâneos. Caso presentes, realizar punção lombar

Diagnóstico diferencial

Os diagnósticos diferenciais incluem tuberculose, pneumonias bacterianas, actinomicose, nocardiose, outras doenças fúngicas como pneumocistose, histoplasmose, paracoccidioidomicose, aspergilose, além de neoplasias pulmonares e sarcoma de Kaposi.

Tratamento

O tratamento da criptococose pulmonar depende da gravidade do quadro e do estado de imunidade do indivíduo. Em casos que exigem uso da anfotericina, a preferência sempre deve ser pelas formulações lipídicas da droga, que são menos tóxicas e apresentam menos efeitos adversos.

TABELA 5

1. Formas leves a moderadas, imunocompetentes: fluconazol 400 mg/dia por 6 a 12 meses ou itraconazol 200-400 mg/dia por 6 a 12 meses
2. Formas leves a moderadas, imunossuprimidos:* fluconazol 400 mg/dia por 6 a 12 meses ou itraconazol 200-400 mg/dia por 6 a 12 meses

(continua)

TABELA 5 *(continuação)*

3. Formas graves com disseminação hematogênica com acometimento do sistema nervoso central (SNC), imunossuprimidos ou imunocompetentes:
- Fase de indução: anfotericina B desoxicolato 0,5 mg/kg/dia ou complexo lipídico ou lipossomal 3 a 5 mg/kg/dia + 5-flucitosina 100 mg/dia ÷ 4 doses por 2 semanas** OU anfotericina B desoxicolato 0,5 mg/kg/dia ou complexo lipídico ou lipossomal 3 a 5 mg/kg/dia + fluconazol 800 mg/dia por 2 semanas***
- Fase de consolidação: fluconazol 400 mg/dia por 8 semanas
- Fase de manutenção: fluconazol 200 mg/dia por no mínimo 12 meses****

* Realizar em todos os pacientes a punção lombar (PL) para excluir meningite, mesmo sem sintomas neurológicos. Caso liquor positivo, tratar como forma grave.
** Em casos de PVHA com meningite, a fase de indução pode ser modificada para 1 semana de anfotericina B + 5-flucitosina e 1 semana de fluconazol 1.200 mg/dia.
*** Realizar PL no final da fase de indução e passar para consolidação apenas se o liquor estiver com exame direto negativo e monitorar a cultura semanalmente. Retornar para indução em casos de isolamento do agente em cultivo.
**** Para HIV-positivos, interromper em 12 meses caso o paciente esteja em terapia antirretroviral, CD4 acima de 200 céls/mm^3 e carga viral de HIV indetectável em dois exames consecutivos. Para imunossuprimidos não HIV, interromper fase de manutenção após 12 meses avaliando cada caso individualmente, de acordo com a presença ou não de fatores de risco para recidiva.

O que dizem os consensos
- 2008 Consenso em Criptococose. Revista da Sociedade Brasileira de Medicina Tropical. 2008;41(5):524-44.
- 2010 Cryptococcal disease. Clinical Infectious Diseases. 2010;50(3):291-322.

REFERÊNCIAS

1. Almeida MA, Almeida-Silva F, Guimarães AJ, Almeida-Paesa R, Rosely Oliveira MZ. The occurrence of histoplasmosis in Brazil: A systematic review. 2019.
2. Alves Soares E, Lazera MDS, Wanke B, Faria Ferreira M de, Carvalhaes de Oliveira RV, Oliveira AG, et al. Mortality by cryptococcosis in Brazil from 2000 to 2012: A descriptive epidemiological study. PLoS Negl Trop Dis. 2019;13(7):e0007569.
3. Bethlem EP, Capone D, Maranhão B, Carvalho CRR, Wanke B. Paracoccidioidomycosis. Current Opinion in Pulmonary Medicine. 1999;5:319-25.
4. Brito-Santos F, Barbosa GG, Trilles L, Nishikawa MM, Wanke B, Meyer W, et al. Environmental isolation of Cryptococcus gattii VGII from indoor dust from typical wooden houses in the deep Amazonas of the Rio Negro basin. PLoS ONE. 2015;10(2):e0115866.
5. Capone D. Coccidioidomicose pulmonar primária aguda. Aspectos radiográficos e tomográficos. Tese (doutorado). Rio de Janeiro: Universidade Federal do Rio de Janeiro, Faculdade de Medicina; 2004.
6. Capone D, Jansen JM, Tessarollo B, et al. Micoses pulmonares. In: Santos AASMD, Nacif MS (eds.). Aparelho respiratório – Diagnóstico por imagem. Sociedade Brasileira de Radiologia. 1. ed. Rio de Janeiro: Editora Rubio; 2005. p.163-91.
7. Capone D, Marchiori E, Wanke B, Dantas KE, Cavalcanti MA, Deus Filho A, et al. Acute pulmonary coccidioidomycosis: CT findings from 15 patients. Br J Radiol. 2008;81:721-4.
8. Chen SC-A, Meyer W, Sorrell TC. Cryptococcus gattii infections. Clin Microbiol Rev. 2014;27(4):980-1024.
9. Galgiani J. Coccidioides immitis. In: Mandell GL, Bennett JE, Dolin R (eds.). Mandell, Douglas and Bennett's principles and practice of infectious diseases. 5. ed. v. 2. Philadelphia: Churchill Livingstone; 2000. p. 2747-57.
10. Hevey MA, George IA, Rauseo AM, Larson L, Powderly W, Spec A. Performance of the lateral flow assay and the latex agglutination serum cryptococcal antigen test in cryptococcal disease in patients with and without HIV. J Clin Microbiol. 2020;58(11):e01563-20.
11. Kauffman CA. Histoplasmosis: A clinical and laboratory update. Clinical Microbiology Reviews. 2007;20(1):115-32.
12. Kon AS, et al. Consenso em criptococose – 2008. Rev Soc Bras Med Trop. 2008;41(5).
13. Kwon-Chung KJ, Bennett JE, Wickes BL, Meyer W, Cuomo CA, Wollenburg KR, et al. The case for adopting the "species complex" nomenclature for the etiologic agents of cryptococcosis. mSphere. 2017;2(1).
14. Marchiori E, Valiante PM, Mano CM, Zanetti G, Escuissato DL, Souza Jr AS, et al. Paracoccidioidomycosis: High-resolution computed tomography-pathologic correlation. European Journal of Radiology. 2011;77:80-4.
15. Maziarz EK, Perfect JR. Cryptococcosis. Infect Dis Clin North Am. 2016;30(1):179-206.
16. Millington MA, Nishioka AS, Martins ST, et al. Paracoccidioidomycosis: Historical approach and perspectives for implementation of surveillance and control. Epidemiol Serv. Saúde. 2018;27.
17. Mittal J, et al. Histoplasma capsulatum: Mechanisms for pathogenesis. Curr Top Microbiol Immunol. 2019;422:157-91.
18. Prado M, Silva MB da, Laurenti R, Travassos LR, Taborda CP. Mortality due to systemic mycoses as a primary cause of death or in association with AIDS in Brazil: A review from 1996 to 2006. Mem Inst Oswaldo Cruz. 2009;104(3):513-21.
19. Rozenbaum R, Gonçalves AJ. Clinical epidemiological study of 171 cases of cryptococcosis. Clinical Infectious Diseases. 1994;18:369-80.

20. Salzer HJF, Burchard G, Cornely OA, et al. Diagnosis and management of systemic endemic mycoses causing pulmonary disease. Respiration. 2018;96:283-301.
21. Trilles L, Lazéra M dos S, Wanke B, Oliveira RV, Barbosa GG, Nishikawa MM, et al. Regional pattern of the molecular types of Cryptococcus neoformans and Cryptococcus gattii in Brazil. Memórias do Instituto Oswaldo Cruz. 2008;103(5):455-62.
22. Wanke B, do Valle ACF, Oliveira RMZ, Costa RLB. Paracoccidiodomicose. In: Coura JR (ed.). Dinâmica das doenças infecciosas e parasitárias. 2. ed. Rio de Janeiro: Guanabara-Koogan; 2013. p. 1225-49.
23. Wanke B, Lazera M, Monteiro PC, Lima FC, Leal MJ, Ferreira Filho PL, et al. Investigation of an outbreak of endemic coccidioidomycosis in Brazil's northeastern state of Piauí with a review of the occurrence and distribution of Coccidioides immitis in three other Brazilian states. Mycopathologia. 1999 Nov;148(2):57-67.
24. Whittier S, Hopfer RL, Gilligan P. Elimination of false-positive serum reactivity in latex agglutination test for cryptococcal antigen in human immunodeficiency virus-infected population. J Clin Microbiol. 1994;32(9):2158-61.
25. World Health Organization. Guidelines for the diagnosis, prevention and management of cryptococcal disease in HIV-infected adults, adolescents and children: Supplement to the 2016 consolidated guidelines on the use of antiretroviral drugs for treating and preventing HIV infection. [Internet]. 2018 [citado 9 de setembro de 2019]. Disponível em: http://www.ncbi.nlm.nih.gov/books/NBK531449/.

24

Aspergilose, pneumocistose e outras micoses pulmonares

Eduardo Pamplona Bethlem
Bodo Wanke
Domenico Capone
Alexandre Pinto Cardoso
José Manoel Jansen
Valmir Sangalli Lucas
Marcia Lazera
Marcela de Faria Ferreira
Marcos de Carvalho Bethlem
Rafael B. Capone
Ursula Jansen

DESTAQUES

- Aspergilose (Asp) manifesta-se de várias formas, desde a colonização de vias aéreas até a invasão do tecido pulmonar e disseminação sistêmica, dependendo das defesas locais e do estado imunológico do hospedeiro.
- Nas formas crônicas de Asp, o fungo desenvolve-se em lesões estruturais do pulmão e não invade os tecidos adjacentes.
- As formas invasivas de Asp acometem indivíduos imunodeficientes e são as mais graves.
- A aspergilose broncopulmonar alérgica (ABA) ocorre em asmáticos e é modulada por reações imunes.
- O tratamento da ABA depende da forma de apresentação, da gravidade da doença e da resposta às drogas, variando desde esteroides, antifúngicos orais ou venosos até a cirurgia de ressecção.

ASPERGILOSE PULMONAR

Introdução

O *Aspergillus* é um fungo saprófito, onipresente, encontrado em ambientes internos, externos e até desérticos. A espécie *A. fumigatus* é a principal responsável pela infecção pulmonar, embora *A. flavus*, *A. níger* e *A. terréus*, entre outros, possam ser os causadores. A doença manifesta-se de forma variável, conforme o estado imunológico do hospedeiro e a condição funcional e estrutural de seu pulmão. O espectro clínico estende-se da colonização de vias aéreas até formas invasivas mais graves.

Patogenia

No ambiente, o *Aspergillus* existe sob a forma de esporos. Uma vez inalados, no hospedeiro normal, a primeira defesa é o macrófago alveolar, que os inativa por fagocitose. Aqueles que escapam e germinam transformam-se em hifas grandes demais para a fagocitose, mas capazes de estimular receptores específicos que promovem a liberação de citocinas e o recrutamento de neutrófilos, a principal defesa contra o fungo nesta fase. Se todas falham, o fungo prolifera e a doença pulmonar se desenvolve, manifestando-se conforme o estado da imunidade local e sistêmica. As alterações estruturais do pulmão como cavidades e bronquiectasias comprometem a defesa local e favorecem a colonização do *Aspergillus* nesses espaços com eventual invasão de suas paredes. A redução quantitativa ou qualitativa dos neutrófilos facilita o desenvolvimento das hifas a partir dos alvéolos e a invasão dos tecidos adjacentes e dos vasos sanguíneos, possibilitando a disseminação sistêmica. Pacientes asmáticos podem desenvolver reações imunes exageradas ao *Aspergillus*, com piora da doença. Nos suscetíveis, a inalação do esporo pode ainda agir como qualquer inalante orgânico e produzir pneumonia de hipersensibilidade, tratada em outro capítulo.

A aspergilose, portanto, é uma doença espectral cujas manifestações clínicas dependem da interação entre o fungo e as defesas locais e sistêmicas do hospedeiro (Figura 1).

Essas apresentações podem coexistir ou progredir de uma para outra conforme a pre-

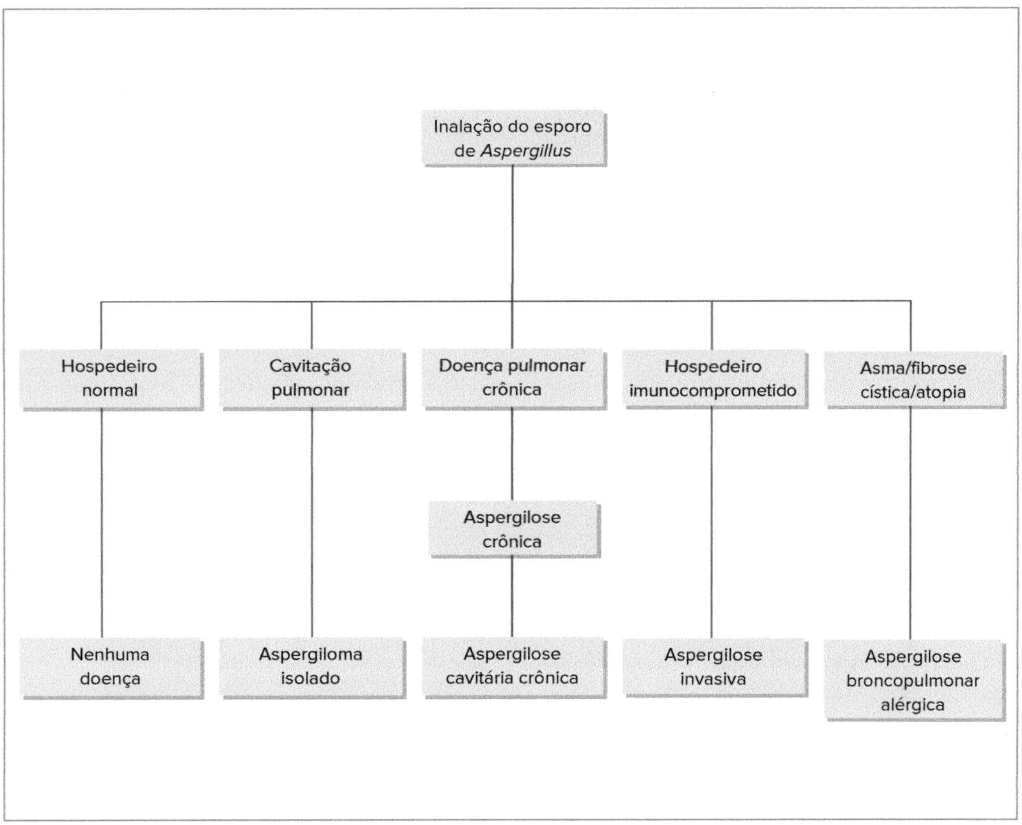

FIGURA 1 Espectro clínico da aspergilose pulmonar. Fonte: modificada de Koucha et al. Eur Respir Ver. 2011;20:121,156-74.

disposição genética e o estado imunológico do paciente.

Aspergiloma

O aspergiloma isolado ou bola fúngica é uma aspergilose crônica e é a manifestação mais frequente da doença. Trata-se de uma massa arredondada composta de hifas, células inflamatórias, fibrina, muco e restos celulares que se desenvolve no interior de cavidades pulmonares preexistentes, sem invasão dos tecidos adjacentes. A causa mais comum destas cavidades é a tuberculose, embora outras doenças como sarcoidose, bronquiectasias, neoplasias, bolhas e cistos brônquicos possam originá-las. A espécie *A. fumigatus* é a mais frequentemente envolvida, não obstante, fungos como *Zigomycetos* e *Fusarium* também podem formar bola fúngica.

Classicamente, cursa sem sintomas. Quando ocorrem, o mais comum é a hemoptise, que pode ameaçar a vida. As fontes são, em geral, os vasos brônquicos da parede da cavidade que sofrem agressão química pelas toxinas do fungo e mecânica pelos movimentos da própria bola.

Nos exames radiográficos, caracteristicamente observa-se, nas porções superiores do pulmão, uma meia-lua de ar em forma de crescente entre a parede da cavidade e a bola fúngica que pode mudar de posição com o decúbito (Figura 2). A imagem pode ser vista em uma radiografia simples de tórax, sendo a tomografia computadorizada (TC) utilizada para os casos duvidosos e no diagnóstico diferencial com neoplasia, abscesso, cisto hidático e vasculites. Tipicamente, não há acometimento dos tecidos adjacentes à cavidade e a bola fúngica permanece estável por pelo menos 3 meses. Entretanto, pode aumentar de tamanho e, em até 10% dos casos, desaparecer sem tratamento.

O diagnóstico se baseia na imagem radiológica característica juntamente com a cultura do fungo no escarro ou lavado broncoalveolar (LBA) coletado por broncoscopia (BCP) ou com a presença de anticorpos IgG precipitantes específicos no soro.

O tratamento desta e das outras formas da aspergilose está descrito na Tabela 4.

Aspergilose cavitária crônica (ACC)

É uma forma rara de aspergilose. A espécie mais comumente envolvida é *A. fumigattus*, embora *A. niger e A. flavus* possam ser a causa. Em geral é associada a doenças com alterações estruturais do pulmão e de

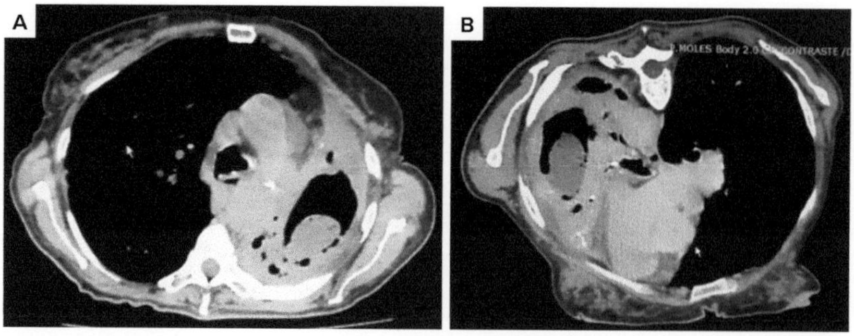

FIGURA 2 Mulher de 62 anos com hemoptise e passado de tuberculose. Notar o crescente de ar e a massa no interior da sequela cavitária do lobo superior esquerdo que mudam de posição com o decúbito (IDT/UFRJ – 2017).

seus mecanismos de defesa. Doença pulmonar obstrutiva crônica (DPOC), sequelas de tuberculose ou de radioterapia, pneumoconiose, doença bolhosa, sarcoidose, asma, fibrose cística (FC) ou bronquiectasias não fibrocísticas incluem-se nesta lista. O fungo prolifera nos espaços do pulmão estruturalmente alterado, se estende às suas paredes que se espessam, inflama os tecidos adjacentes, mas, caracteristicamente, não os invade. Os sintomas respiratórios mais frequentes são tosse com catarro e hemoptise. Diferente do aspergiloma, a ACC cursa com sintomas sistêmicos como perda de peso e febre. Ocasionalmente, os exames detectam uma imagem semelhante à de aspergiloma. O tempo de evolução das lesões e dos sintomas permite o diagnóstico (Tabela 1). A complicação terminal da doença não tratada é a fibrose, caracterizando a aspergilose fibrosante crônica. A mortalidade pode chegar a 1/3 dos casos.

Os marcadores de inflamação como VHS e proteína C-reativa geralmente estão aumentados. Os anticorpos precipitantes IgG específicos são positivos, o que é útil para o diagnóstico e seguimento da doença. Cerca de metade dos doentes apresentam aumento de IgE específica para *Aspergillus*. A dosagem de galactomanana, um polissacarídeo da parede do fungo, pode ser realizada no lavado broncoalveolar (LBA). É utilizado o método de imunoensaio enzimático (ELISA), sendo o resultado expresso em um índice de galactomanana (IGM). O IGM no soro não é sensível o suficiente para o diagnóstico e, se positivo (≥ 0,5), sugere doença invasiva. Resultados falso-positivos podem ocorrer em pacientes usando piperacilina-tazobactam ou amoxacilina-clavulanato e em outras micoses (histoplasmose, blastomicose e fusariose).

TABELA 1 Critérios para diagnóstico de aspergilose cavitária crônica

Sintomas pulmonares ou sistêmicos, aumento dos marcadores inflamatórios e progressão das alterações radiológicas (cavidades, infiltrado pericavitário e espessamento pleural) em menos de 3 meses
Testes microbiológicos para *Aspergillus* positivos – anticorpos precipitantes (IgG) no soro: exame mais sensível; cultura ou reação em cadeia de polimerase (PCR) no escarro ou LBA; IGM no LBA ≥ 1,0
Doença pulmonar subjacente
Exclusão de outros possíveis patógenos pulmonares

Fonte: modificada de Patterson, et al. Clinical Infectious Diseases. 2016;63(4). IGM: índice de galactomanana; LBA: lavado broncoalveolar.

Aspergilose invasiva (AI)

É uma forma grave da infecção cuja característica fundamental é a invasão do tecido pulmonar pelo fungo que pode acometer vasos sanguíneos e alcançar órgãos distantes, em especial cérebro, fígado e rins. O principal fator de risco são as alterações quantitativas e qualitativas dos neutrófilos com duração > 10 dias. Transplante de órgãos, uso prolongado de esteroide, AIDS avançada, insuficiência de medula óssea, uso de múltiplos antibióticos, nutrição parenteral, DPOC em corticoterapia e hospitalização extensa também constituem fatores predisponentes de AI.

Os sintomas são inespecíficos e incluem febre que não cede com antibióticos, tosse com catarro, dispneia, hemoptise e dor tipo pleurítica. A radiografia simples de tórax usualmente mostra condensações de base pleural por possíveis infartos pulmonares devidos à obstrução de vasos pelo fungo. Na TC de tórax podem-se observar, nas fases iniciais, nódulos eventualmente circundados por um halo em vidro fosco -sinal do halo

– atribuído a hemorragia. Com a evolução, os nódulos cavitam e podem produzir uma imagem parecida com a do aspergiloma, mas aqui causada pela necrose. Ocasionalmente, observam-se consolidações e áreas em vidro fosco acompanhando o trajeto dos brônquios. O derrame pleural é raro.

O diagnóstico de certeza da AI depende da identificação do fungo por exame direto e cultura de tecido pulmonar obtido por LBA, biópsia transbrônquica (BTB), punção percutânea ou biópsia cirúrgica (Tabela 2). A positividade da cultura para *Aspergillus* é baixa e um resultado negativo não exclui o diagnóstico de AI. Sua realização, entretanto, é fundamental para os testes de sensibilidade às drogas antifúngicas – vale lembrar que o *A. terreus* é resistente à anfotericina.

TABELA 2 Critérios para diagnóstico de aspergilose invasiva

Diagnóstico	Critérios
Provado	Histopatologia de BTB ou cirúrgica ou citopatologia de punção aspirativa mostrando hifas de *Aspergillus* e evidências de lesão pulmonar associada **ou**
	Cultura de amostras pulmonares obtidas por procedimento estéril positiva para *Aspergillus* **e**
	Contexto clínico radiológico compatível com a infecção
Provável	Hospedeiro com fatores de risco **e**
	Evidência micológica no escarro ou LBA (cultura ou exame direto compatíveis com *Aspergillus*) IGM sérica positivo (≥ 0,5) PCR para *Aspergillus* positiva em amostra de sangue **e**
	Contexto clínico radiológico compatível com a infecção.

Fonte: modificada de Pauw et al. EORTC/MSG consensus. Clin Infect Dis. 2008;46:1813-21. BTB: biópsia transbrônquica; IGM: índice de galactomanana; LBA: lavado broncoalveolar; PCR: reação em cadeia de polimerase.

Com o desenvolvimento dos recursos de sustentação da vida, a AI tem sido mais observada em terapia intensiva mesmo em pacientes não neutropênicos e sem alterações hematológicas, particularmente nos portadores de DPOC em uso de esteroide. O isolamento de *Aspergilus* em secreções de trato respiratório inferior nesses casos pode significar doença. Já em imunocompetentes e sem outros fatores de risco, quase sempre representa mera colonização sem consequências clínicas.

Os pacientes com imunodepressão moderada como idosos, diabéticos, portadores de doenças hepáticas crônicas, alcoolismo, má-nutrição, doenças do tecido conjuntivo ou em uso prolongado de esteroide podem desenvolver uma infecção subaguda do parênquima pulmonar anteriormente chamada aspergilose necrosante crônica e atualmente tratada como AI sob o termo aspergilose invasiva subaguda (AISA). Essa forma da doença produz cavidades e invade os tecidos adjacentes, mas não invade vasos sanguíneos, não dissemina para outros órgãos e tem curso indolente, geralmente de semanas ou poucos meses (Figura 3).

Na prevenção da doença, a droga de escolha é o itraconazol em apresentação oral.

Aspergilose broncopulmonar alérgica (ABPA)

Resulta de reações hiperimunes aos antígenos do *Aspergillus*, principalmente *A. fumigatus*, quase exclusivamente em indivíduos com asma ou FC, em geral atópicos. Nos asmáticos, há piora e dificuldade de controle da doença, eliminação de rolhas de secreção, eosinofilia no sangue e consolidações transitórias nos exames de imagem causadas por acúmulo de muco e obstrução de vias aéreas. Na FC também se apresenta como exacerba-

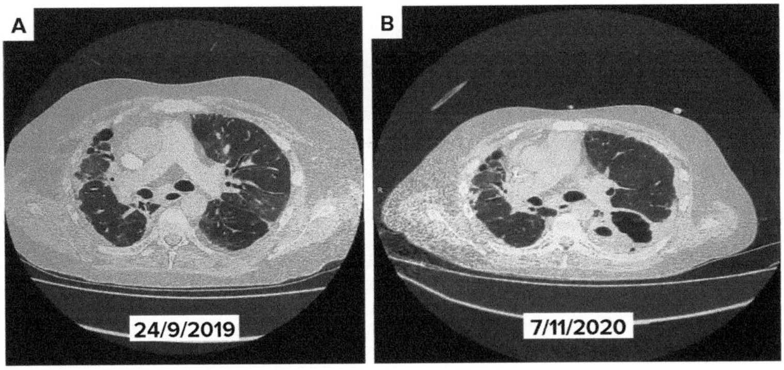

FIGURA 3 Homem de 46 anos com leucemia mieloide crônica e doença do enxerto *versus* hospedeiro. IGM (índice de galactomanana) sérico 1,5. Notar as cavidades no segmento superior do lobo inferior esquerdo, inexistentes no exame anterior (HU/UFRJ – 2020).

ção de difícil controle. Nesta condição, é mais observada em indivíduos do gênero masculino com história de asma ou atopia.

A patogênese da ABPA ainda não é completamente compreendida. Enquanto indivíduos normais eliminam os esporos inalados, os atópicos desenvolvem respostas imunológicas nas vias aéreas que independem da quantidade de antígeno aspirada. As reações de hipersensibilidade envolvidas são do tipo I, mediado por IgE e do tipo III (fenômeno de Arthur), mediado por IgG e resposta anormal dos linfócitos T, produzindo inflamação, hipersecreção de muco, obstrução, lesão da parede do brônquio e bronquiectasia. O fungo acaba por colonizar as vias aéreas com amplificação das reações.

Nas fases iniciais da doença, em asmáticos, os exames radiográficos podem mostrar pulmões normais. Nas exacerbações, aparecem as características consolidações migratórias em faixa, predominantes nos lobos superiores, partindo do hilo e com a periferia arredondada em forma de dedo de luva. Nos estágios avançados, bronquiectasias tipicamente centrais e fibrose podem se desenvolver e são mais bem observadas na TC de alta resolução. São também descritos espessamento de paredes brônquicas, sinal do anel – bronquiectasias, consolidações ou vidro fosco focal e aprisionamento de ar.

Tipicamente, a dosagem de IgE sérica total é acima de 1.000 UI/mL e se constitui em um marcador de resposta à terapia. O *Aspergillus* raramente é detectado em coloração direta do escarro, mas cresce em cultura em cerca de 2/3 dos casos. O achado do fungo não é necessário para o diagnóstico, cujos critérios são resumidos na Tabela 3. BCP ou biópsias de pulmão não são rotineiramente empregadas a não ser que haja suspeita de outras doenças. Quando realizadas, mostram inflamação granulomatosa constituída de linfócitos, células plasmáticas e eosinófilos, granuloma broncocêntrico, obstrução de vias aéreas por rolhas de muco onde eventualmente há hifas, mas sem invasão tecidual.

TABELA 3 Critérios para diagnóstico de aspergilose broncopulmonar alérgica (ABPA)

Asma
Teste cutâneo ao antigeno de *Aspergillus* positivo
Achado de anticorpos séricos precipitantes (IgG) contra *Aspergillus fumigatus*
Dosagem de IgE sérica total > 1.000 UI/mL
Bronquiectasias centrais na TC
Aumento de IgE e IgG séricos especificas para *Aspergillus fumigatus*
Eosinofilia no sangue periférico > 500/mm^3

(continua)

TABELA 3 Critérios para diagnóstico de aspergilose broncopulmonar alérgica (ABPA) (*continuação*)

Infiltrados pulmonares na radiografia ou TCAR de tórax
Se os 4 primeiros critérios estão presentes, ABPA seropositiva é considerada. Se os 6 primeiros critérios estão presentes, trata-se de ABPA instalada.

Fonte: adaptada de Agarwal R. *Chest* 2009; 135:805). TC: tomografia computadorizada; TCAR: TC de alta resolução.

Evitar a exposição a ambientes propícios à proliferação de fungos e a vacinação antipneumocos e hemófilos previnem exacerbações.

Recomendações terapêuticas (Tabela 4)

TABELA 4 Recomendações para tratamento da aspergilose

Apresentação	Opção primária	Alternativa	Comentário
Aspergiloma	Assintomáticos e sem progressão radiológica em pelo menos 6 meses – observação Sintomas persistentes ou hemoptise – ressecção	Hemoptise sem ameaça da vida – itraconazol (100 a 200 mg/dia) ou voriconazol como na AI	Efeito da terapia medicamentosa incerto
ACC	Voriconazol (200 mg cada 12 h VO) ou Itraconazol (400-600 mg/d VO) por pelo menos 6 meses ou até resolução/estabilização clínica e radiológica Terapia mais prolongada pode ser necessária	Semelhante à AI	Acompanhamento com TC de tórax a cada 3 a 12 meses, IgG sérica e testes funcionais pulmonares anuais Doença localizada, resistente ao tratamento e com persistência dos sintomas – ressecção Em caso de uso prolongado de itraconazol, medir nível sérico
AI	Voriconazol (6 mg/kg IV cada 12 h por 1 d, seguido de 4 mg/kg IV cada 12 h) até melhora; a seguir, voriconazol (200-300 mg cada 12 h VO) ou itraconazol (400-600 mg/d VO)	Anfoterina B lipossomal (3-5 mg/kg/dia IV) Isavuconazole (200 mg cada 8 h por 6 doses, então 200 mg/dia)	Tratamento na forte suspeição da doença enquanto os testes diagnósticos são realizados; duração – 6 a 12 semanas dependendo da imunodeficiência e evolução; não se recomenda de rotina combinação primária de antifúngicos; equinocandinas (caspofungina e micafungina) isoladas não recomendadas de rotina, podem ser associadas ao voriconazol; acompanhamento com TC T e IGM sérica; cirurgia reservada para casos com sangramento importante, lesões adjacentes a grandes vasos, ao pericárdio ou com invasão da pleura e parede torácica

(continua)

TABELA 4 Recomendações para tratamento da aspergilose (*continuação*)

Apresentação	Opção primária	Alternativa	Comentário
ABPA	Itraconazol (200 mg 2 x d VO por 16 semanas e então como poupador de esteroide)	Voriconazol (200 mg cada 12 h VO) ou posaconazol oral (dosagem depende da formulação)	Deve ser iniciado precocemente para evitar bronquiectasias; corticoides sistêmicos são fundamentais nas exacerbações; itraconazol tem efeito poupador de corticoide; corticoide inalado, omalizumabe (anticorpo anti-IgE), azitromicina e nebulização com salina hipertônica têm sido usados; acompanhamento com eosinofilia periférica ou IgE sérica total

Fonte: modificada de Patterson et al. Clinical Infectious Diseases. 2016;63(4); e Limper et al. Am J Respir Crit Care Med. 2011;183:96-128. ABPA: aspergilose broncopulmonar alérgica; ACC: aspergilose cavitária crônica; AI: aspergilose invasiva; IGM: índice de galactomanana; TC: tomografia computadorizada.

▶ PNEUMOCISTOSE

Introdução

A pneumocistose é uma doença pulmonar que se fez proeminente nos anos 1980 como complicação da infecção pelo vírus da imunodeficiência humana (HIV), tornando-se mesmo uma "avalanche que dependeu de uma nova peste". Na verdade, tudo começou às nove horas da manhã de uma segunda-feira, 6 de outubro de 1980, quando um interno de medicina comunicou ao Dr. Michael Gottlieb sobre o paciente do quarto 516 do Hospital da Universidade da Califórnia em Los Angeles (UCLA) que apresentava um desabamento imunológico com infecções oportunistas: pneumocistose e candidíase orofaríngica. Era o primeiro caso da síndrome de imunodeficiência adquirida (AIDS).

A pneumocistose já era conhecida em casos de recém-nascidos com doenças de base tais como hipogamaglobulinemia e em pacientes transplantados de órgãos sólidos que apresentavam grave efeito imunossupressor, mas nunca com a abundância que passou a ser vista com a AIDS.

Uma trajetória de múltiplos desvios

Quem descobriu o *Pneumocystis* foi Carlos Chagas em Manguinhos, em 1909, quando fazia estudos em camundongos sobre o *Trypanosoma cruzi*, confundindo o *Pneumocystis* com uma forma assexuada do *Trypanosoma*. Poucos anos após, Antonio Carini, um italiano que trabalhava no Brasil, provou que se tratava de um germe à parte e o estudou detalhadamente. A seguir, o casal Delano, em Paris, denominou esse microrganismo *P. carinii*. É de se notar que, nessa época, ele era considerado um parasita, sendo posteriormente deslocado para o grupo dos fungos, em vista da configuração do DNA, que o aproxima desse grupo.

Em 1952, o tcheco Otto Jirovec postulou que o microrganismo de Chagas/Carini era patógeno de roedores; o que atingia o homem era outra espécie. Houve muita discussão quanto à nomenclatura até que, a partir de 1999, passou a ser adotado o nome *P. jirovecii*.

Biologia

Como relatamos, o *Pneumocystis* é considerado modernamente um fungo, embora alguns o denominem "*yeast-like*" com forma de levedura. Esse agente tem uma biologia peculiar. A contaminação humana ocorre em pessoas normais, geralmente na infância precoce com atingimento alveolar. Na realidade, age como um comensal e não prolifera largamente por causa de macrófagos alveolares ativos por efeito da imunidade celular. São muito raras as pessoas contaminadas que apresentam escarro ou lavado broncoalveolar (LBA) positivo para *Pneumocystis*.

É considerada possível também a contaminação no adulto.

A forma de resistência do *Pneumocystis* à ação dos macrófagos é o cisto de parede dupla de 1 a 4 μm de diâmetro que produz glicoproteína A, a qual promove aderência às células alveolares. Cada cisto contém até oito corpos intracísticos. O genoma do *Pneumocystis* já foi inteiramente sequenciado.

Patogenia

Ocorrida a imunossupressão com células TCD4+ menores que 200/mm^3 no sangue (a pneumocistose é observada não apenas na AIDS, mas também no pós-transplante renal, em neoplasias com quimioterapia, em vasculites, hepatites por drogas e em colagenoses), podem os macrófagos falhar na vigilância e permitir a ocorrência de proliferação de germe e posterior rotura dos cistos, com liberação de trofozoítos, a forma infectante. Estes têm aspecto ameboide e se desenvolvem e atuam nos alvéolos e também passam ao interstício. Provocam intensa inflamação linfocitária. O β1-3 glucano da parede do fungo é o principal indutor da inflamação. Possui extensões chamadas de filopódios que servem para se fixar, aspirar substâncias tidas como alimentares e injetar toxinas que levam à inflamação. A consequência é a pneumonia. A reação do hospedeiro é tida como componente importante nas consequências anatomopatológicas e clínicas.

A infecção pelo *Pneumocystis* leva à liberação de desidrogenase lática (LDH) pelas células do alvéolo do hospedeiro em resposta a lesões provocadas na membrana citoplasmática. O valor normal dessa enzima no sangue periférico é de 100 a 350 ml/UI e sua elevação é um dos sinais mais precoces da doença.

A infecção também provoca o aumento do número de macrófagos alveolares (porém com baixo efeito de defesa), produção de interleucinas e alterações do surfactante.

A progressão da doença vai depender, naturalmente, do equilíbrio entre a força patogênica do microrganismo e a progressão da imunodeficiência, com a possível intervenção terapêutica.

Anatomia patológica

A inflamação mononuclear é observada incialmente no interior dos alvéolos, preenchendo-os parcialmente. Logo passa também ao interstício (Figura 4). São observados no interior dos alvéolos: fungos de forma circular e em meia-lua (coloração argêntica de Gomori) (Figura 5), debris, células inflamatórias; também é possível determinar a presença de fibrina e abundante quantidade de substância surfactante. No interstício há edema pronunciado e franca proliferação mononuclear inflamatória e material eosinofílico. Pode ocorrer a formação de cistos (50% dos casos) que são decorrentes de mecanismo valvular bronquiolar.

Clínica

A pneumocistose manifesta-se de forma lentamente progressiva. Em geral passam-se algumas semanas até que o médico seja procurado. Cerca de 5 a 10% dos casos de pneumocistose inicial podem ser assintomáticos, quando descobertos por exames de imagem.

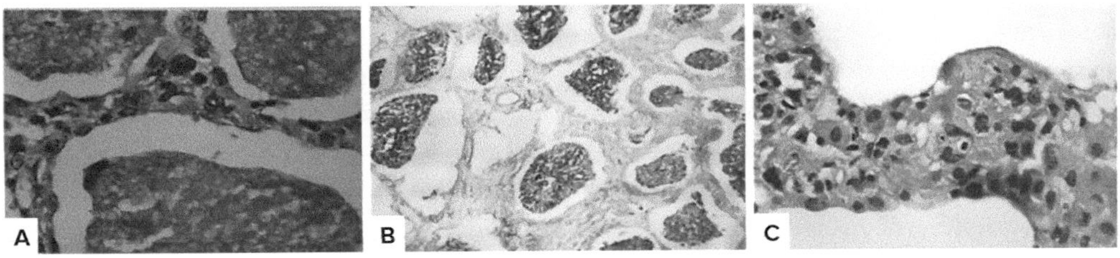

FIGURA 4 Pneumonia por *Pneumocystis jirovecii* na AIDS. Em A, corte histológico do pulmão mostrando septos alargados e presença de material eosinofílico intra-alveolar (coloração HE, 200x). Em B, corte histológico do pulmão mostrando septos alargados e presença de *Pneumocystis* ocupando os espaços alveolares (prata metenamina de Grocott, 100x). Em C, corte alargado com infiltrado inflamatório mononuclear (HE, 400x).

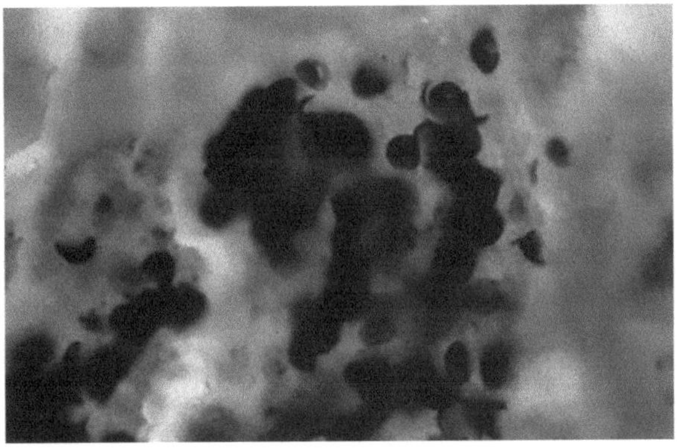

FIGURA 5 Pneumonia por *Pneumocystis jirovecii* na AIDS. Alvéolo pulmonar preenchido por formações arredondadas ou em meia-lua (prata metenamina de Grocott, 1.000x).

Hoje, na AIDS, a doença ocorre em menos de 20% dos pacientes e isso por efeito cumulativo da quimioprofilaxia para o *Pneumocystis* e da terapêutica do HIV representada por terapia de alta eficiência-HAART.

A hipóxia e o aumento da LDH são constantes e precoces. Os sintomas iniciais são febrícula, às vezes acompanhada por discreta tosse e dispneia a grandes esforços. Como foi assinalado, o início da doença é lento e progressivo na grande maioria das vezes, porém há casos com evolução rápida, grave e fatal quando não diagnosticados. O exame físico pouco revela nas fases iniciais a não ser leve dispneia, referida pelos pacientes como cansaço notadamente relacionado a esforços que exigem um pouco mais do organismo, como correr para alcançar uma condução. Nessa situação, a radiografia do tórax pode ser normal, mas a tomografia computadorizada (TC) pode revelar alterações precoces. Habitualmente, a cianose se instala tardiamente, bem como a dispneia a pequenos esforços.

Na investigação funcional respiratória, o destaque é a redução da difusão de monóxido de carbono, que é a alteração mais precoce e proeminente.

Muitos casos de contaminação pelo HIV são descobertos pela ocorrência de pneumocistose em 25 a 30%.

Exames de imagem

A radiografia do tórax (Figura 6A) geralmente mostra imagens alveolares difusas, de baixa densidade, caracterizadas como opacidades em vidro fosco, bilaterais, simétricas e centrais predominando nos campos pulmonares médios e algumas vezes associadas a poucos cistos. Há em associação à alteração dominante que é o vidro fosco alterações intersticiais representadas por linhas densas e oblíquas em direção aos hilos pulmonares que se acentuam com a progressão da doença. Nos casos avançados, há o aspecto de "pulmão branco". Com o tratamento, a melhora clínica precede a melhora radiográfica. O exame definitivo e obrigatório na exploração diagnóstica e acompanhamento de todo caso de pneumocistose é a TC. A sensibilidade da TC é de 100%, a especificidade de 85% e a acurácia de 90%. Os principais aspectos da TC são: opacidades em vidro fosco, tendendo a ser extensas, bilaterais, simétricas, envolvendo de preferência as regiões centrais. É possível, mas rara, a ocorrência de "pavimentação em mosaico", alteração conhecida como padrão de "*crazy-paving*". Cistos únicos ou em pequeno número, de paredes finas, podendo aparecer em diversos tamanhos que, na verdade, constituem pneumatoceles e não cavitações e desaparecem com o tratamento (Figuras 6B e C). Outras alterações possíveis, de ocorrência rara, são nódulos de tamanho variado e condensações. As alterações descritas como pequenos nódulos do espaço aéreo com padrão de árvore em brotamento são muito raras na pneumocistose, da mesma forma como derrame pleural, linfonodomegalias mediastinais, pneumotórax, e sua presença deve levantar a possibilidade de associação com outra doença. Na recuperação da doença a limpeza tomográfica vai ocorrendo "*pari passu*" com a clínica. Pode haver completa limpeza ou sobrar pequenas áreas de fibrose (Figura 6D).

Confirmação diagnóstica

A dosagem de células TCD4+ geralmente está abaixo de 200 células por mm^3 no sangue periférico. Outros dados que corroboram o diagnóstico incluem PaO_2 baixa, LDH alta e DLCO baixa. A confirmação da doença é feita pela determinação da presença do microrganismo em LBA (também em biopsia tranbrônquica, transparietal e a céu aberto). A pesquisa direta no escarro e no LBA é auxiliada com a coloração argêntica de Gomori, onde os cistos se apresentam corados em preto. Caso negativa essa pesquisa, recorre-se a outros exames. Usam-se com boa acurácia o PCR e a imunofluorescência com anticorpos monoclonais. A dosagem de 1-3-β-D glucana acima de 100 pg/mL no sangue é diagnóstica de pneumocistose (trata-se de um componente da parede celular do agente).

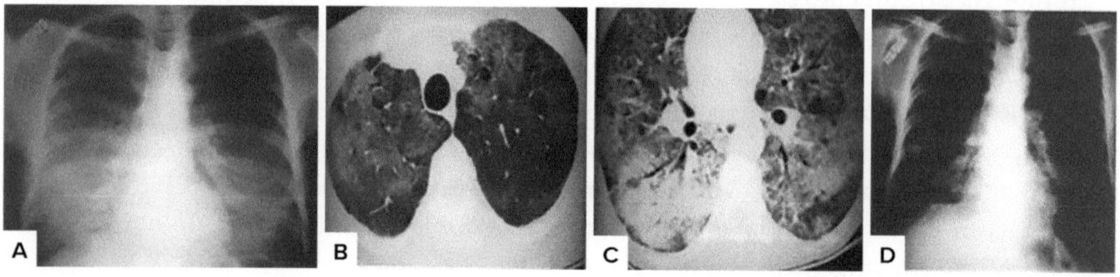

FIGURA 6 Pneumonia por *Pneumocystis jirovecii* na AIDS. Em A, radiografia do tórax em posteroanterior mostra opacidades alveolares com aerobroncograma predominando nos terços medioinferiores dos pulmões. Observa-se ainda infiltrado intersticial reticular associado. Em B e C, cortes tomográficos registrados em janela de parênquima demonstram opacidades difusas em vidro fosco associadas a espessamento dos septos interlobulares e a pequenos cistos. Em D, radiografia após tratamento observando-se melhora acentuada em relação ao exame mostrado em A.

A cultura do *Pneumocystis* gera muita disputa de opiniões. A maioria dos autores acha que ainda não é possível, embora Verena Sckildgen afirme o contrário.

Tratamento

A. O tratamento mais utilizado é a associação de sulfametoxazol com trimetropim (SMX-TMP) na dose de 15-20 mg/kg/dia de TMP e 75-100 mg/kg/dia de SMX por via endovenosa dividida em três ou quatro aplicações. A duração do tratamento é de 21 dias. Se houver boa evolução e resposta, nas últimas semanas, a dose pode ser administrada por via oral, 2 comprimidos de dose dupla (160 mg deTMP e 800 mg de SMX) de 8 em 8 horas.
B. Pentamidina na dose de 4 mg/kg/d por via venosa, durante 21 dias.
C. Clindamicina + primaquina. Dose: clindamicina – 600 mg IV ou 300 mg VO, quatro vezes ao dia + primaquina na dose de 15-30 mg/dia IV por 21 dias.
D. TMP = dapsona. Doses: TMP – 15-20 mg/kg/dia VO tomadas em 3 a 4 vezes. Dapsona na dose de 100 mg/d VO por 21 dias.

Profilaxia

A profilaxia é feita com um comprimido de dose dupla ao dia (forma F ou D, que corresponde a 160 mg de TMP e 800 mg de SMX), durante 3 a 7 dias na semana.

Deve ser feita sempre após o primeiro episódio de pneumocistose (profilaxia primária) e, hoje em dia, em todo paciente diagnosticado com AIDS (profilaxia secundária). Muitos autores também a indicam em várias outras situações com imunossupressão do sistema celular (depressão de células TCD4+).

▶ BLASTOMICOSE NORTE-AMERICANA

É enfermidade endêmica na América do Norte e pouco vista fora dessa área. Trata-se de uma piogranulomatose sistêmica causada pelo *Blastomyces dematitidis* que, como as demais micoses, desenvolve-se pela inalação de seu agente etiológico. Em torno de 50% dos infectados são assintomáticos. Seu principal órgão atingido é o pulmão, mas após disseminação hematogênica atinge também, com certa frequência, a pele, ossos e aparelho genitourinário, entretanto pode acometer qualquer órgão. O acometimento pulmonar pode ser caracterizado como uma pneumonia aguda ou, mais comumente, crônica. Algumas vezes pode se exteriorizar como massa pulmonar ou mesmo acometimento reticulonodular. Pequeno derrame pleural pode ser encontrado, porém, diferentemente da histoplasmose, não costuma cursar com linfonodomegalias. Não raramente, esses enfermos têm seu diagnóstico confundido com pneumonia viral ou bacteriana quando a exteriorização é aguda, e com tuberculose, neoplasias ou outras infecções fúngicas quando a exteriorização é crônica. Colonização ou contaminação com *Blastomyces* é rara e, portanto, seu achado tem maior valor diagnóstico, quer visualizado nos tecidos ou em cultura. Sorologia tem pouca utilidade no diagnóstico. Apesar de poder existir regressão espontânea da enfermidade, sua evidenciação e diagnóstico são de indicação terapêutica, diferentemente da histoplasmose. As opções de tratamento incluem anfotericina B ou um derivado azólico, especialmente o itraconazol.

▶ CANDIDÍASE PULMONAR

É micose pulmonar pouco frequente. Quando ocorre, tende a ser em enfermos com candidíase disseminada e geralmente em uso crônico ou prolongado de esteroides ou antibióticos. O acometimento pulmonar ocorre mais por disseminação hematogênica do que por broncoaspiração. Assim sendo, o aspecto de imagem de lesões condensante lobares é extremamente raro, sendo mais encontrado o aspecto de pequenos abscessos no parênquima devido à fisiopatogenia do acometimento.

Pacientes com SIDA/AIDS têm a candidose como sua principal causa de infecção secundária, porém mesmo nesses pacientes a evidenciação de candidíase pulmonar é rara. É microrganismo que facilmente contamina ou coloniza espécimes biológicos e, sendo assim, seu simples achado em materiais biológicos tem muito pouco valor diagnóstico e não deve indicar tratamento. Este deve ser realizado quando se está diante de candidíase disseminada.

▶ MUCORMICOSE

Antigamente denominada zygomicose, é outra enfermidade fúngica pulmonar. Infecções graves, quer pulmonares quer rino-orbital-cerebrais em diabéticos e, especialmente, em imunodeprimidos são as principais síndromes causadas por esses agentes. Geralmente ocasionam infartos e necrose tecidual com invasão vascular ou mesmo de estruturas vizinhas. O diagnóstico da enfermidade baseia-se na evidenciação histológica do organismo confirmada pelo crescimento em cultura. Esta, entretanto, pode ser negativa e o diagnóstico feito pela evidenciação histológica. A utilização de PCR pode contribuir quando a cultura é negativa. O tratamento abrange algumas vezes o debridamento cirúrgico e o uso de anfotericina B. Posaconazole ou isavuconazole podem ser usados em determinadas circunstâncias. O acometimento pulmonar costuma ser grave, com altas taxas de mortalidade.

REFERÊNCIAS

1. Agarwal R. Allergic bronchopulmonary aspergillosis. Chest. 2009;135;805-26.
2. Amato VS, de Camargo RA, Campos AF, Tuon FF. Pneumocistose. In: Coura JR (ed.). Dinâmica das doenças infecciosas e parasitárias. 2. ed. Rio de Janeiro: Guanabara-Koogan; 2013. p. 1275-8.
3. Benito N, Moreno A, Miro JM, Torres A. Pulmonary infections in HIV-infected patients: An update in the 21st century. European Respiratory Journal. 2012;39:730-45.
4. Capone D, Faria EC, Tarantino AB. Manifestações pulmonares na síndrome de imunodeficiência adquirida (AIDS/SIDA). In: Tarantino AB (ed.). Doenças pulmonares. 6. ed. Rio de Janeiro: Editora Guanabara-Koogan; 2008. p. 331-48.
5. Crothers K, et al. HIV-associated lung infections and complications in the era of combination antiretroviral therapy. Proc Am Thorac Soc. 2011 Jun 1;8(3):275-81.
6. Huang L, Crothers KA. HIV-associated opportunistic pneumonias. Respirology. 2009 May;14(4):474-85.
7. Jansen JM, Lopes AJ, Jansen U, Capone D, Lima DB, Paiva DD. Infecção por Pneumocystis carinii. In: Pneumo-AIDS. – Clínica, radiologia, patologia. 1. ed. Rio de Janeiro. Livraria e Editora Revinter Ltda; 2004. P. 37-71.
8. Kousha M, Tadi R, Soubani AO. Pulmonary aspergillosis: A clinical review. Eur Respir Rev. 2011;20:121,156-74.
9. Lopes AJ, Jansen U, Capone D, Noronha AJ, Maeda TY, Capone RB, et al. Pneumopatias infecciosas. In: Coura JR (ed.). Dinâmica das doenças infecciosas e parasitárias. 2. ed. Rio de Janeiro: Guanabara-Koogan; 2013. p. 339-66.
10. Patterson TF, et al. Practice guidelines for the diagnosis and management of aspergillosis: 2016 update by the Infectious Diseases Society of America. Clinical Infectious Diseases. 2016;63(4):e1-6.

25

Pneumotórax

Carlos Henrique R. Boasquevisque
Paula dos S. Marsico P. da Silva

DESTAQUES

- O pneumotórax pode ser classificado em três grandes grupos: espontâneo, traumático e iatrogênico.
- É considerado pneumotórax espontâneo primário quando não há doença pulmonar subjacente, e secundário quando há doença pulmonar subjacente.
- A lesão pulmonar, no pneumotórax traumático, geralmente é causada por uma costela fraturada ou pelo aumento súbito da pressão intra-alveolar e na árvore traqueobrônquica.
- O pneumotórax iatrogênico é a causa principal de pneumotórax.
- O edema pulmonar pós-reexpansão é uma complicação grave, inclusive com o comprometimento do pulmão oposto e síndrome da resposta inflamatória sistêmica (SIRS) grave. Portanto, nos pneumotórax crônicos (> 72 h) a expansão pulmonar deve ser gradual e o uso de metilprednisolona pré-drenagem pode diminuir essa complicação.
- A videotoracoscopia com ressecção de *blebs*/bolhas é considerada o padrão-ouro no tratamento do pneumotórax espontâneo, substituindo a toracotomia.

▶ INTRODUÇÃO

Pneumotórax significa ar na cavidade pleural. É classificado em três grupos: espontâneo, traumático e iatrogênico. Influenciam na abordagem terapêutica: estado clínico, volume do pneumotórax e doença pulmonar subjacente. Em 100.000 habitantes, acomete 17-24 homens e 1-6 mulheres ao ano. A recorrência do pneumotórax espontâneo se faz em 21-54% dos casos entre um e dois anos.

▶ FISIOPATOLOGIA

Durante o ciclo respiratório, a pressão pleural é negativa em relação à pressão atmosférica. A diferença de pressão entre os alvéolos pulmonares e a cavidade pleural (pressão transpulmonar) é responsável pelo recuo elástico do pulmão. Com o rompimento dos folhetos pleurais, entra ar na cavidade pleural e perda da pressão intrapleural negativa, o colapso do pulmão é progressivo. O pneumotórax restringe a ventilação pulmonar, reduz o volume pulmonar, a complacência e a capacidade de difusão. A fístula pleurobrônquica ou pleurocutânea e a existência ou não de doença pulmonar subjacente definem a gravidade do pneumotórax. As fistulas pequenas costumam fechar logo, o pneumotórax é pequeno e pouco sintomático. Com volume de ar que torna a pressão intrapleural positiva e o escape de ar progressivo, o pneumotórax evolui com características hipertensivas, quadro grave e tratamento imediato. A principal alteração é a redução da tensão arterial de oxigênio, além da diminuição da capacidade vital. Pacientes com pneumotórax espontâneo primário geralmente suportam bem a redução da capacidade vital, porém, com doença pulmonar subjacente, podem evoluir com hipoventilação e insuficiência respiratória.

▶ CLASSIFICAÇÃO

O pneumotórax é classificado como espontâneo (primário ou secundário), traumático ou iatrogênico. Pode ser: uni ou bilateral; livre ou septado; aberto ou fechado. O volume é pequeno quando abaixo de 20%, moderado entre 20% e 40% e grande acima de 40%. Diretrizes da British Thoracic Society (BTS) consideram o volume pequeno quando a distância da parede torácica até a borda pulmonar externa é menor que 2 cm e grande acima de 2 cm.

▶ ETIOPATOGENIA

Pneumotórax espontâneo primário

Sem doença pulmonar subjacente. Mais comum em homens (90%) longilíneos e jovens, entre 20 e 40 anos. Nos fumantes, a possibilidade é maior e o risco é proporcional ao consumo. Geralmente é unilateral, com leve predomínio à direita, bilateral simultâneo em cerca de 2% dos casos e bilateral alternado em 4-10%. Geralmente, surge durante tarefas habituais leves e durante o sono. Ocorre pela ruptura espontânea de bolhas subpleurais (*blebs*) com 1-2 cm de diâmetro. As teorias na formação de *blebs* sugerem: menor irrigação sanguínea dos ápices pulmonares e pressão pleural mais baixa nessa região. Estudos mostram relação com fatores genéticos familiares por transmissão autossômica dominante. *Blebs* são encontradas nos ápices pulmonares em 80%-100% dos pacientes que são submetidos a cirurgia. Não é raro o achado durante a prática de toracotomias.

Macklin e Macklin verificaram que com a ruptura alveolar ocorre a penetração de ar no interstício, onde se infiltra e progride dissecando ao longo dos vasos pulmonares até atingir a parte interna da pleura visceral, onde forma uma ou várias pequenas *blebs*. O ar pode alcançar o hilo e o mediastino (pneumomediastino); o acúmulo de ar rompe a pleura mediastinal e migra para a cavidade pleural. A ruptura alveolar e o enfisema intersticial ocorrem, provavelmente, com o mecanismo valvular causado por processo infeccioso, responsável pelo aumento da pressão intra-alveolar e a ruptura das *blebs*. A diminuição da pressão atmosférica nos voos a grandes altitudes ou na subida de mergulhadores até a superfície pode distender as *blebs* e aumenta o risco de ruptura.

O hemopneumotórax espontâneo incide em 2%-5% dos casos. O sangue provém de aderências pleuropulmonares vascularizadas que rompem com o estiramento causado pelo colapso pulmonar. O pneumotórax pode cursar com pequenos derrames pleurais reacionais.

Pneumotórax espontâneo secundário

Existe doença pulmonar subjacente, como doença pulmonar obstrutiva crônica (DPOC), asma brônquica, fibrose cística, tuberculose, pneumonias, doenças intersticiais e outras. Em crianças, a mais frequente é a pneumonia estafilocócica. Geralmente, acomete indivíduos acima de 45 anos. Pneumotórax pequeno, porém pode causar sintomas e repercussões clínicas graves.

Na tuberculose pulmonar, o pneumotórax decorre da necrose do parênquima e perfuração da pleura visceral, o que aumenta a possibilidade de ocorrer piopneumotórax.

É difícil o fechamento espontâneo das fístulas nos portadores de DPOC, pois a perda da retração elástica do pulmão, causada pela destruição das paredes alveolares e das fibras elásticas, dificulta o processo de cicatrização.

Nas metástases pulmonares múltiplas, especialmente as de sarcomas osteogênicos (Figura 1), o pneumotórax ocorre por necrose tumoral e/ou erosão da pleura visceral. Em um terço, o pneumotórax é bilateral. A própria lise tumoral, induzida pela quimioterapia, causa pneumotórax. Em pacientes com AIDS e pneumonia por *Pneumocystis*, o mecanismo ocorre pela necrose do parênquima pulmonar ou ruptura de pneumatoceles.

Nos indivíduos que usam cocaína, o pneumotórax é causado pelo efeito direto do pó, pela tosse e pelo barotrauma induzido pelo esforço inspiratório associado à manobra de Valsalva para aumentar a inalação da droga.

A associação entre pneumotórax espontâneo e pneumonia da COVID-19 é rara, o mecanismo ainda é desconhecido. Algumas hipóteses são: 1) inflamação pulmonar que induz a formação de *blebs*; 2) rotura isquêmica da parede alveolar, secundária à formação de microtrombos; 3) tosse intensa e frequente; 4) barotrauma. A lesão pulmonar grave e o dano alveolar difuso, associado ao uso da ventilação mecânica, com capacidade

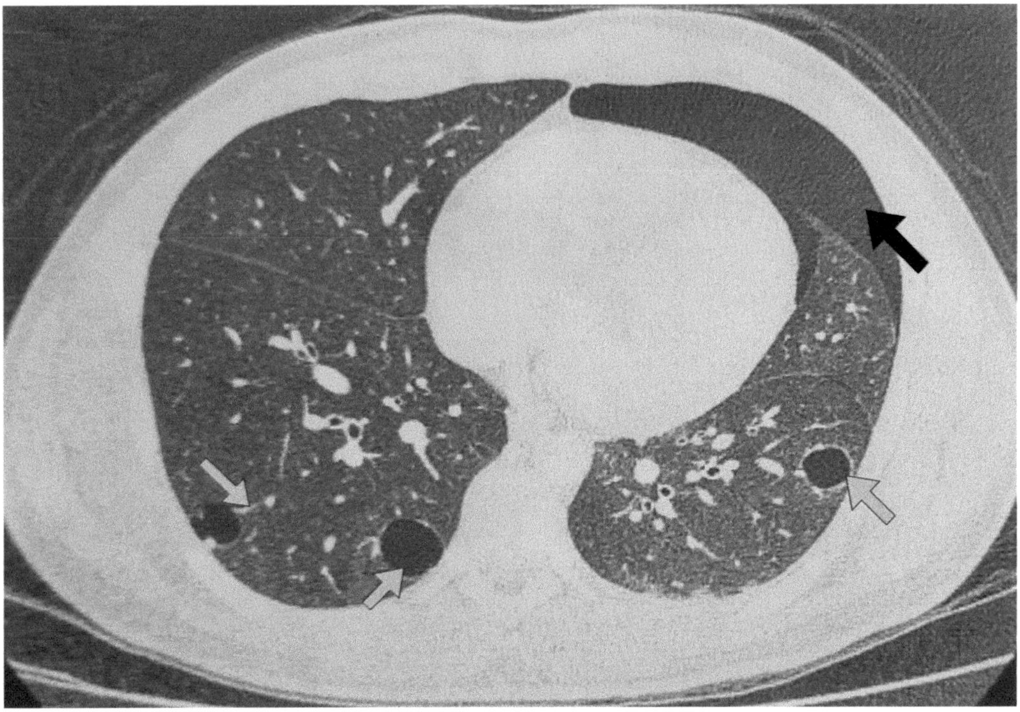

FIGURA 1 Paciente de 19 anos com múltiplas metástases císticas de osteossarcoma (setas cinzas) e pneumotórax esquerdo (seta preta).

de distender os alvéolos, aumenta o risco de pneumotórax, que pode ocorrer mesmo após a cura da pneumonia. O pneumotórax e o pneumomediastino são mais observados na síndrome da angústia respiratória aguda (SARA) COVID do que na SARA não COVID (Figura 2). No pneumomediastino, o tratamento geralmente é conservador, com possibilidade de evoluir para pneumotórax.

Pneumotórax catamenial

É recorrente durante o ciclo menstrual; afeta mulheres entre 30-40 anos sem outras doenças pulmonares. Ocorre 72 horas antes ou após o início da menstruação. É raro, nem sempre ocorre em todos os ciclos, quase sempre no hemitórax direito, raramente é bilateral; simultâneo ou não. Geralmente, o volume é pequeno.

O pneumotórax catamenial pode estar associado a endometriose, com achados de nódulos sobre o diafragma, pulmão e pleura. A liberação de prostaglandinas exerceria ação constritora nos bronquíolos e estruturas vasculares, causando a ruptura dos alvéolos. A endometriose pélvica está associada em 40% dos casos e precede o desenvolvimento da endometriose torácica em cinco anos. No diafragma existem pertuitos normais ou defeitos congênitos, que são observados durante procedimentos cirúrgicos e endoscópicos (Figura 3). Os nódulos de endométrio rompem durante a menstruação, criando solução de

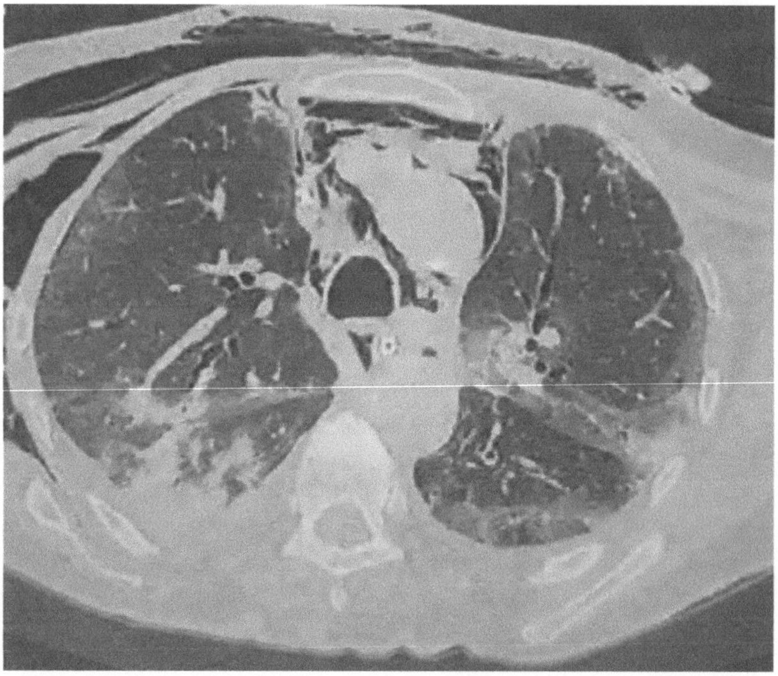

FIGURA 2 Tomografia computadorizada (TC) de tórax de paciente com COVID-19, demonstrando pneumomediastino e enfisema subcutâneo. O pneumomediastino ocorre com maior frequência nos pacientes com SARA COVID. O tratamento é conservador, mantendo-se vigilância para a ocorrência de pneumotórax, quando o paciente deverá ser drenado. No pneumomediastino progressivo pode ocorrer comprometimento hemodinâmico; a TC de tórax pode mostrar encoxe no ventrículo direito, demonstrando pneumomediastino hipertensivo e neste caso indicamos a drenagem, que pode ser feita por via cervical, como um acesso para mediastinoscopia ou por via subxifóidea com colocação de um dreno tubular 26 ou 28F.

continuidade que permite a passagem ao ar proveniente do peritônio ou dos pulmões para a cavidade pleural. São fatores inibitórios: a gravidez, uso de anovulatórios e menopausa.

Pneumotórax do recém-nascido ou neonatal

Associado a história de broncoaspiração de mecônio, muco e sangue, aspiração das vias aéreas e de reanimação. Incide em 0,5%-1% dos recém-nascidos, em 15%-48% com assistência ventilatória. Inicialmente, não há infecção no pneumotórax do recém-nascido. Com pneumotórax, menos de 10% respiram espontaneamente ao nascer. Taquipneia, retração costal e taquicardia sugerem pneumotórax. A doença da membrana hialina é predisponente, e dois terços dos que exigiram assistência ventilatória desenvolvem pneumotórax. Inicialmente, ao respirar, o recém-nascido cria uma diferença de pressão transitória entre os alvéolos e o espaço pleural, favorecendo a expansão alveolar. Com a obstrução da árvore traqueobrônquica são necessárias aspirações vigorosas, e os esforços do recém-nascido para respirar desencadeiam aumento da pressão intra-alveolar e a ruptura dos alvéolos. O pulmão expandido parcialmente durante a inspiração suporta pressão maior do que a sua capacidade e aumenta o risco de rotura. A associação de ventilação mecânica, doença pulmonar e síndrome da angústia respiratória aumenta o risco de pneumotórax.

Pneumotórax traumático

Ocorrência comum no trauma de tórax, quase sempre associado ao hemotórax. O ar chega à cavidade pleural pelas feridas na parede do tórax ou por lesões no pulmão, traqueia, brônquios, esôfago e outros. É classificado em fechado, quando não há comunicação com o meio externo, e aberto, quando comunica-se diretamente com o ar ambiente. Incide no trau-

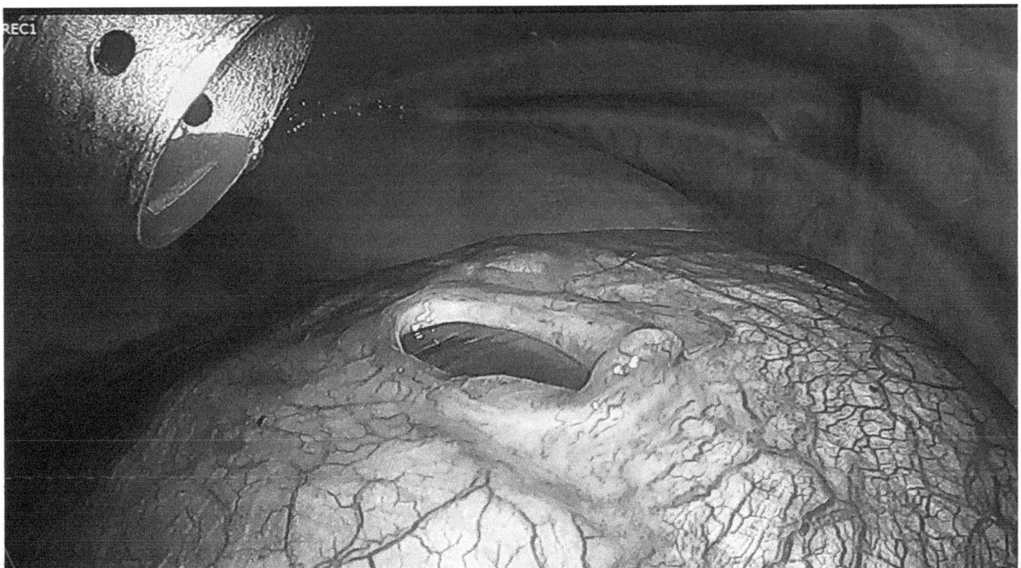

FIGURA 3 Paciente com pneumotórax catamenial. Durante videotoracoscopia observou-se grande defeito diafragmático que foi fechado por sutura endoscópica. Foi associada extensa abrasão pleural no tratamento desta paciente. Versão colorida da figura encontra-se no caderno de imagens no final do livro.

ma torácico em 15%-50% dos casos. Os ferimentos penetrantes são causados por projétil de arma de fogo e armas brancas. No trauma fechado, a lesão pulmonar geralmente é causada por uma costela fraturada ou pelo aumento súbito da pressão intra-alveolar na árvore traqueobrônquica. O risco aumenta quando a compressão ocorre com a glote fechada.

O pneumotórax traumático costuma ser progressivo e agrava subitamente quadros clínicos estáveis. Com volume pequeno, as manifestações podem ser mínimas. No volumoso, ocorrem dispneia, dor, cianose, hipotensão e taquipneia. Fatores que pioram o prognóstico: doença pulmonar subjacente, obesidade, idoso, lesões associadas.

História de trauma e exame físico são essenciais para o diagnóstico, geralmente confirmado pela radiografia de tórax, realizada sempre que possível com o tórax ereto. Quase sempre, a tomografia computadorizada consegue identificar o pneumotórax. Na rotura diafragmática, o estômago insinuado no tórax pode simular pneumotórax, assim como a paralisia frênica e a eventração diafragmática.

O tratamento conservador é usado somente em casos especiais, como no pneumotórax laminar assintomático, estável após 24 horas de evolução e na ausência de lesões graves associadas. A drenagem intercostal fechada é indicada nos casos restantes, independentemente do volume do pneumotórax, principalmente naqueles que serão submetidos a ventilação mecânica positiva, pois o risco de progressão do pneumotórax é real. A suspeita de lesão brônquica ou traqueal deve ser aventada quando o escape de ar for persistente, com grande borbulhamento no frasco de drenagem e pulmão colapsado.

O enfisema subcutâneo na parede torácica e região cervical, acompanhado ou não de fraturas costais, evidencia lesão pleuropulmonar. Outras causas são: lesões da traqueia, grandes brônquios e esôfago. O enfisema subcutâneo e/ou mediastinal por si só não costuma causar problemas. O aspecto físico deformante e a voz anasalada e fanhosa pela presença de ar localizado no retrofaríngeo e ao redor da laringe, assustam o paciente e familiares. O tratamento é dirigido para a causa básica, quase sempre o pneumotórax.

Pneumotórax aberto

Existe comunicação direta da cavidade pleural com o meio externo. O ar penetra e sai pelo pertuito existente na parede torácica, criando ruído característico (*traumatopneia*). A modificação interfere na dinâmica respiratória e nos níveis de pressão ideais para as trocas gasosas. Quanto maior o ferimento da parede em relação à fenda glótica, mais intensa será a redução do volume corrente; com o colapso pulmonar homolateral progressivo e total, a pressão intrapleural tende a se igualar ao do meio externo. Na cavidade pleural indene são mantidas as variações pressóricas geradas durante o ciclo respiratório. Com a diferença de pressão entre as cavidades pleurais, as ações são desconexas entre si, causando o balanço mediastinal. Na inspiração, as estruturas mediastinais desviam para o lado com a cavidade pleural íntegra e, na expiração, o desvio se faz para o lado do hemitórax lesionado. Com o movimento desconexo, a ventilação pulmonar é deficiente no hemitórax íntegro, causando hipóxia, sudorese, cianose, queda no retorno venoso ao coração; pela perda da pressão intratorácica, estase venosa, hipotensão arterial, diminuição do débito cardíaco, inconsciência seguida de morte.

Como medida inicial é feita a oclusão parcial da ferida parietal, transformando o pneumotórax aberto em parcialmente fechado. O curativo deve ser espesso, com qualquer tecido disponível no momento (gaze, compressa ou pano) forrado com vaselina ou qualquer outra pomada. Durante a expiração, o ar exterioriza entre a pele e o curativo, e na inspiração o curativo é sugado pela pressão pleural negativa, veda a ferida e impede a entrada do ar do meio ambiente. O curativo de três pontas (Figura 4) funciona como válvula unidirecional. A ventilação com pressão positiva estabelece ventilação pulmonar adequada. O tratamento implica na limpeza, desbridamento, fechamento da ferida e dreno torácico intrapleural.

Pneumotórax hipertensivo

É o acúmulo progressivo de ar no espaço pleural, geralmente causado por trauma torácico, quase sempre pelo ferimento pulmonar, que permite a saída de ar para a cavidade pleural e impede o retorno. Com o aumento da pressão intrapleural, o colapso pulmonar é progressivo, causando hipóxia e diminuição do retorno venoso. Ocorrem hipotensão arterial, congestão venosa, desvio do *ictus cordis* e da traqueia para o hemitórax oposto, abaulamento do hemitórax comprometido, hipertimpanismo e ausência de murmúrio vesicular. Nesta fase, os sinais clínicos evidenciam o regime hipertensivo instalado na cavidade pleural. A descompressão intrapleural pode ser realizada imediatamente pela introdução de uma agulha de grosso calibre na cavidade pleural, no segundo espaço intercostal, na linha hemiclavicular do hemitórax acometido. A toracocentese é ao mesmo tempo diagnóstica e terapêutica. Nas radiografias podemos observar a cúpula diafragmática rebaixada ou até mesmo invertida, grande colapso pulmonar, desvio do mediastino para o lado oposto, aumento dos espaços intercostais, enfisema subcutâneo e mediastinal.

Pneumotórax iatrogênico

Atualmente, é a principal causa de pneumotórax, causado por punção-biópsia transparietal, toracocentese, biópsia pleural, punções venosas profundas, barotrauma, biópsias transbrônquicas, traqueostomia, massagem cardíaca externa, biópsia hepática etc. Geralmente, a dor é característica referida durante ou logo após o procedimento. A dispneia está relacionada diretamente ao volume do pneumotórax.

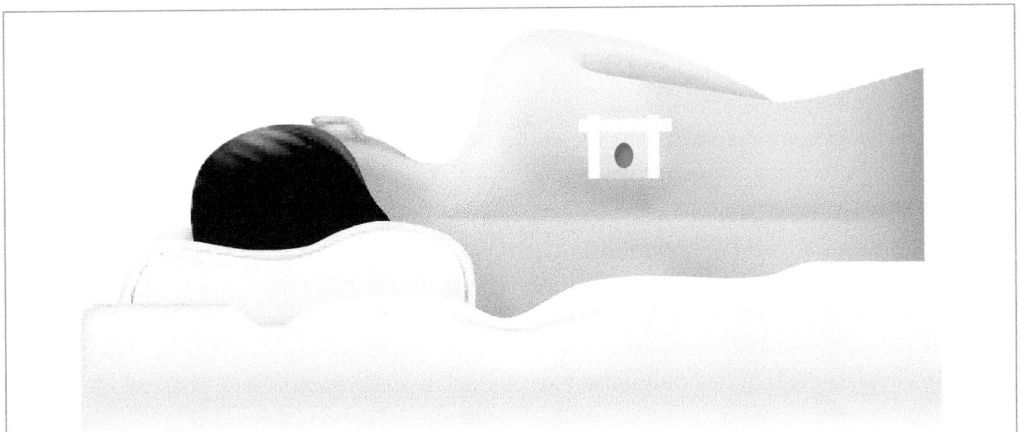

FIGURA 4 Curativo de três pontas para tratamento temporário do pneumotórax traumático aberto. Na expiração, o ar sai da cavidade pleural pelo lado do curativo sem adesivo. Na inspiração, o curativo oclui a ferida aberta, impedindo a entrada de ar na cavidade pleural.

O pneumotórax iatrogênico incide em 15%-35% dos pacientes submetidos à punção aspirativa transparietal de lesões pulmonares. Não costuma ser volumoso. Geralmente, ocorre no momento do procedimento ou nas primeiras quatro horas. Dos pacientes submetidos a biópsias transbrônquicas, 1%-6% evoluem com pneumotórax. A lesão pulmonar é provocada pelo uso de pinças de biópsia e da escova. A drenagem intercostal fechada é necessária em menos de um terço dos casos de pneumotórax iatrogênico, realizada quando: a) causa sintomas importantes; b) volume acima de 30%; c) caráter progressivo; d) em pacientes com risco.

A suspeita de pneumotórax existe naqueles sob ventilação mecânica que desenvolvem enfisema subcutâneo e/ou rapidamente pioram a condição clínica. O barotrauma incide em 4%-15%. A ruptura alveolar ocorre se o gradiente pressórico alveolar ultrapassa a do interstício que o circunda. Os fatores que favorecem a lesão alveolar são: SARA, pneumonia aspirativa, DPOC, tampão endobrônquico, uso de PEEP e intubação brônquica seletiva. Podemos ter associados: enfisema subcutâneo, pneumomediastino, pneumopericárdio, pneumoperitônio e pneumoretroperitônio. O diagnóstico inicial geralmente é baseado em critérios clínicos e a drenagem pleural tubular subaquática é sistemática e resolutiva.

Durante massagem cardíaca externa, geralmente o pneumotórax passa despercebido; o achado é frequente em autópsias. As lesões são semelhantes à da contusão torácica.

Durante toracocentese e biópsias pleurais com agulha, geralmente o ar que penetra na cavidade pleural provém do meio externo ou por lesão direta do parênquima pulmonar. Nos assintomáticos, o tratamento é conservador.

Nas punções de veias profundas, principalmente da veia subclávia, o pneumotórax é causado diretamente pela agulha no ápice pulmonar. O tratamento depende do volume do pneumotórax e dos sintomas. Geralmente, a drenagem pleural tubular fechada está indicada quando existe associação com outras doenças.

▶ QUADRO CLÍNICO

Está relacionado ao volume do pneumotórax e à presença de doença pulmonar subjacente. O pneumotórax espontâneo surge subitamente com dor torácica tipo pleurítica ipsilateral que pode irradiar para o ombro, região escapular, dorso e região epigástrica; em cerca de 90% dos casos, pode ser o único sintoma. A dispneia está relacionada ao tamanho e à velocidade do acúmulo de ar e à reserva cardiopulmonar. Em casos graves surgem: dispneia, palidez, sudorese, hipotensão arterial e dor torácica, caracterizando pneumotórax hipertensivo. Cerca de 15% dos pacientes evoluem com poucos sintomas. Ao exame físico encontramos: ausculta pulmonar abolida, murmúrio vesicular e frêmito diminuídos ou abolidos e hipertimpanismo.

Devemos diferenciar pneumotórax espontâneo de angina, infarto do miocárdio, dissecção aórtica, úlcera péptica perfurada, embolia pulmonar ou ruptura espontânea de esôfago. Com sintomas no hemitórax esquerdo podem ocorrer alterações eletrocardiográficas, como a inversão da onda T e diminuição de amplitude do QRS.

▶ DIAGNÓSTICO

Para o diagnóstico inicial de pneumotórax a British Thoracic Society (BTS) recomenda radiografias de tórax em inspiração, na incidência posteroanterior. É possível identificar a imagem da pleura visceral limitando o pulmão colapsado. As *blebs*, geralmente localizadas no ápice pulmonar, podem permanecer parcialmente infladas e serem observadas sobre o pulmão colapsado. Outros sinais, como rebaixamento da cúpula diafragmática e alargamento dos espaços intercostais do lado afetado e o desvio contralateral do mediastino, evidenciam características hipertensivas do pneumotórax. O pneumotórax com volume pequeno é mais bem observado em radiografias simples realizadas em expiração forçada. O pulmão, ao reduzir de volume, amplia a cavidade pleural e evidencia o pneumotórax.

A tomografia computadorizada diferencia pneumotórax de doença pulmonar bolhosa, identifica pneumotórax pequeno e "*blebs*" (Figura 5). É importante no estadiamento da doença e na recorrência do pneumotórax. Pacientes com maior número de *blebs* e mais volumosas são propensos a recorrência do pneumotórax. Na tomografia, foram encontradas *blebs* no lado contralateral em 60% dos pacientes.

O American College of Chest Physicians (ACCP) classifica como pneumotórax pequeno quando a distância do ápice pulmonar colapsado à cúpula pleural é menor que 3 cm. A British Thoracic Society (BTS) avalia a distância da parede torácica até a borda pulmonar externa e define que se menor que 2 cm o pneumotórax é pequeno, e se maior que 2 cm, é grande. Os métodos de aferição estão sujeitos a erros, pois avaliam o pneumotórax em duas dimensões. Na prática, classificamos como pequeno aquele menor que 20%, moderado com 20-40% e grande com mais de 40% de volume.

▶ COMPLICAÇÕES

Embora sejam raras, pacientes com doença pulmonar subjacente estão mais propensos a complicações como pneumotórax hipertensivo, hemopneumotórax, edema pulmonar pós-reexpansão, enfisema subcutâneo, pneumomediastino e piopneumotórax.

O edema pulmonar pós-reexpansão é complicação grave e inclusive pode comprometer o pulmão oposto. A descompressão intrapleural rápida e o tempo prolongado de colapso pulmonar (> 72 h) aumentam o ris-

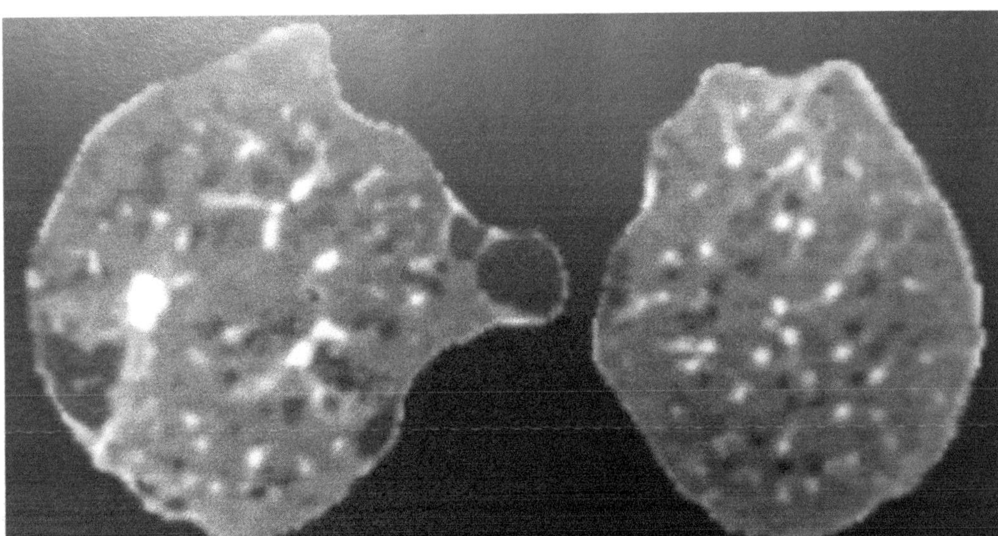

FIGURA 5 Tomografia computadorizada de tórax mostrando com nitidez a presença de *blebs* subpleurais cuja rotura é causa frequente de pneumotórax espontâneo.

co de edema. As manifestações clínicas variam de mínimas até a insuficiência respiratória e SIRS grave. O tratamento implica em restrição de líquidos, uso de oxigênio e diuréticos. Medida preventiva é a expansão pulmonar lenta e gradual.

Piopneumotórax associado ao pneumotórax espontâneo é raro. É mais comum no secundário com pneumonia necrosante. O tratamento inicial é a drenagem pleural.

▶ TRATAMENTO

Os objetivos no tratamento do pneumotórax espontâneo são a reexpansão pulmonar, fechamento da fístula e prevenção da recorrência. Tipos de tratamento: a) conservador, com prescrição de oxigênio suplementar ou não; b) aspiração com agulha ou cateter fino; c) drenagem pleural intercostal fechada; d) pleurodese; e) videotoracoscopia; f) toracotomia. O pneumotórax hipertensivo exige tratamento imediato.

A recidiva após o primeiro episódio de pneumotórax espontâneo primário é de 20-50%, no segundo de 60%, e no terceiro de 80%. Geralmente, o intervalo entre o primeiro e o segundo episódio ocorre entre 1-2 anos. A recorrência no pneumotórax espontâneo secundário, sem controle do fator etiológico, é de 43% em cinco anos. Os métodos utilizados para prevenir a recidiva são: pleurodese induzida por substâncias químicas e o tratamento operatório.

Tratamento conservador

Está restrito ao pneumotórax espontâneo primário unilateral, pouco sintomático, não recidivante, estável, com até 20% de volume. O repouso é relativo com restrição aos esforços, o acompanhamento é feito em ambulatório. A absorção espontânea diária do ar é de 1,25%, corresponde a 50-75 mL/d, mas varia em cada indivíduo. O oxigênio a 100% sob máscara acelera a reabsorção do ar. Nos alvéolos, o oxigênio ocupa o lugar do nitrogênio, e facilita a absorção do ar na cavidade pleural. A recorrência se faz em 50%-60% dos casos.

No pneumotórax traumático o tratamento conservador está reservado ao laminar assintomático, sem associação com hemotórax ou lesões em outros órgãos. Na dúvida, a drenagem intercostal fechada está sempre indicada, independentemente do volume do pneumotórax, principalmente se submetido a ventilação mecânica.

Toracocentese

É praticamente restrita ao pneumotórax espontâneo primário estável. Com a toracocentese, nem sempre é possível obter o esvaziamento e a expansão pulmonar completa. Geralmente, é repetida mais de uma vez e pode postergar a drenagem torácica. Aqueles que a realizam referem 30-65% de sucesso. Restringimos o uso da toracocentese às emergências, como no pneumotórax volumoso ou hipertensivo. A drenagem subaquática, improvisada com o equipo de soro conectado a uma agulha e o filtro mergulhado em um frasco de soro pela metade, pode ser salvadora. Na indisponibilidade da válvula de Heimlich (Figura 6), uma improvisação seria um dedo de luva cortado na sua extremidade e a parte proximal amarrada ao canhão da agulha. Funciona como válvula unidirecional, permitindo a saída do ar intrapleural durante a expiração, e impede a entrada do ar com o colabamento do dedo de luva durante a inspiração.

Drenagem pleural tubular

Geralmente, é o tratamento inicial do pneumotórax. É praticada sob anestesia local, na linha axilar anterior ou média, no sexto ou sétimo espaço intercostal, usando o apêndice xifoide como limite inferior a não ser ultrapassado, para evitar lesão de órgãos abdomi-

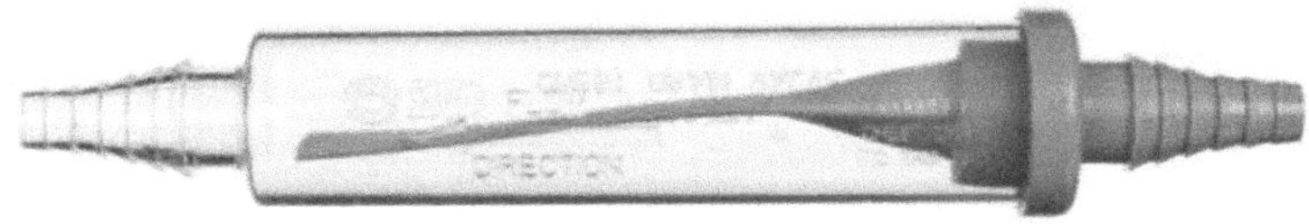

FIGURA 6 Modelo de válvula de Heimlich que impede a entrada de ar na cavidade pleural pelo colapso da válvula e permite a saída de ar durante a expiração. Existem alguns modelos de válvula de Heimlich utilizados por equipes de resgate e no campo de batalha no tratamento dos soldados feridos em combate.

nais. Atenção especial nos pacientes com o diafragma elevado e que necessitem de drenagem torácica, como na distensão abdominal, doença hepática tumoral maciça ou ascite. A incisão na pele e no tecido celular subcutâneo é baseada no diâmetro do dreno, com 2,5-3 cm. A divulsão dos planos musculares e a introdução do dreno intrapleural são feitas com pinça hemostática e instalado o sistema em selo d'água. No pneumotórax septado, o local da drenagem é escolhido de acordo com a localização da câmara gasosa. Com a aposição das superfícies pleurais, geralmente a fístula fecha. A descompressão da cavidade pleural deve ser lenta, principalmente nos casos de colapso pulmonar prolongado.

No pneumotórax espontâneo primário, com a drenagem tubular, a expansão pulmonar ocorre em três a quatro dias. Assim se evitam a cronificação do pneumotórax, o encarceramento pulmonar e as complicações da não ocupação do espaço pleural. O índice de recidiva em relação ao tratamento conservador e à toracocentese é bem menor.

A válvula unidirecional de Heimlich, conectada ao dreno pleural, facilita a mobilidade do paciente, porém obstrui com facilidade e não deve ser usada quando há líquido pleural.

No pneumotórax espontâneo primário, a drenagem intercostal fechada está indicada em caso de: a) volume do pneumotórax ≥ 20%; b) pneumotórax bilateral, simultâneo ou não; c) doença no pulmão oposto; d) pneumotórax progressivo; e) pneumotórax recorrente; f) hidropneumotórax, piopneumotórax e hemopneumotórax. O escape de ar contínuo, mantido por 5-7 dias de drenagem, com o pulmão parcialmente colapsado, significa persistência da fístula pleuropulmonar e o fechamento provavelmente não se fará. O tratamento por videotoracoscopia/toracotomia é realizado antes que surjam complicações pleurais.

No hemopneumotórax espontâneo, a drenagem tubular costuma ser resolutiva na maioria dos casos. Persistido o sangramento, a videotoracoscopia/toracotomia está indicada. O sítio do sangramento geralmente está localizado na pleura parietal.

No pneumotórax espontâneo secundário, geralmente, a drenagem tubular está indicada, exceto em pacientes estáveis com pneumotórax laminares. Os doentes geralmente estão no limite da sua capacidade funcional com doença pulmonar associada. A drenagem alivia os sintomas e previne as complicações. A melhora da doença pulmonar é determinante na cicatrização e no fechamento da fístula pleuropulmonar. A reexpansão pulmonar é mais lenta, se comparada ao pneumotórax primário. A indicação de tratamento operatório é avaliada individualmente, pois a morbidade e a mortalidade operatória são maiores.

Pleurodese química

A pleurodese química induz a formação de sínfises pleurais e evita a recorrência do pneumotórax espontâneo. A pleurodese causa reação inflamatória e fibrinogênese. Os agentes mais utilizados são o talco (4-10 g), nitrato de prata (20 mL a 0,5%) e o povidine tópico (20 mL diluídos em 80 mL de SF 0,9%).

Tratamento cirúrgico

É o método mais eficaz, elimina a fístula pleuropulmonar e as *blebs* subpleurais. As indicações do tratamento operatório no pneumotórax espontâneo primário são: 1) segundo episódio de pneumotórax homolateral; 2) primeiro episódio de pneumotórax contralateral; 3) pneumotórax bilateral espontâneo; 4) persistência da fístula por ≥ 5-7 dias após drenagem tubular subaquática; 5) hemopneumotórax, com persistência do sangramento pelo dreno de tórax; c) recidiva após pleurodese química; 6) encarceramento pulmonar; 7) pneumotórax em pulmão único; 8) profissões de risco, como mergulhadores e aviadores, nesse caso indicado logo no primeiro episódio, assim como nos que habitam ou viajam para áreas sem recursos. O tratamento é preferencialmente realizado por videotoracoscopia, com a exérese das *blebs* (Figura 7), quase sempre localizadas no ápice do pulmão, fechamento da fístula e pleurectomia ou abrasão pleural (Figura 8). A recidiva e a mortalidade são raras.

No pneumotórax espontâneo secundário, o controle da doença pulmonar é importante na

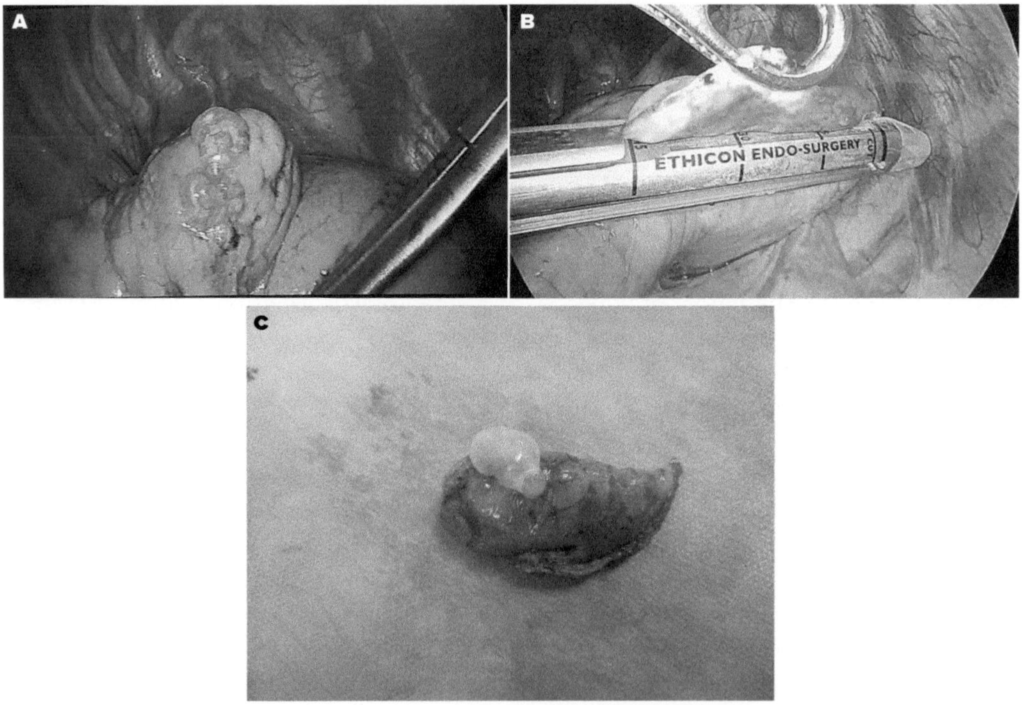

FIGURA 7 (A) *Bleb* localizada no segmento apical do lobo superior direito em paciente com pneumotórax espontâneo primário. As blebs geralmente estão localizadas no ápice do pulmão e nas bordas. (B) Aplicação do grampeador endoscópico para ressecção da *bleb* apical. Em pulmões com enfisema é recomendado o uso de cargas com reforço da linha de grampos, geralmente pericárdio bovino ou PTFE. (C) Segmento pulmonar apical direito ressecado, com *bleb* subpleural e linha de grampeamento. Versão colorida das figuras encontra-se no caderno de imagens no final do livro.

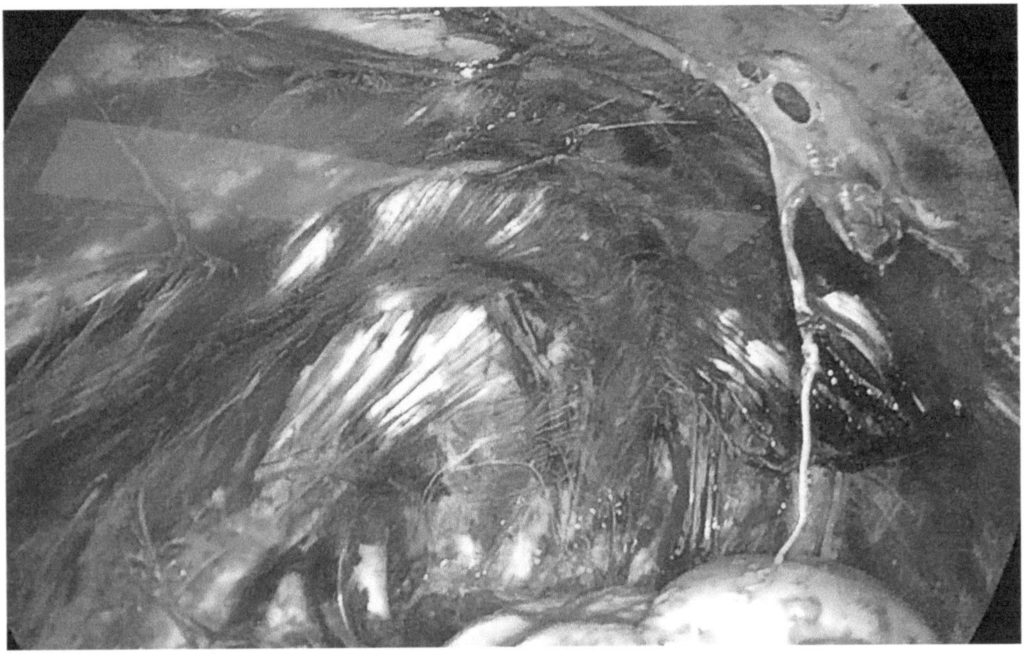

FIGURA 8 Aspecto final pós-abrasão pleural com gaze. Conforme a intensidade da abrasão, pode-se obter uma verdadeira e ampla pleurectomia, como na figura, reduzindo a taxa de recorrência do pneumotórax. Versão colorida da figura encontra-se no caderno de imagens no final do livro.

cicatrização e no fechamento da fistula pleuropulmonar. Na DPOC, com a perda da retração elástica do pulmão, a oclusão da fistula é dificultada. Com a persistência da fistula, pode ser necessária a abordagem cirúrgica, após avaliação criteriosa e individual. Geralmente, são pacientes idosos, com doença pulmonar, risco anestésico elevado, dificuldades técnicas, risco de complicações e morte.

O pneumotórax catamenial é recorrente. Hormônios inibem a ovulação e podem ser utilizados. Indicamos a videotoracoscopia com a pleurectomia.

REFERÊNCIAS

1. Bagan P, Barthes FP, Assouad J, Souilamas R, Riquet M. Catamenial pneumothorax: Retrospective study of surgical treatment. Ann Thorac Surg. 2003 Feb;75(2):378-81.
2. Barker A, Marotos EC, Edmonds L, Lim E. Recurrence rates of video – assisted thoracoscopic versus open surgery in the prevention of recurrent pneumothoraces: A systematic review of randomized and non-randomised trials. The Lancet. 2007:329-33.
3. Baumann MH, Strange C, Heffner JE, Light R, Kirby TJ, Klein J, et al. Management of spontaneous pneumothorax – An American College of Chest Physicians Delphi Consensus Statement. Chest. 2001;119:590-602.
4. Brzezinski RY, Vigiser I, Fomin I, Israeli L, Shenhar-Tsarfaty S, Bar-Shai A. The yield of immediate post lung biopsy CT in predicting iatrogenic pneumothorax. BMC Pulm Med. 2020 Apr 15;20(1):91.
5. Cantey EP, Walter JM, Corbridge T, Barsuk JH. Complications of thoracentesis: incidence, risk factors, and strategies for prevention. Curr Opin Pulm Med. 2016;22:378-85.
6. Elhakim TS, Abdul HS, Romero CP, Rodriguez-Fuentes Y. Spontaneous pneumomediastinum, pneumothorax and subcutaneous emphysema in COVID-19 pneumonia: A rare case and literature review. BMJ Case Rep. 2020 Dec 12;13(12):e239489.
7. Hallifax RJ, Goldacre R, Landray MJ, Rahman NM, Goldacre MJ. Trends in the incidence and recurrence of inpatient-treated spontaneous pneumothorax, 1968-2016. JAMA. 2018 Oct 9;320(14):1471-80.
8. Lee JH, Kim R, Park CM. Chest tube drainage versus conservative management as the initial treatment of primary spontaneous pneumothorax: A systematic review and meta-analysis. J Clin Med. 2020 Oct 27;9(11):3456.

9. MacDuff A, Arnold A, Harvey J. Management of spontaneous pneumothorax: British Thoracic Society pleural disease guideline 2010. Thorax. 2010;65(Suppl 2):ii18eii31.
10. Marsico GA. Trauma torácico. 1. Ed. Rio de Janeiro: Revinter; 2006.
11. Nezhat C, Lindheim SR, Backhus L, Vu M, Vang N, Nezhat A, et al. Thoracic endometriosis syndrome: A review of diagnosis and management. JSLS. 2019;23(3):e2019.00029.
12. Sano A, Yotsumoto T. Thoracoscopic surgery for pneumothorax following outpatient drainage therapy. Ann Thorac Cardiovasc Surg. 2017;23(5):223-6.
13. Tsai TM, Lin MW, Li YJ, Chang CH, Liao HC, Liu CY, et al. The size of spontaneous pneumothorax is a predictor of unsuccessful catheter drainage. Sci Rep. 2017 Mar 15;7(1):181.
14. Vega LJM, Gordo PML, Tascón DA, Vélez OS. Pneumomediastinum and spontaneous pneumothorax as an extrapulmonary complication of COVID-19 disease. Emerg Radiol. 2020;27(6):727-30.
15. Vuong NL, Elshafay A, Thao LP, Abdalla AR, Mohyeldin IA, Elsabaa K, et al. Efficacy of treatments in primary spontaneous pneumothorax: A systematic review and network meta-analysis of randomized clinical trials. Respir Med. 2018 Apr;137:152-66.

26

Diagnóstico diferencial de causas da síndrome do derrame pleural

Cyro Teixeira da Silva Junior
Bernardo Henrique Ferraz Maranhão

DESTAQUES

- O estudo do diagnóstico diferencial da síndrome do derrame pleural (SDP) é importante porque em um mesmo paciente já foram relatadas cinco causas diferentes.

▶ INTRODUÇÃO

As doenças pleurais representam em torno de 10% de todas as admissões hospitalares em um serviço de medicina interna. Elas sempre devem ser consideradas no diagnóstico diferencial de todos os pacientes atendidos com emergência por dispneia, tosse e/ou dor torácica.

A literatura mundial ainda relata que em cerca de 11 a 20% dos casos de síndrome do derrame pleural a causa fica sem ser estabelecida, mesmo sendo nos dias de hoje o paciente exaustivamente investigado.

O derrame pleural é uma síndrome geralmente clínica que pode acompanhar diversas doenças, quer primárias da pleura, quer secundárias a lesões do parênquima pulmonar ou a enfermidades sistêmicas. Geralmente, a presença de SDP permite ao médico obter facilmente uma amostra de líquido da cavidade corporal. Com uma análise sistemática desse material, em conjunto com as características clínicas, de imagem e de exames ou biomarcadores laboratoriais auxiliares, um clínico deve ser capaz de chegar a um diagnóstico presuntivo ou definitivo em aproximadamente 80%-90% dos casos. A seletividade deve ser exercida ao solicitar análises no material mais importante: o líquido pleural (LP). O primeiro passo dedutivo importante é decidir se o LP é um transudato ou um exsudato.

O diagnóstico diferencial de um transudato é relativamente limitado e geralmente discernível a partir da apresentação clínica. As doenças mais comuns no Brasil que se apresentam ou evoluem com DP transudativo estão apresentadas na Tabela 1.

TABELA 1 Causas importantes de derrame pleural transudativo para o diagnóstico diferencial

Causas muito frequentes
▪ Insuficiência cardíaca congestiva ▪ Cirrose hepática com ascite ▪ Insuficiência renal

(continua)

TABELA 1 Causas importantes de derrame pleural transudativo para o diagnóstico diferencial (continuação)

Causas menos frequentes
▪ Hipoalbuminemia ▪ Diálise peritoneal ▪ Hipotireoidismo ▪ Estenose mitral
Causas raras
▪ Pericardite constritiva ▪ Urinotórax ▪ Síndrome de Meigs

Fonte: adaptada de Maranhão et al., 2010; Maskel et al., 2003.

O diagnóstico diferencial de exsudato pleural representa um desafio mais difícil para os médicos. As doenças pleurais mais frequentes que evoluem ou se apresentam inicialmente como LP exsudativo estão apresentadas na Tabela 2.

TABELA 2 Causas importantes de derrame pleural exsudativo para o diagnóstico diferencial

Causas muito frequentes
▪ Tuberculose ▪ Malignidade ▪ Derrame pleural parapneumônico simples, complicado e empiema pleural
Causas menos frequentes
▪ Tromboembolismo pulmonar ▪ Lúpus eritematoso sistêmico e outras pleurites autoimunes ▪ Asbestose ▪ Síndrome de Dressler ▪ Revascularização do miocárdio ▪ Pancreatite
Causas raras
▪ Síndrome da unha amarela ▪ Drogas ▪ Infecções fúngicas

Fonte: adaptada de Maranhão BHF, Silva Junior CT et al., 2010; Maskel et al., 2003.

O critério clássico de Light (1972) caracteriza como exsudato o líquido pleural que apresente a relação de proteínas totais do líquido pleural (PtnT-L) dividida pelas do soro (PtnT-S) maior do que 0,5; desidrogenase lática no líquido pleural (DLH-L) maior do que 200 U/L e sua relação DLH-L/DLH-S maior do que 0,6. Posteriormente, a dosagem da DHL-L acima de 2/3 daquela encontrada no soro passou também a ser considerada como indicativa de exsudato.

Existe já padronizado na literatura com várias referências internacionais um novo critério bioquímico para classificar transudatos e exsudatos pleurais com avaliação dos exames de proteínas totais e desidrogenase lática dosadas somente no líquido pleural. Para as dosagens de PtnT-L, o novo ponto de corte determinado pelo novo critério de Maranhão e Silva Junior (2010) para diagnosticar exsudato pleural foi superior a 3,4 g/dL e transudato menor ou igual a 3,4 g/dL com uma AUC na curva ROC igual a 0,886 ($p = 0,0001$). Em relação à DLH-L, o novo ponto de corte determinado para diagnosticar exsudato pleural foi superior a 328,0 U/L e transudato menor ou igual a 328,0 U/L com uma AUC igual a 0,922 ($p = 0,0001$).

Em relação ao diagnóstico diferencial na SDP, cabe mencionar que, por definição, derrame pleural de grande volume é o derrame que, na radiografia simples de tórax, aparece como uma opacificação completa ou quase completa do tórax ipsilateral; ou seja, a opacificação é superior a dois terços do hemitórax. A Tabela 3 ajuda na prática o diagnóstico diferencial com causas malignas e não malignas.

TABELA 3 Derrames pleurais de grande volume

Causas malignas
▪ Câncer de pulmão ▪ Câncer de mama ▪ Câncer de ovário ▪ Câncer de estômago ▪ Câncer de reto ▪ Câncer de bexiga ▪ Condrossarcoma de osso ▪ Osteossarcoma ▪ Linfossarcoma ▪ Mesotelioma pleural

(conitnua)

TABELA 3 Derrames pleurais de grande volume (continuação)

Causas não malignas
▪ Cirrose hepática ▪ Insuficiência cardíaca congestiva ▪ Empiema pleural ▪ Tuberculose ▪ Hemotórax traumático

Fonte: adaptada de ARRD, 1972; Adv Med, 2016.

Em relação aos derrames pleurais parapneumônicos (DPP), eles são classificados em a) não complicados, que podem ser resolvidos somente com antibioticoterapia, sem drenagem pleural; b) complicados, quando há necessidade de drenagem pleural; e c) empiema, caracterizado pela presença de pus franco. A Tabela 4 apresenta os resultados laboratoriais importantes para o diagnóstico diferencial.

O diagnóstico diferencial entre DP por tuberculose e câncer é um desafio frequentemente encontrado na prática clínica diária. A Tabela 5 mostra as características demográficas, de imagem, volume de líquido pleural, dados laboratoriais e aspecto do líquido pleural em casuística no Brasil, importantes para a distinção entre essas duas prevalentes enfermidades em nosso meio.

Concluímos este capítulo lembrando que vários distúrbios médicos e/ou doenças e/ou síndromes podem levar ao desenvolvimento

TABELA 4 Classificação e características laboratoriais diferenciais do derrame parapneumônico simples, complicado e do empiema pleural

Estágio do DPP	Aspecto do líquido pleural	Laboratório			
		pH	Glicose (mg/dL)	DHL (UI/L)	Gram/cultura
Não complicado	Claro ou pouco turvo	> 7,30	> 60	< 1.000	Negativa
Complicado	Turvo	< 7,20	< 40	> 1.000	Positiva/negativa
Empiema	Pus franco	Desnecessários			Positiva/negativa

Fonte: Sales RKB, Marchi E; Silva Junior CT. Diagnóstico e tratamento das doenças pleurais. SBPT; 2013.

TABELA 5 Dados brasileiros importantes para o diagnóstico diferencial entre tuberculose e câncer

Características	Tuberculose	Câncer	Valor de P
Número de pacientes	182	144	
Idade (anos)	36 ± 13,6	58	< 0,001
Sexo (masculino/feminino)	132/50	49/95	< 0,001
Hemitórax (%) ▪ < 25% ▪ 25-75% ▪ > 75%	 17% 78% 4,4%	 0,7% 71% 27%	 < 0,001 0,187 < 0,001
Localização ▪ Unilateral ▪ Bilateral	 95% 5%	 92% 8%	 0,381 0,342
Aspecto do líquido pleural ▪ Amarelo-citrino ▪ Sero-hemorrágico ▪ Chiloso	 88% 12% 0%	 48% 51% 1%	 < 0,001 < 0,001
Laboratório ▪ Proteinas totais (g/dL) ▪ DLH (UI) ▪ ADA (U/L)	 5,3 ± 0,8 1.030 ± 788 107,6 ± 44,2	 4,2 ± 1,0 1.177 ± 675 30,6 ± 57,5	 < 0,001 0,003 < 0,001

Fonte: Antonangelo et al., 2007. ADA: adenosina deaminase; DLH: desidrogenase láctica.

de SDP. A maioria das SDP recebem ou têm apenas uma única causa na prática clínica. No entanto, a causa do derrame pode mudar durante a evolução da doença, e as causas concomitantes, porém distintas, são frequentemente pouco reconhecidas, mas devem entrar no diagnóstico diferencial. Destacamos esse ponto ao relatar um caso complexo de SDP recorrente apresentado por Fysh et al. e publicado no *Chest* em 2012. Nesse caso em especial, foram diagnosticadas em um paciente cinco causas diferentes predominantes durante a sua evolução: derrame pleural maligno, empiema, quilotórax, derrame pleural transudativo secundário a hipoalbuminemia e fístula esofagopleural. Esse caso serve como um lembrete aos clínicos e pneumologistas de que o derrame pleural recorrente, mesmo dentro do mesmo espaço pleural, pode surgir de diferentes causas e, quando clinicamente apropriado, a reinvestigação do derrame pleural pode ser necessária. Tal caso ilustra bem e nos leva ao entendimento do quanto é fundamental a análise criteriosa dos achados clínicos e laboratoriais em paciente portador de SDP, pois quando bem correlacionados e reconhecendo-se o rendimento de cada método diagnóstico, orientam mais precisamente o diagnóstico correto na maioria dos casos.

REFERÊNCIAS

1. Antonangelo L, Vargas FS, Seiscento M, Bombarda S, Teixera L, Sales RKB. Clinical and laboratory parameters in the differential diagnosis of pleural effusion secondary to tuberculosis or cancer. Clinics. 2007;62(5):585-90.
2. Barillo JL, da Silva Junior CT, Silva PS, de Souza JBS, Kanaan S, Xavier AR, Araujo EG. Increased cytokeratin 19 fragment levels are positively correlated with adenosine deaminase activity in malignant pleural effusions from adenocarcinomas. Dis Markers. 2018;2609767.
3. Behrsin RF, Junior CTS, Cardoso GP, Barillo JL, de Souza JBS, de Araújo EG. Combined evaluation of adenosine deaminase level and histopathological findings from pleural biopsy with Cope's needle for the diagnosis of tuberculous pleurisy. Int J Clin Exp Pathol. 2015;8(6):7239-46.
4. Davies C, Gleeson F, Davies R. BTS guidelines for the management of pleural infection. Thorax. 2003 May;58(-Suppl 2):ii18-28.
5. Fysh ETH, Shrestha RL, Wood BA, Lee YCG. A pleural effusion of multiple causes. Chest. 2012;141(4):1094-7.
6. Havelock T, Teoh R, Laws D, Gleeson F. Pleural procedures and thoracic ultrasound: British Thoracic Society pleural disease guideline 2010. Thorax. 2010;65(Suppl 2):i61-76.
7. Maher GG, Berger HW. Massive pleural effusion: malignant and nonmalignant causes in 46 patients. Am Rev Respir Dis. 1972;105(3):458-60.
8. Maranhão BHF, Silva Junior CT, Barillo JL, Castro CLT, Souza JBS, Silva PS, Stirbulov R. Diagnostic accuracy with total adenosine deaminase as a biomarker for discriminating pleural transudates and exudates in a population-based cohort study. Dis Markers. 2021; In press.
9. Maranhão BHF, Silva Junior CT, Chibante MAS, Cardoso GP. Determination of total proteins and lactate dehydrogenase for the diagnosis of pleural transudates and exudates: Redefining the classical criterion with a new statistical approach. J Brasil Pneumol. 2010;36(4):468-74.
10. Marchi E, Lundgren F, Mussi R. Derrame pleural parapneumônico e empiema. J Bras Pneumol. 2006;32:S190-6.
11. Maskell NA, Butland RJA. BTS guidelines for the investigation of a unilateral pleural effusion in adults. Thorax. 2003;58(Suppl 2);ii8-17.
12. Okonta KE, Ocheli EO, Okoh PD. Massive pleural fluid collection in adult nigerians. Adv Med. 2016;2016:6946459.
13. Porcel JM, García-Gil D. Urgencias en enfermedades de la pleura. Rev Clin Esp. 2013;213(5):242-50.
14. Porcel JM. Biomarkers in the diagnosis of pleural diseases: A 2018 update. Ther Adv Respir Dis [Internet]. 2018 Oct 25 [cited 2020 Oct 30];12. Disponível em: https://www.ncbi.nlm.nih.gov/pmc/articles/PMC6204620/.
15. Sahn SA. The differential diagnosis of pleural effusion. West J Med. 1982;137(2):99-108.
16. Silva Junior CT, Behrsin RF, Cardoso GP, de Araújo EG. Evaluation of adenosine deaminase activity for the diagnosis of pleural TB in lymphocytic pleural effusions. Biomark Med. 2013 Feb;7(1):113-8.
17. Silva Junior CT. Diagnostic approach to tuberculosis in the pleura, lymph nodes, kidneys, and central nervous system. Pulmão RJ. 2012;21(1):32-5.
18. Vahia PFM, Silva Junior CT, Silva PS, Souza JBS, Barillo JL, Araújo E, Xavier AR. Influence of age and sex on the diagnostic accuracy of total lactate dehydrogenase as a biomarker for empyema and complicated parapneumonic pleural effusions. Sch J App Med Sci. 2018;2620-7.
19. Zamboni MM, Silva Junior CT, Baretta R, Cunha ET, Cardoso GP. Important prognostic factors for survival in patients with malignant pleural effusion. BMC Pulm Med. 2015;15:29.

27

Câncer de pulmão

Carlos Eduardo Teixeira Lima
Clarissa Baldotto
Lilian Faroni
Luiz Henrique de Lima Araujo
Luiz Paulo Pinheiro Loivos
Mauro Zukin
Nicolle Cavalcante Gaglionone
Tatiane Montella

DESTAQUES

- O câncer de pulmão é o tipo de câncer mais comum e a principal causa de morte por câncer em todo o mundo, tanto em homens quanto em mulheres.
- O tabagismo ainda é o principal fator de risco para câncer de pulmão.
- A avaliação inicial dos pacientes deve determinar a extensão da doença (estadiamento), estabelecer os subtipos histológicos e moleculares específicos e identificar comorbidades.
- Cirurgia, radioterapia e terapia sistêmica (quimioterapia, imunoterapia e terapia-alvo) são as principais modalidades terapêuticas.
- Os avanços no diagnóstico e tratamento do câncer de pulmão, aliados à redução do tabagismo e ao advento do rastreamento, melhoraram substancialmente a sobrevida e qualidade de vida dos pacientes.

▶ EPIDEMIOLOGIA, DIAGNÓSTICO E ESTADIAMENTO

O câncer de pulmão é o tipo de câncer mais comum e a principal causa de morte por câncer em todo o mundo, tanto em homens quanto em mulheres. Em 2020 ocorreram 2,20 milhões de novos casos de câncer de pulmão (correspondendo a 11,4% do total de novos casos de câncer) e 1,79 milhão de óbitos (18,0% do total de mortes por câncer) no mundo. O principal fator de risco para o câncer de pulmão é o tabagismo. O consumo do tabaco apresentou, nos últimos anos, queda importante, principalmente em alguns países desenvolvidos, resultando em inédita redução na incidência do câncer de pulmão. No contexto da redução do tabagismo, ainda que permaneça como o principal fator de risco, outros fatores passaram a ter destaque, alguns deles decorrentes de exposições ambientais ou ocupacionais como queima de biomassa, poluição ambiental, exposição a rádio, radônio, urânio ou asbesto, além de predisposição genética e história pessoal ou familiar de câncer.

A idade mediana no momento do diagnóstico do câncer de pulmão é de 70 anos, e os sintomas podem surgir apenas na doença avançada. As manifestações clínicas mais comuns são:

- Tosse (50 a 75% dos casos).
- Hemoptise (25 a 50%).
- Dispneia (25%).
- Dor torácica (20%).

Outras manifestações menos comuns podem estar relacionadas à presença de metástases a distância – como dor ou fraturas ósseas, cefaleia, vertigem ou déficit motor. Queixas decorrentes de síndromes paraneoplásicas completam o conjunto de manifestações clínicas, estando na maioria das vezes relacionadas ao câncer de pulmão do tipo pequenas células. Recentemente, o rastreamento de câncer de pulmão para pacientes de risco elevado (55-74 anos; fumantes ou ex-fumantes – que pararam nos últimos 15 anos; carga tabágica ≥ 30 maços/ano), com tomografia computadorizada (TC) de baixa dose, mostrou benefício de sobrevida, e deve ser considerado.

A avaliação inicial em casos de suspeita de câncer de pulmão inclui a coleta de história clínica e exame físico detalhados, além dos exames laboratoriais e de imagem. Os objetivos principais da avaliação inicial são:

- Determinar a extensão da doença (estadiamento).
- Identificar local e meio ideais para o diagnóstico patológico da doença por biópsia.
- Estabelecer os subtipos histológicos específicos e, quando indicado, obter material para análises moleculares.
- Identificar comorbidades, conhecer valores e preferências dos pacientes e suas implicações sobre o diagnóstico e tratamento.

Diagnóstico e estadiamento devem ser estabelecidos simultaneamente, quando possível, através da identificação, pelos exames de imagem, dos locais para biópsia, priorizando a abordagem das lesões que representem o estágio mais avançado. A equipe multidisciplinar especializada em câncer de pulmão pode contribuir para a execução da avaliação clínica de forma rápida e eficiente.

▶ EXAMES LABORATORIAIS

Complementam a análise clínica e contribuem para a identificação de comorbidades, prognóstico e decisões terapêuticas. Exames mais comumente indicados: hemograma completo, avaliação eletrolítica, cálcio e fosfatase alcalina, escórias nitrogenadas, avaliação funcional hepática e desidrogenase lática. O câncer de pulmão não apresenta comumente expressão de marcadores tumorais séricos, de forma que a dosagem rotineira destes não está indicada.

Sistema TNM de Estadiamento do Câncer de Pulmão

É o sistema utilizado para caracterizar a extensão da doença, utilizando aspectos do tumor primário (T), presença ou não de envolvimento linfonodal (N) e presença ou ausência de metástases a distância (M). O estágio tumoral varia de I a IV, sendo determinado pela combinação dos fatores T, N e M, estabelecidos conforme critérios pré-definidos e aceitos internacionalmente (Tabela 1). Os estágios se relacionam com a sobrevida e com diferentes modalidades terapêuticas.

Atualmente, está em vigor a **8ª edição do Sistema TNM de Estadiamento do Câncer de Pulmão.** O sistema TNM de estadiamento se aplica a todos os tipos histológicos do câncer de pulmão. No entanto, para o carcinoma de pequenas células, também pode ser utilizado um sistema simplificado de estadiamento, dividido em *doença limitada*, quando toda a extensão tumoral pode ser englobada em um único campo de radioterapia, ou *doença extensa*, quando a extensão tumoral é maior. Esse sistema também tem correlação prognóstica.

Exames de imagem

A tomografia computadorizada (TC) de tórax com contraste é o exame inicial para a análise do fator T, pois fornece informações anatômicas do tumor, permite a identificação de complicações associadas (p. ex.: pneumonia obstrutiva) e orienta o local mais adequado para biópsia, visando diagnostico histopatológico e estadiamento. Entretanto, apresenta baixa acurácia na avaliação da presença de metástases mediastinais. A tomografia computadorizada por emissão de pósitron com fluordeoxiglicose (FDG-PET/TC), por sua vez, apresenta maior acurácia na avaliação de doença mediastinal. Linfonodos com captação de FDG superior ao observado no mediastino são altamente suspeitos de metástases, com sensibilidade, especificidade, valor preditivo positivo e negativo respectivamente de 80, 88, 75 e 91%. Quando há aumento do tamanho dos linfonodos (> 1 cm), a sensibilidade chega próximo a 100%. No entanto, existem erros associados ao método no estadiamento do mediastino:

TABELA 1 Classificação TNM – 8ª Edição de Câncer de Pulmão (2017)

T	Tx	Tumor primário não avaliável
	T1	Tumor ≤ 3 cm circundado por pulmão ou pleura visceral, e sem evidência broncoscópica de invasão mais proximal que o brônquio lobar; T1a: tumor ≤ 1 cm; T1b: tumor > 1 e ≤ 2 cm; T1c: tumor > 2 cm e ≤ 3 cm
	T2	Tumor > 3 e ≤ 5 cm e/ou envolvimento do brônquio principal independente da distância da carina e sem invasão desta e/ou invasão da pleura visceral e/ou associação com atelectasia ou pneumonite obstrutiva que se estende à região hilar, envolvendo ou não todo o pulmão; T2a: tumor > 3 e ≤ 4 cm; T2b: tumor > 4 e ≤ 5 cm
	T3	Tumor > 5 e ≤ 7 cm ou de qualquer tamanho que diretamente invade a parede torácica (incluindo tumor de sulco superior), nervo frênico, pericárdio parietal ou nódulos tumorais separados no mesmo lobo
	T4	Tumor > 7 cm e/ou que invade diafragma, mediastino, coração, grandes vasos, traqueia, nervo laríngeo recorrente, esôfago, carina, corpo vertebral ou nódulos tumorais separados em lobo ipsilateral e diferente do tumor primário
N	Nx	Linfonodos não podem ser avaliados
	N0	Sem metástase em linfonodos regionais
	N1	Metástases em linfonodos peribrônquicos e/ou hilares ipsilaterais e linfonodos intrapulmonares, incluindo envolvimento por extensão direta
	N2	Metástases em mediastino ipsilateral e/ou linfonodos subcarinais
	N3	Metástases em mediastino contralateral, hilo contralateral, escaleno ou linfonodos supraclaviculares ipsilaterais ou contralaterais
M	M0	Ausência de metástases a distância
	M1	Metástase a distância; M1a: nódulos tumorais separados em lobos contralaterais, nódulos pleurais ou pericárdicos, ou derrame pleural ou pericárdico maligno; M1b: metástase extratorácica única em um único órgão; M1c: múltiplas metástases extratorácicas em um ou mais órgãos.
Agrupamentos		IA1: T1mi-T1aN0M0; IA2: T1bN0M0; IA3: T1cN0M0; IB: T2aN0M0; IIA: T2bN0M0; IIB: T1a-T2bN1M0, T3N0M0; IIIA: T1a-T2bN2M0, T3N1M0, T4N0-1M0; IIIB: T1a-T2bN3M0; T3-T4N2M0; IIIC: T3-T4N3M0; IVA: qqTqqNM1a-M1b; IVB: qqTqqNM1c.

Fonte: adaptada de Detterbeck FC, Boff DJ, Kim AW, Tanoue LT. The eighth edition lung cancer stage classification. Chest. 2017;151:193-203.

- Falsos-positivos: lesões ávidas por FDG, como infecções e doenças granulomatosas. Exemplos: tuberculose e histoplasmose.
- Falsos-negativos: focos microscópicos de metástases ou linfonodos acometidos de tamanho normal.

FDG-PET/TC também apresenta maior acurácia para a detecção de metástases a distância do que outros métodos não invasivos, como TC convencional ou cintilografia óssea. O diagnóstico de lesões malignas por esse método demonstrou redução de toracotomias desnecessárias em 7 a 17% dos casos. Devido à alta prevalência de metástases cerebrais em pacientes com câncer de pulmão em estágios III ou IV, o uso de exames de imagem do sistema nervoso central (SNC), nestes estágios da doença, está indicado. Para os pacientes com indicação de avaliação do SNC, a ressonância magnética com gadolínio (RM) permite a identificação de pequenos implantes cerebrais, sendo mais sensível do que TC de crânio ou FDG-PET/TC.

Confirmação histopatológica

Após as informações resultantes dos exames de imagem, há necessidade de confirmação cito/histopatológica do tumor. Diversas são as modalidades disponíveis para este fim:

- **Broncoscopia flexível convencional:** indicada principalmente para lesões centrais ou com evidência de envolvimento de traqueia, carina ou brônquios de maior calibre. A utilização do lavado broncoalveolar, escovado brônquico ou biópsia com fórceps pela broncoscopia convencional apresenta bons resultados, com sensibilidade de 65 a 88% para o diagnóstico de malignidade para tumores centrais, maiores que 2 cm. O uso de aspiração transbrônquica por agulha pode aumentar a sensibilidade para 70 a 96%. Para lesões menores que 2 cm e/ou periféricas, a sensibilidade da broncoscopia convencional reduz-se significativamente.
- **Ecobroncoscopia** (EBUS): a ultrassonografia acoplada à broncoscopia garante a visualização simultânea dos aspectos endoscópicos e ultrassonográficos das lesões tumorais ou suspeitas, permitindo localizá-las – mesmo quando adjacentes à via aérea – e avaliar com precisão sua anatomia e relação com estruturas vizinhas. Essas características tornaram o EBUS uma excelente modalidade broncoscópica para diagnóstico de lesões pulmonares suspeitas e também para o estadiamento do mediastino. Existem duas técnicas: o EBUS linear e o radial.

O estadiamento mediastinal invasivo em pacientes com comprovação ou suspeita de CPNPC está recomendado nas seguintes situações:

- Exames de imagem (PET ou TC de tórax) com alterações/aumento de linfonodos hilares ou mediastinais (cN1-3).
- Tumor primário (T) de localização central.
- Tumor primário periférico maior do que 3 cm de diâmetro.
- Tumor primário com captação baixa à FDG-PET.

O estadiamento mediastinal deve ser iniciado por EBUS, quando disponível, podendo ser complementado pelo EUS (ultrassonografia endoscópica). Caso esses exames sejam negativos, persistindo a suspeita de comprometimento mediastinal, a realização de mediastinoscopia deve ser considerada. O estadiamento mediastinal invasivo está indicado em aproximadamente 30% dos pacientes com CPNPC suspeito.

- **Aspiração por agulha transtorácica:** a introdução da agulha de biópsia e feita de forma percutânea, utilizando um exame de imagem como guia – normalmente TC –, visando aspirar a lesão suspeita. Esse procedimento costuma ser utilizado para lesões periféricas, ou quando outro método diagnóstico não foi conclusivo. A utilização da aspiração percutânea por agulha apresenta como complicações principais o pneumotórax e o sangramento. A relação entre o risco e o benefício deve ser sempre considerada, especialmente em pacientes com enfisema pulmonar, doença bolhosa ou insuficiência respiratória crônica, que apresentam maior possibilidade de complicações.

O estadiamento e o diagnóstico histopatológico e molecular são os passos fundamentais para a definição prognóstica e terapêutica.

CLASSIFICAÇÃO HISTOLÓGICA E MOLECULAR

Com o avanço das opções terapêuticas, a determinação dos tipos e subtipos histológicos de câncer de pulmão é imprescindível. Cerca de 75-85% dos casos pertencem ao grupo dos carcinomas de pulmão não pequenas células (CPNPC), sendo os outros representados pelo carcinoma neuroendócrino de pequenas células (CPPC) e histologias menos frequentes. Essa divisão, embora ainda utilizada, é insuficiente. O adenocarcinoma (ADC) é o subtipo histológico mais frequente, seguido dos carcinomas de células escamosas (CEC), CPPC e carcinoma de grandes células. Para a distinção entre os diversos subtipos, muitas vezes é necessário o uso de técnicas como a imuno-histoquímica (IHQ) (TTF1 e napsina para ADC; p63 e p40 para CEC e cromogranina e sinaptofisina para tumores neuroendócrinos).

Tumores neuroendócrinos representam até 25% das neoplasias pulmonares primárias; dentre eles, o mais comum é CPPC, seguido por carcinoma neuroendócrino de grandes células, carcinoide típico (CT) e carcinoide atípico (AT). Necrose e índice mitótico (IM) são utilizados para a distinção entre CT e AT (CT com ausência de necrose e IM < 2 mitoses/2 mm^2 e AT com presença de necrose e/ou IM entre 2-10 mitoses/2 mm^2). Diferentemente dos tumores neuroendócrinos extrapulmonares, o Ki67 não deve ser utilizado para classificar esses tumores. A Organização Mundial de Saúde (OMS) publica periodicamente informações sobre a classificação histopatológica dos tumores de pulmão.

A classificação molecular se tornou altamente relevante para compreender a apresentação da doença e auxiliar o oncologista na decisão terapêutica. Sendo assim, a busca das mutações condutoras (também chamadas de *drivers*) é fundamental para a caracterização desta neoplasia, principalmente em estadios avançados. De nota, as mutações condutoras são mais frequentes em pacientes com adenocarcinoma.

O painel molecular mínimo deve incluir avaliação dos genes: EGFR (receptor do fator de crescimento epidérmico), ALK, ROS, BRAF e NTRK1-3. Esse painel reflete a aprovação de terapias-alvo no Brasil e deve ser expandido à medida que novas drogas demonstrem benefício clínico. No entanto, é prática comum atualmente a testagem molecular ampla, utilizando plataformas de sequenciamento de nova geração (NGS). Essas plataformas permitem a testagem de todos os alvos em uma única amostra, em tempo reduzido, e com busca de um número ilimitado de alvos. Além do sequenciamento gênico, o perfil molecular do câncer de pulmão pode ser determinado por métodos alternativos, incluindo IHQ e FISH para genes específicos. A IHQ é o único método indicado para avaliar a expressão de PD-L1, um marcador de resposta à imunoterapia.

▶ PRINCIPAIS MODALIDADES TERAPÊUTICAS

O tratamento do câncer de pulmão depende de características clínicas do paciente, estadiamento, diagnóstico histopatológico e molecular. A combinação de terapias locais (cirurgia, radioterapia, terapias ablativas) e sistêmicas (quimioterapia, imunoterapia, terapia-alvo) será indicada com o objetivo de controlar sintomas, melhorar a qualidade de vida e aumentar a sobrevida dos pacientes.

Tratamento cirúrgico

A ressecção cirúrgica continua sendo a base do tratamento para todos os pacientes com CPNPC nos estádios I e II – ou seja, aqueles pacientes sem evidência de doença mediastinal ou invasão de órgãos locais. A lobectomia ainda é o procedimento de escolha, pois preserva a função pulmonar e permite uma ressecção oncologicamente completa. Os tumores hilares e outros tumores proximais podem exigir uma cirurgia mais extensa, incluindo uma pneumectomia, que acarreta mortalidade operatória significativa e morbidade a longo prazo. O papel da cirurgia para a doença em estádio III é controverso. A disseminação além do tumor primário está associada a um mau prognóstico. Pacientes com tumores com estádios IIIB ou IV quase nunca são candidatos à cirurgia. A avaliação pré-operatória deve incluir uma cuidadosa análise da ressecabilidade tumoral, reserva cardiopulmonar e risco perioperatório.

Ressecção sublobar/segmentectomia em cunha

As ressecções sublobares são usadas para pacientes com reserva pulmonar pobre e estão cada vez mais sendo usadas em conjunto com a cirurgia toracoscópica videoassistida. Dados retrospectivos do banco de dados de Vigilância, Epidemiologia e Resultados Finais (SEER) mostram que a lobectomia e a segmentectomia resultam em sobrevida semelhante entre pacientes com cânceres de pulmão pequenos (< 1 cm), o que ainda precisa ser validado em um estudo randomizado de fase III.

Cirurgia videotoracoscópica (VATS) e cirurgia robótica

A VATS e a cirurgia robótica são modalidades cirúrgicas minimamente invasivas, sendo usadas para cirurgia diagnóstica e terapêutica do câncer de pulmão. Oferecem baixas morbidade e mortalidade perioperatória, bem como diminuição da dor e hospitalização. As taxas de recorrência e sobrevida global em 5 anos e a longo prazo parecem semelhantes àquelas com toracotomias abertas tradicionais.

Ressecção cirúrgica no CPPC

Historicamente, os pacientes com diagnóstico de CPPC não são candidatos a cirurgia. No entanto, dados mais recentes sugerem que pacientes com CPPC em estádio I podem se beneficiar da ressecção cirúrgica.

Radioterapia

Cerca de 77% dos pacientes com diagnóstico de neoplasia de pulmão farão tratamento de radioterapia em algum momento de sua doença. As recentes mudanças nas técnicas disponíveis ampliaram as indicações dessa modalidade terapêutica. Além do tratamento paliativo de lesões metastáticas (p. ex.: lesões ósseas e cerebrais), as indicações a seguir devem ser consideradas.

Doença inicial (estádio I)

Pacientes com CPNPC inoperáveis, acima de 75 anos ou que recusam cirurgia (idealmente com tumores menores que 5 cm) são candidatos a radioterapia estereotática corporal – SBRT (*Stereotatic Body Radiation Therapy*), também conhecida como radioterapia estereotática ablativa – SART (*Stereotatic Ablative Radiation Therapy*). Trata-se de uma técnica radioterápica de alta precisão, guiada por imagens (*Image Guided Radiotherapy* – IGRT), que alcança grandes doses de radiação em poucas frações, com mínima exposição dos tecidos sadios, em comparação com os regimes tradicionais. A Figura 1 mostra um exemplo de SBRT para CPNPC. A escolha da dose varia de acordo com a posição do tumor em relação à árvore brônquica e o tamanho da lesão.

- Lesões periféricas (mais de 2 cm da árvore brônquica) – 5.400 cGy em 3 frações de .1800 cGy (tratar em dias alternados).
- Lesões centrais (menos de 2 cm da árvore brônquica) – 5.000 cGy em 5 frações de 1.000 cGy (tratar em dias alternados).
- Lesões ultracentrais (menos de 5 mm de brônquio fonte, esôfago ou pericárdio) – 6.000 cGy em 8 frações de 750 cGy (tratar 4 vezes por semana).

Doença localmente avançada

O tratamento padrão-ouro para pacientes com doença localmente avançada é a combinação de radioterapia e quimioterapia,

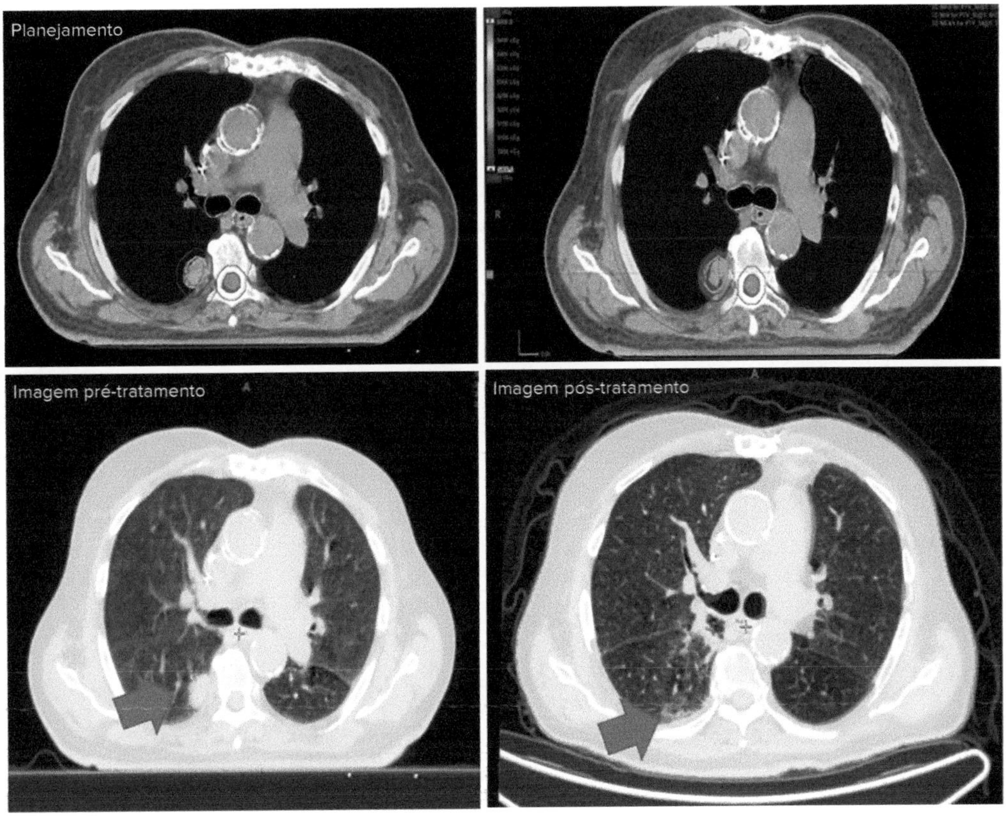

FIGURA 1 Exemplo de SBRT (radioterapia estereotática corporal) para câncer de pulmão não pequenas células, doença inicial. Fonte: acervo dos autores. Versão colorida da figura encontra-se no caderno de imagens no final do livro.

seguida de imunoterapia. A dose-padrão é de 6.000 cGy em 30 frações (5 dias/semana).

Doença oligometastática

O termo "oligometástase" refere-se a um número "limitado" de metástases. Entretanto, ainda hoje não existe um consenso sobre o termo, sendo de 3 a 5 lesões o número mais aceito. Há diferença no prognóstico entre pacientes com oligometástases comparadas a lesões múltiplas ou em diferentes órgãos. A partir de 2018, estudos randomizados passaram a demonstrar ganho de sobrevida global com o tratamento local das oligometástases, associado à terapia sistêmica. Este é o cenário de maior aplicabilidade da SBRT, já que a maioria dos pacientes com diagnóstico de câncer de pulmão irá evoluir com doença a distância.

Câncer de pulmão neuroendócrino de pequenas células (CPPC)

O tratamento padrão-ouro para pacientes com doença limitada é a combinação de radioterapia e quimioterapia seguida de irradiação profilática cerebral (PCI). A dose padrão é de 4.500 cGy (duas vezes ao dia) por 15 dias (5 dias/semana) ou 6.000 cGy (uma vez ao dia) em 30 frações. O esquema de duas aplicações diárias mostrou benefício de sobrevida global, comparado ao de uma dose diária.

Terapia sistêmica

As modalidades de terapias sistêmicas atualmente disponíveis podem ser utilizadas em combinação ou isoladamente. A Figura 2 apresenta um algoritmo simplificado da abordagem terapêutica de pacientes com CPNPC.

Quimioterapia

Quimioterapia (QT) é um termo que se refere a múltiplas drogas que impedem o crescimento e/ou a divisão celular. Apesar do enorme avanço em outras modalidades terapêuticas, a QT ainda é a base do tratamento do câncer de pulmão, comumente em combinação com outras drogas. O tipo de medicamento e as indicações variam com o estadiamento e o tipo histológico. A toxicidade da QT depende do medicamento escolhido, das combinações utilizadas e das condições clínicas do paciente.

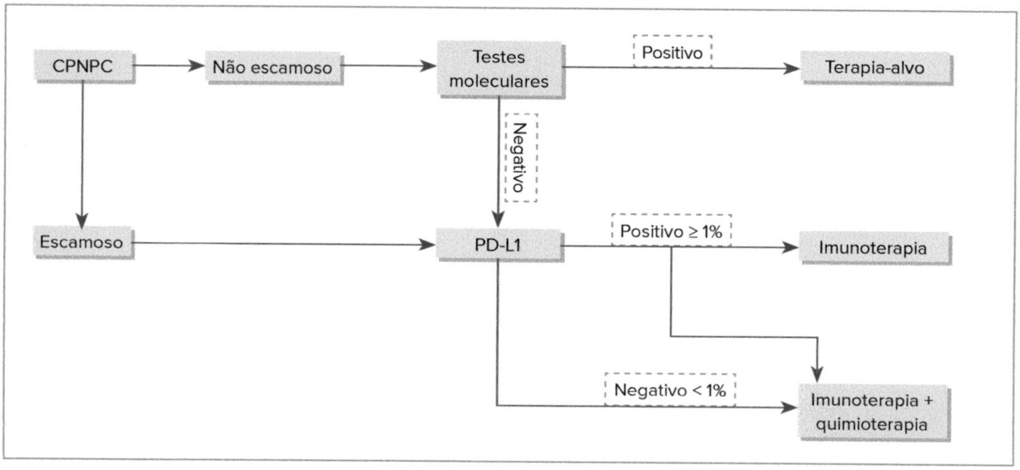

FIGURA 2 Algoritmo simplificado de tratamento do câncer de pulmão não pequenas células (CPNPC), doença avançada.

Câncer de pulmão não pequenas células

A QT é recomendada em praticamente todos os pacientes, isoladamente ou em combinação com imunoterapia. Na doença avançada, as platinas (cisplatina e carboplatina) são a base do tratamento de primeira linha, combinadas a um segundo quimioterápico. Este é escolhido a partir do tipo histológico e perfil do paciente. Tumores de histologia não escamosa, em geral, têm indicação de combinação com pemetrexede. Já tumores de histologia escamosa se beneficiam de taxanes e outras drogas, como a gencitabina. Agentes com atividade antiangiogênica (bevacizumabe, ramucirumabe, nintedanibe), combinados em primeira ou segunda linha, também conferem ganho de sobrevida global em populações específicas. Características clínicas são importantes fatores preditivos de benefício da terapia sistêmica. A idade, isoladamente, não é um fator de contraindicação à QT, e há ampla literatura que sustenta essa prática, assim como pacientes com *performance status* (PS) 2. Pacientes com PS 3 e 4 parecem não se beneficiar de terapia sistêmica paliativa.

Na doença inicial, o tratamento adjuvante do CPNPC é também baseado em uma combinação de cisplatina e outro agente (de acordo com subtipo histológico), por quatro ciclos. Vários estudos e metanálise mostraram benefício da QT adjuvante, administrada após a cirurgia, em tumores de estádios IB (> 4 cm), II e III. O tratamento quimioterápico da doença localmente avançada ressecável pode contemplar um tratamento neoadjuvante, combinação de QT baseada em platina antes da cirurgia. Na doença irressecável é indicado tratamento definitivo de radioterapia combinada a QT, seguida de imunoterapia.

Câncer de pulmão de pequenas células

A QT também é a base do tratamento dos pacientes portadores de CPPC. As respostas da QT combinando platina e etoposide são excelentes, podendo chegar a 80-90%. Na doença limitada, a associação com radioterapia confere benefício de sobrevida global. Na doença extensa, a combinação de QT (preferencialmente carboplatina, associada a etoposide ou irinotecan) por quatro a seis ciclos é o padrão.

Recentemente, a imunoterapia passou a fazer parte dos esquemas de tratamento de doença avançada, em combinação com quimioterapia, tanto para o CPNPC, quanto para o CPPC.

Imunoterapia

O surgimento da imunoterapia mudou dramaticamente o tratamento do câncer de pulmão. Respostas duradouras, em populações específicas, e eventos adversos distintos aos das outras terapêuticas oncológicas sistêmicas são marcos dessa nova era. Os benefícios da imunoterapia são parte do melhor entendimento biológico da neoplasia de pulmão, que permitiu estudar e identificar a interação das células tumorais com o sistema imune e, principalmente, reconhecer mecanismos de escape imunológico. Atualmente, os alvos mais relevantes da imunoterapia são os chamados *checkpoints* inibitórios, aqueles que regulam a sinapse do sistema imunológico entre as células T e as células dendríticas (CTLA-4 – B7.1) nos linfonodos, ou entre as células T e células tumorais (PD1 – PD-L1) no leito tumoral. Atuam assim na supressão da ativação das células T, dificultando a fase efetora da resposta imunológica.

Em câncer de pulmão, o eixo PD1- PD-L1 é o mais estudado. O ligante de membrana PD-L1, expresso em aproximadamente metade dos CPNPC, é utilizado atualmente em decisões terapêuticas, como biomarcador de resposta à imunoterapia. O uso de anticorpos monoclonais direcionados ao receptor de PD-1 (nivolumabe, pembrolizumabe) ou a seu ligante PD-L1 (atezolizumabe, durvalumabe) provou ser uma estratégia terapêutica eficaz em vários cenários. Para pacientes com CPNPC, doença avançada, a imunoterapia está indicada como primeira linha de tratamento, de forma isolada, quando há alta expressão (≥ 50%) do marcador PD-L1. A combinação com quimioterapia é recomendada neste cenário, e quando não há alta expressão de PD-L1 também. Pacientes não expostos à imunoterapia em primeira linha devem receber pós-falha a QT. Como mencionado anteriormente, pacientes com CPNPC e doença localmente avançada devem receber imunoterapia pós-QT e RT. Outra indicação recente veio para pacientes com CPPC, estádio IV. Em todas as situações mencionadas houve benefício de sobrevida global e qualidade de vida para os pacientes. Em caráter adjuvante e neoadjuvante, a prescrição de imunoterapia ainda é experimental.

Em todos os estudos com inibidores de *checkpoints*, eventos adversos imunorrelacionados (EAI) foram evidenciados. Apesar da baixa incidência de EAIs graves, a educação da equipe, do paciente e dos cuidadores é fundamental para o pronto reconhecimento, manejo precoce e reversibilidade do quadro. O evento adverso imunomediado pode afetar qualquer tecido, mas pele, sistema endócrino, gastrointestinal e pulmão são os mais comumente envolvidos (Figura 3). A maioria dos EAIs é reversível com o uso de corticoide, sendo incomum a interrupção do tratamen-

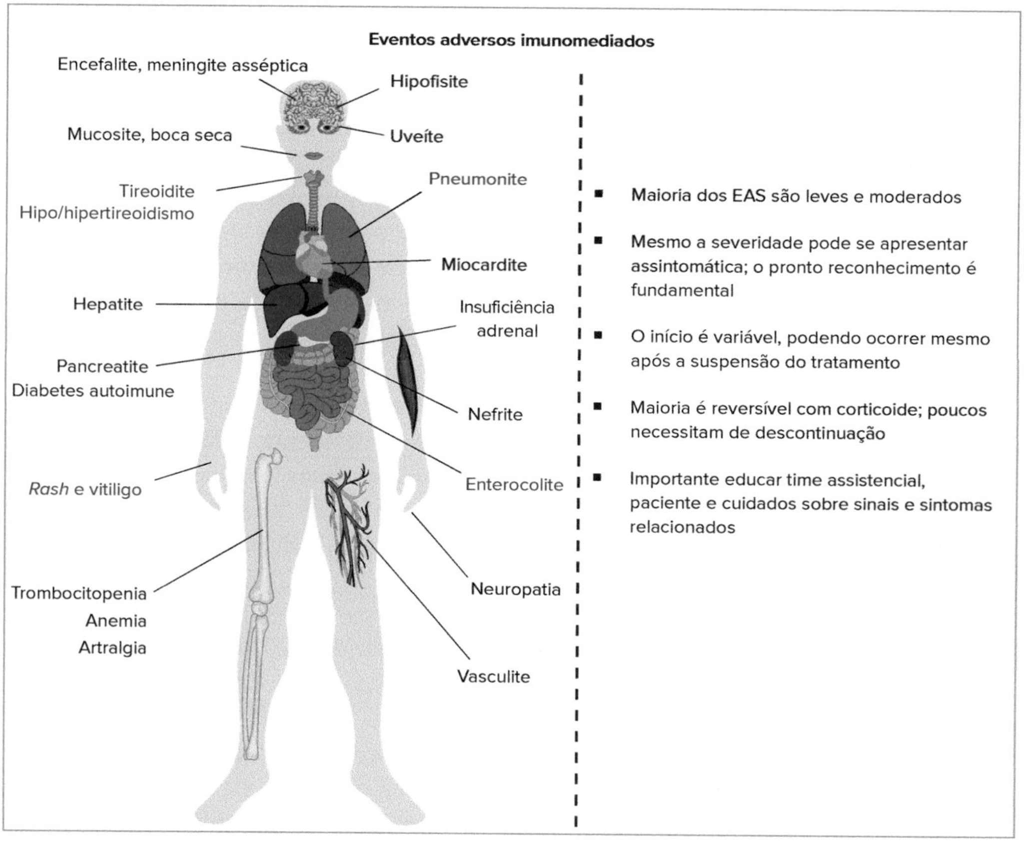

FIGURA 3 Exemplos de eventos adversos (EAs) imunomediados mais comuns.

to. A toxicidade pulmonar (pneumonite) acomete apenas 3 a 7% dos pacientes que usam imunoterapia, sendo essencial que seja prontamente reconhecida, pois pode ser fatal. Ocorre normalmente durante os primeiros meses de tratamento e está ligada a sintomas clínicos inespecíficos, e múltiplos sinais radiológicos sugestivos.

Terapia-alvo

O uso da terapia-alvo em CPNPC está diretamente relacionado à busca de mutações condutoras. São medicamentos específicos, em geral pequenas moléculas, de apresentação oral, direcionados para determinadas alterações genéticas. Atualmente há um grande número de agentes aprovados, e também em desenvolvimento, quase todos ainda indicados para doença avançada. Como exemplo, para pacientes com CPNPC metastáticos, com mutações sensibilizantes de EGFR, os inibidores do EGFR são recomendados para o tratamento de primeira linha. Há benefício de sobrevida livre de progressão, taxa de resposta e qualidade de vida quando comparados ao uso da QT. A presença de outras alterações moleculares, como ALK, ROS, BRAF, MET e NTRK, também tornam a terapia-alvo a primeira escolha terapêutica. Importante ressaltar que a maior parte dessas mutações são exclusivas, raramente coexistindo.

Mutações secundárias, que conferem resistência a uma primeira terapia-alvo, vêm sendo identificadas. Neste sentido, em um futuro próximo, biópsias subsequentes, a cada momento de falha terapêutica, serão necessárias. A chamada biópsia líquida (análises de células ou DNA tumorais em amostras sanguíneas) vem se tornando uma ferramenta importante, como forma de analisar o perfil molecular tumoral, de forma menos invasiva. A terapia-alvo na doença inicial e localmente avançada ainda é objeto de estudo. O papel da imunoterapia em pacientes com mutações condutoras também ainda precisa ser melhor investigado. O perfil de toxicidade desses medicamentos é variável, mas de uma forma geral são mais bem tolerados que a QT.

Nos últimos anos foram inúmeros os avanços no diagnóstico e tratamento do câncer de pulmão. Essas mudanças, aliadas à redução do tabagismo e ao advento do rastreamento, melhoraram substancialmente a sobrevida e qualidade de vida dos pacientes.

REFERÊNCIAS

1. Aberle DR, Adams AM, Berg CD, Black WC, Clapp JD, Fagerstrom RM, et al. The National Lung Screening Trial Research Team. Reduced lung-cancer mortality with low-dose computed tomographic screening. N Engl J Med. 2011;365(5):395-409.
2. Araujo LH, Baldotto C, Castro Jr G, Katz A, Ferreira CG, Mathias C, et al. Lung cancer in Brazil. J Bras Pneumol. 2018;44(1):55-64.
3. Bade BC, Dela Cruz CS. Lung Cancer 2020: Epidemiology, etiology, and prevention. Clin Chest Med. 2020 Mar;41(1):1-24.
4. Bedin D, Izbicki M, Faresin SM. A utilização dos testes de função pulmonar na avaliação pré-operatória. Pulmão RJ. 2015;24(1):49-55.
5. Cerfolio RJ, Ghanim AF, Dylewski M, Veronesi G, Spaggiari L, Park BJ. The long-term survival of robotic lobectomy for non-small cell lung cancer: A multi-institutional study. The Journal of Thoracic and Cardiovascular Surgery. 2018;155(2):778-86.
6. Combined endobronchial and esophageal endosonography for the diagnosis and staging of lung cancer: European Society of Gastrointestinal Endoscopy (ESGE) guideline, in cooperation with the European Respiratory Society (ERS) and the European Society of Thoracic Surgeons (ESTS). Endoscopy. 2015;47:546-60.
7. Detterbeck FC, Boff DJ, Kim AW, Tanoue LT. The eighth edition lung cancer stage classification. Chest. 2017;151:193-203.
8. Detterbeck FC, Lewis SZ, Diekemper R, Addrizzo-Harris D, Alberts WM. Diagnosis and management of lung cancer, 3rd ed: American College of Chest Physicians evidence-based clinical practice guidelines. Chest. 2013;143(5 Suppl):7S-37S.
9. Gazdar AF, Paul A. Bunn, John D. Minna. Small-cell lung cancer: What we know, what we need to know and the path forward. Nature Reviews Cancer. 2017;17:725-37.
10. Gomez DR, Tang C, Zhang J, Blumenschein Jr GR, Hernandez M, Lee JJ, et al. Local consolidative therapy improves overall survival compared to maintenance therapy/

observation in oligometastatic non-small cell lung cancer: Long term results of a multi-institutional, phase II, randomized study. J Clin Oncol. 2019;37(18):1558-65.

11. Gray JE, Villegas A, Davey D, Vicente D, Murakami S, Hui R, et al. Three-year overall survival with durvalumab after chemoradiotherapy in stage III NSCLC –Update from PACIFIC. N Engl J Med. 2019;15(2):288-93.
12. Horn L, Mansfield AS, Szczęsna A, Havel L, Krzakowski M, Hochmair MJ, et al, IMpower133 Study Group. First--line atezolizumab plus chemotherapy in extensive-stage small-cell lung cancer. N Engl J Med. 2018;379(23):2220-9.
13. Howlader N, Forjaz G, Mooradian MJ. The effect of advances in lung-cancer treatment on population mortality. N Engl J Med. 2020;383:640-9.
14. International Agency for Research on Cancer; World Health Organization. GLOBOCAN 2020.
15. Karim NA, Kelly K. Role of targeted therapy and immune checkpoint blockers in advanced non-small cell lung cancer: A review. Oncologist. 2019;24(9):1270-84.
16. Kates M, Swanson S, Wisnivesky JP. Survival following lobectomy and limited resection for the treatment of stage I non-small cell lung cancer 1 cm in size: A review of SEER data. Chest. 2011;139:491-6.
17. Lindeman NI , Cagle PT, Aisner DL, Arcila ME, Beasley MB, Bernicker EH, et al. Updated molecular testing guideline for the selection of lung cancer patients for treatment with targeted tyrosine kinase inhibitors: Guideline from the College of American Pathologists, the International Association for the Study of Lung Cancer, and the Association for Molecular Pathology. Arch Pathol Lab Med. 2018 Mar;142(3):321-46.
18. Lo SS, Fakiris AJ, Chang EL, Timmerman RD, Mayr NA, Wang JZ, Papiez L, et al. Stereotactic body radiation therapy: a novel treatment modality. Nat Ver Clin Oncol. 2010;7:44-54.
19. Navani N, Nankivell M, Lawrence DR, Lock S, Makker H, Baldwin DR, et al. Lung cancer diagnosis and staging with endobronchial ultrasound-guided transbronchial needle aspiration compared with conventional approaches: An open-label, pragmatic, randomised controlled trial. Lancet Respir Med. 2015;3:282-9.
20. Ost DE, Yeung SC, Tanoue LT, Gould MK. Clinical and organizational factors in the initial evaluation of patients with lung cancer: Diagnosis and management of lung cancer, 3rd ed: American College of Chest Physicians evidence-based clinical practice guidelines. Chest. 2013;May;143(5 Suppl):e121S-e141S;
21. Pignon JP, Tribodet H, Scagliotti GV, JDouillard JY, Shepherd FA, Stephens RJ, Le Chevalier T. Lung Adjuvant Cisplatin Evaluation (LACE): A pooled analysis of five randomized clinical trials including 4,584 patients. J Clin Oncol. 2008;26(21):3552-9.
22. Pozo-Rodríguez F, Martín de Nicolás JL, Sánchez-Nistal MA, Maldonado A, Barajas SG, Calero-García R, et al. Accuracy of helical computed tomography and [18F] fluorodeoxyglucose positron emission tomography for identifying lymph node mediastinal metastases in potentially resectable non-small-cell lung cancer. J Clin Oncol. 2005;23:8348-56.
23. Ramalingam SS, Vansteenkiste J, Planchard D, Cho BC, Gray JE, Ohe Y, et al. Overall survival with osimertinib in untreated, EGFR-mutated advanced NSCLC. N Engl J Med. 2020;382:41-50.
24. Scagliotti GV, Parikh P, von Pawel J, Biesma B, Vansteenkiste J, Manegold C, et al. Phase III study comparing cisplatin plus gemcitabine with cisplatin plus pemetrexed in chemotherapy-naive patients with advanced-stage non-small-cell lung cancer. J Clin Oncol. 2008;26:3543-51.
25. Travis WD, Elisabeth Brambilla, Allen Burke, et al. The 2015 World Health Organization Classification of Lung Tumors. 5. ed. Lyon, France: IARC Press; 2015.
26. Zukin M, Barrios CH, Pereira JR, Ribeiro RA, Beato CAM, Nascimento YN, et al. Randomized phase III trial of single-agent pemetrexed versus carboplatin and pemetrexed in patients with advanced non-small-cell lung cancer and Eastern Cooperative Oncology Group performance status of 2. J Clin Oncol. 2013;31(23):2849-53.

28

Tumores da pleura, mediastino e parede torácica

Antonio Vinícius Torres da Silva
Clarissa Baldotto
Ivan Moreira Junior
Guilherme Dal Agnol

DESTAQUES

- Os tumores da pleura, mediastino e parede torácica são menos frequentes que os tumores de pulmão.
- A abordagem deve ser sempre multidisciplinar, tanto para o diagnóstico quanto para o tratamento.
- A cirurgia é uma modalidade importante de tratamento na maior parte desses tumores.
- Quimioterapia e radioterapia podem ter um papel fundamental, especialmente em linfomas, tumores germinativos, neoplasias tímicas, mesotelioma pleural e alguns subtipos de sarcomas.
- Os tumores localizados no tórax, excluindo o câncer de pulmão, são menos frequentes e também variados. A histologia pode revelar lesões primárias do tórax ou metástases de outros sítios. Tumores benignos devem também ser considerados no diagnóstico diferencial.

▶ TUMORES DA PLEURA

Tumores primários de origem pleural são raros, sendo o mesotelioma o mais frequente deles. Na grande maioria das vezes a pleura é acometida secundariamente por outras neoplasias, por extensão direta ou disseminação a distância. A classificação de tumores pleurais da Organização Mundial de Saúde atualizada em 2015 está descrita na Tabela 1.

Os subtipos mais relevantes são o mesotelioma pleural maligno e o tumor fibroso solitário da pleura, aqui descritos.

TABELA 1 Classificação de tumores da pleura pela Organização Mundial de Saúde

Tumores mesoteliais	Doenças linfoproliferativas
Mesotelioma maligno difuso	▪ Linfoma efusão pleural
▪ Mesotelioma epitelioide	▪ Linfoma difuso grandes células B com inflamação crônica
▪ Mesotelioma sarcomatoide	**Tumores mesenquimais**
▪ Mesotelioma desmoplásico	▪ Hemangioendotelioma epitelioide
▪ Mesotelioma bifásico	▪ Angiossarcoma

(continua)

TABELA 1 Classificação de tumores da pleura pela Organização Mundial de Saúde *(continuação)*

Tumores mesoteliais	Doenças linfoproliferativas
Mesotelioma maligno localizado	▪ Sarcoma sinovial
▪ Mesotelioma epitelioide	▪ Tumor fibroso solitário
▪ Mesotelioma sarcomatoide	▪ Tumor fibroso solitário maligno
▪ Mesotelioma bifásico	▪ Fibromatose tipo desmoide
Mesotelioma papilar bem diferenciado	▪ Tumor fibroso calcificante
Tumor adenomatoide	▪ Tumor de células redondas desmoplásico

Mesotelioma pleural maligno (MPM)

Mesotelioma maligno é uma neoplasia rara, mais comumente originária na pleura, mas pode também acometer peritônio, pericárdio e túnica vaginalis. Tem comportamento insidioso e, na maioria das vezes, é diagnosticada em estágios avançados. A taxa de sobrevidade global em 5 anos é inferior a 10 anos. A incidência anual da doença é de aproximadamente 3.000 casos nos EUA, porém vem em declínio por conta da menor exposição ao asbeto, principal fator de risco para o MPM. Outros fatores também são descritos em menor frequência, como exposição prévia a radiação e fatores genéticos. A maior parte dos casos ocorre em pacientes na sexta década de vida, com sintomas clínicos progressivos como dispneia, tosse, dor torácica e disfagia. Em casos mais avançados costuma estar associado também a perda ponderal e astenia. A disseminação extratorácica é infrequente, mas possível, especialmente em ossos, fígado e sistema nervoso central.

Os exames de imagem realizados inicialmente revelam frequentemente derrame pleural unilateral, massa pleural, placas e/ou calcificações pleurais e desvio ipsilateral do mediastino (com diminuição volumétrica pulmonar por envolvimento tumoral). O diagnóstico histopatológico é complexo, sendo fundamental adequada obtenção tecidual quantitativa e qualitativamente. Os principais procedimentos utilizados para este fim são: biópsia guiada por imagem, pleuroscopia, videocirurgia e cirurgia torácica aberta. O diagnóstico de MPM é estabelecido a partir de características morfológicas e imuno-histoquímicas. É importante definir o subtipo histológico (epitelioide, sarcomatoide ou bifásico), que possui papel prognóstico.

O estadiamento tem como objetivo principal selecionar candidatos que possam se beneficiar do tratamento cirúrgico. Os exames utilizados regularmente para esse fim são a tomografia computadorizada (TC), ressonância nuclear magnética (RM) e tomografia computadorizada por emissão de pósitron com fluordeoxiglicose (FDG-PET/TC). O sistema de estadiamento mais comumente empregado é o TNM, atualmente na sua 8ª edição da AJCC: estádios I e II, doença pleural que pode envolver a musculatura diafragmática e/ou o parênquima pulmonar sem acometimento linfonodal contralateral e de doença a distância; estádio III, doença localmente avançada, com ou sem acometimento linfonodal contralateral ou doença localmente avançada irressecável; estádio IV, doença com disseminação a distância.

Nos pacientes em que os exames de imagens sugerem doença potencialmente ressecável, deve-se realizar avaliação mediastinal (EBUS ou mediastinoscopia) e, em alguns casos com envolvimento diafragmático ou suspeita de acometimento peritoneal, avaliação com laparoscopia com lavado. Em pacientes com possibilidade de acometimento de pleura contralateral é recomendada toracoscopia. A condução do MPM é complexa e deve ser realizada sempre junto a uma equipe multidisciplinar. No planejamento terapêutico deve-se considerar os seguintes fatores: estadiamento da doença, experiência da equipe, condições clínicas e comorbidades do paciente.

A cirurgia deve ser considerada para pacientes com doença inicial. As principais técnicas são a pleurectomia/decorticação, que compreende a ressecção da pleura e de todo o volume tumoral, e a pneumectomia extrapleural, onde é realizada a ressecção em bloco do pulmão, pleuras parietal e visceral, pericárdio, porções do nervo frênico e parte do hemidiafragma. Mesmo em doenças em estágios iniciais, grande parte das ressecções são incompletas, com elevada morbidade. A recidiva de doença é frequente, sendo por esse motivo recomendado o tratamento adjuvante com quimioterapia, favorecendo o esquema de pemetrexede e cisplatina. A radioterapia deve ser avaliada individualmente, principalmente naqueles pacientes submetidos a pneumectomia extrapleural, que não tenha sido considerada R0. A quimioterapia neoadjuvante pode ser indicada em pacientes com doença limítrofe para ressecção cirúrgica.

Na doença irressecável as terapias locais via de regra estão descartadas, sendo o tratamento-padrão o sistêmico. A quimioterapia, em geral uma combinação de platina e pemetrexede, associada ou não ao antiangiogênico bevacizumabe, era até recentemente a melhor estratégia para esses pacientes. Atualmente, a combinação dos imunoterápicos ipilimumabe (anti-CTLA4) e nivolumabe (anti-PD1) mostrou-se superior à quimioterapia como primeira opção de tratamento.

Tumor fibroso solitário da pleura (TFS)

O TFS é um tumor originário da pleura, derivado do mesênquima fibroso. É uma neoplasia rara, que corresponde a cerca de 5% dos tumores pleurais. Embora seja mais comum na pleura, pode ser encontrado em outras regiões torácicas (mediastino, pericárdio e pulmão), além de áreas extratorácicas (abdome, cabeça e pescoço e sistema nervoso central). A maioria dos pacientes é diagnosticada entre a quarta e sétima décadas de vida e sua incidência é semelhante entre homens e mulheres. Mais frequentemente é assintomático, sendo descoberto incidentalmente. Os sintomas, quando presentes, se devem a invasão e compressão local, ou a alguns fenômenos paraneoplásicos, como hipoglicemia, artropatia hipertrófica, baqueteamento digital, ginecomastia e galactorreia. São tumores habitualmente pedunculados, na maioria das vezes sem invasão de estruturas adjacentes. Os exames de imagem mostram frequentemente massas pleurais de grande volume. Uma característica molecular importante para o diagnóstico é a inversão recorrente do braço longo do cromossomo 12 (12q13), que resulta na fusão de dois genes, NAB2 e STAT6. Essa fusão está presente teoricamente em 100% dos casos de TFS.

O TFS costuma ter crescimento indolente, sendo a recorrência infrequente. O local de recorrência mais comum é o hemitórax ipsilateral. Acometimento a distância, embora raro, pode ocorrer. Na patologia, o TFS pode ser classificado em benigno ou maligno, de acordo com as seguintes características: atividade mitótica (≥ 4 figuras por campo), presença de necrose ou hemorragia, tumores volumosos (> 10 cm), celularidade aumentada, pleomorfismo nuclear e invasão estromal ou vascular. Para pacientes com doença localizada, sem contraindicações, o tratamento-padrão é a ressecção cirúrgica. Terapia adjuvante não é rotineiramente indicada. A radioterapia adjuvante pode ser considerada em alguns pacientes com margens comprometidas na cirurgia. Nos casos de doença avançada, o tratamento é realizado aos moldes dos sarcomas de partes moles.

▶ TUMORES DO MEDIASTINO

O mediastino é uma região anatômica complexa, onde se localizam estruturas de diferentes histologias e origens embrionárias. De forma geral, as neoplasias primárias de mediastino são raras e muitas vezes são desafios diagnósticos, por conta da variedade de patologias malignas e benignas que podem existir nesse local.

A maioria das neoplasias primárias ocorre no mediastino anterior. Neoplasias do timo, linfomas, tumores germinativos e de tireoide são os mais comuns nessa localização. Os tumores de mediastino médio e posterior são mais raros. No médio, linfomas e metástases linfonodais são os mais comuns, além de neoplasias de esôfago, das vias aéreas inferiores ou do coração, primárias ou secundárias; no posterior, são mais comuns os tumores de origem neurais, como schwannomas, paragangliomas e feocromocitoma.

O quadro clínico, os sintomas e exames laboratoriais podem auxiliar no processo diagnóstico. Por exemplo, a presença de síndromes paraneoplásicas é comum em timomas. Exames laboratoriais específicos, como β-hCG, lactato desidrogenase (LDH) e α-fetoproteína são parte da investigação na suspeita de tumores de germinativos. A TC de tórax com contraste comumente faz parte da investigação inicial. Entretanto, RM, FDG-PET/TC e cintilografia com tecnécio podem ser utilizadas quando indicado.

O diagnóstico definitivo é dado após a obtenção de amostra tecidual. Pela complexidade e características anatômicas das estruturas mediastinais, várias abordagens podem ser utilizadas. A via percutânea, guiada por tomografia, é mais eficaz nas neoplasias dos mediastinos anterior e posterior. Deve-se atentar para a utilização de biópsia por agulha *core* ao invés de punção por agulha fina, quando possível, pois pode haver diferenças no rendimento, especialmente nos casos de linfoma. A via endobrônquica, com broncoscopia, guiada ou não por ultrassonografia endoscópica, pode ser utilizada nos tumores próximos às vias aéreas. Já a ultrassonografia endoscópica é indicada quando há relação com o esôfago. As abordagens cirúrgicas podem ser necessárias quando não há possibilidade de diagnóstico por outros métodos.

Neoplasias do timo

As neoplasias do timo, apesar de raras, são as neoplasias primárias mais comuns do mediastino. Dentre elas, o timoma é a mais comum, seguida do carcinoma tímico e do raro tumor neuroendócrino de timo. As manifestações clínicas mais frequentes são locais, devido ao crescimento tumoral e ao acometimento de órgãos adjacentes. Síndromes paraneoplásicas, como *miastenia gravis* (em até 50% dos pacientes), aplasia de células vermelhas, e fenômenos autoimunes podem ocorrer. Os carcinomas tímicos comumente invadem estruturas adjacentes e podem se associar a metástases extratorácicas. O tumor neuroendócrino de timo é uma neoplasia com prognóstico pior, e em até 25% dos casos associado à neoplasia endócrina múltipla tipo 1.

As neoplasias tímicas são classificadas de acordo com a classificação da Organização Mundial da Saúde. O estadiamento segue o da 8ª edição da AJCC UICC. Classificações antigas, como Masaoka, ainda são utilizadas (Tabela 2). O tratamento é baseado em cirurgia, radioterapia e quimioterapia, utilizando-se muitas vezes essas diferentes modalidades em conjunto. Para os pacientes com doença inicial, ressecável desde o início, especialmente Masaoka I e II, a timectomia com linfadenectomia é o tratamento de escolha. Doenças consideradas potencialmente ressecáveis devem ser avaliadas quanto à terapia multimodal, com avaliação de quimioterapia neoadjuvante, cirurgia e radioterapia pós-operatória. Radioterapia pós-operatória pode ainda ser utilizada nos timomas estágios II e III operados. Para pacientes com doença irressecável, especialmente nos estágios IIIB e alguns pacientes com estágio IVA, a combinação de quimioterapia e radioterapia deve ser considerada. Os pacientes com doença metastática são tratados com quimioterapia paliativa. A imunoterapia paliativa tem benefício em carcinomas tímicos, apesar da maior ocorrência de toxicidades imunomediadas. O inibidor de VEGF (fator de crescimento do endotélio vascular) sunitinibe é outra opção na recorrência. O prognóstico das neoplasias tímicas se relaciona ao tipo histológico, ao estadiamento inicial e ao grau de ressecção. Cirurgias com doença residual ou invasão de estruturas contíguas tendem a ter pior prognóstico.

TABELA 2 Estadiamento de neoplasias tímicas, pelo sistema de Masaoka

Classificação Masaoka	Descrição
I	Macroscopicamente totalmente encapsulado e sem invasão capsular microscópica
II	Invasão macroscópica na gordura adjacente ou pleura mediastinal ou invasão microscópica da cápsula
III	Invasão macroscópica dos órgãos adjacentes (pericárdio, grandes vasos, pulmão)
IVa	Disseminação pleural ou pericárdica
IVb	Metástases hematogênicas ou linfáticas

(continua)

TABELA 2 Estadiamento de neoplasias tímicas, pelo sistema de Masaoka *(continuação)*

Tumores germinativos

Teratoma

O teratoma maduro é o tumor germinativo mais comum no mediastino. Pode haver diferenciação em tecidos diversos, como osso e gordura. Caso a imagem seja característica, pode-se prescindir da realização de biópsia. O tratamento é cirúrgico. Em casos de ressecções subtotais, pode-se avaliar o acompanhamento do tumor, visto que a doença não é sensível a quimioterapia ou radioterapia. Pode haver degeneração maligna para teratoma imaturo, que possui prognóstico pior, com necessidade de quimioterapia, dependendo do tipo de degeneração.

Tumores germinativos malignos

Deve-se sempre realizar exame físico e ultrassonografia de bolsa escrotal para definição de tumor germinativo primário do mediastino ou de doença metastática. Os seminomas são mais comuns que os tumores não seminomatosos e não elevam marcadores tumorais. O tratamento envolve quimioterapia, com avaliação cirúrgica em caso de neoplasia residual após o tratamento. Os tumores não seminomatosos podem ter componentes de carcinomas de células embrionárias, do seio endodérmico e/ou coriocarcinoma. Mais frequentemente se apresentam como doença metastática e alteram os marcadores α-fetoproteína e/ou β-hCG. O tratamento é baseado em quimioterapia e cirurgia em casos de doença residual, nos pacientes que normalizam marcadores, visto que podem se associar com componente de teratoma maduro. Nos pacientes que não normalizam marcadores, quimioterapia de resgate é necessária.

Linfomas

Além dos sintomas locais, pacientes com linfoma de mediastino podem apresentar os sintomas sistêmicos relacionados, como sudorese noturna, febre e perda ponderal. Os tipos mais comuns são o linfoma de Hodgkin tipo esclerose nodular e o linfoma de células B primário de mediastino. O tratamento é com quimioterapia.

Tumores neurogênicos

Acometem primariamente o mediastino posterior, sendo os mais comuns os schwannomas, neuroblastomas, ganglioneuroblastomas e gangliogliomas. O tratamento cirúrgico deve ser sempre considerado.

Tireoide

Não são comuns tumores tireoidianos com invasão mediastinal, entretanto, nos casos de câncer de tireoide anaplásico, tal apresentação pode ocorrer. Bócio mergulhante, acometimento benigno da tireoide, deve entrar como diagnóstico diferencial das lesões mediastinais.

▶ TUMORES DA PAREDE TORÁCICA

Os tumores primários da parede torácica têm uma incidência de somente 0,04% entre todas as neoplasias diagnosticadas e 5% de todas as neoplasias torácicas, sendo que aproximadamente 60% são malignos. Os tumores mais comuns da parede torácica são classificados em benignos e malignos conforme sua origem. (Tabela 3). O paciente frequentemente apresenta massa palpável no tórax, sendo pouco frequente o achado incidental. As lesões de partes moles normalmente são assintomáticas, enquanto as lesões de origem óssea podem gerar dor. Parestesia e perda de força de membros podem estar presentes quando houver invasão do sistema nervoso. Sintomas sistêmicos como febre, perda de peso e fadiga sugerem lesão metastática.

A biópsia é recomendável para definir se a lesão de parede torácica é benigna ou maligna, podendo-se optar por biópsia guiada por exame de imagem ou cirúrgica, dependendo do tamanho e da localização da lesão. Quando optado por biópsia incisional, deve-se lembrar de incluir a área biopsiada no tratamento cirúrgico definitivo, a fim de evitar recidiva local.

Tumores benignos

Os tumores ósseos de origem benigna mais frequentes são displasia fibrosa (30-50%), osteocondroma (30-50%) e condroma (10-25%). A displasia fibrosa tipicamente se apresenta como massa posterior no tórax, assintomática. Aproximadamente 70-80% dos casos apresentam um arco costal comprometido. A ressecção cirúrgica é indicada em caso de dor ou incerteza do diagnóstico. O osteocondroma normalmente apresenta-se na segunda década de vida e frequentemente compromete a junção costocondral. O diagnóstico pode ser confirmado por tomografia ou ressonância magnética. Esse tumor pode ser observado com exames seriados. Os condromas são tumores cartilaginosos presentes, na sua maioria, na porção anterior dos arcos costais. Devido à dificuldade de diferenciá-los do condrossarcoma, o tratamento de ressecção cirúrgica é indicado.

Tumores malignos

Os tumores malignos primários mais frequentes são o condrossarcoma, o sarcoma de Ewing e o osteossarcoma. O condrossarcoma é o mais frequente em adultos, sendo tipica-

TABELA 3 Classificação dos tumores primários de parede torácica

Origem	Benignos	Malignos
Óssea	Osteoblastoma	Sarcoma de Ewing Osteossarcoma
Cartilagem	Condroma Osteocondroma	Condrossarcoma
Tecido fibroso	Displasia fibrosa Fibroma (tumor desmoide)	Fibrossarcoma
Medula óssea	Granuloma eosinofílico	Plasmocitoma solitário
Vascular	Hemangioma	Hemangiossarcoma
Tecido adiposo	Lipoma	Lipossarcoma
Tecido muscular	Leiomioma Rabdomioma	Leiomiossarcoma Rabdominiossarcoma
Tecido nervoso	Neurofibroma Schwannoma	Tumor de Askin Neurofibrossarcoma Neuroblastoma
Outros	Hamartoma mesenquimal	Linfomas Reticulossarcoma

mente localizado na porção anterior dos arcos costais e esterno. Os exames de imagem demonstram graus variados de calcificação, e por ser um tumor pouco responsivo à quimioterapia e radioterapia, há indicação de resseção cirúrgica completa da lesão. O sarcoma de Ewing ocorre tipicamente em crianças e adultos jovens, com predominância no sexo masculino. Os pacientes, na maioria, têm massa dolorosa em parede torácica e sintomas sistêmicos. O diagnóstico é realizado com biópsia incisional, e o tratamento de escolha é a quimioterapia neoadjuvante e ressecção cirúrgica. O osteossarcoma é diagnosticado normalmente na puberdade e, como há uma predisposição genética, deve-se questionar relatos de casos na família, pesquisar alterações genéticas e outras alterações musculoesqueléticas. A tomografia e a ressonância demonstram lesão osteoblástica com destruição óssea e mineralização central. O tratamento preconizado é neoadjuvância com quimioterapia seguida de cirurgia.

O tratamento cirúrgico dos tumores de parede torácica depende do tipo histológico, localização, grau de invasão e presença de metástases. O ideal, em caso de cirurgia, é a ressecção em bloco (lesão, pleura, osso) com margens negativas. O principal fator prognóstico no tumor de parede torácica é a margem livre de doença (R0). A margem recomendada para lesões que comprometem os arcos costais é de 4 cm, e para lesões de esterno de 3 cm. Quando a lesão é localizada na clavícula ou na escápula, essas estruturas devem ser ressecadas por completo. Os casos de resseções amplas podem necessitar de reconstrução da parede torácica com órteses, telas ou próteses, para reduzir morbidade e complicações respiratórias pós-operatórias. A participação do cirurgião plástico nesses casos é fundamental para realizar retalhos ou enxertos, recobrindo o defeito provocado pela resseção cirúrgica.

O diagnóstico e o tratamento dos tumores malignos de parede torácica devem ser sempre discutidos por uma equipe multidisciplinar, com participação de oncologista, radiologista, pneumologista, cirurgião, patologista, radio-oncologista e cirurgião plástico.

REFERÊNCIAS

1. Carter BW, Benveniste MF, Madan R, Godoy MC, de Groot PM, Truong MT, et al. ITMIG Classification of mediastinal compartments and multidisciplinary approach to mediastinal masses. Radiographics. 2017;37(2):413-36.
2. Kindler HL, Ismaila N, Armato SG 3rd, et al. Treatment of malignant pleural mesothelioma: American Society of Clinical Oncology Clinical Practice Guideline. J Clin Oncol. 2018;36:1343.
3. Smith SE, Keshavjee S. Primary chest wall tumors. Thoracic Surg Clin. 2010;20:495-507.
4. Sung SH, Chang JW, Kim J, et al. Solitary fibrous tumors of the pleura: Surgical outcome and clinical course. Ann Thorac Surg. 2005;79:303.
5. Travis WD, Brambilla E, Burke AP, Marx A, Nicholson AG. Introduction to the 2015 World Health Organization Classification of Tumors of the Lung, Pleura, Thymus, and Heart. J Thorac Oncol. 2015;10:1240-2.

29 Hipertensão pulmonar

Marcia de Sousa Murta
Daniel Waetge
João Gonçalves Pantoja

DESTAQUES

- A hipertensão pulmonar (HP) é uma condição hemodinâmica grave e de elevada morbimortalidade.
- A classificação clínica é dividida em cinco grupos de acordo com o mecanismo da doença. Grupo 1: hipertensão arterial pulmonar (HAP); grupo 2: HP associada a doenças de coração esquerdo; grupo 3: HP associada a doenças pulmonares e/ou hipoxêmicas; grupo 4: HP associada à obstrução da artéria pulmonar; e grupo 5: HP por mecanismo desconhecido ou multifatorial.
- O exame de triagem mais importante é o ecocardiograma transtorácico.
- A definição hemodinâmica da HAP é por cateterismo cardíaco direito: 1. pressão média na artéria pulmonar (PmAP) > 20 mmHg; 2. pressão capilar pulmonar (PCP) ≤ 15 mmHg; e 3. resistência vascular pulmonar (RVP) ≥ 3 UW (Unidades Wood).
- Avaliação inicial e seguimento são realizados por meio de parâmetros clínicos, laboratoriais, funcionais e hemodinâmicos, em especial os que refletem a função ventricular direita. A mortalidade em 1 ano pode ser estimada pela combinação desses parâmetros.
- O tratamento da HAP inclui medicações vasodilatadoras. Atualmente, três vias são utilizadas (endotelina, óxido nítrico, prostaglandinas) e geralmente com a associação de mais de uma via.
- O diagnóstico de hipertensão pulmonar tromboembólica crônica (HPTEC) é definido por PmAP > 20 mmHg, medida através do cateterismo cardíaco direito, após anticoagulação efetiva por no mínimo 3 meses, além da visualização do tromboembolismo pulmonar crônico por cintilografia de ventilação/perfusão pulmonar, angiotomografia de artérias pulmonares ou arteriografia pulmonar. O tratamento de escolha da HPTEC é a tromboendarterectomia pulmonar.

▶ INTRODUÇÃO

Hipertensão pulmonar (HP) é uma condição hemodinâmica grave que pode ocorrer em diversas doenças e confere elevada morbimortalidade. A classificação é em grupos de acordo com sua fisiopatologia e orienta o tratamento. Sua prevalência depende da causa, sendo muito mais frequentes as de causas cardíacas (insuficiência cardíaca) e pulmonares [doença pulmonar obstrutiva crônica (DPOC), fibrose, hipoxemia].

▶ MECANISMO E CLASSIFICAÇÃO

A HP se desenvolve para superar a resistência elevada na circulação pulmonar e conseguir manter o débito cardíaco direito, como na equação D = P/R (D = débito, P = pressão, R = resistência). Essa sobrecarga pode evoluir para falência do ventrículo direito (VD) e diminuição do débito cardíaco (DC), o pior cenário clínico. Assim, a função do VD determina o prognóstico dos pacientes com HP.

As causas de aumento da resistência definem o mecanismo da doença e a classificação clínica (Tabela 1), que é dividida em cinco grupos:

- Grupo 1: hipertensão arterial pulmonar (HAP) – ocorre redução do calibre microvascular pulmonar por remodelamento (proliferação endotelial e camada média) e/ou vasoespasmo, eventualmente microtromboses *in situ*. Do ponto de vista hemodinâmico é caracterizada HP pré-capilar pulmonar.
- Grupo 2: HP por doença no coração esquerdo (p. ex.: insuficiência cardíaca sistólica/diastólica, doença valvular), provocando aumento na pressão hidrostática vascular pulmonar. Do ponto de vista hemodinâmico é caracterizada HP pós-capilar pulmonar. Com a cronificação pode desenvolver componente pré-capilar combinado.
- Grupo 3: HAP por doença pulmonar (p. ex.: DPOC, fibrose) ou vasoconstrição hipoxêmica crônica, mesmo sem doença pulmonar. Do ponto de vista hemodinâmico é caracterizada HP pré-capilar pulmonar.
- Grupo 4: HAP por obstrução das artérias pulmonares, geralmente por tromboembolismo pulmonar crônico (HPTEC) – material trombótico residual organizado e remodelamento da vasculatura pulmonar nos locais não trombosados (abordado adiante).
- Grupo 5: HP por mecanismo fisiopatológico desconhecido ou múltiplo.

TABELA 1 Classificação clínica da hipertensão pulmonar

1. HAP	▪ HAP idiopática. HAP hereditária. HAP induzidas por drogas ou toxinas ▪ HAP associadas: doença do tecido conjuntivo; infecção pelo HIV; hipertensão portal; esquistossomose; doença cardíaca congênita ▪ HP respondedora ao uso crônico de bloqueadores de canais de cálcio ▪ HCP e DVOP ▪ HP persistente do recém-nascido
2. HP por doença cardíaca esquerda	▪ HP por ICEFEN ▪ HP por ICEFER ▪ Doença valvar cardíaca ▪ Doença cardíaca congênita ou adquirida levando a HP pós-capilar
3. HP por doença pulmonar e/ou hipoxemia	▪ Doença obstrutiva pulmonar ▪ Doença restritiva pulmonar ▪ Outras doenças pulmonares com distúrbio misto ▪ Hipoxemia sem doença pulmonar ▪ Doenças do desenvolvimento pulmonar
4. HP por obstrução de artérias pulmonares	▪ HP por tromboembolismo pulmonar crônico ▪ Outras causas de obstrução de artéria pulmonar
5. HP por mecanismos desconhecidos e/ou multifatoriais	▪ Doença hematológica ▪ Doença metabólica e sistêmica ▪ Outros ▪ Cardiopatia congênita complexa

Fonte: adaptada de Simonneau et al., 2019. DVOP: doença veno-oclusiva pulmonar; HAP: hipertensão arterial pulmonar; HCP: hemangiomatose capilar pulmonar; HIV: vírus da imunodeficiência humana; HP: hipertensão pulmonar; ICEFEN: insuficiência cardíaca esquerda com fração de ejeção normal; ICEFER: insuficiência cardíaca esquerda com fração de ejeção reduzida;

▶ DIAGNÓSTICO

Os pacientes com HP apresentam sintomas inespecíficos e sua intensidade varia com o estágio da doença: mais comumente, fadiga, astenia, dispneia aos esforços e tontura. Nos mais graves, podem ocorrer síncope, hemoptise (particularmente naqueles com HPTEC devido à rotura de artérias brônquicas hipertrofiadas), síndrome coronariana relacionada à compressão de artérias coronarianas e baixo fluxo, arritmias cardíacas, rouquidão (por paralisia do nervo laríngeo recorrente). No exame físico, alguns sinais podem ser encontrados: hiperfonese de segunda bulha no foco pulmonar, sopro sistólico paraesternal esquerdo, turgência jugular, refluxo hepatojugular, ascite, hepatomegalia, edema de membros inferiores. Na HP relacionada às doenças associadas no grupo 1 (p. ex.: colagenoses, cardiopatias congênitas, esquistossomose) e nos grupos 2 e 3, são pesquisadas alterações relacionadas às respectivas doenças causadoras.

Alguns exames complementam o processo de investigação diagnóstica com sensibilidade e especificidade variadas.

- Eletrocardiograma (ECG): quando alterado, reflete achados de doença avançada. ECG normal, contudo, não afasta a presença de HP. As alterações no ECG podem incluir aumento da amplitude da onda P ($\geq$ 2,5 mm), desvio do eixo QRS para a direita, bloqueio de ramo direito e alterações de repolarização (*strain* de VD).
- Radiografia de tórax frequentemente apresenta aumento dos hilos decorrente da dilatação das artérias pulmonares, aumento do átrio direito (AD) e do VD. Pode orientar a classificação avaliando a presença de doença parenquimatosa pulmonar (grupo 3) ou congestão pulmonar (grupo 2).
- Exames de sangue não definem o diagnóstico, mas auxiliam na classificação, na avaliação da gravidade ou caracterizam doenças associadas que podem ser as causadoras da HP (p. ex.: marcadores de colagenoses). Os marcadores bioquímicos, hematológicos e de função tireoidiana devem sempre ser solicitados. A associação de doença tireoidiana com HAP e HPTEC não é infrequente e, às vezes, pode ser a causa da piora funcional. A elevação do *brain natriuretic peptide* (BNP) ou do *n-terminal pro-BNP* (NT-proBNP) está associada a sobrecarga do VD, sendo um preditor de mau prognóstico. A rotina para triagem de doenças do colágeno, sorologias para hepatite e HIV também fazem parte da avaliação inicial laboratorial da HAP. A pesquisa de trombofilia deve ser discutida na HAP associada à doença do colágeno ou na HPTEC.
- Avaliações funcionais: a espirometria mostra, geralmente, padrão restritivo leve. A capacidade de difusão de monóxido de carbono (DLCO) está habitualmente diminuída. O teste de caminhada de 6 min (TC6M) é uma avaliação funcional amplamente utilizada, principalmente por conta de sua praticidade e baixo custo, e fornece informações prognósticas essenciais durante o acompanhamento através de avaliações seriadas. O teste cardiopulmonar de exercício (TECP), teste não invasivo, permite obter informações sobre capacidade de exercício, troca gasosa, eficácia ventilatória e função cardíaca no exercício. Como o TC6M, também pode ser utilizado no acompanhamento dos pacientes com HAP.
- Tomografia de tórax pode informar aumento do átrio direito (AD) e do VD, aumento do diâmetro da artéria pulmonar ($\geq$ 29 mm) ou da razão entre o diâmetro da artéria pulmonar e o diâmetro da aor-

ta ascendente, sugestivo de HP quando ≥ 1. A tomografia de tórax de alta resolução pode mostrar alterações no parênquima pulmonar relacionando à HP do grupo 3. A ressonância magnética cardíaca fornece dados de morfologia e função de VD, assim como medições de volume sistólico e DC.

- Ecocardiograma transtorácico é o exame de triagem mais importante para a suspeita de HP. Além da estimativa de pressão, calculada a partir da velocidade de regurgitação tricúspide, outras informações ajudam na suspeição da HP, como tamanho do VD, retificação do septo interventricular, diâmetro da veia cava inferior e sua oscilação com o ciclo respiratório, área sistólica do AD, velocidade de regurgitação pulmonar no início da diástole e diâmetro da artéria pulmonar (Tabelas 2 e 3).

O diagnóstico de HP é confirmado através do cateterismo cardíaco direito (CCD). No 6º Simpósio Mundial de HP (Nice 2018), foi adotada como critério pressão média da artéria pulmonar (PmAP) > 20 mmHg (Tabela 4).

Teste agudo de vasorreatividade pulmonar é realizado para definir os pacientes candidatos a tratamento com bloqueadores do canal de cálcio (BCC). Está recomendado apenas para aqueles com HAP idiopática (HAPi), hereditária (HAPh) ou induzidas por drogas ou toxinas. Deve ser realizado no momento da realização do CCD. Óxido nítrico inalado, na dose de 10-20 partes por milhão, é o padrão para realização do teste. Epoprostenol venoso, adenosina venosa e iloprosta inalada também são validados. O teste é positivo se há diminuição da PmAP ≥ 10 mmHg, PmAP reduz a ≤ 40 mmHg, com manutenção ou elevação do DC. Entretanto, apenas a metade

TABELA 2 Probabilidade de hipertensão pulmonar (HP) em indivíduos sintomáticos com suspeita de HP

Velocidade de pico da RT (m/s)	Outros sinais de HP ao ecocardiograma*	Risco de HP ao ecocardiograma
≤ 2,8 ou não avaliado	Não	Baixo
≤ 2,8 ou não avaliado	Sim	Intermediário
2,9 a 3,4	Não	Intermediário
2,9 a 3,4	Sim	Alto
> 3,4	Desnecessário	Alto

*Ver Tabela 3. Fonte: adaptada de Frost et al., 2019. HP: hipertensão pulmonar; RT: regurgitação tricúspide.

TABELA 3 Sinais ecocardiográficos que sugerem hipertensão pulmonar

Ventrículos*	Artéria pulmonar*	VCI e átrios*
Razão diâmetro basal de VD/VE > 1	Tempo de aceleração do Doppler da VSVD < 105 ms	Diâmetro da VCI > 21 mm com colapso inspiratório reduzido
Retificação do septo interventricular	Velocidade diastólica precoce da regurgitação pulmonar > 2,2 m/s	Área atrial direita > 18 cm²
	Diâmetro da AP > 25 mm	

Adaptada de Frost et al., 2019. *Sinais ecocardiográficos de pelo menos duas categorias da lista devem estar presentes para alterar a probabilidade de hipertensão pulmonar (HP). AP: artéria pulmonar; VCI: veia cava inferior; VD: ventrículo direito; VE: ventrículo esquerdo; VSVD: via de saída do ventrículo direito.

TABELA 4 Definições hemodinâmicas de hipertensão pulmonar (HP)

Definição	Cateterismo direito	Grupos*
HP pré-capilar	PmAP > 20 mmHg PCP ≤ 15 mmHg RVP ≥ 3 UW	1, 3, 4 e 5
HP pós-capilar isolada	PmAP > 20 mmHg PCP > 15 mmHg RVP < 3 UW	2 e 5
HP combinada pré e pós-capilar	PmAP > 20 mmHg PCP > 15 mmHg RVP ≥ 3 UW	2 e 5

Fonte: adaptada de Simonneau et al., 2019. *Grupos: 1: hipertensão arterial pulmonar; 2: HP por doença do coração esquerdo; 3: HP por doença pulmonar e/ou hipoxemia; 4: HP associada a obstrução da artéria pulmonar; 5: HP com mecanismo desconhecido ou multifatorial. PCP: pressão capilar pulmonar; PmAP: pressão média da artéria pulmonar; RVP: resistência vascular pulmonar; UW: unidades Wood.

dos que são positivos sustentam a melhora com BCC após 6 meses. Estima-se bom prognóstico para aqueles que se mantêm positivos.

▶ AVALIAÇÃO DE RISCO/ SEGUIMENTO

O recente progresso no tratamento da HAP não está na descoberta de novas classes de medicamentos, mas na combinação de terapia medicamentosa e no escalonamento das drogas, baseado em avaliações sistemáticas da resposta do indivíduo durante o tratamento. A base para início de tratamento e seguimento dos pacientes com HAP se fundamenta na avaliação de risco.

A mortalidade esperada em 1 ano pode ser estimada através da combinação de variáveis clínicas, testes de exercício, função ventricular direita e parâmetros hemodinâmicos, definindo o *status* do paciente no momento em baixo, intermediário ou alto risco. Três principais estudos (*French Registry, Swedish Pulmonary Arterial Hypertension Registry* e *COMPERA*) validaram a forma de avaliação de risco para pacientes com HAP, proposta na diretriz da European Society of Cardiology (ESC)/European Respiratory Society (ERS) de 2015. Essa análise contou com cerca de 3.000 pacientes ao longo de um período de 10 anos (Tabela 5).

De acordo com os estudos sobre avaliação de risco, observou-se que as variáveis mais associadas ao prognóstico foram: classe funcional, TC6M, níveis plasmáticos de NT-proBNP ou BNP, índice cardíaco, pressão do AD e saturação venosa mista de oxigênio. Essas variáveis são apropriadas na primeira avaliação e o cumprimento dos critérios de baixo risco em três ou quatro parâmetros representa uma resposta clínica ao tratamento que define um bom prognóstico.

▶ TRATAMENTO

A abordagem inicial de tratamento na HP inclui medidas gerais, como atividade física e reabilitação supervisionada. A gravidez deve ser desencorajada, pois está associada a aumento da mortalidade em razão da sobrecarga hemodinâmica gestacional, adaptação insuficiente do coração direito e baixa complacência dos vasos pulmonares.

A HP traz para o paciente e seus familiares um impacto psicológico, social e financeiro importante. A equipe assistente deve ter habilidades para reconhecer esses problemas e solicitar apoio a outras equipes

TABELA 5 Avaliação de risco na hipertensão arterial pulmonar (HAP) (estimativa de morte em 1 ano)

Parâmetros	Risco baixo (< 5%)	Risco intermediário (5-10%)	Risco alto (> 10%)
Sinais de IVD	Ausente	Ausente	Presente
Progressão de sintomas	Não	Lenta	Rápida
Síncope	Não	Ocasionalmente	Frequentemente
Classe funcional*	I e II	III	IV
TC6M	> 440 m	165-440 m	< 165 m
TECP	VO^2 pico > 15 mL/min/kg (> 65% predito) Inclinação VE/VCO_2 < 36	VO^2 pico 11-15 mL/min/kg (35-65% predito) Inclinação VE/VCO^2 36-44,9	VO_2 pico < 11 mL/min/kg (< 35% predito) Inclinação $VE/VCO_2 \geq 45$
BNP ou NT-proBNP	BNP < 50 ng/L NT-proBNP < 300 ng/L	BNP 50-300 ng/L NT-proBNP 300-1.400 ng/L	BNP > 300 ng/L NT-proBNP > 1.400 ng/L
Imagem	Área AD < 18 cm^2 Sem derrame pericárdico	Área AD 18-26 cm^2 Sem ou derrame pericárdico mínimo	Área AD > 26 cm^2 Derrame pericárdico presente
Hemodinâmica	PAD < 8 mmHg IC ≥ 2,5 L/min/m^2 SvO_2 > 65%	PAD 8-14 mmHg IC 2-2,4 L/min/m^2 SvO_2 60-65%	PAD > 14 mmHg IC < 2 L/min/m^2 SvO_2 < 60%

Fonte: adaptada de Galiè et al., 2015. *WHO: World Health Organization. AD: átrio direito; BNP: *brain natriuretic peptide*; IC: índice cardíaco; IVD: insuficiência ventricular direita; NT-proBNP: *n-terminal pro-BNP*; PAD: pressão do átrio direito; SvO_2: saturação venosa mista de oxigênio; TC6M: teste de caminhada de 6 minutos; TECP: teste cardiopulmonar de exercício; VE/VCO_2: equivalente ventilatório para dióxido de carbono; VO_2: consumo de oxigênio.

como psiquiatria, psicologia e assistência social, além de encorajar a formação de grupos de pacientes que podem, uma vez reunidos, elaborar discussões e representações junto à sociedade.

- Medidas preventivas: vacinação para influenza e pneumococo é recomendada, uma vez que 7% da mortalidade relacionada à HAP é por pneumonia.
- Terapias de suporte:

1. Diuréticos são utilizados na maioria dos pacientes, mesmo sem sinais de edemas periféricos. Promovem benefício hemodinâmico reduzindo a distensão do VD e abaulamento do septo interventricular com melhora do enchimento (pré-carga) e funcionamento de ventrículo esquerdo (VE).
2. Oxigenioterapia pode ser orientada, com base nos mesmos critérios utilizados para DPOC.
3. Anticoagulação oral é discutida caso a caso nos subgrupos de HAPi, HAPh e HAP induzidas por drogas ou toxinas, sem uma indicação absoluta. Não está indicada nas associadas do grupo 1, exceto, naturalmente, nas trombofilias associadas às colagenoses ou quando for reconhecida outra condição clínica própria de anticoagulação. Está formalmente indicada nos indivíduos com HPTEC e deve ter rígido controle.
4. Digoxina pode ser usada eventualmente para melhora do DC e controle de frequência cardíaca nos indivíduos com taquiarritimias atriais. Geralmente os BCCs não devem ser utilizados para controle de

frequência por também provocarem inotropismo negativo do VD.

- Terapias específicas: os BCC (nifedipina, diltiazem e anlodipina) são utilizados nos pacientes com teste de vasorreatividade positivo. A dose é titulada até a máxima tolerada. Deve ser reavaliado clinicamente e, eventualmente, com novo CCD em um período de 3 a 4 meses. Se não houver resposta adequada, definida como permanência em classe funcional I ou II e/ou melhora hemodinâmica significativa, a terapia com drogas vasodilatadoras específicas para HAP deverá ser iniciada. Três vias (classes de ação) são utilizadas: 1. via das prostaglandinas; 2. via do óxido nítrico; e 3. via da endotelina. Cada uma dessas vias contém mais de uma droga (Tabela 6).

O progresso no tratamento da HAP está relacionado à combinação de medicamentos de vias de ação diferentes e no escalonamento conforme estratificação de risco (Figura 1).

O tratamento farmacológico específico não está recomendado para os pacientes dos grupos 2 e 3. Até o momento, nenhum estudo confirma benefício nesses grupos. Deve-se direcionar o tratamento para a doença de base. Os pacientes que permanecem instáveis, com progressão de doença a despeito de terapia combinada máxima, devem ser encaminhados para avaliação de transplante pulmonar.

▶ HIPERTENSÃO PULMONAR TROMBOEMBÓLICA CRÔNICA

Definição, epidemiologia e fatores de risco

Forma rara de HP oriunda da oclusão da circulação por material fibrótico em artérias pulmonares elásticas grandes, resultante da organização e do remodelamento de doença tromboembólica, e consequente microvasculopatia secundária ao hiperfluxo em território de pequenos vasos (< 500 micrômetros) não ocluídos. A redução progressiva do leito

TABELA 6 Classe de medicamentos para hipertensão arterial pulmonar (HAP)

Via fisiopatológica	Classe	Medicamento	Efeitos colaterais comuns	Administração
Prostagladina	Agonista seletivo do receptor IP da prostaciclina	Selexipag	Cefaleia, dor na mandíbula e diarreia	VO
	Análogos da prostaciclina	Iloprosta	Rubor e dor na mandíbula	Inalatória
		Beraprosta	Cefaleia, rubor, dor na mandíbula e diarreia	VO
		Trepostinil	Hipotensão	IV, SC e VO
	Prostaciclina	Epoprostenol	Hipotensão	IV
Óxido nítrico	Inibidores da fosfodiesterase 5	Sildenafila	Cefaleia, rubor, epistaxe	VO
		Tadalafila	Cefaleia, rubor, epistaxe	VO
	Estimulador da guanilato-ciclase	Riociguate	Hipotensão	VO
Endotelina	Antagonistas do receptor de endotelina	Ambrisentana	Edema periférico	VO
		Bosentana	Disfunção hepática	VO
		Macitentana	Redução de hemoglobina	VO

Fonte: adaptada de Galiè et al., 2015. IV: intravenosa; SC: subcutânea; VO: via oral.

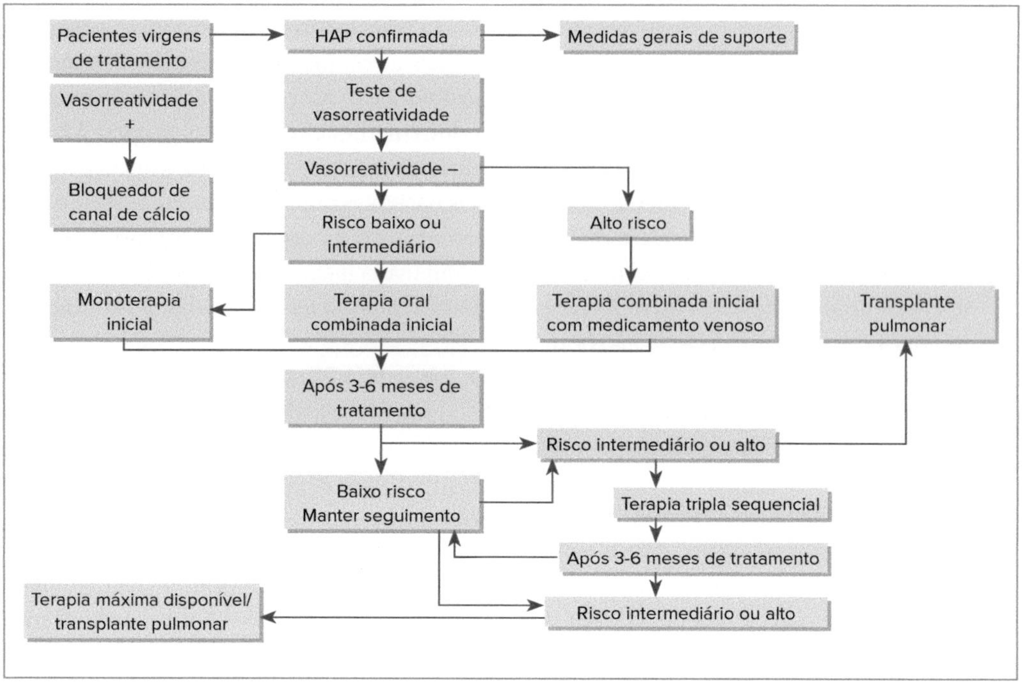

FIGURA 1 Algoritmo de tratamento para a hipertensão arterial pulmonar (HAP). Fonte: adaptada de Galiè et al., 2019.

vascular pulmonar resulta em aumento da resistência vascular pulmonar (RVP) e sobrecarga das câmaras direitas. Em cerca de 75% dos casos, a doença é precedida por evento tromboembólico agudo identificável. Estima-se que possa ocorrer em até 4% dos pacientes que sofreram tromboembolismo venoso (TEV), dentro dos primeiros 2 anos, havendo, portanto, a necessidade de acompanhamento desses pacientes de forma rotineira nos três primeiros meses da anticoagulação, visando diferenciar sobrecarga ventricular direita aguda (portanto passível de normalização com terapêutica de anticoagulação) da crônica (HPTEC). A importância de destacar essa nosologia do restante das hipertensões arteriais pulmonares é sua possibilidade de cura, caso o material do trombo organizado possa ser removido cirurgicamente (tromboendarterectomia pulmonar). Não está claro por que alguns indivíduos evoluem com resolução completa (recanalização) da doença tromboembólica pulmonar e outros não, mas alguns fatores de risco já estão bem definidos, aumentando a predisposição deste agravo: presença de anticorpos antifosfolipídeos, esplenectomia prévia, presença de marca-passo ou *shunt* arteriovenosos infectados, eventos tromboembólicos múltiplos prévios, neoplasia maligna, disfunção tireoidiana.

Apresentação clínica

Como em qualquer caso de HP, sinais e sintomas de sobrecarga ventricular direita se tornam aparentes de forma insidiosa, podendo apresentar agravamento súbito em situações de reembolização. Uma diferença potencial das outras causas de HAP seria a possível presença de hemoptise (causada pelo quadro de obstrução vascular arterial pulmonar crônico, com fenômeno de hipertrofia no sistema arterial brônquico, que faz com que o plexo anastomótico submucoso tenha maior chance de ruptura em situações de aumento do *shear-stress* em tosses vigorosas) e a rara presença de sopro localizado audível na superfície torácica em áreas de fluxo sanguíneo turbilhonado nas estenoses vasculares. Como em outras patologias de HAP, o diagnostico não é prontamente reconhecido, demorando em média 14 meses, apesar de existir relação entre precocidade do diagnóstico e prognóstico.

Avaliação diagnóstica

Como em outras causas de HAP, o ecocardiograma é o exame inicial para reconhecer a elevação da pressão, e a partir de então a causa deverá ser perseguida. Dentre todos os exames disponíveis para certificar a etiologia, aquele com melhor desempenho (sensibilidade > 95%) é a cintilografia pulmonar por radioisótopos, aperfeiçoada na última década com a modalidade *Single Photon Emission Computed tomography* (SPECT), que aumentou ainda mais a definição espacial pulmonar (principalmente pela incorporação do elemento tomográfico permitindo avaliação 3D). Esse exame tem valor preditivo negativo de 100%, ou seja, um exame normal afasta a possibilidade de HPTEC. Entretanto, esse exame ainda carece de especificidade suficiente para decisões terapêuticas, requerendo o uso de outras modalidades de imagem, como a tomografia computadorizada de dupla energia (TCDE), angiotomografia computadorizada (angio-TC) e até mesmo angiografia pulmonar. O uso da tomografia computadorizada, além de mostrar a peculiar perfusão em mosaico encontrada nessa patologia, pode permitir a detecção de outras condições que ocasionam distúrbios da perfusão pulmonar como fibroses mediastínicas, sarcoma de artéria pulmonar, vasculite de grandes vasos e até mesmo doença veno-oclusiva pulmonar. A TCDE, através do recurso de mapa de iodo, é capaz de definir melhor a função de perfusão pulmonar, visualizando a distribuição do contraste iodado, além de discriminar melhor anatomicamente as características da obstrução vascular (trombo recente *versus* antigo, ou mesmo tumor) e sua localização (proximal ou distal). A angio-TC tem o seu principal papel no diagnóstico do tromboembolismo venoso (TEV) agudo, mas quando realizada em serviços de qualidade, tem também elevada efetividade na exclusão de doença arterial pulmonar proximal, embora insuficiente para afastar doença distal (oclusão em nível segmentar e subsegmentar). Angiografia pulmonar ainda tem o seu papel neste cenário diagnóstico, confirmando a impressão da HAP com medida direta das pressões, como também estabelecendo risco clínico e cirúrgico e definindo a anatomia obstrutiva, principalmente na doença distal.

Tratamento

Como nas outras etiologias de HAP, estão indicadas medidas gerais, como oxigenioterapia domiciliar em pacientes hipoxêmicos em repouso (usando o mesmo parâmetro definido em pacientes com DPOC), diuréticos em pacientes hidrópicos, vacinações gerais etc. A anticoagulação deve ser iniciada prontamente na falta de contraindicações formais, não parecendo haver diferença de eficácia e segurança entre os novos anticoagulantes orais e os tradicionais antagonistas de vitamina K (AVK), exceto naqueles portadores de síndrome antifosfolipíde, nos quais os AVK têm a clara preferência.

O tratamento-chave e com potencial de cura da HPTEC é a tromboendarterectomia pulmonar (TEAP), através da remoção mecânica das áreas fibróticas (não se trata de embolectomia simples, sendo mais parecida com uma endarterectomia carotídea por oclusão aterosclerótica), em cirurgia aberta, por esternotomia mediana, e uso de circulação extracorpórea. Esse procedimento pode restaurar a perfusão nos segmentos oligêmicos e assim reduzir a sobrecarga pressórica da artéria pulmonar. As questões mais importantes em relação ao bom resultado operatório são a experiência multidisciplinar da equipe e a seleção adequada de pacientes, considerando não somente a ressecabilidade da obstrução vascular (essencialmente quão proximal está situada), mas o perfil geral fisiológico do paciente (idade e comorbidades associadas). Idealmente, os centros de referência buscam níveis de excelência, operando mais do que 20 casos/ano, com taxas de mortalidade inferiores a 10%. O pós-operatório imediato apresenta alguns desafios únicos, como disfunção persistente do VD [podendo necessitar de inotrópicos e até mesmo suporte temporário com *extra corporeal membrane circulation* (ECMO) venoarterial], HP residual acentuada (necessitando de vasodilatadores pulmonares) e síndrome da reperfusão pulmonar (tipo de edema pulmonar inflamatório que ocorre nas primeiras 48 horas da cirurgia, podendo demandar uso de ECMO venovenoso para manutenção temporária da oxigenação). A cirurgia busca resolução/redução da RVP e, consequentemente, da HAP, melhora da classe funcional e qualidade de vida. A HAP pode persistir elevada (≥ 30 mmHg), em geral significando incapacidade de remoção suficiente do material fibrótico das artérias pulmonares ou a existência prévia de grande aumento da RVP por remodelamento nos territórios sem trombos, ocorrendo em 15-50% dos casos, 3-6 meses após cirurgia, havendo nesses casos outras opções multimodais para lidar com a persistência do fenômeno. Em situações de inoperabilidade (questões técnicas ou relacionadas a idade/comorbidades), foi desenvolvida uma alternativa de angioplastia por balão (APB), promovendo a dilatação de ramos arteriais e deslocamento radial das obstruções, resultando em aumento da luz efetiva do vaso, melhora do fluxo sanguíneo e queda da RVP. Esse procedimento de angioplastia pulmonar não pode ser realizado em diversos segmentos ocluídos de uma só vez, pelo risco de ruptura e lesão por reperfusão, necessitando de 6-8 sessões em que cerca de 4-6 segmentos são dilatados por etapa. A curva de aprendizado dessa modalidade está rapidamente crescendo, e o papel desse procedimento em um grupo multidisciplinar com expertise está sendo definido. Em pacientes inoperáveis ou em período de espera para APB ou mesmo transplante cardiopulmonar (dependendo da idade e comorbidades), existem recursos farmacológicos com utilidade já reconhecida. Das drogas vasodilatadoras pulmonares específicas, a de melhor desempenho comprovado por estudos randomizados foi o riociguate, já aprovado pelas agências regulatórias neste cenário de HPTEC inoperável ou persistente após tratamento cirúrgico/APB. Uma metanálise de seis estudos englobando mais de 500 pacientes demonstrou melhora hemodinâmica significativa, acompanhada de melhora funcional e sintomática, porém sem modificar sobrevida ou eventos adversos graves.

TABELA 7 Recomendações para manejo da hipertensão pulmonar tromboembólica crônica (HPTEC)

▪ Anticoagulação plena por tempo indefinido
▪ Avaliação para TEAP em centros com experiência comprovada
▪ Em situações de inoperabilidade, ou piora após TEAP, considerar APB e medidas farmacológicas
▪ Terapia de suporte (oxigenioterapia etc.) deverá ser avaliada individualmente

Fonte: adaptada de Fernandes et al., 2020. APB: angioplastia por balão; TEAP: tromboendarterectomia pulmonar.

REFERÊNCIAS

1. Bonderman D, Wilkens H, Wakounig S, Schäfers HJ, Jansa P, Lindner J, et al. Risk factors for chronic thromboembolic pulmonary hypertension. Eur Respir J. 2009;33(2):325-31.
2. Fernandes CJCS, Ota-Arakaki JS, Campos FTAF, Correa RA, Gazzana MB, Jardim CVP, et al. Recomendações para diagnóstico e tratamento da hipertensão pulmonar tromboembólica crônica da Sociedade Brasileira de Pneumologia e Tisiologia. J Bras Pneumol. 2020;46(4):e20200204.
3. Fernandes T, Auger W, Fedullo P. Epidemiology and risk factors for chronic thromboembolic pulmonary hypertension. Thromb Res. 2018;164:145-9.
4. Frost A, Badesch D, Gibbs JSR, Gopalan D, Khanna D, Manes A, et al. Diagnosis of pulmonary hypertension. Eur Respir J. 2019;53(1):1801904.
5. Galiè N, Channick RN, Frantz RP, Grünig E, Jing ZC, Moiseeva O, et al. Risk stratification and medical therapy of pulmonary arterial hypertension. Eur Respir J. 2019;53(1):1801889.
6. Galiè N, Humbert M, Vachiery JL, Gibbs S, Lang I, Torbicki A, et al. 2015 ESC/ERS Guidelines for the diagnosis and treatment of pulmonary hypertension. Kardiol Pol. 2015;73(12):1127-206.
7. Ghofrani HA, D'Armini AM, Grimminger F, Hoeper MM, Jansa P, Kim NH, et al. Riociguat for the treatment of chronic thromboembolic pulmonary hypertension. N Engl J Med. 2013;369(4):319-29.
8. Hoeper MM, Meyer E, Simonneau G, Rubin LJ. Chronic thromboembolic pulmonary hypertension. Circulation. 2006;113(16):2011-20.
9. Humbert M, Guignabert C, Bonnet S, Dorfmüller P, Klinger JR, Nicolls MR, et al. Pathology and pathobiology of pulmonary hypertension: State of the art and research perspectives. Eur Respir J. 2019;53(1):1801887.
10. Leber L, Beaudet A, Muller A. Epidemiology of pulmonary arterial hypertension and chronic thromboembolic pulmonary hypertension: Identification of the most accurate estimates from a systematic literature review. Pulm Circ. 2021;11(1):2045894020977300.
11. Leuchte HH, Ten Freyhaus H, Gall H, Halank M, Hoeper MM, Kaemmerer H, et al. Risk stratification strategy and assessment of disease progression in patients with pulmonary arterial hypertension: Updated recommendations from the Cologne Consensus Conference 2018. Int J Cardiol. 2018;272S:20-9.
12. Masy M, Giordano J, Petyt G, Hossein-Foucher C, Duhamel A, Kyheng M et al. Dual-energy CT (DECT) lung perfusionin pulmonary hypertension. Eur Radiol. 2018;28(12):5100-10.
13. Pengo V, Denas G, Zoppellaro G, Jose SP, Hoxha A, Ruffatti A, et al. Rivaroxaban Vs warfarin in high risk patients with antiphospholipid syndrome. Blood. 2018;132(13):1365-71.
14. Pengo V, Lensing AW, Prins MH, Marchiori A, Davidson BL, Tiozzo F, et al. Incidence of chronic thromboembolic pulmonary hypertension after pulmonary embolism. N Engl J Med. 2004;350(22):2257-64.
15. Simonneau G, Montani D, Celermajer DS, Denton CP, Gatzoulis MA, Krowka M, et al. Haemodynamic definitions and updated clinical classification of pulmonary hypertension. Eur Respir J. 2019;53(1):1801913.
16. Zhang J, Li JM, Huang ZS, Xu JC, Fan Y. A meta-analysis of randomized controlled trials in targeted treatments of chronic thromboembolic pulmonary hypertension. Clin Respir J. 2019;13(7):467-79.

30

Tromboembolismo pulmonar agudo

Valmir Sangalli Lucas
Eucir Rabello
Rogério Vilela
Débora de Paula Mendes de Oliveira
Patrícia Soares de Jesus

DESTAQUES

- Estase venosa, hipercoagulabilidade e lesão vascular (tríade de Virchow) são os fatores que favorecem a formação de trombos.
- Os sinais e sintomas da embolia pulmonar aguda são inespecíficos e confundem-se com outras condições.
- A hipoxemia é frequente, embora até 40% dos pacientes apresentem saturação de oxigênio normal.
- O tromboembolismo pulmonar é uma doença complexa de apresentação clínica variável e de difícil confirmação diagnóstica.
- O diagnóstico clínico baseia-se na adição de critérios de probabilidade da doença obtida a partir da pontuação de sintomas, achados clínicos e presença de fatores predisponentes de tromboembolismo venoso.
- Os critérios clínicos de probabilidade guiam a abordagem inicial e a realização de exames complementares que permitem a definição do diagnóstico.
- Estabelecidos o diagnóstico e o tratamento inicial, a estratificação do risco de morte, baseada na condição clínica e no estado hemodinâmico do doente, orienta a conduta terapêutica a seguir.
- O tratamento consiste em suporte cardiopulmonar para garantir a vida, na anticoagulação para prevenir a extensão do trombo e a recorrência do evento embólico e na reperfusão da região pulmonar isquêmica para corrigir o distúrbio funcional.
- A estratégia terapêutica varia conforme a existência de contraindicações para o uso de anticoagulantes ou trombolíticos, a presença de instabilidade hemodinâmica e o risco de evolução para choque cardiogênico e morte.
- A duração da anticoagulação vai depender da ponderação entre o risco de sangramento e o risco de recidiva de tromboembolismo venoso.

▶ INTRODUÇÃO

O tromboembolismo venoso (TEV) compreende a trombose venosa profunda (TVP) e a complicação aguda mais grave e ameaçadora à vida, o tromboembolismo pulmonar (TEP). O TEP foi descrito por Virchow no século XIX, mantendo-se raramente diagnosticado em vida até pouco além da metade do século XX. Em estudo recente envolvendo América do Norte, América Latina, Europa Ocidental e Austrália demonstrou-se uma incidência anual de 75 a 269 casos por 100.000 pessoas, dobrando a cada década após os 40 anos. Estima-se que 50% dos doentes com TVP não tratada desenvolverão TEP nos 3 meses seguintes ao evento.

Este capítulo descreve de forma prática e atual a fisiopatologia, as características clínicas, o diagnóstico, a estratificação do risco de agravamento e as modalidades do tratamento desta que vai se tornando uma doença tão mais frequente quanto maior é a resolutividade dos métodos de investigação e a expectativa de vida da população.

▶ PATOGENIA E FISIOPATOLOGIA

O tromboembolismo pulmonar ou, simplesmente, embolia pulmonar, consiste na obstrução aguda da circulação arterial pulmonar por coágulos provenientes, na maioria das vezes, da fragmentação de trombos em veias sistêmicas que funcionam como êmbolos, causando redução ou cessação do fluxo sanguíneo para a área do pulmão afetada. A TVP, portanto, é o evento básico e os sítios de formação mais comuns são as veias profundas dos membros inferiores, em geral panturrilhas, e da pelve. Os fragmentos embólicos também podem ter origem em vasos que drenam para a veia cava superior, particularmente nos portadores de dispositivos intravasculares ou de trombofilias, ou em câmaras cardíacas direitas naqueles com cardiopatias. Podem ainda não ser de origem trombótica e sim constituídos de gordura, de ar ou de líquido amniótico, o que não será tratado neste capítulo.

Os fatores que favorecem a formação de trombos venosos funcionam de forma sinérgica. É a clássica tríade descrita por Virchow: estase venosa, hipercoagulabilidade e lesão da parede do vaso. O evento fundamental na trombose venosa é a geração de trombina a partir da cascata da coagulação iniciada pelo fator de ativação tecidual. Uma vez formado o trombo, entra em ação o sistema fibrinolítico e ele é dissolvido. Entretanto, na presença de fatores de risco, isso pode não ocorrer completamente e fragmentos do trombo eventualmente se desprendem, formando êmbolos que percorrem o sistema venoso, as cavidades cardíacas direitas até se alojarem em ramos da artéria pulmonar (AP), preferencialmente nos dos lobos inferiores por receberem o maior fluxo de sangue. A necrose da região distal à artéria obstruída, o infarto pulmonar, é rara. É mais comum haver hemorragia e atelectasias com manutenção da estrutura alveolar. A perda de surfactante pode contribuir para essas alterações. No infarto, os alvéolos são preenchidos com eritrócitos e células inflamatórias extravasadas, causando opacificações na imagem radiológica. A baixa frequência de infarto se explica pela raridade de ocorrência de obstrução embólica completa dos vasos e pelas anastomoses entre as artérias pulmonares e brônquicas que mantêm o suprimento de oxigênio necessário à viabilidade do parênquima envolvido.

A circulação pulmonar possui uma grande reserva funcional, pois muitos capilares não são utilizados em situações de normalidade. Essa reserva permite que aproximadamente metade da circulação seja obstruída antes que haja uma elevação significativa da pressão da artéria pulmonar (PAP). No TEP ocorre vasoconstrição ativa por alguns minutos depois da embolização, provavelmente devido à liberação local de tromboxane A2, serotonina plaquetária e mecanismo reflexo mediado pelo sistema nervoso simpático. Alguns desses mediadores e a queda da PCO_2 também promovem broncoconstrição local e hipoventilação. Ainda induzem inflamação na parede do ventrículo direito (VD) que pode explicar a deterioração hemodinâmica que às vezes ocorre 24-48 horas após o TEP agudo. Em casos com grandes êmbolos e obstrução maior do que 30-50% da luz da AP, pode haver elevação da PAP com consequente insuficiência de VD, aumento da pressão diastólica final, arritmias e insuficiência tricúspide. Essas alterações diminuem gradualmente nos dias seguintes pela ação fibrinolítica endógena e pela retração e organização do êmbolo na parede do vaso que será finalmente restaurada, sobretudo se o paciente receber tratamento.

É comum a presença de hipoxemia moderada sem hipercapnia causada pela alteração da relação ventilação/perfusão que aumenta nas regiões do TEP devido à diminuição do fluxo sanguíneo (espaço morto fisiológico) e diminui nas regiões onde há atelectasia (efeito *shunt*).

▶ QUADRO CLÍNICO

Os sinais e sintomas do TEP agudo são inespecíficos. A apresentação clínica imita outras condições, resultando às vezes em diagnósticos equivocados. Pequenas embolias em pessoas sem patologias cardíacas podem ser assintomáticas ou descobertas incidentalmente durante a investigação de outras doenças. Já grandes êmbolos centrais ou embolias em portadores de cardiopatia podem provocar instabilidade hemodinâmica e até choque cardiogênico. Na maioria dos casos, a suspeita ocorre em pacientes com dispneia, dor torácica, tosse, hemoptise ou síncope e que apresentam fatores de risco para TEV.

A dispneia pode ser aguda e grave na embolia dos ramos centrais da AP. Em eventos periféricos geralmente é leve e intermitente. Tem origem multifatorial, podendo ser resultante de broncoespasmo, vasoespasmo, distúrbios na circulação pulmonar, imobilidade ou diminuição da excursão respiratória do diafragma, atelectasia, infarto pulmonar ou comprometimento da função cardíaca. Em pacientes com insuficiência cardíaca ou doença pulmonar prévia, o agravamento da dispneia pode ser o único sintoma.

Dor torácica é um sintoma frequente e geralmente é causada por irritação pleural devida a embolia periférica e infarto pulmonar. Na embolia pulmonar central, a dor torácica pode ter características típicas de angina, possivelmente refletindo isquemia ventricular direita. Nesses casos, deve-se fazer o diagnóstico diferencial com síndrome coronariana aguda ou dissecção da aorta.

A hipoxemia manifesta-se clinicamente por cianose. É frequente, embora até 40% dos pacientes apresentem saturação de oxigênio normal. A hipocapnia é comum e se deve à hiperventilação.

Taquicardia sinusal pode ser a única manifestação em até 40% dos casos. Arritmias atriais também podem ocorrer. A Tabela 1 apresenta os sintomas mais comuns.

TABELA 1 Sinais e sintomas

Estudos / Sinais e sintomas	UPET (N = 327)	PIOPED (N = 117)	ICOPER (N = 2.210)	RIETE (N = 3.391)
Dispneia	84%	73%	82%	83%
Taquipneia	92%	70%	ND	ND
Dor torácica pleurítica	74%	66%	49%	54%
Tosse	53%	37%	20%	ND
Hemoptise	30%	13%	7%	6%
Síncope	13%	ND	14%	16%
Crepitações	58%	51%	ND	ND

Fonte: Terra-Filho M, et al. J Bras Pneumol. 2010;36(supl.1):S1-S68. ICOPER: *International Cooperative Pulmonary Embolism Registry*; PIOPED: *Prospective Investigation of Pulmonary Embolism Diagnostic*; RIETE: *Registro Informatizado de la Enfermidad Tromboembolica*; UPET: *Urokinase Pulmonary Embolism Trial.*

▶ FATORES DE RISCO

O conhecimento de fatores predisponentes é importante para determinar a probabilidade clínica de TEP. No entanto, podem estar ausentes em até 40% dos casos (Tabela 2).

TABELA 2 Fatores de risco

Fatores de risco maiores	Fatores de risco menores
▪ Politraumatismo/trauma medular	▪ Doenças cardíacas congênitas
▪ Prótese de quadril ou joelho	▪ Insuficiência cardíaca congestiva
▪ Necessidade de UTI no pós-operatório	▪ Idade > 65 anos
▪ Cirurgia com tempo anestésico > 30 min	▪ Cirurgias com tempo anestésico < 30 min
▪ Gravidez a termo	▪ Cateter venoso central
▪ Parto cesáreo	▪ Anticoncepcional oral – fator de risco mais frequente na mulher em idade reprodutiva ou em reposição hormonal
▪ Puerpério	▪ Obesidade
▪ Fratura de membros inferiores	▪ Lesão em membro inferior + imobilidade > 3 dias

(continua)

TABELA 2 Fatores de risco (*continuação*)

Fatores de risco maiores	Fatores de risco menores
▪ AVC com paralisia de membros	▪ Exacerbação da doença pulmonar obstrutiva crônica
▪ Neoplasia maligna	▪ Doença maligna oculta
▪ Quimioterapia	▪ Deficiências neurológicas
▪ Hospitalização com restrição ao leito ≥ 3 dias	▪ Restrição ao leito ≥ 3 dias mesmo em domicílio
▪ Institucionalização	▪ Viagem prolongada
▪ Trombofilias hereditárias de alto risco: deficiência de proteína C, S ou antitrombina; homozigose para fator V de Leiden, para mutação do gene da protrombina ou dupla heterozigose para essas mutações	▪ Trombofilias hereditárias de baixo risco: heterozigose isolada para o fator V de Leiden; heterozigose para mutação do gene da protrombina; e hiper-homocisteinemia
▪ Síndrome antifosfolipídeo (SAF)	▪ Cirurgia por laparoscopia
▪ Evento tromboembólico prévio	▪ Tromboflebite superficial/varizes

Fonte: modificada de Martinez et al. J Bras Pneumol. 2010;36(supl.1):S1-S68. AVC: acidente vascular cerebral; UTI: unidade de terapia intensiva.

A combinação de sintomas e achados clínicos associados à presença de fatores predisponentes para TEV permite classificar os pacientes em categorias distintas de probabilidade clínica para o diagnóstico de TEP e guiar os testes a serem realizados, como será visto adiante. Entretanto, uma nova doença de proporção pandêmica, a COVID-19, tem acompanhado o aumento da incidência de TEV independentemente da existência dos fatores de risco conhecidos. A análise dos casos mostrou que a necessidade de hospitalização e a elevação de biomarcadores inflamatórios foram os preditores mais importantes da complicação e se associaram à maior mortalidade. Os estudos sugerem que a resposta inflamatória sistêmica exacerbada, a disfunção endotelial induzida pelo vírus com liberação de fatores teciduais e a ativação do complemento juntamente com a hipóxia e hipertermia estejam na base da hipercoagulabilidade que se instala em semelhança à coagulopatia induzida pela sepse. Essas observações tiveram impacto no prognóstico e tratamento dessa ainda não totalmente compreendida doença (não abordada neste capítulo).

▶ DIAGNÓSTICO

O tromboembolismo pulmonar é uma doença complexa, de apresentação clínica variável e sem critérios clínicos precisos para sua identificação. Para definição do diagnóstico desenvolveram-se critérios de probabilidade clínica (pré-teste) que adicionalmente guiam o manejo desses pacientes.

Dentre os critérios utilizados, o escore de Wells (Tabela 3) e o de Genebra predominam nos algoritmos internacionais, dependendo se americanos ou europeus. De fácil emprego, esses escores atribuem pontos a determinados fatores de risco, sintomas e sinais clínicos a cuja soma corresponde um grau de probabilidade para o diagnóstico de TEP classificado como baixo, intermediário ou alto. De forma ainda mais simples, estabelecendo-se o ponto de corte entre os extremos da faixa do grau de probabilidade intermediário, o TEP pode ser classificado como provável ou improvável.

A partir dessa classificação, estabelece-se um fluxo de procedimentos diagnósticos e, em paralelo, terapêuticos para evitar a eventual progressão do TEP (Figuras 1 e 2). Pacientes com suspeita de TEP, doença improvável pelo escore de Wells e dosagem do dímero-D de valor normal têm o diagnóstico virtualmente excluído. Aqueles com resultado positivo devem prosseguir a investigação. Naqueles com TEP provável, algum método confirmatório deve ser imediatamente empregado. De forma geral, a angiotomografia de tórax (angio-TC) é o exame de escolha neste momento pela sua acurácia e disponibilidade. Todavia, outros exames complementares têm o seu papel, quer seja para confirmar o diagnóstico, excluir outros ou servir como preditor de gravidade (Tabela 4).

TABELA 3 Escore de Wells

Hemoptise	1 ponto
Imobilização ≥ 3 dias consecutivos ou cirurgia nas últimas 4 semanas	1,5 ponto
TVP ou TEP prévias (com diagnóstico objetivo)	1,5 ponto
Taquicardia (FC > 100 bpm)	1,5 ponto
Suspeita de TVP (sinais clínicos)	3 pontos
Diagnóstico alternativo menos provável do que TEP	3 pontos
Probabilidade clínica: 3 faixas = baixa < 2 pontos; intermediária 2-6 pontos; alta > 6 pontos. 2 faixas = TEP improvável ≤ 4 pontos; TEP provável > 4 pontos.	

bpm: batimentos por minuto; FC: frequência cardíaca; TEP: tromboembolismo pulmonar; TVP: trombose venosa profunda.

TABELA 4 Exames complementares para diagnóstico de TEP – principais achados

Radiografia de tórax	Útil para excluir diagnósticos diferenciais. Pode ser normal, o que em pacientes com hipoxemia aumenta a suspeita. Os achados mais comuns são faixas de aspecto atelectásico, pequeno derrame pleural e opacidades inespecíficas tipicamente, mas não necessariamente, de base pleural
Eletrocardiograma	A taquicardia é o achado mais comum. Arritmias atriais, mais frequentemente fibrilação atrial, também podem estar presentes. O clássico padrão S1Q3T3 é o mais comum em pacientes graves, assim como sinais de sobrecarga do VD com inversão de onda T em V1-V4, padrão QR em V1 e bloqueio de ramo direito completo ou incompleto. É útil para excluir infarto agudo do miocárdio e pericardites
Troponina e BNP	A elevação de troponina e o peptídeo natriurético cerebral (BNP) são úteis na estratificação da gravidade de pacientes com TEP. Valores aumentados estão associados a maior risco de mortalidade
Dímero-D (método de ELISA)	Tem baixa especificidade, elevando-se em outras condições como idade, sepse, pós-operatório, trauma e presença de dispositivos intravasculares. Deve ser utilizado em associação com os critérios de probabilidade. Em casos com TEP improvável, resultados negativos virtualmente excluem o diagnóstico e resultados positivos obrigam a prosseguir a investigação. Não tem valor em pacientes com TEP provável, nos quais exames de imagem são imprescindíveis. Tem uso limitado em hospitalizados. Em pacientes > 50 anos, o ponto de corte do valor normal deve ser corrigido (idade x 10 mcg/mL)
Outros achados laboratoriais	Lactato ≥ 2 mmol/L é marcador de complicações, elevação de creatinina sérica está associada a aumento de mortalidade em 30 dias e copeptina ≥ 24 pmol/L a aumento de desfechos adversos
Ecocardiograma transtorácico (ECOTT)	Baixas sensibilidade e especificidade para o diagnóstico de TEP, mas grande utilidade na estratificação de risco e resposta ao tratamento trombolítico. Achados inexplicados de disfunção e aumento de VD e hipertensão pulmonar (raramente > 40 mmHg do VD) são muito sugestivos. Pode ser feito à beira do leito e ter valor diagnóstico em pacientes com TEP provável e sem condições de transporte
Angiotomografia computadorizada de tórax	Método de eleição pela sua disponibilidade nos hospitais. Observam-se falhas de enchimento dentro das artérias pulmonares. Elevadas sensibilidade e especificidade para oclusão até o nível lobar com queda da acurácia nos níveis segmentares e subsegmentares. Casos com alta probabilidade de TEP e resultados normais devem prosseguir a investigação. Afasta diagnósticos alternativos e avalia os diâmetros ventriculares cardíacos (VD > VE – critério de gravidade). Podem ser observadas consolidações, eventualmente de base pleural e com hipodensidade central (sinal do halo invertido), faixas atelectásicas e derrame pleural. A dilatação do tronco da AP, quando presente, costuma ser discreta
Doppler venoso de membros inferiores	Ótimo método para diagnóstico de TVP. É uma estratégia alternativa em pacientes sintomáticos com contraindicação de angio-TC, como gestantes, alérgicos ao contraste e portadores de insuficiência renal
Cintilografia pulmonar de ventilação/perfusão	Pode ser usada em pacientes com TEP provável ou naqueles com dímero-D positivo. Os defeitos de perfusão não correlacionados com os de ventilação são sugestivos de TEP. Os resultados são liberados como de alta, média ou baixa probabilidade. Correlacionada com a indicação clínica, possui excelentes valores preditivos positivos e negativos quando o resultado é normal ou alta probabilidade. Resultado normal virtualmente afasta TEP. Falsos-positivos podem ocorrer em pacientes com asma e TEP prévio. É boa opção em grávidas, portadores de insuficiência renal (IR) ou alergia ao contraste

(continua)

TABELA 4 Exames complementares para diagnóstico de TEP – principais achados (*continuação*)

Arteriografia pulmonar	Historicamente, é o padrão-ouro de diagnóstico, mas com baixa disponibilidade e limitações no estudo dos vasos subsegmentares. É usada em indivíduos instáveis com contraindicação a trombólise antes de embolectomia por cateter ou cirúrgica. É mandatória em pacientes de alta suspeição com exames menos invasivos inconclusivos
Angiorressonância magnética	Exame de maior custo e menor disponibilidade. Tem boa sensibilidade para trombos centrais. Outra opção aos que apresentam contraindicação ao uso de radiação ionizante ou contraste iodado

TEP: tromboembolismo pulmonar; TVP: trombose venosa profunda; VD: ventrículo direito.

▶ ESTRATIFICAÇÃO DE GRAVIDADE

Estabelecido o diagnóstico, é fundamental realizar a estratificação do risco de morte do paciente a fim de guiar o manejo clínico (Figura 3). Baseia-se em dados epidemiológicos, clínicos e de exame físico para estabelecer uma pontuação que avalia o potencial de agravamento das condições clínicas do doente e a necessidade de tratamento mais agressivo. A avaliação deve ser feita a intervalos regulares nas primeiras horas após a suspeita do diagnóstico de TEP. É o chamado "*Pulmonary Embolism Severety Index*" (PESI), adotado em nosso meio (Tabela 5).

As diretrizes recentes definem como de alto risco os pacientes com elevada pontuação no PESI e hemodinamicamente instáveis – hipotensão (PA sistólica < 90 mmHg, por mais de 15 minutos) ou choque decorrente de falência cardíaca direita ou colapso cardíaco ou pacientes dependentes de inotrópicos (antigo TEP maciço). Estes apresentam morbidade e mortalidade > 50%. São de baixo risco aqueles hemodinamicamente estáveis, com PESI de menor valor e sem sinais de acometimento cardíaco no ECOTT ou nos biomarcadores como BNP ou troponina. Estes correspondem a cerca de 50% dos casos e apresentam excelente prognóstico (mortalidade < 1%). Os de risco intermediário são aqueles estáveis hemodinamicamente e com alta pontuação no PESI e subdividem-se em intermediário de baixo risco e intermediário de alto risco com base na presença de sinais de injúria cardíaca (Tabela 6).

TABELA 5 PESI

Parâmetros	Original	Simplificado (sPESI)
Idade, anos	+ nº de anos	1 ponto (se >80 anos)
Sexo masculino	+ 10 pontos	–
Câncer	+ 30 pontos	1 ponto
Insuficiência cardíaca	+ 10 pontos	1 ponto
DPOC	+ 10 pontos	–
FC ≥ 110 bpm	+ 20 pontos	1 ponto
PAS < 100 mmHg	+ 30 pontos	1 ponto
FR > 30 irpm	+ 20 pontos	–
Temperatura < 36°C	+ 20 pontos	–
Estado mental alterado	+ 60 pontos	–
SpO_2 < 90%	+ 20 pontos	1 ponto
Estratificação de risco (somatório de pontos)		
Classe I:< 65 pontos Classe II: 65-85 pontos Classe III: 86-105 pontos Classe IV: 106-125 pontos Classe V: > 125 pontos		0 ponto ≥ 1 ponto

DPOC: doença pulmonar obstrutiva crônica; FC: frequência cardíaca; FR: frequência respiratória; PAS: pressão arterial sistólica; SpO_2: saturação periférica de oxigênio.

TABELA 6 Estratificação do risco de morte

Risco de mortalidade precoce		Indicadores de risco			
		Instabilidade hemodinâmica	Parâmetros clínicos de gravidade de TEP e/ou comorbidade; PESI classes III a V; ou sPESI ≥ 1	Disfunção de VD no ECOTT ou na angio-TC	Troponina elevada
Alto		+	(+)	+	(+)
Intermediário	**Intermediário--alto**	–	+	+	+
	Intermediário--baixo	–	+	Um ou nenhum positivo	
Baixo		–	–	–	Avaliação opcional, mas necessariamente negativa

Fonte: adaptada de Konstantinides SV, et al. European Heart Journal. 2020;41:543-603. Disponível em: https://doi.org/10.1093/eurheartj/ehz405. ECOTT: ecocardiograma transtorácico; PESI: *Pulmonary Embolism Severety Index*; sPESI: PESI simplificado; TC: tomografia computadorizada; TEP: tromboembolismo pulmonar; VD: ventrículo direito.

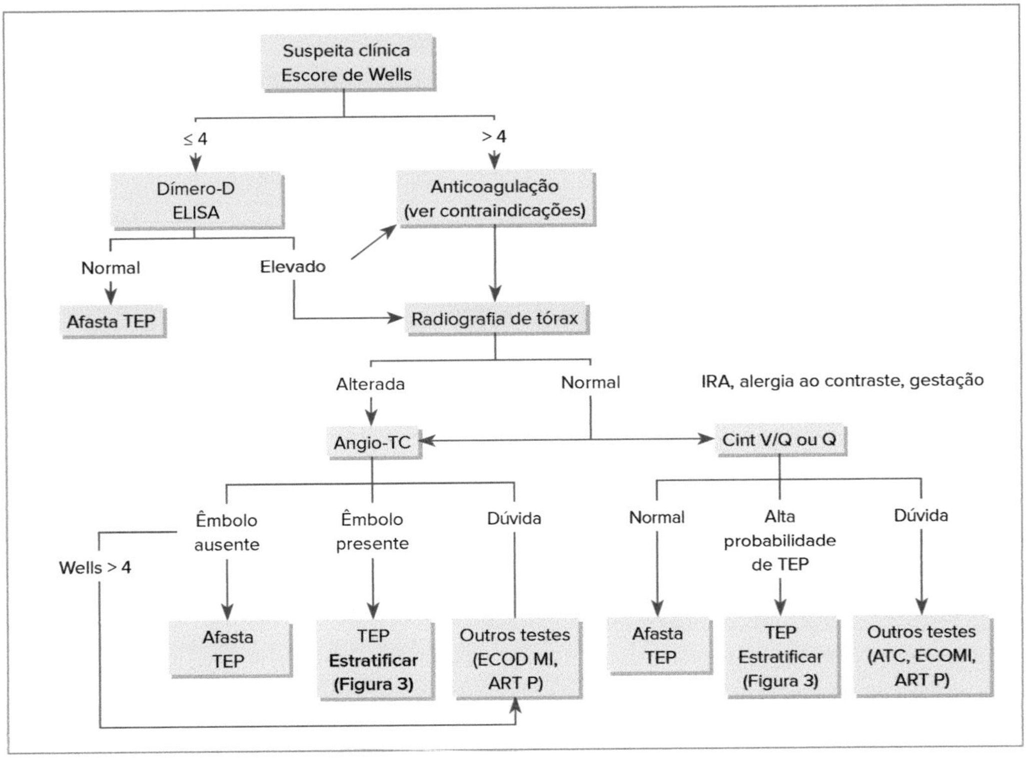

FIGURA 1 Fluxograma diagnóstico/terapêutico de TEP em pacientes estáveis. Fonte: modificada de Tapson VF. N Engl J Med. 2008;358:1037-52.

▶ TRATAMENTO

Suporte cardiopulmonar

A administração de oxigênio suplementar está indicada em pacientes com saturação de $O_2 < 90\%$. Oxigenioterapia por cânulas nasais de alto fluxo ou ventilação mecânica (VM – invasiva ou não invasiva) podem ser necessárias dependendo do grau de instabilidade. Entretanto, a correção da hipoxemia só será definitivamente alcançada com a reperfusão da região pulmonar a jusante do TEP.

Pacientes com insuficiência ventricular direita são frequentemente hipotensos e podem evoluir com choque durante a indução anestésica, a intubação ou a VM com pressão positiva. O aumento da pressão intratorácica induzida pela VM reduz o retorno venoso e piora o débito cardíaco. Portanto, medidas de suporte de oxigênio não invasivas devem ser a primeira escolha sempre que possível. Em pacientes com necessidade de VM, as drogas anestésicas que causam hipotensão devem ser evitadas e o volume corrente deve ser de aproximadamente 6 mL/kg.

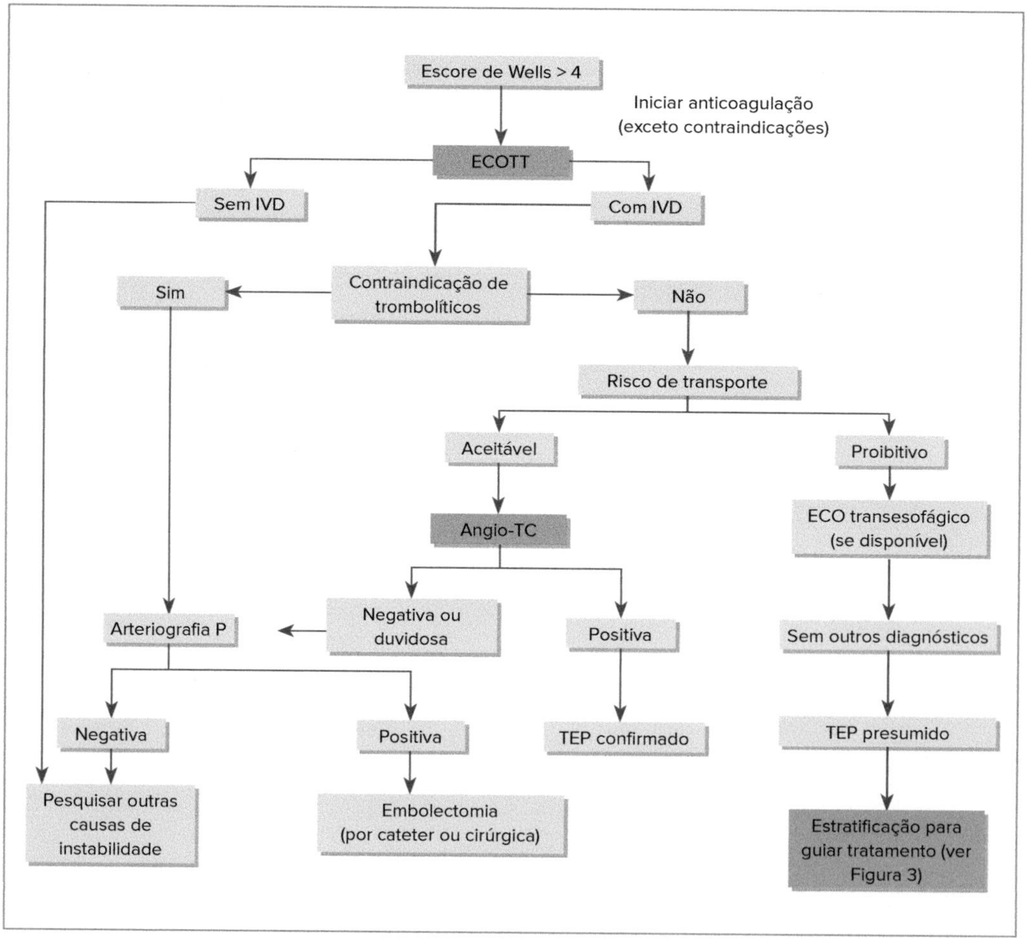

FIGURA 2 Fluxograma diagnóstico/terapêutico de TEP em pacientes instáveis. Fonte: modificada de Terra-Filho M. J Bras Pneumol. 2010;36(supl.1):S1-S68; e Konstantinides SV, et al. European Heart Journal. 2020;41:543-603.

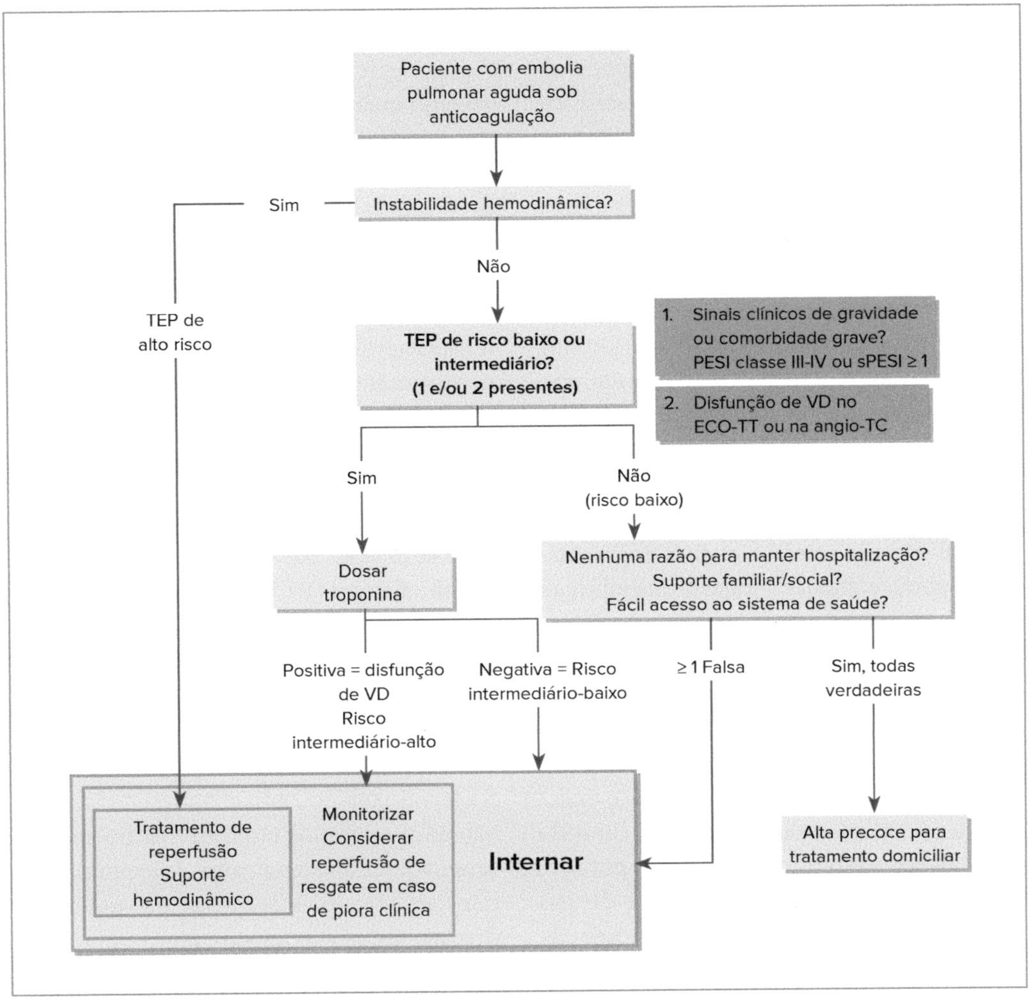

FIGURA 3 Fluxograma de tratamento do TEP baseado na estratificação do risco de morte. Fonte: modificada de Konstantinides SV, et al. European Heart Journal. 2020;41:543-603.

A insuficiência cardíaca direita com redução do débito cardíaco é a principal causa de morte em pacientes com TEP e de alto risco. Se a pressão venosa central estiver baixa, a infusão de volume em moderada quantidade (≤ 500 mL) pode ser implementada sempre cautelosamente para evitar a hiperdistensão do ventrículo direito e redução adicional do débito cardíaco. O uso de vasopressores frequentemente é necessário, em paralelo às medidas de reperfusão. Em pacientes com choque cardiogênico, a noradrenalina pode melhorar o *status* hemodinâmico ao aumentar a perfusão coronariana e a contração ventricular sem causar aumento significativo da resistência vascular pulmonar (RVP). A dopamina, embora possa ter efeito benéfico, por elevar o índice cardíaco tende a agravar o distúrbio da relação ventilação/perfusão devido à redistribuição do fluxo sanguíneo no pulmão. O levosimendan combina vasodilatação pulmonar com aumento da contratilidade ventricular, mas evidências clínicas do benefício de seu uso não foram demonstradas. Os vasodilatadores reduzem a PAP e a RVP, mas não são seletivos para a circulação pulmonar, podendo gerar hipotensão e hipoperfusão sistêmica. Embora pequenos estudos clínicos tenham sugerido que a inalação de óxido nítrico possa melhorar o estado hemodinâmico e a troca gasosa de pacientes com TEP, sua eficácia clínica e segurança não foram comprovadas até o momento.

Em casos de choque cardiogênico não responsivo ao tratamento convencional, métodos físicos mais dispendiosos têm sido utilizados. A oxigenação por membrana extracorpórea (ECMO) exige equipe treinada e associa-se a complicações hemorrágicas, particularmente nesses pacientes, frequentemente sob o efeito de drogas trombolíticas. Não há, até o momento, comprovação de sua real eficácia e segurança. Outra opção que tem sido estudada é o uso de suportes mecânicos para assistência circulatória, como o dispositivo Impella®. Trata-se de uma bomba de fluxo que aspira o sangue do VE e o expele para a aorta ascendente, descomprimindo o ventrículo, melhorando a perfusão coronariana, diminuindo a necessidade de drogas inotrópicas e podendo ser instalado por cateterismo da artéria femoral. Entretanto, poucos são os relatos de bons resultados em paciente com TEP maciço. Em caso de parada cardíaca, os protocolos de suporte avançado de vida devem ser seguidos e terapia trombolítica (comentada adiante) deve ser iniciada o mais precocemente possível, enquanto os melhores resultados ainda podem ser alcançados. Cabe enfatizar que atividade elétrica sem pulso (AESP) é o ritmo de apresentação em 36 -53% dos casos de embolia pulmonar maciça.

Anticoagulação

Em pacientes com TEP provável, a anticoagulação deve ser iniciada enquanto se esperam os resultados dos exames diagnósticos. As opções terapêuticas são a heparina de baixo peso molecular (HBPM) subcutânea, fondaparinux subcutâneo ou heparina não fracionada (HNF) intravenosa. Deve-se dar preferência à HBPM ou fondaparinux em oposição à HNF por estarem menos relacionados a sangramentos e a plaquetopenia induzida por heparina. O uso da HNF atualmente está restrito aos pacientes com instabilidade hemodinâmica e iminente necessidade de método invasivo de reperfusão. Também é recomendada para pacientes com insuficiência renal (depuração de creatinina ≤ 30 mL/min) ou obesidade mórbida (IMC > 40). O ajuste da dose deve ser baseado no tempo parcial de tromboplastina (PTT).

Os anticoagulantes orais diretos ou não antagonistas da vitamina K (DOAC ou NOAC) têm rápido efeito anticoagulante e agem inibindo fatores de coagulação ativados como a trombina (dabigatrana) ou fator Xa (rivaroxabana, apixabana e edoxabana). São administrados em doses fixas, sem necessidade de ajustes através de exames laboratoriais e têm poucas interações com outras drogas, o que é uma vantagem perante os anticoagulantes orais dependentes da vitamina K (VKA) descritos a seguir. Têm demonstrado efeito semelhante na prevenção de TEP quando comparados à combinação de HBPM com VKA (varfarin), além de menores taxas de eventos hemorrágicos graves. Na fase aguda da doença, somente apixabana e rivaroxabana estão aprovadas para administração no início do tratamento, enquanto dabigatrana e edoxabana requerem no mínimo 5 dias de HBPM antes de serem iniciadas. Atenção especial deve ser dada aos pacientes com IR. Na disfunção grave, essas drogas não devem ser administradas. Já na disfunção leve a moderada (depuração de creatinina entre 30 e 60 mL/min) as doses podem ser mantidas inalteradas, com exceção da edoxabana, em que deve ser reduzida à metade (30 mg). Todas elas devem ser evitadas nos casos com instabilidade hemodinâmica em que terapia trombolítica ou embolectomia possam ser requeridas. Não são recomendadas durante a gravidez ou lactação.

Os VKA atuam inibindo a produção de fatores de coagulação dependentes da vitamina K (II, VII, IX e X), exigindo tempo para atingirem seu efeito pleno. Assim, devem ser inicialmente associados a HBPM, fondaparinux ou HNF por pelo menos cinco dias. O anticoagulante parenteral pode ser suspenso quando a razão normalizada internacional (INR), índice derivado do tempo de atividade da protrombina, estiver na faixa terapêutica (2-3) por dois dias consecutivos. O controle subsequente do INR é necessário para evitar hemorragias por superdosagem inadvertida e é feito através de coletas de sangue seriadas.

Reperfusão

A trombólise sistêmica resulta em melhora mais rápida da PAP, da RVP e, consequentemente, da dilatação de VD em pacientes com TEP quando comparada ao uso da HNF isolada. É indicada nos casos com instabilidade hemodinâmica e TEP confirmado por angio-TC ou, caso este exame não possa ser realizado, TEP presumido por exclusão de outros diagnósticos através de ecocardiograma transesofágico ou transtorácico à beira do leito, desde que não haja contraindicação para seu uso. Os maiores benefícios são observados se o trombolítico for administrado nas primeiras 48 h de início dos sintomas, mas pode ser útil se administrado em até 14 dias. A trombólise sem sucesso ocorre em cerca de 8% dos pacientes, sendo caracterizada por persistência da instabilidade hemodinâmica e da disfunção de ventrículo direito após 36 h do tratamento. As complicações mais temidas são o sangramento grave (em torno de 10% dos casos) e a hemorragia intracraniana (1,7%). Atualmente, o agente trombolítico de escolha é o rtPA (*recombinant tissue-type plasminogen activator*) em infusão rápida em detrimento de infusões prolongadas de agentes trombolíticos de primeira geração (estreptoquinase e uroquinase). O uso dessas drogas no TEP com disfunção ventricular direita, aumento de troponina e sem instabilidade hemodinâmica (TEP submaciço) é controverso. Relata-se redução da mortalidade global de 50-60% e, em contrapartida, aumento de complicações hemorrágicas graves. Não é recomendado de rotina, mas tem sido considerado nos casos que evoluem com agravamento da instabilidade hemodinâmica e que não têm contraindicação para o seu uso (Figura 3).

A radiologia intervencionista, através dos tratamentos dirigidos por cateter percutâneo, oferece uma opção terapêutica menos invasiva do que a embolectomia cirúrgica aos pacientes que têm contraindicação à trombólise sistêmica. Consiste na inserção do cateter na veia femoral com progressão até o tronco e ramos da artéria pulmonar, visando remoção do trombo. Inclui, seletiva ou cumulativamente, a fragmentação mecânica do trombo com ou sem o emprego de ultrassom, a aspiração do trombo e a injeção local de agentes trombolíticos. As primeiras opções são reservadas aos pacientes com contraindicação absoluta a estes agentes, e a última, para aqueles com contraindicação relativa, uma vez que a trombólise local associa-se a menor risco de complicações hemorrágicas. Embora promissora, a superioridade dessa técnica sobre a trombólise sistêmica não está definida, não sendo, portanto, usada de rotina no TEP e reservada somente para as situações especiais descritas. Outro emprego da via percutânea é na interrupção da veia cava inferior (VCI) pela inserção de filtros para evitar que êmbolos alcancem o coração e a circulação pulmonar. Os potenciais candidatos são os pacientes com contraindicação absoluta de anticoagulação ou com TEP recorrente apesar de anticoagulação adequada e TVP proximal há menos de 1 mês. Os filtros de VCI são removíveis e podem ser mantidos no local por semanas, meses ou prazos mais longos se necessário.

A abordagem não cirúrgica é a terapia de primeira linha para a maioria dos casos de TEP. Contudo, subgrupos específicos de pacientes podem ter como primeira escolha a abordagem operatória. A embolectomia cirúrgica é realizada através de esternotomia mediana, necessita de circulação extracorpórea e tem mortalidade de 4,2 a 30% nas séries relatadas. Está indicada nos casos de TEP maciço com contraindicação para o uso de trombolíticos, em pacientes que não respondem à trombólise e permanecem hemodinamicamente instáveis, naqueles com forame oval patente, na presença de trombo intracardíaco em trânsito nas câmaras direitas e nos casos com risco iminente de morte antes do tempo necessário previsto para o efeito dos trombolíticos. Pacientes submetidos a neurocirurgia nos últimos 2 meses, os que sofreram procedimento cirúrgico de médio ou grande porte nos últimos 10 dias ou aqueles com hemorragia intracraniana recente têm indicação de embolectomia cirúrgica em oposição à trombólise devido aos riscos de sangramento. Grávidas e puérperas têm elevado risco de sangramento uterino, podendo também fazer parte desta lista.

Tratamento crônico e prevenção de recorrência

A manutenção do tratamento após o TEP agudo está indicada para prevenir a recorrência de evento embólico em longo prazo. Todos os pacientes devem receber pelo menos 3 meses de anticoagulante. Em grupos com mesmo risco de TEV, o uso por 3-6 meses mostrou taxa de recorrência semelhante ao uso por 1-2 anos, após a suspensão da droga. Adicionalmente, naqueles submetidos a terapia mais prolongada, foi observada incidência maior de sangramentos nos que usaram VKA em comparação a novos anticoagulantes orais (NOACs). Efeito inverso ocorre nos portadores de SAF, nos quais foram observadas maiores taxas de TEV e sangramentos com os NOACs quando comparados aos VKA.

Sabe-se que vários são os fatores que se associam à maior frequência de sangramento. Idade avançada (> 75 anos), hemorragia digestiva prévia, acidente vascular cerebral (AVC) prévio não cardioembólico, nefropatia, hepatopatia, uso concomitante de antiplaquetários, doenças graves, impossibilidade de monitoração ótima e má adesão ao uso das drogas fazem parte desta lista. A estimativa desse risco deve ser levada em conta na decisão do tempo de uso do anticoagulante. Convém ainda considerar nesta decisão a persistência e a gravidade dos fatores de risco de TEV. Pacientes com fatores de risco potentes e transitórios têm muito baixa probabilidade de recidiva após a suspensão do tratamento, enquanto aqueles com risco persistente ou que apresentaram a doença mesmo sem fatores de risco detectáveis têm chance maior de recidiva. Assim, a decisão do tempo de tratamento deve ser individualizada (Tabela 7) e aliada à prescrição de medidas profiláticas de ordem física e comportamental.

TABELA 7 Duração da anticoagulação baseada na persistência e potência dos fatores de risco de tromboembolismo venoso (TEV)

Risco de recorrência a longo prazo	Fatores de risco para embolia pulmonar	Exemplos	Tempo de tratamento
Baixo (< 3% ao ano)	Transitórios maiores ou reversíveis	▪ Cirurgia com anestesia > 30 min ▪ Fratura de membros inferiores ▪ Hospitalização acamado > 3 dias	▪ 3 meses
Intermediário (3-8% ao ano)	Transitórios menores ou reversíveis	▪ Cirurgias com anestesia < 30 min ▪ Hospitalização < 3 dias ▪ Terapia de reposição hormonal/ACO ▪ Gravidez ou puerpério ▪ Restrição ao leito domiciliar > 3 dias ▪ Lesão sem fratura em membro inferior com redução da mobilidade > 3 dias ▪ Viagem prolongada	▪ > 3 meses ou indefinido
	Fatores de risco persistentes não malignos	▪ Doença inflamatória intestinal ▪ Doença autoimune aguda	▪ > 3 meses ou indefinido
	Sem fator de risco identificado		▪ > 3 meses ou indefinido – casos com baixo risco de complicações e adesão ao tratamento
Alto (> 8%)		▪ Neoplasia maligna ▪ ≥ 1 episódio de TEV sem fatores transitórios maiores ou reversíveis ▪ SAF ▪ Trombofilias hereditárias de alto risco	▪ Indefinido

Fonte: modificada de Konstantinides SV, et al. European Heart Journal. 2020;41:543-603. ACO: anticoncepcional; .SAF: síndrome antifosfolipídeo.

REFERÊNCIAS

1. Gardenghi G, et al. Atualização da Diretriz de Ressuscitação Cardiopulmonar e Cuidados Cardiovasculares de Emergência da SBC. Arq Bras Cardiol. 2019;113(3):449-663.
2. Konstantinides SV, et al. 2019 ESC Guidelines for the diagnosis and management of acute pulmonary embolism developed in collaboration with the European Respiratory Society (ERS). European Heart Journal. 2020;41:543-603. Disponível em: https://doi.org/10.1093/eurheartj/ehz405.
3. Konstantinides SV, et al. Management of pulmonary embolism – An update. Journal of the American College Of Cardiology. 2016;67(8). Disponível em: doi.org/10.1016/j.jacc.2015.11.061.
4. Licha CRM, et al. Current management of acute pulmonary embolism. Ann Thorac Cardiovasc Surg. 2020;26:65-71. Disponível em: doi: 10.5761/atcs.ra.19-00158.
5. Morrone D, Morrone V. Acute pulmonary embolism: Focus on the clinical picture. Korean Circ J. 2018;48(5):365-81. Disponível em: https://doi.org/10.4070/kcj.2017.0314.
6. Tapson VF. Acute pulmonary embolism. N Engl J Med. 2008;358:1037-52.
7. Terra-Filho M, et al. Recomendações para o manejo da tromboembolia pulmonar. J Bras Pneumol. 2010;36(supl.1):S1-S68.
8. West JB. Fisiopatologia pulmonar: Princípios básicos. 7. ed. 2010. p. 137-45.

31

Colagenoses e vasculites

Cláudia Henrique da Costa
Bruno Rangel Antunes da Silva
Elizabeth Jauhar Cardoso Bessa
Rogério Rufino

DESTAQUES

- As doenças vasculares do colágeno (DVC) podem acometer todos os compartimentos pulmonares, incluindo vias aéreas, parênquima, vasos, linfonodos e pleura.
- O pulmão pode ser o primeiro lugar comprometido; nesses casos, o diagnóstico da doença de base é mais difícil.
- O lúpus eritematoso sistêmico (LES) acomete principalmente a pleura, enquanto a artrite reumatoide e a esclerose sistêmica são as principais causas de doença intersticial pulmonar por autoimunidade.
- A doença intersticial pulmonar por DVC costuma apresentar padrão tomográfico de pneumonia intersticial não específica (PINE). A artrite reumatoide é a exceção a essa regra, pois o padrão de pneumonia intersticial usual (PIU) é mais frequente.
- As vasculites são um grupo heterogêneo de doenças caracterizadas pela inflamação e destruição das paredes dos vasos, com redução do fluxo sanguíneo para os tecidos. São classificadas de acordo com o órgão afetado e o tamanho dos vasos envolvidos.
- As vasculites de pequenos vasos associadas a anticorpos antineutrófilos citoplasmáticos (ANCA) frequentemente acometem os pulmões.
- O diagnóstico se baseia nos achados clínicos, radiológicos, histopatológicos e nos níveis de ANCA e de outros marcadores imunológicos (imunoglobulina A, crioglobulina e anticorpos antimembrana basal).
- Existem três vasculites principais associadas a ANCA: granulomatose com poliangiite (GPA), poliangiite microscópica (PM) e a granulomatose eosinofílica com poliangiite (GEPA).
- Mais de 90% dos pacientes com GPA ou PM com acometimento pulmonar e renal têm ANCA no soro. Nas formas limitadas de GPA, o ANCA pode ser negativo.
- A sensibilidade das biópsias na suspeita de GPA ou PM é: otorrinolaringológicas < 25%; endobrônquica < 40%; pulmonar cirúrgica é 80%; e renal > 90%.
- A granulomatose eosinofílica com poliangiite (GEPA) ou síndrome de Churg-Strauss é uma doença multissistêmica associada à asma, rinossinusite crônica, eosinofilia sanguínea e tecidual, com inflamação granulomatosa rica em eosinófilos, envolvendo o trato respiratório com vasculite necrosante de vasos de pequeno e médio calibres. O órgão mais comumente envolvido é o pulmão.
- NA GPA e na PM o tratamento de remissão para pacientes com lesão de órgão-alvo é a combinação de glicocorticoides em altas doses com ciclofosfamida IV ou oral; ou rituximabe.
- Na GEPA, a indução da remissão é baseada em glicocorticoides sistêmicos, associados a pulsos de ciclofosfamida. A manutenção é feita com corticoide oral em baixas doses, frequentemente associados a imunossupressores. Mepolizumabe é um tratamento alternativo viável.

▶ COLAGENOSES

Introdução

As doenças do tecido conjuntivo (DTC) perfazem um grupo heterogêneo de doenças autoimunes que podem acometer as vias aéreas, parênquima pulmonar, evoluir com hipertensão pulmonar, doença vascular, linfoproliferativa ou pleural. Além disso, muitos dos medicamentos usados para controle da atividade da doença podem causar toxicidade pulmonar e facilitar o desenvolvimento de infecções. O acometimento do interstício pulmonar é mais frequente em pacientes com esclerose sistêmica e artrite reumatoide, enquanto pacientes com lúpus eritematoso sistêmico apresentam pleurite. Os testes de função respiratória têm papel fundamental no diagnóstico e na avaliação inicial e rotineira dos pacientes com doença pulmonar associada às doenças do colágeno. As alterações características são distúrbio ventilatório restritivo e capacidade de difusão reduzida. O tratamento da doença de base sempre deve ser feito e o corticoide é a base do tratamento da maioria das colagenoses. Algumas medidas gerais são descritas na Tabela 1.

TABELA 1 Medidas gerais no tratamento das doenças vasculares do colágeno

Tabagismo	Cessação, especialmente nos pacientes com doença intersticial pulmonar
Vacinas	Anti-influenza e antipneumocócica
Oxigenioterapia e reabilitação pulmonar	Melhoram a dispneia e a qualidade de vida
Profilaxia contra pneumonia por *Pneumocystis jirovecii* (PJP)	Quando a imunossupressão justifica
Cuidados paliativos e transplante de pulmão	Em casos mais graves

A seguir, abordaremos as principais DTC que evoluem com doença pulmonar.

Artrite reumatoide (AR)

É uma doença sistêmica inflamatória autoimune crônica caracterizada por manifestações articulares e extra-articulares. Tem prevalência nos Estados Unidos e países do norte da Europa estimada entre 0,5 e 1%. Ocorre mais frequentemente em mulheres do que em homens, com uma razão de 3:1. Um diagnóstico de AR requer a presença de sinovite inflamatória em articulações periféricas, principal característica da doença, associada a outras características típicas de envolvimento articular, erosão articular, presença de fator reumatoide (FR) e anticorpos antiproteína citrulinada (ACPAs), além do aumento de marcadores inflamatórios. Na AR todos os compartimentos do pulmão podem ser acometidos, incluindo vias aéreas, interstício, vasculatura e pleura, como mostra a Tabela 2.

Muitas das manifestações respiratórias na AR ocorrem nos primeiros 5 anos de doença e, em 10-20% dos casos, os sintomas respiratórios podem preceder o início das manifestações articulares. A dispneia de esforço e a tosse de início insidioso são os sintomas predominantes da doença pulmonar intersticial (DPI) na AR e, quando presentes, correlacionam-se com alterações na função pulmonar. A doença pulmonar contribui significativamente para a morbidade e mortalidade em 10% a 20% dos casos.

A doença fibrótica progressiva do parênquima pulmonar é a mais importante causa do aumento da morbidade e mortalidade. Os padrões mais frequentes são a pneumonia intersticial usual (PIU) e a pneumonia intersticial não específica (PINE), sendo a PIU o

TABELA 2 Acometimentos pleuropulmonares na artrite reumatoide

Interstício	Pleura (pode afetar 50-70% dos pacientes)
▪ Pneumonia intersticial usual (PIU) ▪ Pneumonia intersticial não específica (PINE) ▪ Pneumonia em organização (PO)	▪ Derrame pleural ▪ Pneumotórax
Vias aéreas	**Nódulos**
▪ Bronquiectasia ▪ Artrite cricoaritenoide ▪ Bronquiolite folicular	▪ Nódulos reumatoides ▪ Síndrome de Caplan
Vascular	**Outros**
▪ Vasculite reumatoide ▪ Hipertensão pulmonar	▪ Imunossupressão induzida por drogas ▪ Infecção pleuropulmonar ▪ Doença maligna ▪ Restrição da caixa torácica ▪ Doença tromboembólica

padrão mais comum na AR e com o pior prognóstico. Alguns fatores de risco podem estar relacionados com o desenvolvimento de doença pulmonar intersticial (DPI), como: tabagismo, idade avançada, título alto de FR e anti-ACPA, história familiar de AR, sexo masculino e maior gravidade da doença articular. Os testes de função pulmonar mais usados são a espirometria com medida dos volumes dinâmicos (CVF, VEF_1), o estudo dos volumes pulmonares estáticos para avaliar a capacidade pulmonar total (CPT) e a capacidade de difusão do monóxido de carbono (DLCO).

A extensão das anormalidades na tomografia de alta resolução (TCAR), muitas vezes categorizadas como doença limitada (<20%) *versus* extensa (> 20%), tem se relacionado a uma menor sobrevida. Os achados de reticulação e faveolamento estão relacionados a maior chance de progressão da fibrose e pior prognóstico.

A prevalência da doença das vias aéreas é alta (39-60%), acometendo desde a via aérea mais calibrosa até a pequena via aérea (PVA). As manifestações mais comuns são as bronquiectasias, as bronquiolites, a hiper-reatividade brônquica e a artrite da articulação cricoaritenoide. O diagnóstico é feito através dos testes de função pulmonar (TFP) e da TCAR. O envolvimento da via aérea está descrito na Tabela 3.

TABELA 3 Envolvimento da via aérea mais comum na artrite reumatoide

Via aérea de maior calibre	▪ Bronquiectasia: principal forma de acometimento ▪ Artrite cricoaritenoide: rouquidão, estridor inspiratório
Doença de pequenas vias (2 mm ou menos de diâmetro)	▪ Bronquiolite folicular ▪ Bronquiolite obliterante ou constritiva (atenuação em mosaico com aprisionamento de ar na TCAR)

TCAR: tomografia computadorizada de alta resolução.

A doença pleural, incluindo derrames pleurais (DP), espessamento, nódulos pleurais e pneumotórax, pode afetar 50-70% dos pacientes. O DP é a manifestação mais comum (Tabela 4).

TABELA 4 Características do líquido pleural na artrite reumatoide

▪ Geralmente é unilateral
▪ Mais frequente no sexo masculino
▪ Relação com maior tempo de doença e nódulos reumatoides

(continua)

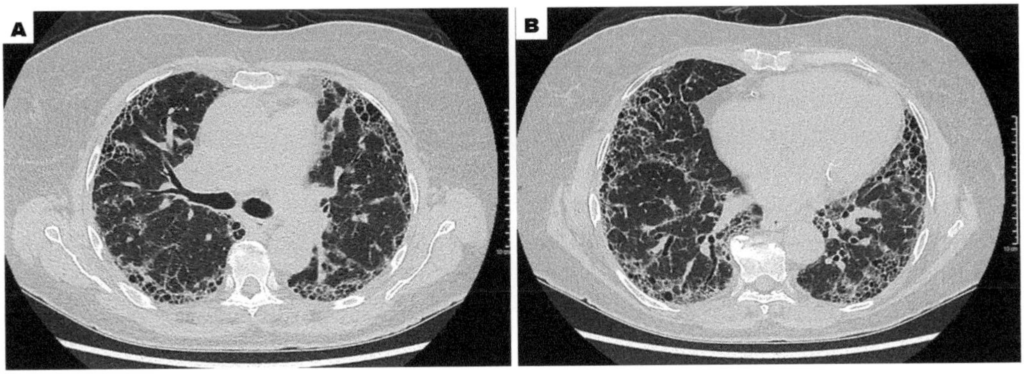

FIGURA 1 Paciente com doença intersticial pulmonar associada à artrite reumatoide, com padrão de pneumonia intersticial usual. Notar as áreas de faveolamento na região subpleural. Fonte: arquivo pessoal dos autores.

TABELA 4 Características do líquido pleural na artrite reumatoide *(continuação)*

▪ Características do líquido pleural: exsudato; baixo pH (< 7,3); glicose < 50% do nível sérico; LDH > 700 UI/L; FR pode estar presente e linfocitose nos derrames crônicos

Os nódulos pulmonares são encontrados em cerca de 20% dos casos, variando de 1 a 50 mm, podendo ser múltiplos e cavitar. Na maioria das vezes, são periféricos, nas regiões superior e média do pulmão. Raramente podem causar pneumotórax, hidropneumotórax e hemoptise.

O tratamento da doença de base é fundamental e a medicação mais utilizada é o metotrexato (MTX). A doença intersticial pode ser tratada com imunossupressores como micofenolato de mofetila (MMF). A ciclofosfamida fica reservada para casos mais graves devido à sua toxicidade. Os imunobiológicos como rituximabe e abatacept são recomendados como possíveis agentes biológicos de primeira linha em pacientes com doença intersticial pulmonar pela British Society of Rheumatology. Estudos sugerem evitar a terapia com antagonista do fator de necrose tumoral (anti-TNF) em pacientes com AR-DPI, particularmente em doença extensa. Pacientes com fenótipo fibrótico progressivo podem se beneficiar do uso de antifibrótico. Um resumo das características da artrite reumatoide está apresentado na Tabela 5.

TABELA 5 Principais características da artrite reumatoide

Principal lesão pulmonar	Doença intersticial pulmonar, DP e doença de vias aéreas
Autoanticorpos	FR, anti-ACPA
Padrão tomográfico	PIU e PINE
Tratamento	MTX (controle da doença articular), micofenolato de mofetila. Rituximabe e abatacet

ACPA: anticorpos antiproteína citrulinada; DP: derrame pleural; FR: fator reumatoide; MTX: metotrexato; PIU: pneumonia intersticial usual; PINE: pneumonia intersticial não específica.

Esclerose sistêmica

Esclerose sistêmica (ES) é uma doença autoimune do tecido conjuntivo, de características heterogêneas, com acometimento multissistêmico e etiologia não completamente compreendida. O envolvimento pulmonar é a principal causa de morte. A doença pulmonar intersticial (DPI) clinicamente significativa ocorre em aproximadamente 40% dos pacientes. Contudo, em até 80% dos pacientes é possível encontrar acometimento pela doença em análise histopatológica pulmonar. A DPI é classicamente associada à forma cutânea difusa da doença, apesar de poder estar presente nas outras formas. A hipertensão arterial pulmonar, outra manifestação importante da ES, está associada à forma cutânea limitada, com elevadas morbidade e mortalidade. A avaliação do sistema respiratório dos pacientes com ES deve incluir a TCAR, os testes de função pulmonar, incluindo espirometria e medida de DLCO, além de teste de caminhada de seis minutos (TC6).

O anticorpo antitopoisomerase (anti-SCL70) está associado à forma cutânea difusa e à doença intersticial, enquanto o anticorpo anticentrômero é mais frequentemente encontrado em pacientes com a forma cutânea limitada e naqueles com hipertensão pulmonar. O FAN padrão nucleolar é o característico, podendo ocorrer em qualquer acometimento pulmonar. Outros autoanticorpos associados à doença intersticial são anti-U11/U12 e anti-Th RNP (Th/To).

A apresentação clínica da doença é variável, sendo a dispneia e a tosse os sintomas mais clássicos. Hipertensão pulmonar, doença cardíaca, alteração da mecânica ventilatória por rigidez de parede torácica e transtornos osteomioarticulares, anemia e acometimento musculoesquelético também podem ser causas de dispneia nesses pacientes. A tosse pode ter associação com o refluxo gastroesofágico ou pela própria doença pulmonar. Pacientes com doença intersticial geralmente apresentam padrão tomográfico de pneumonia intersticial não específica (PINE), conforme mostrado na Figura 2.

Funcionalmente, os pacientes com ES apresentam distúrbio ventilatório restritivo e capacidade de difusão reduzida, que pode ser isoladamente o primeiro achado nas provas de função respiratória. Quando houver redução da capacidade de difusão desproporcional à redução dos volumes pulmonares, ou quando a razão CVF/DLCO for maior que 1,6, é um indicativo de que possa haver hipertensão pulmonar associada. A avaliação da dessaturação aos esforços deve ser realizada com TC6, para identificar precocemente os pacientes que apresentam prejuízo na oxigenação para realização de atividades.

Indivíduos com doença pulmonar extensa (área acometida na TCAR > 20% do parênquima) ou com repercussão clinicamente signifi-

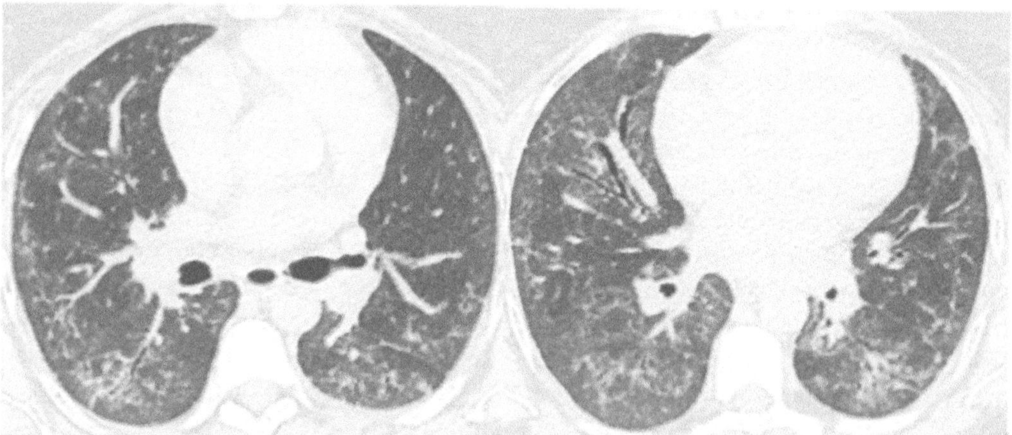

FIGURA 2 Tomografia de tórax de paciente com esclerose sistêmica, com padrão de pneumonia intersticial não específica. Fonte: arquivo pessoal dos autores.

cativa merecem tratamento de imediato. Quando resta dúvida pela TCAR de tórax, devem ser tratados os pacientes com capacidade vital forçada (CVF) abaixo de 70% do predito.

A escolha do tratamento da doença pulmonar na ES visa reduzir o dano vigente e a não progressão da doença. O uso de corticoides em doses altas é contraindicado. Doses equivalentes de prednilona > 15 mg/dia aumentam o risco para a crise renal esclerodérmica, evento com alta mortalidade. A ciclofosfamida por muito tempo foi a droga de escolha, conforme recomendado pela EULAR (Liga Europeia contra o Reumatismo). A pulsoterapia venosa, com dose cumulativa, ou seu uso na formulação oral, foram a principal linha de tratamento por muitos anos. A ciclofosfamida, no entanto, possui diversos efeitos adversos. Mais recentemente, estudos mostraram eficácia semelhante do MMF, com melhor tolerância pelos pacientes. A azatioprina pode ser uma alternativa. Outros tratamentos empregados mais recentemente com resultados promissores são o rituximabe e o tocilizumabe. O rituxumabe, anticorpo monoclonal anti-CD20, foi testado em comparação com a ciclofosfamida, com bons resultados em relação à função pulmonar e menos efeitos adversos. O tocilizumabe, antagonista do receptor de IL-6, foi comparado a placebo e mostrou redução no declínio de CVF. O transplante autólogo de células-tronco hematopoiéticas, outra modalidade de tratamento, foi comparado à ciclofosfamida, com melhores resultados para a função pulmonar, porém com mais efeitos adversos graves associados ao transplante, e mortalidade que supera os 10% no primeiro ano pós-tratamento. Outra medicação com resultados positivos em estudos recentes foi o nintedanibe, um agente antifibrótico que parece reduzir a progressão da fibrose nestes pacientes. O tratamento da DRGE deve ser instituído naqueles que apresentem sintomas ou confirmaram diagnóstico por pHmetria de 24 horas. O transplante pulmonar também é uma possibilidade de tratamento na doença intersticial avançada com pouca resposta ao tratamento instituído. Algumas características importantes da ES e seu tratamento estão resumidos na Tabela 6.

TABELA 6 Principais características da esclerose sistêmica

Acometimento pulmonar	Doença intersticial e hipertensão pulmonar
Autoanticorpos	FAN padrão nucleolar, anti-RNP Anti-Scl-70 – doença intersticial Anticentrômero – HP
Padrão tomográfico	PINE ou alterações sugestivas de HP
Tratamento	Azatioprina e MMF. Ciclofosfamida em casos graves. Evitar doses altas de corticoide. Tocilizumabe, rituximabe e nintedanibe. Transplante autólogo de células-tronco hematopoiéticas. Tratamento da hipertensão pulmonar com drogas vasodilatadoras pulmonares

HP: hipertensão pulmonar; MMF: micofenolato de mofetila; PINE: pneumonia intersticial não específica

Lúpus eritematoso sistêmico (LES)

O LES é uma doença autoimune, com características muito heterogêneas, que acomete mais frequentemente mulheres negras, entre os 20 e 45 anos. Existem poucos dados sobre incidência e prevalência no Brasil, porém estima-se uma prevalência de 30 casos por 100.000 habitantes, pouco acima de dados relatados nos EUA de 24 casos por 100.000. A incidência nos EUA e na Europa varia entre 1 e 8 casos por 100.000. As manifestações pulmonares em geral estão associadas à atividade da doença e à presença do autoanticorpo anti-DNA dupla hélice (nativo). Além disso, outros autoanticorpos têm associação com manifestações pulmonares, como a doença intersticial que está associada com o anticorpo anti-SSA (anti-Ro). A hipertensão arterial pulmonar no LES tem relação com anticorpos anticardiolipina e antifosfolipídios, muitas vezes associados à síndrome de anticorpo antifosfolipídio.

Embora possa afetar todo o sistema respiratório, a doença pleural, com ou sem derrame, é a manifestação mais comum, estando presente em ao menos 50% dos pacientes. As demais manifestações ocorrem em menor porcentagem. Duas manifestações graves e ameaçadoras à vida que necessitam tratamento imediato são a hemorragia alveolar difusa e a pneumonite aguda. Outra manifestação rara é a síndrome do pulmão encolhido, causada por disfunção diafragmática. Quando o interstício pulmonar está acometido, os padrões de pneumonia intersticial não específica, pneumonia intersticial usual e pneumonia em organização podem ser observados.

Os corticoides em associação com medicações poupadoras de corticoide, como azatioprina, metotrexate e micofenolato mofetila são o pilar do tratamento. Manifestações mais graves necessitam de corticoide em pulsoterapia e, por vezes, associação com azatioprina ou ciclofosfamida. As características principais do LES estão resumidas na Tabela 7.

TABELA 7 Principais características do lúpus eritematoso sistêmico

Principal componente afetado	Pleura. Hemorragia alveolar, pneumonite lúpica e síndrome do pulmão encolhido são raras
Autoanticorpos	Anti-DNA, anti-Ro, anticardiolipina e antifosfolipídios
Padrão tomográfico	Derrame pleural, hemorragia alveolar, pneumonite
Tratamento	Corticoide, azatioprina e micofenolato de mofetila. Ciclofosfamida e imunobiológicos em casos graves

Síndrome de Sjögren (SS)

A SS é uma doença autoimune que predomina no sexo feminino, caracterizada por infiltração linfocítica em órgãos e tecidos, geralmente acompanhada de síndrome seca. Tem prevalência que varia de 20 a 100 casos por 100.000 segundo dados dos EUA. No Brasil, a prevalência é de 0,17%. O acometimento pulmonar significativo ocorre entre 9 e 24% dos pacientes. O autoanticorpo característico é o anti-SSA (Ro) isolado ou em associação ao anti-SSB (La).

O acometimento pulmonar que predomina é a doença de vias aéreas, principalmente bronquiolite, e doença intersticial, com padrão mais comum de PINE, contudo podendo ocorrer também os padrões de PIU, pneumonia em organização e pneumonia intersticial linfocítica. A doença cística pulmonar é uma forma de manifestação característica da SS, embora não seja a mais frequente. A síndrome seca, com xerostomia e xeroftalmia, é a clínica mais comum da doença, e costuma apresentar-se no início do quadro. O tratamento se baseia no uso de imunossupressores. As principais características da SS estão descritas na Tabela 8.

TABELA 8 Principais características da síndrome de Sjögren

Principal lesão pulmonar	Doença intersticial pulmonar.
Autoanticorpos	Anti-Ro e anti-La
Padrão tomográfico	PINE, PO. Cistos são frequentes
Tratamento	Corticoide e imunossupressores

PINE: pneumonia intersticial não específica; PO: pneumonia em organização.

Doença mista do tecido conjuntivo (DMTC)

A DMTC apresenta características de LES, SS e miopatias inflamatórias, em associação com o autoanticorpo anti-RNP. Apesar de ainda haver discussão em relação à confirmação diagnóstica, os critérios de Alarcón-Segovia e Villareal têm sido adotados por sua acurácia. As descrições na população dos EUA são de 3,8 por 100.000. Os pacientes com doença pulmonar costumam ter doença intersticial ou hipertensão pulmonar, sendo possível também acometimento pleural e de vias aéreas. Ao menos 50% dos pacientes desenvolvem doença intersticial, sendo o padrão mais comum a PINE. Outros achados frequentes são derrame pleural, hemorragia alveolar, doença de vias aéreas e dilatação. As principais características da doença estão apresentadas na Tabela 9.

TABELA 9 Principais características da doença mista do tecido conjuntivo

Principal lesão pulmonar	Doença intersticial pulmonar
Autoanticorpos	Anti-RNP
Padrão tomográfico	PINE
Tratamento	Corticoide, azatioprina e MMF. Vasodilatadores na HP

HP: hipertensão pulmonar; MMF micofenolato de mofetila; PINE: pneumonia intersticial não específica.

Polimiosite/dermatomiosite (PM/DM)

São miopatias inflamatórias autoimunes caracterizadas pela fraqueza muscular proximal. O acometimento pulmonar nesses pacientes está relacionado a alta morbidade e mortalidade. A chamada síndrome antissintetase se caracteriza pela presença de autoanticorpo antiaminoacil-tRNA sintetase (ARS) e frequentemente tem associação com doença intersticial pulmonar. Miosite, artrite, fenômeno de Raynaud e "mãos de mecânico" costumam compor o quadro clínico. O anticorpo anti-ARS mais comum é o anti-Jo-1, mas existem vários outros que podem estar presentes nos pacientes com síndrome antissintetase (anti-MI-2, KU, PM100, PM75, SRP, PL7, PL12, EJ, OJ, anti-MDA5). A presença de anti-Ro está relacionado com fibrose pulmonar. Nos pacientes com miosite é comum o aumento de enzimas (LDH, CPK e aldolase). Os padrões tomográficos mais comuns são PINE e pneumonia em organização. Os lobos inferiores são os mais acometidos, podendo ocorrer áreas de vidro fosco e bronquiectasias de tração.

O tratamento da doença pulmonar está relacionado com a doença de base, que deve ser controlada. As principais características da doença estão apresentadas na Tabela 10.

TABELA 10 Principais características da polimiosite/dermatomiosite

Principal lesão pulmonar	Doença intersticial pulmonar
Autoanticorpos	Anti-Jo-1 e outros anti-ARS
Padrão tomográfico	PINE e PO
Tratamento	Corticoide, azatioprina e micofenolato de mofetila

PINE: pneumonia intersticial não específica; PO: pneumonia em organização.

▶ VASCULITES PULMONARES

Introdução

As vasculites são um grupo heterogêneo de doenças caracterizadas pela inflamação e destruição das paredes dos vasos, com redução do fluxo sanguíneo para os tecidos. São classificadas de acordo com o órgão afetado e o tamanho dos vasos envolvidos. Podem ser primárias ou secundárias a doenças do tecido conjuntivo, a medicamentos, infecção, neoplasia ou representar hipersensibilidade a algum fator desencadeante. As vasculites de pequenos vasos associadas a anticorpos antineutrófilos citoplasmáticos (ANCAs) frequentemente acometem os pulmões. O diagnóstico se baseia nos achados clínicos, radiológicos, histopatológicos e, mais especificamente, nos níveis de ANCAs. As manifestações clínicas são variáveis, pois comprometem diferentes tamanhos e localizações dos vasos. O diagnóstico definitivo frequentemente requer confirmação histopatológica, porém é fundamental a correlação clínica.

De acordo com a nomenclatura de vasculites sistêmica da conferência de Chapel Hill (Tabela 11), existem três vasculites principais associadas ao ANCA: granulomatose com poliangiite (GPA), poliangiite microscópica (PM) e a granulomatose eosinofílica com poliangiite (GEPA). A classificação inclui sintomas clínicos, características histopatológicas e achados laboratoriais; além do tamanho dos vasos. Os ANCAs são detectáveis em 90% dos pacientes com GPA sistêmica e 70% a 80% na GPA limitada, principalmente com um padrão de imunofluorescência citoplasmática (proteinase 3 – PR3).

TABELA 11 Localização e definição de granulomatose com poliangiite e poliangiite microscópica na nomenclatura das vasculites de Chapel Hill de 2012

Vasculites de grandes vasos (> 150 µm)
■ Arterite de células gigantes e arterite de Takayasu
Vasculites de vasos de médio calibre (50-100 µm)
■ Poliarterite nodosa e doença de Kawasaki
Vasculites de pequenos vasos (< 50 µm)
1. Vasculites ANCA-associadas ■ Poliangiite granulomatosa (GPA) ■ Granulomatose eosinofílica com poliangiite (GEPA) ■ Poliangiite microscópica (PM)

(continua)

TABELA 11 Localização e definição de granulomatose com poliangiíte e poliangiíte microscópica na nomenclatura das vasculites de Chapel Hill de 2012 *(continuação)*

2. Vasculites de imunocomplexos de pequenos vasos ■ Vasculite por IgA (púrpura de Henoch--Schönlein) ■ Vasculite crioglobulinêmica ■ Vasculite urticariforme hipocomplementêmica (vasculite anti-C1q)
Vasculites de vasos variáveis
■ Doença de Behçet e síndrome de Cogan
Vasculite de um único órgão (cutânea, aorta, SNC etc.)
Vasculites associadas com doença sistêmica (LES, AR, sarcoidose etc.)
Vasculites associadas com etiologia provável (hepatite, sífilis, neoplasias, drogas)

Granulomatose com poliangiite (GPA) e poliangiite microscópica (PM)

As vasculites acometem preferencialmente pacientes na quinta década de vida. Ambos os sexos são igualmente afetados por GPA e PM. A maioria (> 90%) é branca. Os sintomas gerais como mal-estar, fadiga, perda de peso, febre e mialgia são comuns. Os três principais sistemas acometidos na GPA são as vias aéreas superiores (ouvido, nariz e garganta) e inferiores (pulmão), além dos rins (vasculite necrosante extracapilar, glomerulonefrite pauci-imune). As formas sistêmicas, difusas e graves de GPA acometem um ou mais órgãos, enquanto as formas limitadas, localizadas (≤ 29% da GPA), são caracterizadas, principalmente, por rinite, sinusite e/ou nódulos pulmonares e cutâneos. A destruição óssea e/ou da cartilagem do nariz pode causar perfuração do septo nasal ou um "nariz em sela". A estenose subglótica pode causar disfonia e dispneia, com ou sem estridor. As manifestações pulmonares podem ser tosse, dispneia, dor torácica ou insuficiência respiratória aguda com hemoptise devido à hemorragia alveolar difusa (HAD). O primeiro sinal de envolvimento renal na GPA ou PM é a hematúria microscópica, antes da proteinúria ou da alteração da função renal. Devido às sobreposições entre a vasculite renal associada ao ANCA e a doença do anticorpo antimembrana basal glomerular (anti-MBG), esta última deve ser solicitada para todos com hemorragia alveolar e/ou envolvimento renal. Outras alterações incluem neuropatia periférica, tipicamente mononeurite múltipla. O acometimento do sistema nervoso central (SNC), como no acidente vascular cerebral (AVC), envolvimento hipofisário e/ou paquimeningite na GPA, é mais raro. As manifestações cardíacas são raras, tais como: derrame pericárdico, tamponamento e/ou pericardite constritiva, doença arterial coronariana, lesões valvulares (aórtica), bloqueios de ramos ou atrioventriculares. Os eventos gastrointestinais podem variar desde dor abdominal inespecífica a perfurações digestivas isquêmicas mais graves (intestino delgado), ileocolite granulomatosa, anorrectite ou gastrite. Finalmente, existe um aumento do risco de acidentes tromboembólicos, sendo 20 vezes maior do que na população em geral. Os principais sinais e sintomas e as diferenças entre GPA e PM estão descritos na Tabela 12.

A maioria dos pacientes com GPA possui anticorpos contra a serina proteinase 3, conhecidos como PR3-ANCA (c-ANCA). Uma minoria possui anticorpos contra a mieloperoxidase, o MPO-ANCA (p-ANCA), associados a um padrão de coloração perinuclear. O MPO-ANCA também é encontrado em glomerulonefrite pauci-imune, granulomatose eosinofílica com poliangiite (GEPA) e vasculite associada a ANCA induzida por drogas. A detecção do ANCA tem um forte valor diagnóstico quando positivo. No entanto, algumas doenças, além de GPA e PM, podem evoluir com ANCA positivo: endocardite infecciosa, infecções pelos vírus HIV e hepatite C, com ou sem crioglobulinemia, doença hepática autoimune, doença inflamatória intestinal e vasculite induzida por drogas (cocaína, levamisol ou propiltiouracil). Os ANCAs (PR3 ou MPO) são frequente-

TABELA 12 Quadro clínico e as principais diferenças entre GPA e PM

Quadro clínico	GPA	PM
Sintomas constitucionais	70-100%	55-80%
Pele	Púrpura 10-50%	Púrpura 35-60%
Ouvido, nariz e garganta	50-95%: crosta nasal, sinusite, nariz em sela, otite média, hipertrofia/dor gengival	2-30%: sinusite, mas não granulomatosa ou destrutiva
Envolvimento pulmonar	60–80%: nódulos escavados, hemorragia alveolar, estenose brônquica	Frequente, 60-80%: hemorragia alveolar
Asma	Não	Não
Envolvimento renal	60-80% glomerulonefrite	80% glomerulonefrite
Neuropatia periférica (mononeurite multiplex)	Possível 25%	Possível 35%
Outras manifestações clássicas	Esclerite, tumor orbital, meningite, trombose venosa 7-8%	Trombose venosa 7-8%
Padrão ANCAs	90% se doença sistêmica: c-ANCA	60-80%: p-ANCA
Histologia	Granuloma; vasculite necrosante de pequenos vasos	Vasculite necrosante de pequenos vasos

GPA: granulomatose com poliangiite; PM: poliangiite microscópica.

mente associados a padrões específicos na tomografia computadorizada (TC) de tórax, como descrito na Tabela 13.

TABELA 13

PR3-ANCA	Vias aéreas centrais e doença nodular
MPO-ANCA	Pneumonia intersticial usual e bronquiectasias; hemorragia alveolar, derrame pleural, linfonodos aumentados e congestão venosa pulmonar

A positividade para o ANCA durante o acompanhamento pode estar associada a recidivas sistêmicas ou refletir a atividade da GPA. A TCAR de tórax pode mostrar a presença de infiltrados pulmonares e nódulos; nódulos cavitados ou lesões das vias aéreas centrais (Tabela 14).

O tratamento compreende duas fases: indução da remissão e manutenção visando estender a remissão e prevenir recaídas. As formas limitadas de GPA podem ser tratadas inicialmente com glicocorticoide e metotrexato (MTX). Os estudos demonstraram que o MTX oral (25 mg/sem por 12 meses) não foi inferior à ciclofosfamida oral (2 mg/kg/dia), ambos combinados com corticoide (1 mg/kg/dia). Quando o MTX ou o micofenolato de mofetila (MMF) são eficazes, deve-se mantê-los por mais de 6-12 meses (não se sabe a duração ideal). A aplicação local, intranasal de cremes antibióticos (fucidine ou mupirocina) ou solução salina podem ser considerados como tratamento adjuvante. Em pa-

TABELA 14 Achados tomográficos mais comuns na GPA e PM

GPA	▪ Múltiplos nódulos pulmonares (< que 10) e vidro fosco ou opacidades consolidadas irregulares ou difusas – hemorragia alveolar difusa (Figura 3) ▪ Cerca de 30 a 50% dos nódulos são cavitados ▪ Achados menos frequentes: padrão reticular, espessamento do septo interlobular, faveolamento, bronquiectasia, adenopatia hilar e derrames pleurais
PM	▪ Opacidades em vidro fosco, padrões reticulares, espessamento do septo interlobular, bronquiolite, espessamento da parede brônquica e bronquiectasias ▪ Áreas de consolidação, faveolamento, densidades nodulares e anormalidades pleurais são menos comuns

GPA: granulomatose com poliangiite; PM: poliangiite microscópica.

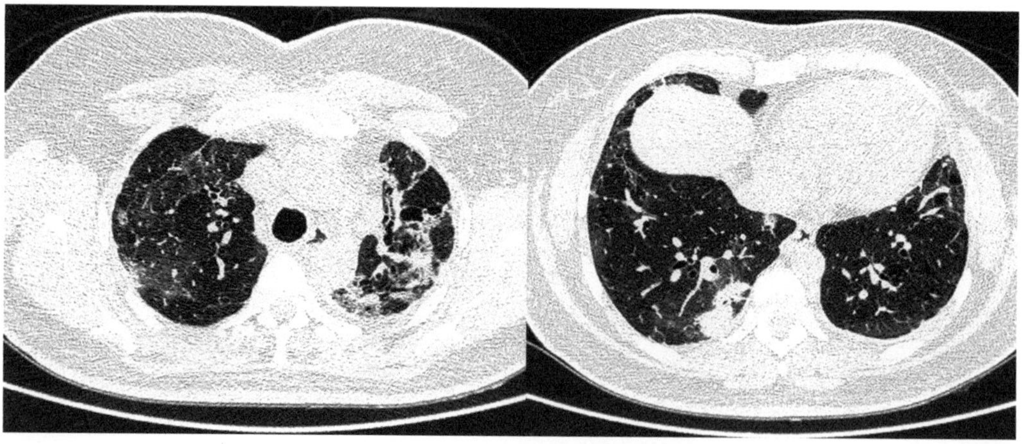

FIGURA 3 Paciente com granulomatose com poliangiite (GPA) apresentando consolidações e áreas de vidro fosco. Fonte: arquivo pessoal dos autores.

cientes que apresentam doença com risco de morte ou lesão de órgão-alvo o tratamento é a combinação de corticoide em altas doses com ciclofosfamida IV ou oral; ou rituximabe, alcançando remissão em 3 a 6 meses. Plasmaférese tem bons resultados para pacientes com GPA ou PM que são também positivos para o anticorpo anti-MBG. Azatioprina, MTX, MMF e rituximabe são usados na fase de manutenção.

Granulomatose eosinofílica com poliangiite (GEPA)

A granulomatose eosinofílica com poliangiite (GEPA), anteriormente conhecida como síndrome de Churg-Strauss, é uma doença multissistêmica associada à asma, rinossinusite crônica, eosinofilia sanguínea e tecidual, com inflamação granulomatosa rica em eosinófilos, envolvendo o trato respiratório com vasculite necrosante de vasos de pequeno e médio calibre. O órgão mais comumente envolvido é o pulmão, seguido pela pele, podendo afetar qualquer sistema orgânico, incluindo o cardiovascular, gastrointestinal, renal e nervoso central. Pertence à classificação mais recente de síndromes hipereosinofílicas. Cerca de 30-40% dos casos estão associados à positividade do ANCA; com especificidade para mieloperoxidase (MPO). A GEPA é bastante rara, especialmente quando comparada à GPA. Geralmente surge na quarta ou quinta décadas, sem predominância de sexo. A possível ligação entre os antagonistas do receptor de leucotrieno (montelucaste e zafirkucaste) e o desenvolvimento de GEPA é controversa, podendo ocorrer devido a doença preexistente latente ou piora clínica da asma, e ainda pela redução das doses de corticoide oral ou inalado.

As manifestações clínicas mais comuns são asma, sintomas de rinossinusite e neuropatia periférica. A asma é a característica cardinal presente em mais de 90% dos casos e geralmente precede a fase vasculítica em 8 a 10 anos. Alterações das VAS como rinossinusite eosinofílica, com rinite alérgica e crostosa, polipose nasal e hipoacusia neurossensorial podem estar presentes em 50 a 80% dos casos. O envolvimento da pele é uma das características mais comuns da fase vasculítica, com púrpura palpável, nódulos subcutâneos sensíveis nas superfícies extensoras do braço (cotovelos, mãos) e pernas (40 a 70% dos casos). O envolvimento cardiovascular frequentemente é assintomático, mas pode ser grave, com risco de morte súbita na fase inicial e sequelas com insuficiência cardíaca crônica.

A eosinofilia periférica é um componente do diagnóstico, com uma média > 3.000 mm^3 e frequentemente > 5.000 mm^3. O lavado broncoalveolar normalmente tem eosinófilos elevados 25%. Os ANCAs são encontrados em menos da metade dos casos e são principalmente os MPO (p-ANCA), associados com neuropatia, envolvimento renal e vasculite comprovada por biópsia. A ausência de ANCAs não exclui o diagnóstico, sobretudo diante de um contexto clínico.

A base do tratamento é o corticoide e a dose depende da gravidade do quadro, variando entre prednisona 0,5 a 1 mg/kg/dia a metilprednisolona 1 g/dia por 3 dias. A dose de corticoide é reduzida em 12 a 18 meses, mantendo prednisona ≤ 10 mg/dia. O tratamento de manutenção consiste em glicocorticoide oral em baixas doses, frequentemente associado a imunossupressores. O mepolizumabe aumentou a taxa de remissão e reduziu a dose de corticoide oral em doença recorrente ou refratária, principalmente relacionada a crises de asma. Embora a sobrevida em 5 anos seja de 90-95%, a qualidade de vida é frequentemente prejudicada devido à asma grave, neuropatia periférica e efeitos adversos relacionados ao tratamento.

REFERÊNCIAS

1. Alba MA, Jennette JC, Falk RJ. Pathogenesis of ANCA-associated pulmonary vasculitis. Semin Respir Crit Care Med. 2018;39(4):413-24.
2. Casal A, Díaz-Garel J, Pereiro T, Toubes ME, Ricoy J, Valdés L. Pulmonary vasculitis. J Thorac Dis. 2018;10(9):5560-75.
3. Doyle TJ, Dellaripa PF. Lung manifestations in the rheumatic diseases. Chest. 2017;152(6):1283-95.
4. Goh NS, Desai SR, Veeraraghavan S, Hansell DM, Copley SJ, Maher TM, et al. Interstitial lung disease in systemic sclerosis: a simple staging system. Am J Respir Crit Care Med. 2008;177:1248-54.
5. Groh M, Pagnoux C, Baldini C, et al. Eosinophilic granulomatosis with polyangiitis (Churg-Strauss) (EGPA) Consensus Task Force recommendations for evaluation and management. Eur J Intern Med. 2015;26(7):545-53.
6. Jennette JC, Falk RJ, Bacon PA, et al. 2012 Revised International Chapel Hill Consensus Conference Nomenclature of Vasculitides. Arthritis Rheum. 2013;65:1-11.
7. Kelly CA, Iqbal K, Iman-Gutierrez L, Evans P, Manchegowda K. Lung involvement in inflammatory rheumatic diseases. Best Pract Res Clin Rheumatol. 2016;30(5):870-88.
8. Mackintosh JA, Stainer A, Sadeleer LJ, Stock C, Wuyts WA, Renzoni EA. Manifestations of systemic diseases. European Respiratory Society. Pulmonary Cyan. 2019;4:44-62.
9. Marigliano B, Soriano A, Margiotta D, Vadacca M, Afeltra A. Lung involvement in connective tissue diseases: A comprehensive review and a focus on rheumatoid arthritis. Autoimmun Rev. 2013;12(11):1076-84.
10. Pagnoux C. Pulmonary manifestations of systemic diseases. ERS.2019;10:153-72.

32

Doenças pulmonares intersticiais

Cláudia Henrique da Costa
Fernando Medeiros Anselmo
Leonardo Palermo Bruno
Luana Fortes Faria
Maria de Fatima do Amparo Teixeira
Mariana Carneiro Lopes
Rogério Rufino

DESTAQUES

- As doenças pulmonares intersticiais constituem um grupo heterogêneo de doenças.
- Podem ter causa conhecida ou desconhecida.
- As doenças fibróticas podem ter caráter progressivo ou não.
- A tomografia computadorizada de alta resolução desempenha um papel decisivo no diagnóstico desse grupo de doenças.
- A fibrose pulmonar idiopática é a principal doença intersticial idiopática progressiva e deve ser tratada com antifibrótico.
- A pneumonia de hipersensibilidade é subdiagnosticada e a identificação do agente agressor é fundamental no prognóstico do paciente.
- A presença de eosinófilos (> 25%) no lavado broncoalveolar corrobora o diagnóstico de pneumonia eosinofílica crônica e a presença de linfócitos (>30%) favorece o diagnóstico de pneumonia de hipersensibilidade ou sarcoidose.
- Cistos pulmonares aparecem mais frequentemente em pacientes com linfangioleiomiomatose, histiocitose X e síndrome de Sjögren.
- Algumas medicações podem causar toxicidade pulmonar e lesão intersticial. Todo paciente com doença intersticial deve ser questionado em relação às medicações em uso e aquelas que foram suspensas após o início do quadro.

▶ INTRODUÇÃO

As doenças pulmonares intersticiais (DPI) são um grupo de doenças parenquimatosas difusas que podem ser idiopáticas ou apresentar causa estabelecida. A investigação diagnóstica é extensa, podendo exigir equipe multidisciplinar. Deve-se considerar doença idiopática somente após a exclusão de etiologias possíveis. O diagnóstico precoce e a estratificação da gravidade da doença são importantes para o tratamento e o prognóstico.

▶ DIAGNÓSTICO

Embora exista um número muito grande de doenças que podem se manifestar com comprometimento do interstício pulmonar, na prática, as mais frequentemente vistas são as doenças do tecido conectivo (DTC) como esclerose sistêmica e artrite reumatoide, as pneumoconioses que predominam nos homens, as relacionadas ao uso de medicamentos, as doenças granulomatosas, como sarcoidose e pneumonia de hipersensibilidade (PH) e, entre as idiopáticas, a fibrose pulmonar idiopática (FPI). Mais raramente, existem as doenças císticas como linfangioleiomiomatose, histiocitose de células de Langerhans e esclerose tuberosa. As DTC, linfangioleiomiomatose e sarcoidose predominam nas mulheres mais jovens, enquanto a FPI tem relação com tabagismo e predomina nos pacientes acima de 60 anos.

Dispneia progressiva e tosse são os sintomas mais frequentes nas DPI. Costumam ter caráter progressivo e contribuir para perda de qualidade de vida. Pneumotórax pode ser o quadro de apresentação das doenças císticas como linfangioleiomiomatose, histiocitose de células de Langerhans, síndrome de Birt-Hogg-Dubé, síndrome de Sjögren (pneumonia intersticial linfocítica/linfoide). Sintomas extrapulmonares como artralgias, uveíte, fenômeno de Raynaud e mialgias podem remeter a DTC e sarcoidose. Pneumoconioses podem ser identificadas pela história profissional, especialmente nos trabalhadores que lidam com jato de areia, construção civil, lapidação de pedras (silicose), têm contato com amianto (asbestose), sendo pertinente avaliar o tempo de exposição e o uso de proteção individual (máscaras). História de trabalho em lavoura pode sugerir paracoccidioidomicose na forma disseminada crônica ou PH (pulmão de fazendeiro). Contato com aves e inalação de poeiras contendo fungos ou mofo podem ocasionar PH. Doença pulmonar induzida por drogas e passado de radioterapia especialmente no mediastino e no parênquima pulmonar podem induzir a pneumonite e fibrose. O site www.pneumotox.com fornece informações sobre efeitos das drogas nos pulmões, destacando as doenças pulmonares intersticiais possíveis.

▶ EXAME FÍSICO

Baqueteamento digital e unhas em vidro de relógio são comuns nas doenças fibrosantes, mas inespecíficos. As doenças fibrosantes cursam com estertoração em velcro, especialmente nos terços inferiores dos pulmões. Sibilância pode ocorrer na linfangite carcinomatosa, PH, pneumonia eosinofílica ou na associação com doença obstrutiva. O grasnido é bastante sugestivo de PH, embora possa aparecer em outras situações. A Tabela 1 mostra sinais clínicos que podem contribuir para identificar a DPI.

TABELA 1 Sinais clínicos encontrados nas doenças pulmonares intersticiais

Exame clínico	Doenças pulmonares intersticiais
Rash maculopapular	LES, induzido por drogas
Lesões de mucosa oral	Fungos (PCC), SIDA
Adenopatias	Fungos (PCC), tuberculose, SIDA, neoplasia
Eritema nodoso	Sarcoidose, tuberculose, Behçet, DTC
Nódulos subcutâneos	Artrite reumatoide, neurofibromatose, vasculites
Uveíte	Sarcoidose, Behçet, espondilite anquilosante
Fenômeno de Raynaud	DTC
Telangiectasias	Esclerose sistêmica
Aumento da glândula lacrimal	Sarcoidose
Aumento da glândula salivar	Sarcoidose, síndrome de Sjögren

(continua)

TABELA 1 Sinais clínicos encontrados nas doenças pulmonares intersticiais (*continuação*)

Exame clínico	Doenças pulmonares intersticiais
Hepatoesplenomegalia	Sarcoidose, tuberculose miliar, fungos, neoplasia
Comprometimento renal	DTC, sarcoidose, GPA, síndrome de Goodpasture, poliangeíte microscópica

DTC: doenças do tecido conectivo; GPA: granulomatose com poliangiite; LES: lúpus eritematoso sistêmico; PCC: paracoccidioidomicose; SIDA: síndrome da imunodeficiência adquirida do adulto.

▶ INVESTIGAÇÃO LABORATORIAL E EXAMES COMPLEMENTARES

No momento do diagnóstico, além dos exames laboratoriais de rotina (hemograma, eletrólitos, glicemia, cálcio, ácido úrico, hepatograma, sorologia para hepatite e anti-HIV), deve-se solicitar painel reumatológico incluindo, no mínimo, fator reumatoide (FR), anticorpo anticitrulina (anti-CCP), fator antinuclear (FAN) e anticorpos citoplasmáticos antineutrofílicos (ANCA). De acordo com esses resultados, outros autoanticorpos podem ser solicitados, como anti-DNA, anti-SM, anti-RO, anti-La, anti-RNP, anticentrômero, antitopoisomerase-1 (Scl 70) e anti-Jo1, ressaltando que a DPI pode preceder em meses ou anos o diagnóstico de DTC. Os exames de escarro ou outros materiais para pesquisa de fungos, micobactérias e culturas e a sorologia para fungos (*Paracoccidioidis brasiliensis, Histoplasma capsulatum* e *Aspergillus fumigatus*) contribuem para descartar doenças infecciosas. A presença de linfócitos acima de 30% no lavado broncoalveolar (LBA) pode ajudar no diagnóstico de sarcoidose e PH, enquanto o material eosinofílico (> 3%) remete ao diagnóstico de pneumonia eosinofílica crônica e lesão pulmonar secundária a drogas. A Tabela 2 mostra resultados de exames laboratoriais que podem sugerir o diagnóstico da doença pulmonar intersticial.

TABELA 2 Alterações de exames laboratoriais que podem indicar doenças pulmonares intersticiais

Exames laboratoriais	Doenças pulmonares intersticiais
Anemia	DTC, hemorragia alveolar
Eosinofilia	Sarcoidose, ID, PE, vasculites
Trombocitopenia	DTC, drogas, sarcoidose
Hipergamaglobulinemia	DTC, sarcoidose, silicose, GPA, PM
Hipercalcemia/ hipercalciúria	Sarcoidose, linfangite carcinomatosa
Anti-HIV positivo	Pneumonia intersticial linfocítica, sarcoma de Kaposi, pneumocistose
Sedimento urinário anormal	LES, síndrome de Goodpasture, GPA, poliangiite microscópica
PPD	Anergia na sarcoidose

DTC: doenças do tecido conectivo; GPA: granulomatose com poliangiite; LES: lúpus eritematoso sistêmico; PE: pneumonia eosinofílica.

O principal exame de imagem para confirmação de diagnóstico de acometimento intersticial pulmonar é a tomografia computadorizada de tórax de alta resolução (TCAR). O padrão tomográfico ajuda no diagnóstico diferencial e, nos casos nos quais a biópsia pulmonar seja necessária, esse exame é fundamental para a determinação do melhor local para coleta da amostra. Provas de função respiratória, gasometria arterial, medida da capacidade de difusão do monóxido de carbono e teste de caminhada de 6 minutos são essenciais para avaliar a extensão do comprometimento pulmonar e no acompanhamento da doença. Eletrocardiograma e ecocardiograma transtorácico estão indicados para análise de arritmias cardíacas e hipertensão pulmonar.

A seguir comentaremos de forma resumida as principais doenças intersticiais pulmonares. A sarcoidose, as pneumoconioses, as DTC, e as vasculites pulmonares serão abordadas em outros capítulos.

Fibrose pulmonar idiopática (FPI)

É uma das doenças intersticiais pulmonares mais comuns. Caracteriza-se por ser fibrosante, crônica e de caráter progressivo, restringindo-se aos pulmões. Seu substrato é a pneumonia intersticial usual (padrão histológico e/ou radiológico). Acomete pacientes a partir da sétima década de vida e é caracterizada por alta morbidade e mortalidade, pois leva à perda da função pulmonar, dispneia e hipoxemia progressivas, com evolução ao óbito em um período estimado de 3 a 5 anos após realizado o diagnóstico, quando não tratada.

Apesar de considerada rara, é uma doença econômica e socialmente relevante, dada a morbidade e os custos dos tratamentos atualmente disponíveis. Trata-se de uma doença que acomete principalmente o sexo masculino (proporção 1,5-1,7:1,0) e indivíduos caucasianos. Publicações indicam a FPI como a causa mais comum das doenças intersticiais idiopáticas. A maior parte dos estudos de prevalência e incidência vem dos Estados Unidos da América e países da Europa. Estima-se que a prevalência nos EUA varie entre 14,0 e 27,9 casos por 100.000 habitantes, enquanto na Europa a variação seria entre 1,25 e 23,4 casos por 100.000 habitantes. A prevalência tem sido crescente com o passar dos anos, principalmente pelo aumento de diagnósticos precoces, após a elaboração de protocolos eficazes e coesos definidos pelas sociedades mundiais. Estudos analisando dados do DATASUS evidenciaram a elevação da incidência e mortalidade no período entre 1996-2010, com incidência de 4,48 casos de FPI por 1.000.000 habitantes e mortalidade de 12,11 óbitos por 1.000.000 de habitantes. No entanto, é importante lembrar que esses dados demonstram apenas a prática médica do Sistema Único de Saúde (SUS), não incluindo dados de instituições privadas. Além disso, demonstram números baixos, que refletem o desconhecimento e a falta de diagnóstico da doença, como também o preenchimento inadequado dos atestados de óbito, que ainda ocorre com frequência no Brasil.

A etiologia não é completamente elucidada, mas supõe-se que a FPI seja resultante da interação de fatores genéticos, ambientais e mecanismos relacionados ao envelhecimento. Acredita-se que a doença possa ser desencadeada, em indivíduos geneticamente suscetíveis, por fatores ambientais capazes de induzir lesão em células epiteliais dos alvéolos, desencadeando um processo de reparo alterado, envolvendo cascata fibrogênica com liberação de fibrina, proliferação local de fibroblastos, recrutamento de fibrócitos e transição epitélio-mesenquimal, resultando na formação de focos de miofibroblastos, acúmulo de matriz extracelular e consequente remodelamento pulmonar com substituição do parênquima normal por fibrose. A suscetibilidade genética parece estar relacionada a uma combinação de alterações nas transcrições e variações genéticas que levam à perda da integridade epitelial. Entretanto, essas alterações não foram encontradas em todos os casos de pacientes com FPI. Estudos têm mostrado que as alterações mais encontradas são as relacionadas à formação e ao alongamento de telômeros (TERT – transcriptase reversa da telomerase, TERC – componente RNA da telomerase, RTEL – helicase reguladora do alongamento da telomerase), na defesa do hospedeiro (MUC5B, ATP11A, TOLLIP) e da regulação de proteínas do surfactante. Exposições a fatores ambientais como tabagismo e poeira estão fortemente relacionados à FPI, embora não haja uma correlação dose-exposição. Pacientes tabagistas, mesmo após cessarem continuam tendo risco e pior prognóstico em relação aos não tabagistas. Vírus, bactérias e fungos também têm papel na patogênese da doença. Estudos demonstraram que há um desbalanço na microbiota dos pacientes com pulmões saudáveis em relação aos com FPI, mostrando que pode também ser usada futuramente como biomarcador de prognóstico da doença. Com o avanço da idade, vamos apresentando características alterações fisiológicas clínicas e celulares, que levam a uma maior suscetibilidade à doença por alterações no epitélio alveolar e durante o reparo causado por outros agentes, levando à fibrose.

TABELA 3 Fatores de risco para desenvolvimento da fibrose pulmonar idiopática

▪ **Genético**: encurtamento de telômeros, MUC5B, ATP11A, TOLLIP
▪ **Ambiental**: tabagismo, vírus, bactérias e fungos
▪ **Idade**: > 60 anos (alteração do reparo tecidual)

As manifestações clínicas geralmente são inespecíficas, tendo como sintomas mais comuns a tosse seca e dispneia com piora progressiva. Alguns pacientes são assintomáticos e têm diagnóstico feito após exame radiológico de rotina evidenciando alterações intersticiais. Muitos não dão a devida importância aos sintomas, por atribuírem a outras comorbidades [doença pulmonar obstrutiva crônica (DPOC), doença cardíaca, tabagismo], o que muitas vezes causa um retardo no diagnóstico e início do tratamento. Alguns pacientes permanecem com a dispneia e função pulmonar estáveis por alguns anos, enquanto outros apresentam rápida deterioração da função pulmonar ou períodos de exacerbação, não sendo possível prever quem tem maior risco de exacerbação da doença. Entretanto, é possível observar que pacientes com mais dispneia e tosse ou TCAR de tórax evidenciando lesão pulmonar avançada tendem a ter pior prognóstico.

Ao exame físico, estertores em velcro à ausculta pulmonar das bases são comuns. O baqueteamento digital também é achado frequente e geralmente indica pior prognóstico. A hipertensão pulmonar pode estar presente em estágios mais avançados da doença.

Para o diagnóstico correto e definitivo de FPI, por vezes faz-se necessária abordagem multidisciplinar, com avaliações feitas por pneumologistas, radiologistas e patologistas. Além da história clínica, o diagnóstico é baseado na presença radiológica e/ou histológica de padrão de pneumonia intersticial usual (PIU), sendo necessário excluir outras doenças que possam ter o mesmo padrão, como: doenças do tecido conectivo, lesão pulmonar por drogas, pneumonite por hipersensibilidade fibrosante, asbestose e fibrose pulmonar familiar.

TCAR de tórax é o exame mais importante para o diagnóstico. Deve ser solicitado também painel de autoanticorpos (fator reumatoide, fator antinuclear, anti-Ro, anti-Scl70, anti-CCP, anti-Jo1, ANCA e anti-RNP) com a finalidade de excluir colagenoses e doenças autoimunes. Questionar sempre sobre uso crônico de medicamentos e exposição a aves, mofo, poeira, sílica e asbesto. Os testes de função pulmonar (espirometria e medida da capacidade de difusão do monóxido de carbono) e o teste da caminhada de 6 minutos são importantes para acompanhamento do paciente.

Na Tabela 4 são listados os critérios tomográficos em caso de suspeita de FPI. Consideramos que a presença dos padrões PIU (Figura 1) ou PIU provável em paciente com clínica sugestiva, após a exclusão de outras doenças que podem cursar com esse padrão, são altamente sugestivos do diagnóstico. A

Figura 2 apresenta um fluxograma diagnóstico. A TCAR deve ser avaliada por pneumologista e radiologistas experientes em doenças intersticiais pulmonares, e em caso de padrão que gere dúvidas, há necessidade de avaliação histopatológica para auxiliar no diagnóstico definitivo.

TABELA 4 Critérios tomográficos para fibrose pulmonar (TCAR)

Padrão definitivo (presença de todos os quatro critérios)	
■ Predominância basal e subpleural ■ Faveolamento, com ou sem bronquiectasias de tração	■ Alterações reticulares ■ Ausência de achados inconsistentes
Padrão de PIU provável (presença de todos os três critérios)	
■ Predominância subpleural e heterôgeneo ■ Bronquiectasias de tração ou bronquioectasias	■ Alterações reticulares ■ Ausência de outras achados
Padrão indeterminado	
■ Predominância variável e difusa	■ Alterações reticulares ■ Ausência de outras achados que sugiram doença específica
Padrão inconsistente (presença de qualquer um dos sete critérios)	
■ Predominância em campos médios ou superiores ■ Anormalidades em vidro fosco extensas (maior que as anormalidades reticulares) ■ Cistos isolados (múltiplos, bilaterais, fora das áreas de faveolamento) ■ Presença de consolidações	■ Predominância peribroncovascular ■ Micronódulos difusos ■ Atenuação em mosaico difusa/ aprisionamento de ar (bilateral, em mais de três lobos)

Fonte: adaptada de Raghu G, et al. An official ATS/ERS/ JRS/ ALAT clinical practice guideline. Am J Respir Crit Care Med. 2018;198:e44-e68. PIU: pneumonia intersticial usual; TCAR: tomografia de alta resolução.

Atualmente, temos dois medicamentos antifibróticos para tratamento da FPI: pirfenidona e nitendanibe. Esses medicamentos mostraram redução na taxa de declínio da capacidade vital forçada (CVF) ao longo do tempo e por isso têm sido usados mundialmente (Tabela 5). Em ambos, deve ser acompanhada função hepática dos pacientes e em caso de aumento significativo, é necessária redução ou suspensão do medicamento. Além dos antifibróticos é importante tratar as comorbidades dos pacientes, como doença do refluxo, doenças cardiovasculares, DPOC e apneia do sono. Vacinação para pneumococo e gripe deve ser feita em todos os pacientes. Oxigenioterapia domiciliar deve ser considerada em casos de dessaturação em repouso, ao caminhar e durante o sono. O transplante pulmonar poderá ser considerado para os casos de FPI, dependendo dos critérios de inclusão dos centros transplantadores.

Pneumonia de hipersensibilidade

A pneumonia de hipersensibilidade (PH), também conhecida como alveolite extrínseca alérgica, é uma doença intersticial pulmonar

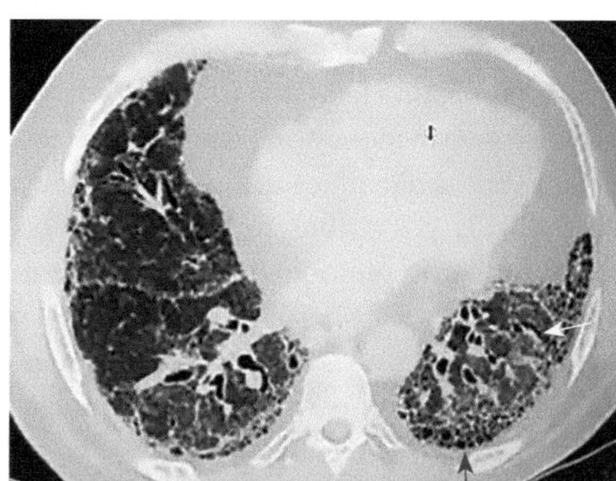

FIGURA 1 Imagem tomográfica do padrão PIU (pneumonia intersticial usual). Notar as áreas de faveolamento na região subpleural (seta cinza) e bronquiectasias de tração (seta branca). Fonte: arquivo dos autores.

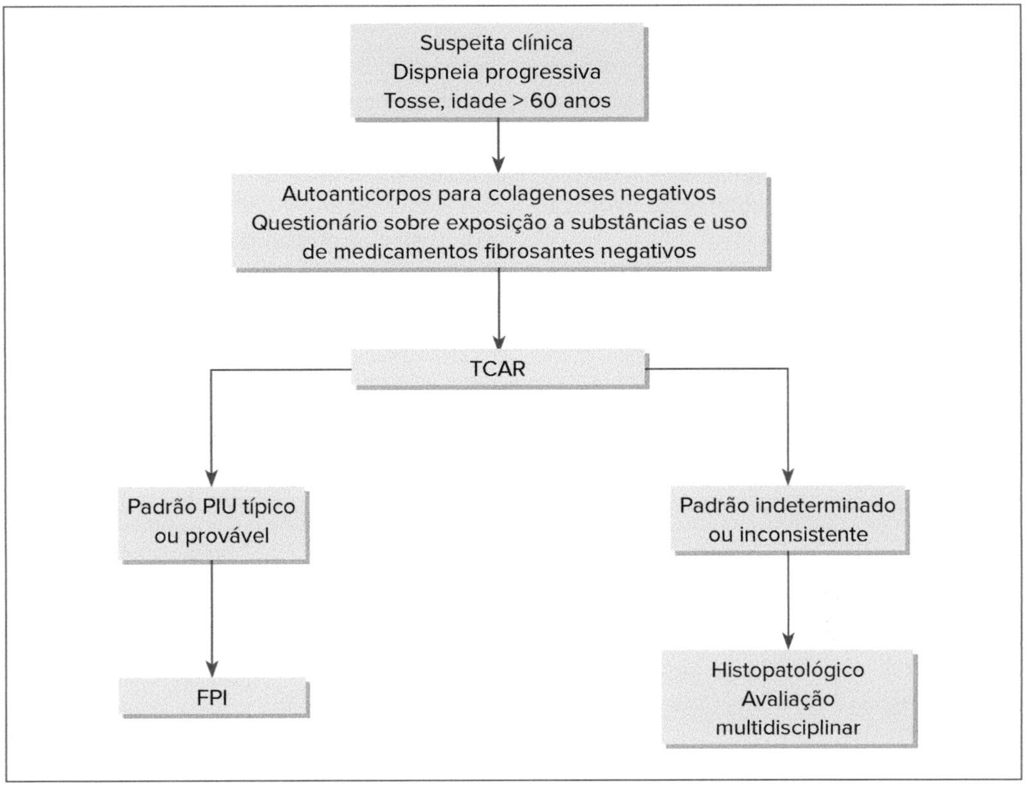

FIGURA 2 Fluxograma diagnóstico. FPI: fibrose pulmonar idiopática; PIU: pneumonia intersticial usual; TCAR: tomografia de alta resolução.

TABELA 5 Características dos antifibróticos

	Nintedanibe	Pirfenidona
Mecanismo de ação	Inibidor do receptor da tirosinoquinase	Reduz ativação do TGF-beta e proliferação de fibroblastos
Posologia	150 mg (1 cápsula) 2x/dia	3 cápsulas 3x/dia
Efeitos colaterais	Diarreia	Fotossensibilidade, náuseas

imunomediada, que se manifesta em indivíduos geneticamente predispostos, através da exposição a determinado antígeno inalatório. Desde o século XVIII são descritas associações entre inalação de partículas orgânicas e doença pulmonar, como o pulmão do fazendeiro devido à inalação de mofo contido no feno gerando uma resposta inflamatória pulmonar. Originalmente, foi classificada em aguda, subaguda e crônica, mas recentemente, a nova diretriz propôs a classificação em fibrótica e não fibrótica de acordo com os achados radiológicos e/ou histopatológicos compatíveis ou não com fibrose. Estima-se uma incidência entre 0,3 e 0,9 por 100.000 indivíduos e prevalência de 1,67-2,71 por 100.000, com idade média de diagnóstico entre 50-60 anos.

Centenas de agentes indutores, orgânicos e inorgânicos, já foram e continuam sendo descritos, sendo os principais mofo e pássaros (Tabela 6). Esses antígenos são reconhecidos pela resposta imune inata que consequentemente é ativada e mediada por células Th1, citocinas e anticorpos levando a um processo inflamatório granulomatoso. A fumaça do cigarro parece ter efeito protetor no desenvolvimento de PH, efeito atribuído à nicotina que pode inibir a secreção de citocinas, freando a cascata do processo inflamatório. Porém, quando o tabagista evolui com PH, seu prognóstico é mais desfavorável, com maior chance de evolução fibrótica da doença.

Os principais sinais e sintomas são: dispneia, tosse, estertores e grasnidos. Os pacientes também podem apresentar sintomas constitucionais como astenia, perda ponderal e febre. Baqueteamento digital pode estar presente e cianose em casos com hipoxemia grave. O início pode ser agudo, após algumas horas, ou insidioso com piora dos sintomas em meses ou anos. Podemos encontrar leucocitose e aumento da PCR, já o VHS na maioria das vezes é normal. Fator reumatoide também pode ser reagente. O lavado broncoalveolar é realizado através da broncosco-

TABELA 6 Principais agentes envolvidos na pneumonia de hipersensibilidade

Classe de antígeno	Antígenos específicos	Fonte	Doença
Bactérias	Saccharopolyspora rectivirgula	Feno mofado	Pulmão do fazendeiro
	Thermoactinomyces vulgaris		
Fungos	Aspergillus species	Feno mofado	Pulmão do fazendeiro
	Aspergillus species	Cogumelos mofados	Pulmão do trabalhador com cogumelo
	Trichosporon cutaneum	Casas contaminadas	Pneumonia de hipersensibilidade (PH) do verão japonês
	Penicillium species	Cortiça mofada	Suberose
	Penicillium casei	Queijo mofado	Pulmão de lavador de queijo
	Alternaria species	Madeira contaminada	Pulmão de marceneiro
Micobactérias	Mycobacterium avium-intracellulare	Banheira	Pulmão de hidromassagem
	Mycobacterium avium-intracellulare	Piscina	Pulmão da piscina
Proteína animal	Proteínas em excrementos e penas de aves	Periquitos, pombos, papagaios, calopsitas, patos	Pulmão de criador de pombos, pulmão de criador de pássaros
	Proteínas aviárias	Travesseiro e edredom de penas	Pulmão de edredom de penas
	Proteínas do bicho-da-seda	Pó de larvas do bicho-da-seda	PH de produção de seda
Produtos químicos	Diisocianatos, anidrido trimelítico	Espumas de poliuretano, tintas em spray, tintas, colas	Pulmão do trabalhador químico

Fonte: adaptada de J Investig Allergol Clin Immunol. 2015;25(4):237-50.

pia. Apresenta linfocitose (> 20%) com predomínio de células T CD8 na fase aguda com relação CD4/CD8 menor que 1,5, embora não seja específica para a doença. Nas formas crônicas e em tabagistas há predomínio de células T CD4. Nas formas fibróticas e em pacientes em uso de corticoide, os neutrófilos tendem a aumentar e os linfócitos diminuem. A tomografia de tórax possui sensibilidade superior à da radiografia de tórax para detectar lesões sugestivas de PH. As imagens tomográficas devem ser adquiridas em séries de inspiração e expiração prolongada para identificação de aprisionamento aéreo, sem contraste. Na PH não fibrótica encontramos padrão de atenuação em mosaico (áreas de diferentes atenuações na inspiração), vidro fosco, nódulos centrolobulares pequenos e mal definidos nas séries em inspiração e aprisionamento de ar nas séries em expiração. Também podem ser encontrados cistos e consolidações. Na PH fibrótica é observado o padrão de fibrose pulmonar com distorção de arquitetura pulmonar, espessamento septal, bronquiectasia de tração e faveolamento. Também podem ser observadas áreas de vidro fosco, atenuação em mosaico e nódulos centrolobulares. O predomínio das áreas de fibrose nos lobos superiores e médio é mais frequente na PH que na fibrose pulmonar idiopática, podendo este ser um achado para auxiliar na diferenciação do diagnóstico, porém é encontrado em menos de 10% dos pacientes com PH. A obstrução bronquiolar se reproduz em um padrão tomográfico combinando três densidades pulmonares diferentes (vidro fosco, lóbulos de atenuação e vascularização diminuídas e pulmão de aparência normal) que é altamente específico da doença fibrótica (Figura 3). Esse "padrão de três densidades" também é conhecido como sinal *headcheese*. Na PH fibrótica também podemos encontrar padrões indeterminados para PH como pneumonia intersticial usual (PIU), pneumonia intersticial não específica (PINE) e pneumonia em organização (PO).

A biópsia transbrônquica pode auxiliar a encontrar os achados histopatológicos típicos da PH nas formas agudas de forma menos invasiva que o procedimento cirúrgico. Mais recentemente, a criobiópsia surgiu como uma nova ferramenta para diagnóstico ainda sem dados comparativos de acurácia e rendimento em relação à biópsia cirúrgica.

Pacientes com doença não fibrótica têm chance de evolução favorável ao se afastarem da exposição desencadeadora. O fenótipo fibrosante cursa com sobrevida reduzida. Outras características relacionadas a pior prognóstico são: tabagismo, capacidade vital reduzida, ausência de linfocitose no lavado broncoalveolar, exposição permanente ao agente causador ou impossibilidade de identificá-lo. Os testes de função pulmonar mostram correlação com os achados tomográficos. O fenótipo fibrótico apresenta distúrbio ventilatório restritivo com redução de difusão de monóxido de carbono. As áreas de aprisionamento aéreo se traduzem em aumento do volume residual, com possível distúrbio obstrutivo associado devido ao acometimento de pequenas vias aéreas.

O *guideline* publicado em 2020 pelas sociedades americana de tórax, japonesa e latinoamericana sugere um algoritmo diagnóstico baseado em três pilares:

1. Identificação de exposição.
2. Padrão radiológico.
3. Achados histopatológicos ou linfocitose no LBA.

Podemos considerar o diagnóstico definitivo de PH nas seguintes condições:

1. Histopatológico típico para PH com exposição identificada.

2. Histopatológico típico para PH sem exposição identificada, mas com tomografia de tórax típica ou compatível.
3. Tomografia tórax típica para PH com exposição identificada e linfocitose no LBA.
4. Tomografia tórax típica para PH com exposição identificada e histopatológico típico ou provável.

Afastar a exposição que desencadeou o processo inflamatório é o ponto-chave do tratamento com resolução da doença em alguns casos. O uso de prednisona na dose entre 0,5 e 1 mg/kg por 4 semanas seguido de desmame gradual é a terapêutica mais utilizada, principalmente na fase não fibrótica, porém baseada em opinião de especialistas, sem estudos que direcionem essa terapia. Corticoide e broncodilatadores inalatórios podem ser utilizados quando há obstrução ao fluxo aéreo na espirometria. Da mesma forma, não há evidências robustas para o uso de outras drogas imunossupressoras, mas com relatos de casos utilizando azatioprina, micofenolato e rituximabe. Em pacientes com fenótipo de doença fibrosante progressiva, recentemente foi aprovado o uso do antifibrótico nintendanibe com o objetivo de reduzir a progressão da doença. Aqueles com doença fibrótica grave são candidatos ao transplante pulmonar.

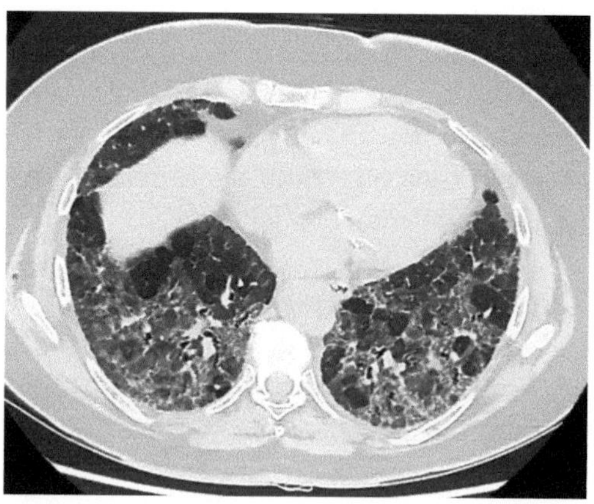

FIGURA 3 Imagem tomográfica da pneumonia de hipersensibilidade. Corte tomográfico apresentando três densidades (lóbulos mais escuros representam aprisionamento aéreo, áreas mais claras pela presença de vidro fosco e algumas áreas de normalidade, com atenuação normal). Fonte: imagem cedida pelo Dr. Felipe Carbonieri, radiologista.

Pneumonias eosinofílicas

As doenças pulmonares eosinofílicas são um grupo heterogêneo de doenças que apresentam em comum o aumento do número de eosinófilos no parênquima pulmonar ou nas vias aéreas. Dentre as principais causas, incluem: infecções helmínticas (desde apenas a passagem transitória das larvas até a infestação pulmonar), infecções fúngicas (principalmente coccidioidomicose, mucormicose e criptococose), como efeito da ingestão/inalação de medicamentos ou toxinas, pneumonias eosinofílicas idiopáticas, granulomatose eosinofílica com poliangeíte, aspergilose broncopulmonar alérgica (ABPA) e síndromes hipereosinofílicas. As características das pneumonias eosinofílicas estão apresentadas na Tabela 7.

TABELA 7 Características das pneumonias eosinofílicas

Caracterização diagnóstica das pneumonias eosinofílicas (apresentar pelo menos um dos critérios abaixo):
▪ Eosinofilia no sangue periférico: contagem absoluta de eosinófilos ≥ 500/μL associada a anormalidades em exames de imagem pulmonar
▪ Mais de 10% de eosinófilos no lavado broncoalveolar (LBA)
▪ Presença de eosinófilos em maior quantidade no parênquima pulmonar (por exemplo, em biópsias transbrônquicas ou cirúrgicas)

Pneumonia eosinofílica aguda idiopática

Descrita pela primeira vez em 1989 como causa de insuficiência respiratória aguda, vem cada vez mais sendo diagnosticada pelo mundo. Apesar da causa ainda ser desconhecida, alguns autores sugerem relação com uma reação de hipersensibilidade aguda a um antígeno inalado não identificado. É uma doença rara e a maioria dos pacientes tem entre 20 e 40 anos de idade e é do gênero masculino. Por ser uma doença de evolução aguda, os pacientes costumam se apresentar com um quadro clínico com menos de quatro semanas. Tosse seca, dispneia e febre estão presentes em pelo menos 90% dos pacientes. Outros sintomas incluem: calafrios, sudorese noturna, mialgias e dor torácica pleurítica. Além da febre e taquidispneia, estertores crepitantes podem ser auscultados em ambas as bases ou roncos durante a expiração forçada nos lobos superiores. Derrame pleural é comum e frequentemente bilateral.

A TCAR desses pacientes apresenta infiltrado em vidro fosco ou opacidades reticulares, bilaterais e randômicas. Nódulos centrolobulares e consolidações estão presentes em cerca de 50% dos pacientes. Derrame pleural é visto em aproximadamente 90% dos casos. A broncoscopia com coleta de LBA evidencia a presença de quantidade aumentada de eosinófilos (> 25%). A biópsia pulmonar geralmente não é necessária para o diagnóstico em pacientes imunocompetentes prévios, com quadro clínico típico e eosinofilia no LBA.

Os glicocorticoides são a base da terapia e variam de dose dependendo da gravidade do paciente. Em paciente com hipoxemia grave/ventilação mecânica, preconiza-se a dose de metilprednisolona 60 a 125 mg a cada 6 horas. Em casos mais leves, 40 a 60 mg de prednisona são indicados.

Pneumonia eosinofílica crônica

A pneumonia eosinofílica crônica (PEC) também se caracteriza por ser idiopática e tem como característica principal o acúmulo de eosinófilos no parênquima pulmonar e nos espaços aéreos. A PEC possui uma prevalência baixa, acometendo até 2,5% dos casos de doenças intersticiais pulmonares. Acomete mais mulheres na terceira e quarta décadas de vida. Os principais sintomas são tosse produtiva, febre, dispneia, emagrecimento e sudorese noturna. A dispneia costuma ser progressiva, geralmente com 1 a 4 meses de evolução até o diagnóstico. São poucos os achados na ausculta pulmonar, incluindo a presença de estertores crepitantes em menos de 50% dos casos. O paciente sempre deve ser questionado sobre o uso recente de medicações que possam levar a eosinofilia pulmonar ou sobre possível exposição a parasitas ou fungos endêmicos.

A presença de eosinofilia em sangue periférico é comum (88 a 95% dos pacientes). A IgE também costuma estar aumentada. Os principais achados na TCAR são as consolidações periféricas, subpleurais, bilaterais, com preferência para os lobos superiores e em 25% dos casos as consolidações são migratórias. Derrame pleural é incomum. A broncoscopia com coleta de LBA é o grande exame diagnóstico, pois a presença de eosinofilia > 25% (e na maioria dos casos acima de 40%) é diagnóstica. A ausência de eosinofilia no LBA é uma das indicações de biópsia pulmonar.

O tratamento inicial é realizado com prednisona na dose de 0,5 mg/kg/dia por 4 a 6 semanas com posterior descalonamento da dose. Doses mais altas de glicocorticoides podem ser necessárias em pacientes graves (250 mg de metilprednisolona a cada 6 horas).

Doenças císticas

Consideramos cisto pulmonar quando observamos área de baixa atenuação (densidade de ar em geral) delimitada por uma fina parede de até 2 milímetros de espessura e rodeada por parênquima pulmonar normal.

São conhecidas como doenças císticas pulmonares as patologias que têm como apresentação radiológica a presença de cistos em mais de um lobo pulmonar, podendo ter como etiologia afecções congênitas, infecciosas, inflamatórias e neoplásicas.

O advento e a posterior disseminação da TCAR de tórax permitiu a melhor definição dessas patologias, constituindo atualmente um dos principais alicerces na definição da causa desses cistos pulmonares, relegando muitas vezes a segundo plano a necessidade de biópsia pulmonar. As principais entidades nosológicas que devemos ter em mente no diagnóstico diferencial das doenças císticas pulmonares são a linfangioleiomiomatose, a histiocitose de células de Langerhans, a pneumonia intersticial linfocítica e a bronquiolite folicular. Outras patologias como a amiloidose, a síndrome de Birt-Hogg-Dubé, metástases pulmonares císticas, pneumocistose e paracoccidioidomicose, acabam entrando no diagnóstico diferencial dessa apresentação. Nessa diferenciação das possíveis causas da patologia cística pulmonar, algumas características relativas a cada doença podem auxiliar, como descrevemos na Tabela 8.

Em relação à repercussão clínica, as possíveis apresentações são o pneumotórax espontâneo devido ao rompimento de cisto, tosse, febre, dispneia e perda ponderal.

No que tange ao tratamento, a linfangioleiomiomatose é das poucas que terá tratamento específico com o sirolimus. Já outras patologias, como a histiocitose, a pneumonia intersticial linfocítica e a amiloidose acabarão sendo tratadas com imunossupressores menos específicos.

Doença pulmonar induzida por drogas

A doença pulmonar induzida por drogas é um conjunto de manifestações clínico-radiológicas determinadas pela exposição pontual ou repetida a um grupo cada vez maior de fármacos reconhecidos como potenciais agressores do pulmão. As manifestações clínicas são bastante inespecíficas e comumente encontradas em outras patologias do aparato respiratório, como tosse, dispneia, cansaço, febre, dor torácica e perda ponderal, podendo ainda sua apresentação ser aguda, subaguda

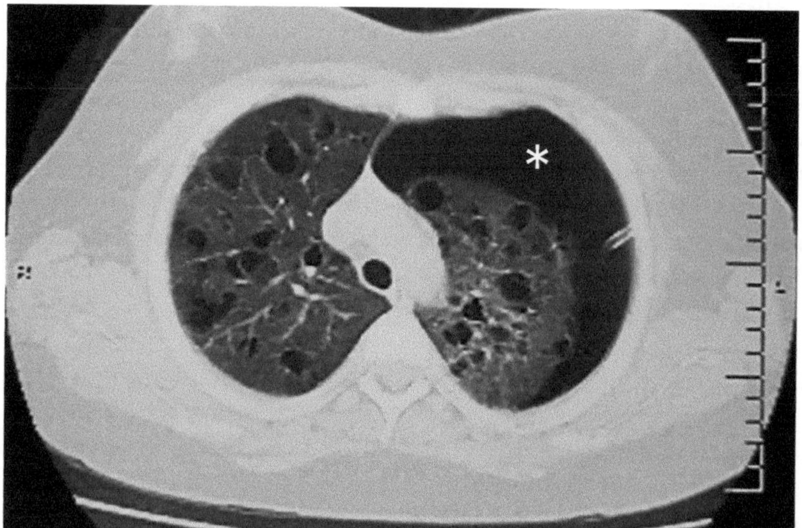

FIGURA 4 Tomografia computadorizada de tórax evidenciando cistos pulmonares bizarros em paciente com histiocitose de células de Langerhans. Notar pneumotórax (*). Fonte: arquivo dos autores.

TABELA 8 Achados tomográficos das doenças císticas pulmonares

Doença	Localização	Formato	Achados associados
Linfangioleiomiomatose	Difusa	Regular	Derrame pleural
Histiocitose de células de Langerhans	Lobos superiores	Bizarro	Nódulos cavitados
Pneumonia intersticial linfocítica/bronquiolite folicular	Difusa	Presença de estrutura interna	Vidro fosco e nódulos centrolobulares
Síndrome de Birt-Hogg-Dubé	Bases pulmonares	Cistos maiores	–
Amiloidose	Difusa	Regular	Nódulos calcificados

e até mesmo crônica. Visto que a apresentação clínica pouco nos auxilia, a confirmação diagnóstica acaba sendo por exclusão de outras causas mais comuns de acometimento pulmonar. Sendo assim, um alto grau de suspeição, aliado a uma correlação temporal das manifestações clínicas e exposição a possível droga agressora, além do conhecimento das apresentações radiológicas mais comumente encontradas neste contexto são essenciais para se chegar ao diagnóstico.

Em relação à apresentação radiológica, não existe um padrão patognomônico e exclusivo que distinga a doença pulmonar induzida por drogas de outras patologias prevalentes em nosso meio. Os achados usualmente mais comuns são os padrões de dano alveolar difuso, pneumonia em organização, pneumonite por hipersensibilidade e pneumonia intersticial não específica. Outras apresentações radiológicas também descritas nesse contexto, mas em menor proporção, são a pneumonia eosinofílica, edema pulmonar e padrão de hemorragia alveolar.

Visto a crescente produção de fármacos e a grande produção científica dos nossos tempos, qualquer lista que possamos apresentar de potenciais medicamentos agressores ao pulmão estará automaticamente defasada. Desta forma, sugerimos a pesquisa rotineira no *site* pneumotox.com sempre que houver dúvidas sobre a possibilidade de correlação entre exposição a determinada droga e possibilidade de injúria pulmonar. Listamos na Tabela 9 os fármacos mais conhecidos como agressores pulmonares. Em relação ao tratamento desta condição, idealmente a droga potencialmente ofensora deve ser interrompida sempre que possível. Existem relatos ainda de melhora do quadro com uso de corticosteroides sistêmicos, em especial no subgrupo que se apresenta com padrão de pneumonia em organização como manifestação radiológica ou histopatológica.

TABELA 9 Principais medicamentos relacionados à toxicidade pulmonar

- Amiodarona
- IECA (inibidor da enzima conversora da angiotensina)
- Nitrofurantoína
- Bleomicina
- Metotrexate
- Ciclofosfamida
- AINE (anti-inflamatórios não esteroides)
- Hidroclorotiazida
- Fluoxetina
- Carbamazepina
- Hidralazina
- Anfotericina B
- Azatioprina

REFERÊNCIAS

1. Baddini-Martinez J, Baildi BG, Costa CH, Jezler S, Lima MS, Rufino R. Update on diagnosis and treatment of idiopathic pulmonar fibrosis. J Bras Pneumol. 2015;41(5):454-66.
2. Dias OM, Baldi BG, Costa AN. Pneumonite de hipersensibilidade crônica. Pulmão RJ. 2013;22(1):20-5.
3. Flaherty KR, Wells AU, Cottin V, Devaraj A, Walsh SLF, Inoue Y, et al. INBUILD Trial Investigators. Nintedanib in progressive fibrosing interstitial lung diseases. N Engl J Med. 2019 Oct 31;381(18):1718-27.
4. Francisco FAF, Souza Jr AS, Zanetti G, Marchiori E. Multiple cystic lung disease. Eur Respir Rev. 2015;24:552-64.
5. King TE, Bradford WZ, Castro-Bernardini S, Fagan EA, Glasspole I, Glassberg MK, et al. A phase 3 trial of pirfenidone in patients with idiopathic pulmonar fibrosis. N Engl J Med. 2014;370(22):2083-92.
6. Martin WJ 2nd. Mechanisms of amiodarone pulmonary toxicity. Clin Chest Med. 1990 Mar;11(1):131-8. PMID: 2182274.
7. Mikolasch TA, Garthwaite HS, Porter JC. Update in diagnosis and management of interstitial lung disease. Clin Med (Lond). 2017 Apr;17(2):146-53.
8. Oldham JM, Adegunsoye A, Valenzi E, Lee C, Witt L, Chen L,et al. Characterisation of patients with interstitial pneumonia with autoimmune features. Eur Respir J. 2016;47:1767-75.
9. Park S, Lee EJ; Diagnosis and treatment of cystic lung disease. Korean J Intern Med. 2017;32:229-38.
10. Raghu G, Remy-Jardin M, Myers JL, Richeldi L, Ryerson CJ, Lederer DJ, et al. Diagnosis of idiopathic pulmonary fibrosis. An official ATS/ERS/JRS/ALAT clinical practice guideline. Am J Respir Crit Care Med. 2018;198:e44-e68.
11. Raghu G, Remy-Jardin M, Ryerson CJ, Myers JL, Kreuter M, Vasakova M, et al. Diagnosis of hypersensitivity pneumonitis in adults. An official ATS/JRS/ALAT Clinical Practice Guideline. Am J Respir Crit Care Med. 2020;202(3):e36-e69.
12. Raoof S, Bondalapati P, Vydyula R, Ryu JH, Gupta N, Raoof S, et al. Cystic lung diseases: Algorithmic approach. Chest. 2016;150(4):945-65.
13. Ratwani A, Gupta B, Stephenson BW, Mani B, Brown H. the spectrum of drug-induced interstitial lung disease. Curr Pulmonol Rep. 2019;8:139-50.
14. Sack C, Raghu G. Idiopathic pulmonary fibrosis: Unmasking cryptogenic environmental factors. Eur Respir J. 2019;53(2):1801699.
15. Salahuddin M, Anjum F, Cherian SV. Pulmonary eosinophilia. [Updated 2020 Dec 4]. In: StatPearls [Internet]. Treasure Island (FL): StatPearls Publishing; 2020 Jan. Disponível em: https://www.ncbi.nlm.nih.gov/books/NBK470600/.
16. Salisbury ML, Myers JL, Belloli EA, Kazerooni EA, Martinez FJ, Flaherty KR. Diagnosis and treatment of fibrotic hypersensitivity pneumonia. Where we stand and where we need to go. Am J Respir Crit Care Med. 2017 Sep 15;196(6):690-9.
17. Sgalla G, Iovene B, Calvello M, Ori M, Varone F, Richeldi L. Idiopathic pulmonary fibrosis: Pathogenesis and management. *Respir Res*. 2018;19(1):32.
18. Skeoch S, Weatherley N, Swift AJ, Oldroyd A, Johns C, Hayton C, et al. Drug-induced interstitial lung disease: A systematic review. J Clin Med. 2018 Oct 15;7(10):356.
19. Spagnolo P, Rossi G, Cavazza A, Bonifazi M, Paladini I, Bonella F, et al. Hypersensitivity pneumonitis: A comprehensive review. J Investig Allergol Clin Immunol. 2015;25(4):237-50.
20. Vasakova M, Selman M, Morell F, Sterclova M, Molina-Molina M, Raghu G. Hypersensitivity pneumonitis: Current concepts of pathogenesis and potential targets for treatment. Am J Respir Crit Care. Med 2019 Aug 1;200(3):301-8.

33

Sarcoidose pulmonar

Eduardo Pamplona Bethlem
Marcos de Carvalho Bethlem

DESTAQUES

- A sarcoidose é enfermidade de evolução benigna na maioria dos casos, sendo que em torno da metade dos enfermos se curam espontaneamente.
- É enfermidade de etiologia desconhecida. Seu diagnóstico é calcado em critérios clínicos e de exames complementares em conjunto. Nenhum fator isolado é patognomônimo da enfermidade.
- A maioria dos pacientes com sarcoidose não deve ser tratada de imediato, somente acompanhada. Só devem ser tratados aqueles com disfunção orgânica e/ou piora na qualidade de vida.
- A melhor decisão de tratamento na sarcoidose pode ser não tratar!
- O estadiamento da sarcoidose em graus 0, I, II, III e IV (e suas consequentes recomendações) é feito de acordo com o radiograma simples do tórax e não pela tomografia.

▶ INTRODUÇÃO

Sarcoidose é uma enfermidade granulomatosa sistêmica que acomete o pulmão e as estruturas linfonodais mediastínicas torácicas na maioria dos casos. Frequentemente tem evolução benigna e satisfatória. Cerca de 50% dos pacientes podem apresentar regressão espontânea e em torno de 30% necessitam de algum tratamento ou mesmo acompanhamento por toda a vida. Sua taxa de mortalidade alcança 5%, na maioria das vezes por insuficiência respiratória. É enfermidade que se apresenta com uma gama variada de exteriorizações clínicas, sendo algumas muito sugestivas e outras que mimetizam diferentes enfermidades. Seu caminho evolutivo, apesar de na maioria das vezes ser benigno, é diverso quanto a sintomatologia, tempo e evolução da doença, gravidade, necessidade de e resposta terapêutica.

Tendo sido descrita pela primeira vez em 1869 por Jonathan Hutchinson, portanto há mais de um século, continua fascinando a ciência médica e apresentando diversas "esquinas escuras" no seu conhecimento. Dentre elas está a sua própria etiologia, além da previsão dos diferentes e diversos caminhos evolutivos que um determinado enfermo poderá seguir.

A sarcoidose pode ocorrer em qualquer região do planeta, em ambos os sexos e em qualquer faixa etária. A incidência da doença nos EUA é cerca de três vezes maior em afro-americanos do que em caucasianos. A doença é mais comum em mulheres do que em homens, na proporção de 2:1. Entretanto, estudo recente no Reino Unido da Sociedade Britânica Torácica demonstrou que 58% dos pacientes eram homens e caucasianos. A faixa etária preferencial inicialmente relatada antes dos 40 anos de idade hoje em dia parece estar se deslocando para em torno dos 50 anos, especialmente nas mulheres. No Japão, já se observava, há algum tempo, a existência, no sexo feminino, de uma incidência bimodal aos 25-39 anos e um segundo pico entre 50-60 anos, este duas vezes maior que o primeiro.

No Brasil, não temos registros da real prevalência da sarcoidose. Relatos antigos estimavam prevalência menor que 10/100.000 e estudos mais atuais mostram que a doença também é mais prevalente no sexo feminino.

▶ FISIOPATOLOGIA

Apesar do desconhecimento de sua etiologia, sabe-se ser a sarcoidose ocasionada por diferentes, ou mesmo diversos, estímulos microbiológicos, ambientais, químicos ou outros em um indivíduo com uma condição genético-imunológica própria ("terreno sarcoidótico"). Fatores genéticos são importantes na patogenia, apresentação e evolução da sarcoidose. Diferentes associações com antígenos leucocitários humanos (HLA) apontam para uma possível alteração genética. Há indícios de que essa alteração esteja ligada a complexos de histocompatibilidade maior da classe II (MHC-II), no pequeno braço do cromossomo 6, porém mais estudos são necessários. Essas alterações nos HLA, especialmente no receptor genético tipo butyrophilin-2, podem ter certa associação com a suscetibilidade e subtipos de sarcoidose de maneiras distintas em determinadas populações, indicando uma participação poligenética e complexa. A enfermidade cursa com exteriorização predominantemente Th1, com hiper-reatividade T-linfocítica tecidual, enquanto perifericamente se expressa com hiporreatividade T-linfocítica e hiper-reatividade B-linfocítica.

▶ DIAGNÓSTICO, QUADRO CLÍNICO, EXAMES FÍSICO E COMPLEMENTARES

Esta enfermidade é descrita classicamente como apresentadora de dois grandes grupos de exteriorização clínica: aguda e subaguda/crônica. A apresentação aguda ocorre, geralmente, em até dois anos de início de sintomas, enquanto a subaguda/crônica pode ser considerada após cinco anos de existência. Essa classificação é útil, pois a apresentação aguda costuma ter evolução benigna com alta taxa de regressão espontânea. Por outro lado, a subaguda/crônica costuma ter maior relação com um curso mais arrastado da enfermidade e onde encontramos também aqueles doentes que necessitam de terapia e costumam ter enfermidade mais grave.

Não existe uma apresentação clínica patognomônica desta enfermidade, entretanto algumas exteriorizações são tão sugestivas que o diagnóstico pode ser firmado somente em bases clínicas. Destarte, o achado radiológico de linfonodomegalias hilares bilaterais simétricas, com ou sem linfonodomegalia paratraqueal direita, em paciente assintomático é considerado como sarcoidose. Entretanto, cabe certo cuidado neste diagnóstico em regiões onde a prevalência de sarcoidose seja baixa e as de tuberculose e histoplasmose sejam consideráveis. A síndrome de Löfgren, febre com eritema nodoso, artralgias (geralmente nos tornozelos) e linfonodomegalias hilares, também frequentemente é considerada como exteriorização da sarcoidose. Curioso, entretanto, lembrar que Löfgren, em sua tese sobre eritema nodoso em 1946 na Suécia, encontrou 60% dos casos com etiologia tuberculosa! Outra síndrome também considerada muito sugestiva de sarcoidose é a síndrome de Heerfordt (febre + parotidite + uveíte + paralisia facial), mas também já teve, à época de seus estudos iniciais, outro diagnóstico considerado, o sarampo.

Seu diagnóstico se baseia em um conjunto de critérios. Ele é composto por um quadro clínico-radiológico sugestivo, a evidência de estrutura granulomatosa tipo sarcoide (de preferência em mais de um órgão), isto é, um granuloma compacto sem necrose evidente, apesar de certo grau de necrose fibrinoide poder estar presente e, importante, sem outras causas conhecidas de enfermidade granulomatosa ou mesmo reações granulomatosas locais. O simples achado de um granuloma sarcoide, por mais sugestivas que sejam suas características histológicas, não é, por si só, diagnóstico de sarcoidose. Este pode e é encontrado em diferentes enfermidades, especialmente as infecciosas, apesar destas terem, preferencialmente, um granuloma com necrose. Afastar com segurança outras enfermidades granulomatosas, ou aquelas que mimetizam a sarcoidose, pode ser um desafio.

Algumas dicas de apresentação clínico-demográficas podem nos aproximar ou afastar da suspeita de sarcoidose. Doença em adultos jovens, mulheres e enfermos não brancos vai ao encontro da suspeita diagnóstica, enquanto que idade < 15 ou > 70 anos fala contra. Na anamnese, os achados de não tabagismo, discrepância clínico-radiológica, a existência de familiares com sarcoidose, sintomas em mais de dois órgãos comumente acometidos pela sarcoidose (p. ex., pulmão e olhos) favorecem o embasamento diagnóstico. A exposição a tuberculose (PPD reator), a aerossol orgânico, a berílio, o uso de drogas IV e história epidemiológica para micoses diminuem nossa suspeita diagnóstica. Alguns sinais e sintomas no exame físico como a presença de lúpus pérnio, pápulas, cicatrizes e tatuagens que se infiltram, eritema nodoso, uveíte e paralisia facial (especialmente se bilateral) fortalecem o diagnóstico. Estertoração em velcro, baqueteamento digital, perda de peso > 10% e linfoadenopatia dolorosa são situações incomuns na enfermidade. O laboratório é pouco específico. A enzima conversora da angiotensina (ECA) é um dos mais antigos "marcadores de atividade" e pode ajudar no diagnóstico quando elevada, especialmente se > 2x o limite superior da normalidade. A sarcoidose cursa com uma hiper-reatividade B-linfocítica periférica e, portanto, a evidenciação de hipogamaglobulinemia nos faz pensar em outra enfermidade. As alterações de imagem são importantes na composição diagnóstica. Linfonodomegalias hilares, geralmente simétricas, especialmente em paciente assintomático, sugerem fortemente o diagnóstico, assim como a evidenciação na tomografia computadorizada de alta resolução (TCAR) de nódulos peribroncovasculares, pericissurais e justapleurais (distribuição perilinfática). Linfonodomegalias mediastínicas sem acometimento hilar ou mesmo acometimento hilar assimétrico (unilateral) devem nos fazer pensar em outro diagnóstico primariamente.

Sendo uma enfermidade sistêmica, sua apresentação clínica varia de acordo com o órgão acometido. Em mais de 90% das vezes a sarcoidose acomete o pulmão e as estruturas linfonodais mediastínicas, portanto frequentemente se exterioriza com sintomas respiratórios que, entretanto, costumam ser muito variáveis. Essa variedade engloba desde um achado radiológico fortuito até quadros diversos de dispneia, onde não é incomum uma discrepância clínico-radiológica em ambos os sentidos. Grande parte desses enfermos apresenta sintomas crônicos inespecíficos, como febre baixa, tosse, desconforto torácico, dispneia aos esforços, sibilância ou mesmo fadiga.

O exame físico costuma ser incaracterístico, podendo apresentar discretos roncos, sibilos ou alguma estertoração., porém estertores em velcro são incomuns. Grandes acometimentos de imagem costumam cursar com muito pouco ou mesmo nenhum sinal estetoacústico (discrepância clínico-radiológica).

O estudo funcional é variado, podendo apresentar distúrbios restritivos, obstrutivos, mistos ou mesmo ser normal. A avaliação da difusão também pode estar acometida e, quando alterada desproporcionalmente ao acometimento pulmonar, deve-se avaliar a existência de hipertensão pulmonar, pois sua existência requer abordagem própria e prediz mau prognóstico.

A avaliação do radiograma simples do tórax é dividida em graus segundo a escala de Scadding (Tabela 1), que varia de 0 a IV. Ela se refere à apresentação da enfermidade e não, necessariamente, a uma ordem evolutiva. Apesar da tomografia computadorizada do tórax ser de extrema ajuda no diagnóstico e na avaliação destes doentes, é através da classificação de Scadding que se tem uma avaliação razoável prognóstica evolutiva dos enfermos em um atendimento inicial. Assim sendo, paciente com grau I (Figura 1) geralmente tem uma evolução favorável, com resolução da enfermidade em mais de 80% das vezes, na grande maioria das vezes espontaneamente. No grau II (Figura 2) isso ocorre em torno de 50% a 60% e no grau III (Figura 3) em menor quantidade, atingindo cerca de 30%. O grau IV (Figura 4) representa aspectos de imagens sugestivas de fibrose e não costuma ter regressão importante.

TABELA 1 Graus de sarcoidose no radiograma simples de tórax segundo Scadding

Grau	Descrição radiológica
0 (zero)	Radiograma de tórax normal
I	Linfonodomegalias hilares bilaterais simétricas, com ou sem linfonodomegalia paratraqueal direita, com parênquima pulmonar **normal**
II	Linfonodomegalias hilares bilaterais simétricas, com ou sem linfonodomegalia paratraqueal direita, com parênquima pulmonar **anormal**
III	Alterações parenquimatosas pulmonares, geralmente bilaterais, sem linfonodomegalias mediastínicas observadas
IV	Presença de alterações sugestivas de fibrose pulmonar

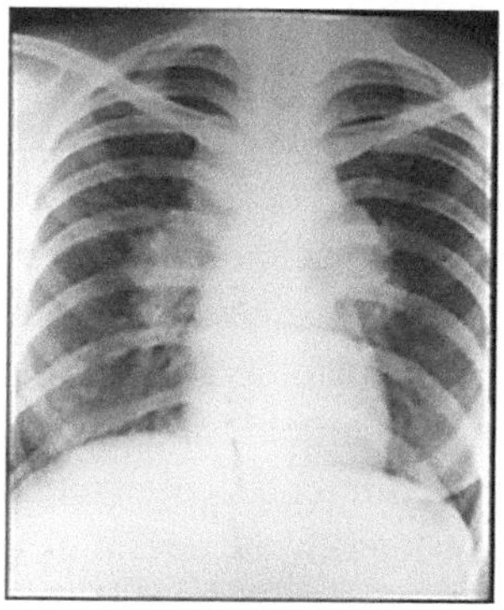

FIGURA 1 Linfonodomegalias hilares bilaterais simétricas e paratraqueal direita. Grau I de Scadding.

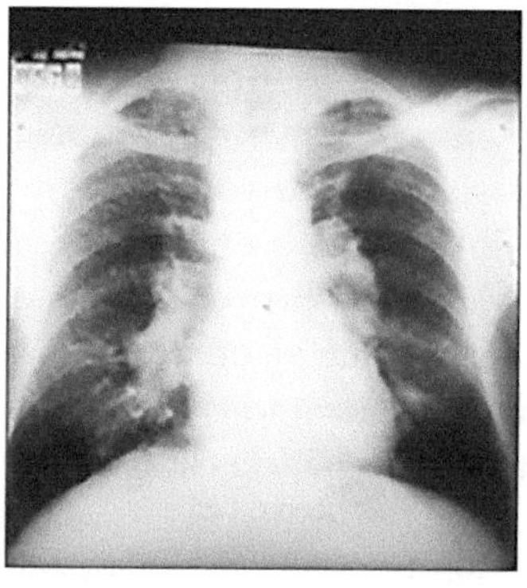

FIGURA 2 Linfonodomegalias hilares bilaterais e infiltrado reticulonodular parenquimatoso bilateral. Grau II de Scadding.

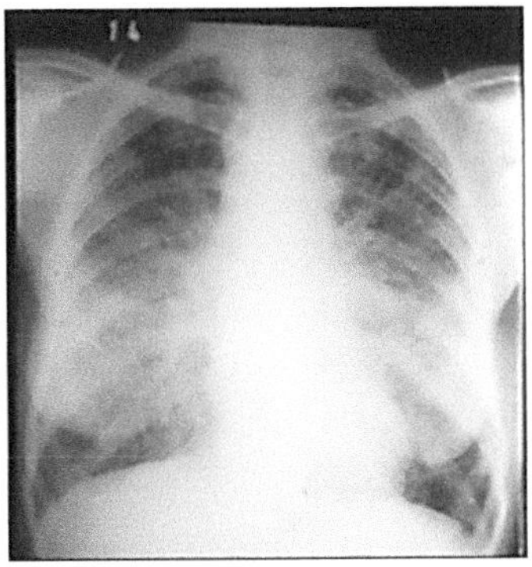

FIGURA 3 Infiltrado reticulonodular parenquimatoso bilateral sem evidência de linfonodomegalias mediastínicas. Grau III de Scadding.

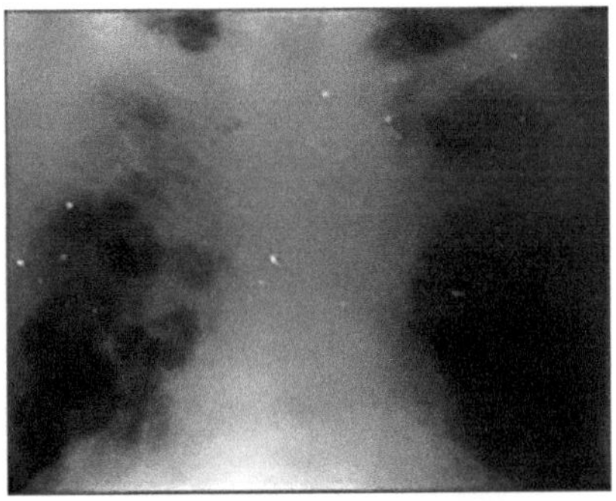

FIGURA 4 Imagens parenquimatosas reticulares bilaterais predominantes nos terços superiores com atração de estruturas compatível com fibrose. Grau IV de Scadding.

A análise da tomografia computadorizada de alta resolução (TCAR) do tórax na sarcoidose é de extrema importância. A evidenciação das linfonodomegalias mediastínicas clássicas relatadas é mais facilmente identificada, assim como o envolvimento parenquimatoso que tem aspecto muito sugestivo. Assim, linfonodomegalias mediastínicas associadas a achado de acometimento nodular (< 5 mm) parenquimatoso difuso com distribuição predominantemente peribroncovascular, subpleural e pericissural, isto é, com distribuição predominantemente linfática, é praticamente diagnóstico da enfermidade (Figura 5). Esse padrão nodular peribroncovascular geralmente indica lesão com maior capacidade de regressão, enquanto que lesões císticas, de aglomeração/condensação extensa, retração de estruturas, bronquiectasias, bronquiolectasias e faveolamento sugerem menor resolutividade. As primeiras (reversíveis) costumam representar lesões inflamatórias granulomatosas, enquanto as últimas (irreversíveis), cronicidade ou mesmo fibrose (Tabela 2).

TABELA 2 Tomografia computadorizada de alta resolução (TCAR) na sarcoidose – imagens sugestivas de reversibilidade e irreversibilidade

Reversíveis	Irreversíveis
Micronódulos, macronódulos	Faveolamento, cistos, bolhas, enfisema
Consolidação aérea: opacidades alveolares confluentes	Distorção arquitetural, bronquiectasias de tração, bronquiolectasias
Vidro fosco	Perda de volume dos LLSS, retração dos hilos
Espessamento septal interlobular	Micetoma
Opacidades lineares intralobulares	Condensação e aglomeração extensa peri-hilar

A TCAR também contribui para evidenciação de mau prognóstico, além desses achados que sugerem menor ou maior regressão. A existência de hipertensão pulmonar na sarcoidose é associada com uma pior evolução. A evidenciação na TCAR de uma relação entre artéria pulmonar e aorta igual ou maior do que 1 geralmente aponta para uma maior mortalidade.

Outras exteriorizações sistêmicas também são encontradas na sarcoidose, porém não fazem parte do escopo deste trabalho e são citadas na Tabela 3.

TABELA 3 Outras apresentações extratorácicas encontradas

Pele – segundo local mais acometido	Lúpus pérnio (Figura 6); lesões maculopapulares (Figura 7); infiltração em cicatrizes antigas; nódulos subcutâneos; eritema nodoso (Figura 8)
Oftalmológico – presente em 1/3 dos pacientes	Uveíte; conjuntivite; acometimento das glândulas lacrimais
Gastrointestinal – raro, sendo mais comum acometimento hepático	Granulomas hepáticos; geralmente assintomáticos; aumento da fosfatase alcalina; hepatomegalia em 50%
Endócrino	Hipercalcemia e hipercalciúria; tireoide; pituitária
Musculoesquelético	Lesões ósseas líticas nas extremidades; artrite aguda (Löfgren) e crônica (rara); miosite
Sistema nervoso (central e periférico)	Paralisia facial (geralmente regressiva); neurite óptica; lesões intracranianas e medulares; maior mortalidade (10%); difícil diagnóstico quando isolado
Coração – baixa taxa de percepção clínica (5% – necropsia 40%)	Assintomático; distúrbios de condução; arritmias; insuficiência cardíaca; morte súbita; anamnese dirigida é importante

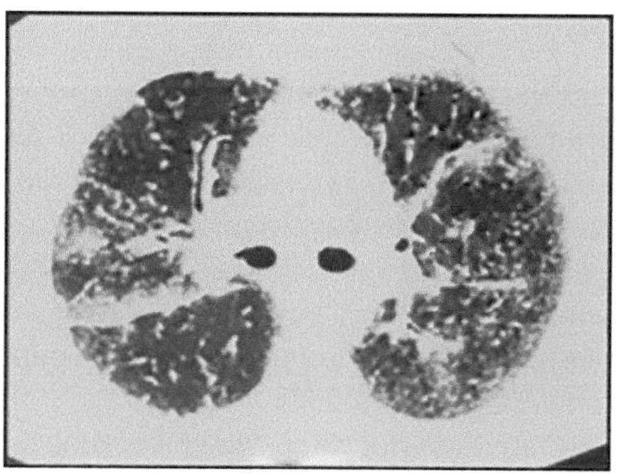

FIGURA 5 Tomografia computadorizada do tórax com lesões nodulares pequenas ao longo do feixe broncovascular, pericissural e subpleural, compatível com sarcoidose.

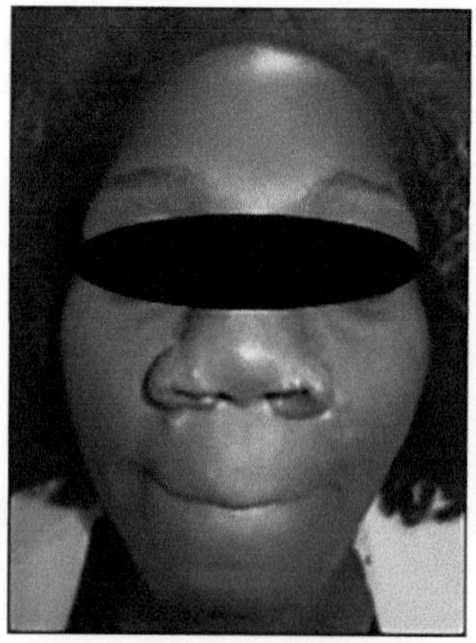

FIGURA 6 Lúpus pérnio. Sarcoidose.

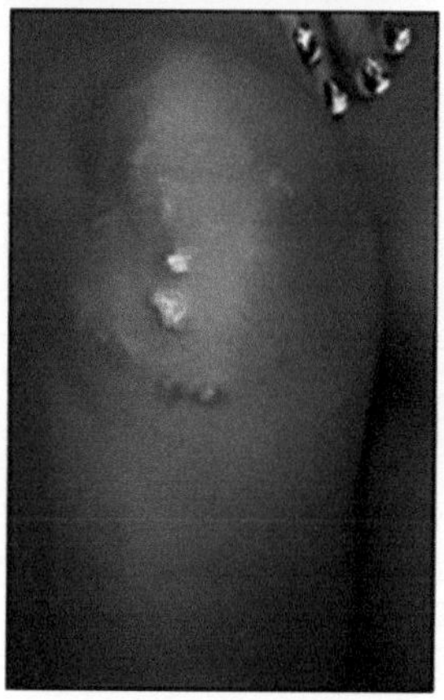

FIGURA 7 Lesões cutâneas maculopapulares na sarcoidose.

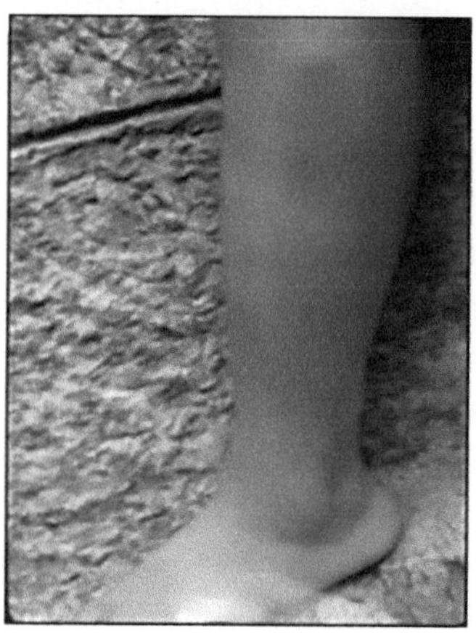

FIGURA 8 Eritema nodoso. Versão colorida da figura encontra-se no caderno de imagens no final do livro.

Além da necessidade de reconhecimento das diversas possíveis apresentações da sarcoidose, faz parte do diagnóstico a evidenciação de granuloma sarcoide no estudo histológico. A obtenção desse material deve ser, de preferência, no local mais acometido, desde que não seja de risco e não haja outro de mais fácil acesso. Via de regra, por acometer preferencialmente o pulmão e estruturas linfonodais mediastínicas, é para lá que se dirigem geralmente as biópsias. Hoje em dia a punção-biópsia linfonodal mediastínica guiada por ultrassom (EBUS) tem se mostrado extremamente útil no diagnóstico da enfermidade, especialmente na presença de linfonodomegalias mediastínicas (GI e GII). A biópsia pulmonar transbroncoscópica (BPT) também tem elevada contribuição diagnóstica naqueles enfermos com comprometimento parenquimatoso (GII e GIII) e menor rendimento no GI ou em quadros fibróticos (GIV). A associação dos métodos aumenta o rendimento diagnóstico e é o principal método de obtenção de material para estudo. Outros locais podem ser pensados em situações especiais e conforme o acometimento da enfermidade. Assim, biópsias de diferentes órgãos acometidos e também biópsias de lesões cutâneas (com exceção de eritema nodoso), de glândulas lacrimais, hepática e do ângulo venoso (biópsia de Maloney) podem ser realizadas.

▶ PROGNÓSTICO

Vencido o problema diagnóstico, imediatamente ligadas estão a avaliação prognóstica e a indicação terapêutica. Assim, é de fundamental importância a menor ou maior segurança/confiabilidade no diagnóstico, pois outras condutas que se façam necessárias podem depender diretamente dessa segurança. Com isso em mente, devemos seguir as orientações de Judson et al. classificando o diagnóstico da sarcoidose em quatro níveis de confiança: alto quando a apresentação clínica é consistente, a enfermidade é multissistêmica, com biópsia positiva, de preferência em mais de um órgão; provável quando a apresentação clínica é consistente, porém a histologia é de órgão assintomático ou daquele sem o acometimento principal; possível quando a apresentação clínica é sugestiva, sem possibilidade de outra enfermidade (ou muito baixa), porém sem biópsia; e não característico quando a apresentação clínica é sugestiva, porém não tem biópsia e outra possível causa está presente.

A avaliação e o conhecimento clínico da enfermidade ainda são as melhores maneiras de lidar com o prognóstico. Alguns exemplos de boa evolução são a exteriorização aguda da enfermidade; a síndrome de Löfgren é de bom prognóstico e, na maioria das vezes, de resolução espontânea; paralisia facial também costuma regredir. Apresentações com GI de Scadding têm taxa de até 80% de resolução espontânea e, a princípio, não devem ser tratadas. Por outro lado, as apresentações arrastadas da enfermidade (crônicas), especialmente acometendo diversos órgãos e com início da doença após os 45 anos de idade, sugerem um curso prolongado e muitas vezes com má evolução. Porém, mesmo nesses enfermos a progressão da enfermidade não é, na maioria das vezes, inexorável. Muitas vezes com o tratamento o paciente se mantém com razoável qualidade de vida. Neurossarcoidose e cardiossarcoidose são manifestações que merecem maior atenção e podem cursar com mau prognóstico. A etnia negra também apresenta maior incidência de doença arrastada. A evidenciação de lúpus pérnio e cistos ósseos geralmente indica mau prognóstico e doença arrastada. Hipercalcemia e hipercalciúria crônicas podem ocasionar nefrocalcinose. Aquelas lesões pulmonares extensas ou mesmo progressivas também estão associadas a mau prognóstico. Infelizmente, mesmo com toda evolução no conhecimento da enfermidade, até hoje não existe um biomarcador que nos garanta uma melhor ou pior evolução de determinado doente. Os "marcadores de atividade" não são capazes de, isoladamente, predizer a evolução de determinado enfermo. Dentre os principais "marcadores de atividade" encontramos a enzima conversora da angiotensina (ECA), o receptor solúvel da interleucina-2 (RsIL2), a chitotriosidase, também chamada de quitotriosidase, a neopterina e alguns outros. Além da contribuição modesta na avaliação diagnóstica e prognóstica, esses marcadores podem ser úteis nas decisões quanto à retirada da terapia em curso, ajudando a diferenciar imagens existentes se representam reflexo de situação residual ou ainda decorrentes de franca atividade. A utilização do PET-TC na sarcoidose tem sido amplamente avaliada, porém até hoje sem uma posição definida. Contribui no diagnóstico demonstrando alguns sítios de doença inicialmente não identificados e que até podem ser locais mais fáceis de serem biopsiados. Tem valor mais importante na evidenciação da sarcoidose cardíaca, desde que feito com protocolo adequado. É estudado também como marcador de atividade, sendo a sua não captação interpretada como doença inativa.

▶ TRATAMENTO

A sarcoidose é uma enfermidade de etiologia desconhecida, portanto não existe tratamento contra seu agente causal. Seu tratamento é direcionado contra sua sintomatologia, processo inflamatório e correção das disfunções orgânicas geradas pela patologia. A sarcoidose apresenta alta taxa de resolução espontânea e a imensa maioria dos doentes tem evolução favorável. Assim sendo, muitos enfermos não necessitam de qualquer tratamento. Por outro lado, em cerca de 30% desses enfermos pode haver necessidade de tratamento, em alguns por toda a vida. É enfermidade com mortalidade em torno de 5%. Além do acometimento de órgãos vitais, praticamente somente diante de duas situações deve-se indicar tratamento: disfunção orgânica importante e perda da qualidade de vida (leis de Wells). A primeira é uma decisão com maior participação médica, enquanto na segunda o paciente deve ser ouvido e a situação com ele discutida (Tabela 4).

TABELA 4 Critérios de início de terapia com corticoide em sarcoidose

- Doença pulmonar sintomática e progressiva
- Acometimento pulmonar assintomático persistente ou progressivo com perda de função
- Sarcoidose cardíaca
- Sarcoidose neurológica
- Doença oftalmológica sem resposta a corticoide tópico
- Hipercalcemia e hipercalciúria sintomática ou persistente
- Sarcoidose extrapulmonar sintomática ou progressiva

Dentre as drogas existentes para o tratamento da sarcoidose, os corticoides são a primeira escolha. Entretanto, eles não apresentam um papel indiscutivelmente curativo, e sim supressivo do processo imunoinflamatório. Taxas de recaída são frequentes. Havendo resposta após três meses de uso, alguns estudiosos recomendam a diminuição da dose até aquela menor possível que mantenha seu efeito supressor, continuando seu uso por pelo menos 12 meses, apesar de não ser consenso. O uso dessa medicação é associado a elevada taxa de efeitos colaterais incômodos, como ganho ponderal, diabetes, hipertensão arterial, mudança de humor, gastrite e osteopenia, dentre outros. Esse fato limita seu uso e nos faz pensar em outra droga que alcance o mesmo objetivo sem tantos efeitos colaterais. Seu efeito imunoinflamatório tende a ser observado nos primeiros meses de seu uso (em torno de três meses). A maioria das formas de apresentação da sarcoidose tende a ser extremamente sensível ao corticoide e algumas delas, como a cutânea e oftalmológica, podem apresentar boa resposta com o uso tópico. A efetividade dos corticoides inalatórios é controversa, mas parece ser útil na presença de broncoespasmo, tosse persistente e auxílio na diminuição do corticoide sistêmico. Não há consenso na dose utilizada e nem no tempo de tratamento. Há uma tendência majoritária de uso de 20 a 40 mg diários inicialmente, com posterior declínio como citado.

Pacientes assintomáticos, sem disfunção ou com doença branda e localizada não devem ser tratados. Aqueles enfermos que preenchem as leis de Wells ou tenham acometimento de órgãos nobres têm indicação terapêutica (Tabela 4).

Outras drogas são utilizadas na prática clínica para tentar diminuir a dose de corticoide utilizada ou mesmo substituí-lo. Essas drogas chamadas de poupadores de corticoide (DPC) são consideradas como de segunda linha no tratamento da sarcoidose. São DPC o metotrexato, a azatioprina, a cloroquina/hidroxicloroquina, o micofenolato e a leflunomida, principalmente. Essas drogas, entretanto, levam de três a seis meses para apresentarem seus efeitos desejados. Dentre elas, o metotrexato tende a ser o mais utilizado, na dose 5 a 15 mg por semana. Alcança seu efeito poupador de corticoide em torno de 50 a 75% e cerca de 25% dos pacientes conseguem retirar totalmente o corticoide. Seus efeitos colaterais incluem alterações hepáticas, leucopenia, náuseas, mucosites, pneumonia de hipersensibilidade (PH), maior risco de infecções e pequeno risco de teratogenicidade. A azatioprina (100 a 150 mg por dia) tem efeito semelhante ao do metotrexato, porém apresenta certo risco de desenvolvimento de neoplasia, principalmente cutânea. Leflunomida (10 a 20 mg por dia) também apresenta efeito semelhante ao metotrexato, podendo apresentar menor incidência de PH e hepatoxicidade. Micofenolato (500-1.500 mg duas vezes ao dia) pode ter lugar no tratamento da sarcoidose cutânea e do sistema nervoso. A cloroquina/hidroxicloroquina (4 mg/kg/6,5 mg/kg) tem boa ação na hipercalcemia, em artralgias e lesões cutâneas. Seu principal efeito colateral é oftalmológico, sendo necessário exame especializado a cada três a seis meses de uso.

Consideradas como de terceira linha, algumas drogas inibidoras do TNF-alfa, como o infliximab e o adalimumab, parecem ter papel na sarcoidose. Entretanto, seu efeito parece ser discreto, com maior efetividade nas doenças mais graves e refratárias, tendo o risco de facilitar infecções secundárias, especialmente a tuberculose, em nosso meio. O infliximab é administrado por via venosa na dose de 3-5 mg/kg nas semanas 0, 2 e 6 e, posteriormente, uma manutenção a cada 4 a 6 semanas. O adalimumab geralmente é usado na dose de 40 mg por semana. Alguns defendem a utilização de uma dose de ataque de 80-120 mg nas duas primeiras semanas. Golimumab e etanercept não demonstraram ação na sarcoidose.

Resumindo: inicialmente, naqueles enfermos com doença aguda, localizada, assintomática ou paucissintomática (que são a maioria), não se deve tratar ou, quando muito, usar corticoide tópico ou anti-inflamatórios. Naqueles com indicação terapêutica, corticoide. Aqueles em uso crônico de corticoide com efeitos colaterais, ou refratários, ou com contraindicação de seu uso devem fazer uso das drogas de segunda linha. Naquelas situações especiais em que já houve falha das medicações citadas ou mesmo em algumas apresentações específicas, pode-se fazer uso dos anti-TNF-alfa. Devemos ter sempre em mente uma individualização do tratamento com a participação opinativa do paciente.

REFERÊNCIAS

1. Baughman RP, Culver DA, Judson MA. A concise review of pulmonary sarcoidosis. Am J Respir Crit Care Med. 2011 March 1;183(5):573-81.
2. Baughman RP, Wells A. Advanced sarcoidosis. Curr Opin Pulm Med. 2019;25:497-504.
3. Bickett AN, Lower EE, Baughman RP. Sarcoidosis diagnostic score. A systematic evaluation to enhance the diagnosis of sarcoidosis. Chest. 2018;154(5):1052-60.
4. Butler MW, Keane MP. Pulmonary sarcoidosis. Medicine. 2016;44(6):367-72.
5. Carmona EM, Kalra S, Ryu JH. Pulmonary sarcoidosis: Diagnosis and treatment. Mayo Clin Proc. 2016;91(7):946-54.
6. Gomes NS, Peters JI, Nambiar AM. Diagnosis and management of sarcoidosis. American Family Physician. 2016;93(10):840-8.
7. Jeny F, Bouvry D, Freynet O, et al. Management of sarcoidosis in clinical practice. Eur Respir Rev. 2016;25:141-50.
8. Llanos O, Hamzeh N. Sarcoidosis. Med Clin N Am. 2019;103:527-34.
9. Low D, Simpson KN, Rissmiller R, James E. A new side of sarcoidosis: medication and hospitalization use in a privately insured patient population. Sarcoidosis Vasc Diffuse Lung Dis. 2019;36(2):124-9.
10. Revenga Martínez M, Blázquez Cañamero MA, Llop Vilatella M. Sarcoidosis. Medicine. 2017;12(27):1560-73.
11. Valeyre D, Bernaudin JF, Jeny F, et al. Pulmonary sarcoidosis. Clin Chest Med. 2015;36:631-41.

34

Doenças respiratórias ocupacionais e ambientais

Patricia Canto Ribeiro
Carlos Nunes Tietboehl Filho
Marcos César Santos de Castro
Hermano Albuquerque de Castro

DESTAQUES

- História ocupacional com minucioso recordatório é fundamental para o diagnóstico das doenças ocupacionais.
- A silicose é a pneumoconiose mais prevalente no Brasil e no mundo.
- A exposição ao amianto é responsável por uma série de agravos à saúde que abrangem um tipo de fibrose pulmonar, a asbestose, doenças pleurais e neoplasias, em especial o mesotelioma maligno.
- As partículas orgânicas inaláveis causam doenças respiratórias com diferentes apresentações como asma, rinite, sinusite, conjuntivite, pneumonite de hipersensibilidade e neoplasias, entre outros.
- A poluição do ar é o maior fator de risco ambiental para a saúde no mundo.
- Na população mundial, nove em cada dez pessoas respiram ar poluído e contaminado.
- Uma em cada quatro mortes de criança é provocada pela poluição do ar.

▸ INTRODUÇÃO

As doenças pulmonares relacionadas a condições ocupacionais e ambientais estão muito bem documentadas. Uma boa parcela dessas doenças está relacionada à inalação de poeiras e à reação tecidual a essa deposição. O termo "pneumoconiose" significa, literalmente, poeira no pulmão.

A toxicidade e a fibrogenicidade estão relacionadas a condições da exposição, em especial o tamanho da partícula (< 5 μ, maior probabilidade de deposição no tecido), a intensidade da exposição, características intrínsecas da poeira e a resposta do hospedeiro.

Para o diagnóstico, são indispensáveis uma história ocupacional completa e a avaliação radiológica realizada de acordo com as normas da Organização Internacional do Trabalho (OIT) por leitor habilitado no Brasil pela Sociedade Brasileira de Radiologia (SBR), Sociedade Brasileira de Pneumologia e Tisiologia (SBPT) e Fundacentro/MT. Histologicamente, algumas patologias podem ser facilmente identificadas, como os nódulos silicóticos e os corpos de amianto, mas em outras situações o diagnóstico pode ser mais complexo, o que reforça a importância da suspeita diagnóstica associada ao recordatório ocupacional, mas como o período de latência é geralmente longo, podendo ser de muitos anos, isso nem sempre é fácil.

Por fim, vale ressaltar que as pneumoconioses são doenças que podem ser evitadas por medidas de controle ocupacional gerais e individuais, ou pela substituição de processos de trabalho, ou mesmo a troca do mineral por alternativas menos tóxicas, como é o caso do amianto, banido em mais de 70 países no mundo.

▶ SILICOSE

A silicose é a pneumoconiose mais prevalente no Brasil e no mundo. É uma pneumoconiose que se caracteriza pela fibrose do parênquima pulmonar causada pela inalação de cristais de sílica. Existem três formas de sílica livre cristalina, representadas pelo quartzo (o mais utilizado), a cristobalita e a tridimita. A sílica livre cristalina é extremamente tóxica para os macrófagos alveolares e, por conta de suas propriedades pisoelétricas, gera intenso estresse oxidativo a partir de espécies reativas de oxigênio e hidrogênio, causando peroxidação das membranas celulares.

Existem estimativas de que há aproximadamente 23 milhões de trabalhadores na China, 11,5 milhões na Índia, 3,2 milhões na União Europeia, 2,3 milhões nos Estados Unidos e 2 milhões no Brasil com risco de desenvolvimento de silicose por exposição aos cristais de sílica respiráveis. Diversas atividades profissionais estão relacionadas à exposição, como a mineração, o beneficiamento de minerais (moagem, lapidação de pedras semipreciosas e quartzo e britagem), a indústria de transformação (vidro, fundição, cerâmicas), a indústria dos cosméticos e atividades mistas, como as realizadas por protéticos, cavadores de poços e jateadores de areia. Recentemente, novas atividades foram descritas, como o jateamento de tecidos (principalmente o jeans), além da manipulação de pedras artificiais ou aglomerado de quartzo, que contêm elevada concentração de cristais de sílica, podendo chegar a 70% a 90%, e são utilizados principalmente na confecção de bancadas de cozinhas e banheiros.

Formas clínicas

- A silicose aguda (também denominada silicoproteinose), felizmente, é uma condição cada vez mais rara. Caracterizada por grave comprometimento do parênquima pulmonar causado pela exposição a elevadas concentrações de cristais de sílica em curto período (meses até 5 anos). Clinicamente, o paciente apresenta hipoxemia, dispneia intensa e progressiva, podendo apresentar dor torácica, febre e tosse produtiva. Radiologicamente, se caracteriza por infiltrado alveolar bilateral, predominando nos lobos inferiores.
- A silicose acelerada se caracteriza por alterações radiológicas mais precoces, normalmente após 5 a 10 anos do início da exposição. Os sintomas respiratórios costumam ser frequentes, com dispneia e tosse seca. Radiologicamente, se caracteriza por infiltrado nodular bilateral e simétrico, predominando nos campos pulmonares superiores.
- A silicose crônica é a forma clínica mais comum, caracterizando-se pelo início dos achados radiológicos e clínicos após 10 a 30 anos de exposição. Clinicamente, apresenta como sintoma mais prevalente a dispneia, geralmente progressiva, poden-

do ou não estar associada à tosse. É frequente a demora por procura de assistência médica pelo paciente, pois muitos justificam os sintomas pela idade ou pelo hábito pregresso de tabagismo. Radiologicamente, os achados são muito semelhantes aos observados na silicose acelerada. Linfonodos mediastinais calcificados, alguns com calcificações periféricas (em casca de ovo), são frequentes na silicose.

É preciso discernir a classificação clínica da classificação radiológica. A classificação radiológica estabelecida pela Organização Internacional do Trabalho enquadra a silicose como simples, caracterizada pela presença de opacidades nodulares, e complicada, quando as opacidades nodulares confluem formando pelo menos uma opacidade maior do que 10 mm. A silicose complicada também é chamada de fibrose maciça progressiva.

Não há um padrão funcional característico na silicose, podendo se apresentar desde normal, mais observada na silicose simples, evoluindo para um padrão obstrutivo e/ou restritivo, de acordo com a extensão do comprometimento do parênquima pulmonar.

Diagnóstico

O diagnóstico da silicose é simples, realizado pela combinação de história de exposição aos cristais de sílica, associado aos achados radiológicos compatíveis. É importante ratificar que diagnósticos diferenciais que se assemelham ao padrão radiológico devem ser afastados. É muito incomum a necessidade de biópsia pulmonar para o diagnóstico, mas quando há necessidade se observa doença granulomatosa, com a presença de partículas birrefringentes. É importante salientar que não basta apenas questionar qual a atividade profissional do paciente. Deve ser realizada história detalhada de todas as atividades profissionais já exercidas, inventário detalhado do ambiente onde o paciente trabalhava, além de possíveis atividades recreativas (hobbies). Não é incomum que o diagnóstico de silicose seja realizado a partir de alguma complicação da doença. Diversas doenças estão associadas à silicose, como tuberculose (silicotuberculose) e micobactérias não tuberculosas, câncer de pulmão, enfisema e doença pulmonar obstrutiva crônica (mesmo em pacientes não tabagistas), doenças autoimunes (esclerodermia, artrite reumatoide, lúpus eritematoso sistêmico, vasculites ANCA-associadas), além de comprometimento renal. Diversos estudos atuais questionam a exposição aos cristais de sílica como possível gatilho na fisiopatologia da sarcoidose.

Alguns indivíduos parecem apresentar maior suscetibilidade à silicose com baixas doses de exposição à sílica, enquanto outros apresentam grande tolerabilidade mesmo expostos a elevadas concentrações. Diversos fatores estão envolvidos, como o tempo e grau de exposição, deficiências nos sistemas de defesa e no clearance pulmonar, tabagismo, doenças pulmonares associadas, além de fatores genéticos. Diversos estudos avaliaram a influência de polimorfismos genéticos na silicose.

Tratamento

Infelizmente ainda não há um tratamento efetivo. A silicose é incurável, crônica e progressiva. A prevenção e o afastamento precoce da exposição são as medidas mais efetivas. Entretanto, algumas comorbidades e complicações devem ser monitoradas, como tuberculose, doença pulmonar obstrutiva crônica, neoplasia pulmonar, doenças autoimunes, vasculites e comprometimento renal. Pelo risco elevado de tuberculose pulmonar (até 39 vezes maior), o tratamento de tuberculose latente deve ser realizado em pacientes com silicose e PPD maior do que 10 mm ou IGRA positivo, sempre depois de afastada a possibilidade de tuberculose ativa. Alguns achados devem servir de alerta para a presença de tuberculose, como a presença de derrame pleural, preenchimento de pequenas vias aéreas (aspecto de árvore em brotamento), progressão além de escavação das grandes opacidades. É importante salientar que nesses pacientes o tempo de tratamento para a tuberculose deve ser prolongado, por 9 meses. Nos casos mais graves, o transplante pulmonar pode ser uma possibilidade. O tratamento do tabagismo é fundamental, assim como a imunização contra influenza e pneumococo. Sempre afastar o paciente da exposição ocupacional, assim como notificar no sistema SINAN, além da emissão de Comunicação de Acidente de Trabalho.

Estudos experimentais em animais foram realizados com diversos medicamentos com resultados promissores, como dasatinib e medicamentos antifibróticos (pirfenidona e nintedanibe). Novos estudos necessitam ser realizados.

▶ DOENÇAS RELACIONADAS AO AMIANTO (DRA)

O asbesto ou amianto é responsável por uma série de agravos à saúde tanto de origem ocupacional quanto ambiental. O termo "amianto" abrange um grupo de minerais naturais (silicatos hidratados). Existem dois grupos de amianto: a serpentina (crisotila) e o anfibólio (crocidolita, conhecida como amianto azul, a amosita, também chamada de amianto marrom, e a antofilita). A difusão no uso do mineral se deve a suas propriedades de resistência à destruição térmica e corrosiva, a resistência à tração e capacidade de moldagem, sendo utilizado na fabricação de tecidos resistentes ao calor, materiais de fricção como lonas e pastilhas de freios, telhas e caixas d'água, entre outros.

Entre as doenças relacionadas ao amianto (DRA) estão as placas e espessamentos pleurais, a asbestose, o câncer de pulmão relacionado ao amianto e o mesotelioma. A exposição ocupacional ao amianto causa por ano 107.000 mortes em todo o mundo, sendo por asbestose (7.000 a 24.000), mesotelioma (43.000 a 59.000) e por câncer de pulmão relacionado ao amianto (41.000).

Asbestose

A fibrose pulmonar causada pela exposição ao amianto, asbestose, geralmente surge após 20 anos da exposição inicial (período de latência) e pode-se observar um efeito dose-resposta entre a intensidade da exposição e a gravidade da doença.

As fibras de asbesto são transportadas profundamente para os pulmões e os macrófagos ativados tentam ingeri-las e removê-las. As fibras induzem apoptose de macrófagos e desencadeiam a inflamação. As fibras permanecem no parênquima pulmonar por períodos prolongados e penetram no interstício, gerando processo inflamatório autoperpetuado, incluindo alveolite e inflamação do interstício circundante, seguidos por alterações fibróticas nos bronquíolos. O sistema de classificação dos critérios histológicos para asbestose do College of American Pathologists para descrever a gravidade e a extensão inclui o grau I envolvendo as paredes alveolares dos bronquíolos respiratórios e os dutos alveolares; grau II envolvendo maiores proporções de ácinos; grau III envolvendo toda a estrutura acinar; e grau IV quando a remodelação em favo de mel e grandes (até 1 cm) espaços dilatados são grosseiramente visíveis no parênquima pulmonar.

Características radiológicas

As características radiográficas iniciais da asbestose são pequenas opacidades irregulares ou reticulares, que predominam nas bases pulmonares e que podem progredir para os lobos superiores. Essas opacidades são indicativas de fibrose peribronquiolar e intersticial alveolar adjacente; nos casos mais avançados, o faveolamento é evidente. Além disso, espessamento pleural ou placas pleurais também podem ser observados. No entanto, não há achado radiográfico que possa ser definido como patognomônico de asbestose. A história ocupacional de exposição com uma profusão igual ou superior a 1/0 segundo os padrões da OIT indica a presença de asbestose, sendo que uma radiografia de tórax normal não exclui o diagnóstico. Uma opção para a avaliação da asbestose, em especial nas fases iniciais, por sua maior sensibilidade, é a tomografia (TC) de tórax. As alterações da TC associadas à asbestose geralmente se desenvolvem nas áreas inferiores, posterior e subpleural basal. As anormalidades na TC são geralmente bilaterais e, frequentemente, simétricas. Como as regiões posteriores do pulmão estão tipicamente envolvidas no início da asbestose, é importante escanear indivíduos expostos ao amianto na posição prona para diferenciar a atelectasia posição-dependente, normal, da asbestose em fase inicial nas áreas pulmonares posteriores.

Outras alterações radiológicas comuns são as bandas parenquimatosas que refletem o desenvolvimento de fibrose ao longo das bainhas broncovasculares ou septos interlobulares, com distorção do parênquima subjacente. Na asbestose, essas bandas estão frequentemente associadas a áreas de placas pleurais e frequentemente ocorrem nas bases pulmonares.

Diagnóstico

O diagnóstico de asbestose é baseado na história de exposição ocupacional bem documentada, com período de latência compatível. Segundo os critérios da American Thoracic Society de 2004 e os critérios de Helsinque de 2014, é necessária uma patologia estrutural consistente com doenças relacionadas ao amianto. Isso pode ser demonstrado por imagem ou histologia. As radiografias de tórax devem ser avaliadas de acordo com a classificação da Organização Internacional do Trabalho (OIT), analisadas por leitor certificado e devem mostrar opacidades irregulares e pontuação de profusão superior ou igual a 1/0. Esses achados, juntamente com um histórico de exposição ao amianto, são suficientes para o diagnóstico de asbestose.

Diagnóstico diferencial

Um possível diagnóstico diferencial é com a fibrose pulmonar idiopática (FPI), mas a história ocupacional de exposição ao amianto é fundamental nessa diferenciação. Algumas alterações radiológicas são mais frequentes na asbestose, como opacidades subpleurais, linhas curvilíneas subpleurais, perfusões em mosaico e bandas parenquimatosas.

A prova de função pulmonar não é obrigatória para diagnóstico, mas complementa a avaliação diagnóstica e evolutiva dos casos.

Doenças malignas relacionadas ao amianto

As alterações malignas relacionadas à exposição ao amianto são o mesotelioma e o câncer de pulmão. Não há diferenciação entre tipo histológico de câncer pulmonar relacionado ao amianto, sendo que 3 a 8% do total de cânceres pulmonares estão relacionados a essa exposição. Como na asbestose, há uma relação dose-resposta.

O mesotelioma maligno é a neoplasia de pleura mais comum relacionada a essa exposição. A confirmação histopatológica é considerada internacionalmente como relacionada ao amianto, independentemente da identificação da origem da exposição. Como para o câncer relacionado ao amianto, a presença de asbestose também pode ser considerada um marcador para risco de mesotelioma.

Alterações da pleura relacionadas à exposição ao amianto

São as manifestações radiológicas mais comuns relacionadas à exposição ao amianto, aí incluídos o espessamento pleural benigno, placas e calcificações pleurais e o derrame pleural.

Espessamento pleural

Pode ser circunscrito, em forma de placas que acometem a pleura parietal ou espessamento pleural difuso, que envolve a pleura visceral. As placas são consideradas marcadores da exposição ao amianto e não são precursores de doença maligna, podendo progredir ao longo dos anos. Muitas vezes essas placas são calcificadas.

A dor pode ser uma manifestação comum nesses pacientes e, muitas vezes, é subestimada, talvez associada à irritação dos nervos intercostais e que pode responder bem à gabapentina e pregabalina, com resposta fraca aos opioides.

Há evidências que sugerem que as placas podem se relacionar a uma diminuição significativa na capacidade pulmonar total (CPT), no volume expiratório forçado no 1° segundo (VEF_1) e na capacidade vital forçada (CVF), consistente com um padrão restritivo.

Espessamento pleural difuso

O espessamento pleural difuso relacionado ao amianto ou extensa fibrose da pleura visceral pode coexistir com placas pleurais. É um distúrbio assintomático nas fases iniciais e, como as placas, pode ser um achado radiológico. Em estágios avançados, pode causar um padrão pulmonar restritivo e aumento da dispneia.

O diferencial para espessamento pleural difuso é amplo e inclui tuberculose, trauma torácico anterior, especialmente hemotórax, cirurgia anterior, pleurisia recorrente (por exemplo, devido a episódios repetidos de pneumonia ou artrite reumatoide), pleurite fibrosante e sequela pós-radioterapia. É razoável supor que o amianto seja responsável pela maioria dos casos quando há uma história documentada de exposição.

Derrame pleural (DP)

Foi descrito pela primeira vez em 1964, sendo subdiagnosticado ainda hoje. Mais comum em pacientes jovens, entre 20 e 40 anos de idade, geralmente surge após 15 a 20 anos de exposição. O DP pode ser um achado radiológico ou ter um quadro clínico de dor pleurítica e mesmo febre. O diagnóstico requer uma história de exposição adequada, a ausência de outras causas e a ausência de neoplasia após um seguimento de 3 anos. O derrame é exsudativo e pode ser hemorrágico, bem como predominantemente eosinofílico. Geralmente é de natureza transitória, autolimitada. Pode reaparecer no lado ipsilateral ou contralateral.

O principal diagnóstico diferencial deve ser com o mesotelioma, já que este pode se apresentar com DP, sendo necessário o diagnóstico histopatológico. A efusão pode ocorrer no fundo de placas pleurais ou sem evidência de exposição prévia ao amianto.

A maior prioridade para a redução das DRA é a prevenção primária, isto é, o seu banimento. Nos países onde o amianto já foi proibido, o mineral permanece como um legado de práticas de construção anteriores em escolas, residências e edifícios comerciais, o que gera um passivo de difícil manejo, tendo em vista os riscos associados ao seu manuseio.

Mesmo para locais onde já foi proibido, ainda é esperado o aumento no número de casos de doenças relacionadas à exposição por anos vindouros, em decorrência dos longos períodos de latência, o que torna indispensável o monitoramento de todos os trabalhadores com história de exposição recente ou passada. Onde foi proibido, houve sua substituição por materiais mais seguros e econômicos, como as fibras de álcool polivinílico, fibras de celulose e polipropileno.

▶ DOENÇAS OCUPACIONAIS RELACIONADAS A POEIRAS ORGÂNICAS

As partículas orgânicas (PO) inaláveis causam doenças respiratórias com diferentes apresentações. As PO estão presentes em ambientes abertos, no interior de residências e locais públicos e nos locais de trabalho. São constituídas por moléculas proteicas diversas que, ao serem inaladas, desencadeiam reações inflamatórias de natureza alérgica, irritativa ou tóxica, comprometendo a mucosa das vias aéreas, o epitélio alveolar e o interstício do parênquima pulmonar. O quadro clínico varia conforme os constituintes das PO, o nível de concentração no ar e o tempo de exposição. Também é influenciado por fatores individuais como faixa etária, hábito tabágico, doenças respiratórias prévias, atopia e hiper-reatividade das vias aéreas.

Manifestações clínicas

Na Tabela 1 estão os principais quadros clínicos relacionados com a exposição a PO e as atividades de trabalho em que costumam ocorrer.

- Rinite, sinusite, conjuntivite: vários estudos epidemiológicos de diferentes regiões evidenciam que a exposição à PO desencadeia inflamação das mucosas nasal e dos olhos. É elevada a prevalência de coriza, prurido nasal e cutâneo, obstrução nasal, ardência ocular e lacrimejamento.

Asma ocupacional (AO)

A asma é uma doença respiratória crônica de base genética que se exacerba através de crises recorrentes de sibilância, dispneia e tosse. A AO é desencadeada pela inalação de agentes específicos do ambiente de trabalho, acometendo indivíduos sem história prévia de asma. Quando induzida por PO, é antecedida por um período de sensibilização de meses ou anos em que o indivíduo exposto permanece assintomático. Existem aproximadamente 400 agentes que comprovadamente causam AO, sendo que 250 deles são agentes sensibilizantes. O risco de AO é maior em atópicos e fumantes. A AO é diagnosticada através da história ocupacional, da anamnese, da espirometria completa e dos testes imunológicos, de broncoprovocação e do mapeamento do pico de fluxo.

- Variações da função pulmonar durante a jornada ou semana de trabalho: episódios asmatiformes de tosse e dispneia leve em indivíduos expostos a PO acompanhados de reduções transitórias dos fluxos aéreos (diminuição do VEF_1) durante uma jornada ou semana de trabalho são mediados por um processo inflamatório não alérgico. A reincidência pode causar uma perda progressiva da função pulmonar e levar à doença pulmonar obstrutiva crônica (DPOC).

Diversos estudos longitudinais em coortes de trabalhadores expostos a PO de grãos de cereais (armazenagem), farinhas (padeiros e confeiteiros), resíduos de animais (suinocultores) e fibras de algodão (tecelões) revelaram

TABELA 1 Efeitos da exposição ocupacional a poeiras orgânicas e principais atividades de risco

Manifestações clínicas	Atividades ocupacionais
Agudas	
Rinite, sinusite e conjuntivite	Trabalhos com exposição a diversas poeiras vegetais
Asma ocupacional	Agricultura e agroindústria, criação de animais e abatedouros. Indústria farmacêutica e de alimentos. Corte e transformação de madeiras. Indústria têxtil
Variações da função pulmonar durante a jornada ou semana de trabalho	Colheita e armazenagem de grãos, análise laboratorial de vegetais
Bissinose	Processamento de fibras têxteis (algodão, linho, cânhamo, sisal)
Síndrome tóxica da poeira orgânica (STPO)	Agricultura e criação de bovinos. Armazenagem de cereais e de feno
Pneumonite de hipersensibilidade (PH) aguda	Movimentação de matéria orgânica contaminada por microrganismos. Trabalho rural, aviários, manipulação de lixo
Crônicas	
Declínio da função pulmonar e doença pulmonar obstrutiva crônica (DPOC)	Armazenagem de cereais, suinocultura, avicultura e trabalho rural, tecelagem. Padarias e confeitarias
PH crônica (fibrosante)	As mesmas atividades da PH aguda
Neoplásicas	
Carcinoma brônquico	Ocupações diversas (metanálise)
Carcinoma de seios paranasais	Processamento de madeira e couro

Fonte: Carlos Nunes Tietboehl Filho.

ocorrer uma perda anual significativa da função pulmonar. A queda do VEF_1 durante uma jornada de trabalho é apontada como um fator preditivo relevante para esse desfecho.

Bissinose

A bissinose se caracteriza por episódios de obstrução aguda das vias aéreas após exposição a fibras vegetais (Tabela 1). A intensidade dos sintomas respiratórios é maior no início da semana de trabalho e vai diminuindo nos dias subsequentes. No decorrer dos anos de exposição se instala uma obstrução crônica das vias aéreas.

Pneumonite de hipersensibilidade (PH) – aguda e crônica

A PH aguda é uma reação inflamatória linfocítica que compromete os bronquíolos respiratórios, os alvéolos e o interstício pulmonar. Caracteriza-se por episódios de tosse seca, calafrios, mialgias, sensação de constrição torácica após inalação de PO contendo endotoxinas bacterianas ou micotoxinas. As imagens de tórax mostram atenuações em vidro fosco, consolidações alveolares e micronódulos. As repetições do quadro agudo podem levar a uma forma subaguda e depois a uma fase crônica de fibrose intersticial progressiva, faveolamento, enfisema e desestruturação da arquitetura broncopulmonar. O diagnóstico da PH na fase aguda é importante para que se afaste o indivíduo da atividade de risco a tempo de evitar essa evolução desfavorável.

Síndrome tóxica da poeira orgânica (STPO)

Também chamada febre dos grãos ou micotoxicose, por acometer trabalhadores que lidam com cereais deteriorados por contaminação fúngica. Caracteriza-se por tosse seca, febre, calafrios, irritação na garganta e mialgias, sem alterações no raio X de tórax. Inicia-se 4 a 8 horas após a exposição e os sintomas duram no máximo alguns dias.

Neoplasias

Uma metanálise de estudos de caso-controle publicado em 2002 sugere que o risco de câncer de pulmão está aumentado em trabalhadores expostos a PO. Está comprovado que a incidência de carcinoma de seios paranasais é maior em trabalhadores não fumantes expostos às PO de madeira e de couro.

TABELA 2 Níveis de prevenção das doenças respiratórias ocupacionais causadas por poeiras orgânicas

I. Prevenção primária
1. Projetar uma futura área de trabalho com layout que evite ou reduza o risco de exposição
2. Afastar o trabalhador da exposição ocupacional
3. Substituir ou eliminar o agente sensibilizante
4. Aplicar medidas de controle (engenharia, administrativas e proteção individual)
5. Informar os trabalhadores sobre riscos, doenças e práticas seguras
II. Prevenção secundária
1. Instituir programas de rastreamento e vigilância
2. Realizar o diagnóstico precoce através de rastreamento *(screening)*
3. Educação em saúde para trabalhadores e profissionais de saúde
III. Prevenção terciária
1. Instituir tratamento farmacológico e monitorar a resposta terapêutica
2. Apoiar o trabalhador em troca de função, novo emprego ou invalidez
3. Encaminhar para programa de reabilitação pulmonar na invalidez respiratória

Fonte: adaptada de Cormier, 2020.

Prevenção, controle e tratamento

As estratégias de prevenção das doenças causadas pelas PO estão resumidas na Tabela 2, em seus três níveis clássicos.

▶ DOENÇAS RESPIRATÓRIAS RELACIONADAS AS EXPOSIÇÕES AMBIENTAIS

Introdução

No Brasil, em 30 anos, houve um aumento substancial da emissão de poluentes atmosféricos, que variou de 200%, no caso do dióxido de enxofre (SO_2), a 500% para hidrocarbonetos, além do aumento do material particulado (MP).

As principais fontes poluidoras antropogênicas estão relacionadas a emissão de gases e MP por automóveis e outros transportes, emissões industriais e queimadas. Os principais poluentes são: CO, CO_2, SO_2, NO_2, O_3, hidrocarbonetos e PM de 2,5 mícrons até 10 mícrons. No Brasil existem requisitos legais que estabelecem limites máximos de emissão de poluentes atmosféricos para fontes fixas e móveis, sendo a última a Resolução CONAMA n. 382 de 26/12/2006.

A poluição atmosférica produz impactos nocivos na saúde respiratória, com aumento da morbimortalidade para diversas doença respiratórias, como asma em crianças, DPOC em idosos, câncer de pulmão e atinge principalmente crianças, pessoas portadoras de pneumopatias e idosos. A exposição prolongada aos diferentes poluentes pode estar relacionada a aumento de tuberculose pulmonar e outros estudos mostram associações independentes entre a exposição de curto prazo a MP10 e MP2,5 e mortalidade diária por todas as causas cardiovasculares e respiratórias. Também existem estudos mostrando aumento da prevalência de sibilos e crises de chiado no peito e a relação entre asma e a poluição atmosférica.

Fisiopatologia – resposta inflamatória e imunológica

A inalação de gases e MP pode produzir efeitos inflamatórios. O material particulado entre 2,5 mícrons e 10 mícrons de diâmetro fica retido no nariz e na nasofaringe, podendo ser eliminado pelo organismo. O material particulado menor que 2,5 mícrons pode avançar até bronquíolos terminais, com a capacidade de alcançar os alvéolos pulmonares.

Os efeitos documentados do impacto do MP nos pulmões incluem o aumento da presença de células inflamatórias e imunológicas e mediadores inflamatórios, como neutrófilos, mastócitos e interleucinas. Também foi sugerido que a liberação de citocinas pró-inflamatórias pode ser mediada por receptores presentes em células de macrófagos alveolares, implicando e entrelaçando as respostas imunes inflamatórias e respostas inatas.

A mucosa respiratória desenvolve papel importante na defesa que inclui a produção de fluido nas vias aéreas com a presença de peptídeos, produção de muco para aprisionamento de partículas inaladas, redução de trânsito dos poluentes e presença de receptores imunes inatos. Apesar desse sistema de defesa complexo, a poluição do ar pode impactar as linhas de defesa e prejudicar respostas fisiológicas naturais. Respostas exacerbadas patológicas podem contribuir para doenças respiratórias com a liberação de diferentes mediadores pró-inflamatórios, como um conjunto de citocinas (Figura 1).

Poluentes do ar são capazes de gerar espécies reativas de oxigênio (ROS) no fluido de revestimento do trato respiratório, bem como em compartimentos intracelulares. O excesso de ROS é eliminado por antioxidantes, como ácido úrico, vitamina C e vitamina E, e catabolizado por enzimas. Aumentos adicionais nos níveis de ROS oxidam e danificam as proteínas, danificam as membranas celulares através da peroxidação lipídica, danificam o DNA e induzem apoptose.

O surfactante pulmonar possui um papel importante no mecanismo de defesa pulmonar e representa uma mistura de proteínas surfactantes (SP-A, SP-B, SP-C e SP-D) e lipídios na interface alveolar/ar/líquido. Em geral tem três funções principais:

1. Prevenir o colapso dos alvéolos durante a atividade respiratória, pois reduz a energia necessária para que os alvéolos inflem, variando a tensão superficial na interface ar/líquido.
2. Defesa contra patógenos, matando-os ou prevenindo sua disseminação.
3. Modulação das respostas imunológicas.

O MP interage com o surfactante por diferentes modos, dependendo das características do MP e propriedades = como carga superficial, hidrofobicidade, tamanho e forma.

Os poluentes ambientais e o MP contêm e carreiam diferentes substâncias químicas (metais) e biológicas (vírus e bactérias) que podem regular a expressão de várias vias inflamatórias, citocinas e genes que causam lesões relacionadas à inflamação. Como já

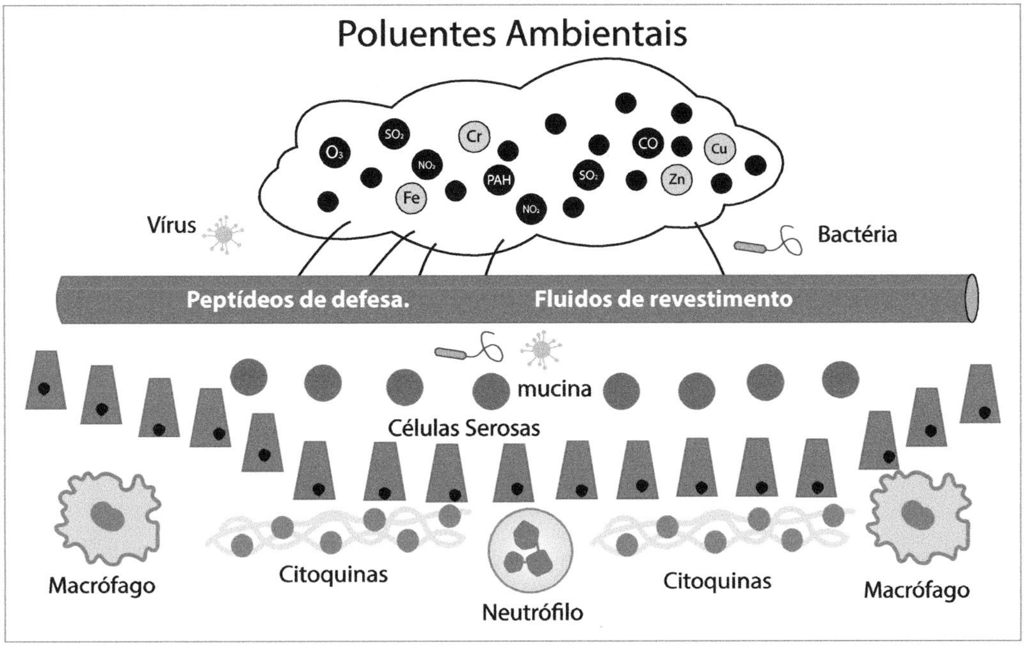

FIGURA 1 Mucosa respiratória em resposta à exposição à poluição do ar. Os componentes gasosos e de material particulado (MP) da poluição do ar interagem com o fluido de revestimento da superfície das vias aéreas, surfactantes, peptídeos de defesa do hospedeiro e receptores de reconhecimento de patógenos. Fonte: adaptada de Ryan D. Huff, 2019.

dito, o MP promove a geração de espécies reativas de oxigenio (ROS) que podem causar danos ao DNA com poder carcinogênico e morte celular (Figura 2).

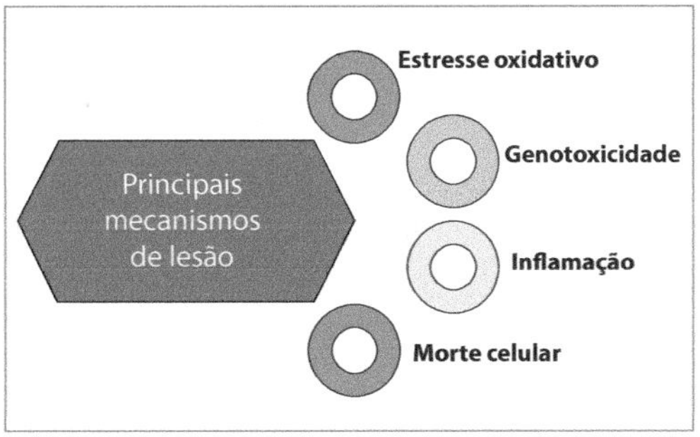

FIGURA 2 Principais mecanismos de lesão celular induzida por poluentes ambientais e material particulado. Adaptada de Arias-Pérez, 2020.

Quadro clínico

Os principais efeitos agudos são sinusite, faringite, amigadlite e pneumonia. Os efeitos crônicos são DPOC, asma e câncer.

REFERÊNCIAS

1. Castro HÁ, Arbex MA. Queima de biomassa: impactos ambiental e ocupacional. In: Santos UP (org.). Pneumologia ocupacional ilustrada – Fotos e fatos. v. 1. São Paulo: Atheneu; 2014. p. 143-53.
2. Hoy RF, Chambers DC. Silicosis: An ancient disease in need of a dose of modern medicine. Respirology. 2020;25;464-5.
3. Liu C, Chen R, Sera F, Vicedo-Cabrera AM, Guo Y, Tong S, et al. Ambient particulate air pollution and daily mortality in 652 cities. N Engl J Med. 2019;381:705-15.
4. Pira E, Donato F, Maida L and Discalzi G. Exposure to asbestos: Past, present and future. J Thorac Dis. 2018 Jan;10(Suppl 2):S237-S245.
5. Tietboehl-Filho CN. As doenças respiratórias ocupacionais causadas pela poeira na armazenagem de grãos vegetais. [Tese de Doutorado em Pneumologia.] Porto Alegre: Universidade Federal do Rio Grande do Sul; 2004.
6. Wood DE, Eapen GA, Ettinger DS, et al. Lung cancer screening. J Natl Compr Canc Netw. 2021;10(12):240-65.

35 Distúrbios respiratórios do sono

Anamelia Costa Faria
Fernanda Chibante
Fernando Azevedo
Joana Acar
Ricardo Luiz de Menezes Duarte

DESTAQUES

- A apneia obstrutiva do sono (AOS) é uma doença respiratória do sono frequente, e sua prevalência pode atingir valores maiores que 50% na população idosa e obesa, especialmente em subgrupos com hipertensão arterial resistente e arritmias cardíacas.
- Em pacientes com alta suspeição clínica de AOS, os métodos diagnósticos portáteis (polissonografia tipo 3) têm alta acurácia diagnóstica e podem ser os métodos de escolha inicial.
- A AOS moderada ou grave não tratada relaciona-se ao aumento de mortalidade global, principalmente mortalidade cardiovascular, e também mostra associação com doenças metabólicas e neurocognitivas.
- O tratamento da AOS ainda se fundamenta no uso de pressão positiva na via aérea (CPAP e BPAP), embora tratamentos como aparelho intraoral, cirurgias e terapia miofuncional tenham indicações em casos selecionados.
- A apneia central do sono (ACS) é um distúrbio respiratório do sono pouco prevalente. Há relação principalmente com as doenças cardiovasculares (na ACS com Cheyne-Stokes) e uso de opiáceos.
- A síndrome de obesidade-hipoventilação (SOH) raramente ocorre isolada, estando mais frequentemente associada à AOS.

▶ APNEIA OBSTRUTIVA DO SONO

Definição e epidemiologia

A apneia obstrutiva do sono (AOS) é caracterizada pelo colapso frequente e recorrente, parcial ou completo, da via aérea superior (VAS) durante o sono, resultando em hipoxemia intermitente, aumento do esforço respiratório e fragmentação do sono.

Os primeiros estudos de base populacional mostravam que a AOS afetava pelo menos 2% das mulheres e 4% dos homens. Estudos recentes, contudo, indicam um nítido aumento na prevalência de AOS nas últimas décadas, com valores em torno de 20% a 40%, possivelmente pelo envelhecimento populacional e pelo aumento nas taxas de obesidade.

Além disso, a AOS é uma doença com prevalência ainda mais aumentada em certos grupos populacionais específicos, como indivíduos com obesidade mórbida, hipertensão arterial sistêmica (HAS) resistente, fibrilação atrial, acidente vascular cerebral, indivíduos com pneumopatia (por exemplo, doença pulmonar obstrutiva crônica, asma brônquica e doença intersticial pulmonar), síndrome do ovário policístico, hipotireoidismo e na acromegalia.

Quando suspeitar

A gênese da AOS está associada a fatores anatômicos e fisiológicos que atuam na VAS. As duas principais forças que tendem a colapsar a VAS são: a pressão negativa intraluminal gerada pelo diafragma durante a inspiração e a pressão dos tecidos que "envolvem" a VAS. Em contrapartida, existem duas forças que promovem a abertura da VAS: a contração do músculo dilatador da faringe e a tração longitudinal causada por alterações do volume pulmonar. Os principais fatores de risco para a AOS são o gênero, a idade, o índice de massa corpórea (IMC), a circunferência do pescoço (CP) e as alterações craniofaciais.

A obesidade é um dos fatores de risco mais importantes para AOS. A fisiopatologia da AOS em obesos é multifatorial; sendo que, possivelmente, o principal mecanismo seja a deposição de tecido adiposo no pescoço, ao redor das VAS, reduzindo a sua luz e causando o seu colapso. A obesidade é comumente associada a indivíduos com uma CP aumentada, sendo esta um fator preditivo importante para AOS. A CP é uma medida antropométrica de mensuração simples, além de se correlacionar também com a circunferência da cintura, o IMC e com fatores de risco para doença cardiovascular.

Em relação ao gênero, a AOS é mais comum nos homens do que nas mulheres, e nestas, a prevalência é maior na fase pós-menopausa em relação à fase pré-menopausa. As mulheres na fase pós-menopausa têm um comprimento de VAS mais longo do que as mulheres na fase pré-menopausa. As mulheres na fase pós-menopausa e que são submetidas à terapia de reposição hormonal parecem ter um risco menor de desenvolvimento de AOS. Além disso, a menopausa está associada a uma maior gravidade da AOS, independentemente do envelhecimento e de mudanças no peso corporal.

A prevalência de AOS aumenta com a idade, com alguns estudos relatando uma prevalência elevada de AOS em idosos. Esse aumento provavelmente ocorre pela elevação da deposição de gordura ao redor da faringe, alongamento do palato mole e diminuição da resposta do centro respiratório. Em adição, os idosos muitas vezes não são diagnosticados com AOS, porque se acredita que os problemas apresentados por essa população se devam ao envelhecimento e não à presença de AOS.

De acordo com as queixas clínicas, os homens com AOS apresentam mais frequentemente sintomas típicos como ronco e apneia observada; enquanto as mulheres com AOS frequentemente apresentam sintomas atípicos, como insônia, depressão, cefaleia matinal e fadiga. Em geral, as mulheres com AOS têm mais idade, são mais obesas e com mais comorbidades do que os homens com AOS. Por outro lado, a CP tende a ser maior nos homens do que nas mulheres. As mulheres apresentam uma menor prevalência de AOS e maior evidência de má qualidade do sono em comparação aos homens.

A presença de HAS em um paciente com suspeita de AOS aumenta a probabilidade de AOS, especialmente em indivíduos com HAS resistente. O tabagismo e o álcool são outros possíveis fatores de risco para a AOS. O tabagismo promove uma inflamação persistente da VAS, podendo aumentar o seu colapso durante o sono. A ingestão regular de álcool, principalmente antes de dormir, promove redução do tônus da musculatura da VAS. Esse efeito é similar ao uso de benzodiazepínicos e de outras substâncias depressoras do sistema nervoso central. A obstrução nasal (por rinite alérgica e/ou desvio de septo) é outro fator de risco para o desenvolvimento da AOS.

Sintomas

Os sinais e sintomas clínicos associados à AOS são vastos e podem didaticamente ser divididos em sintomas noturnos e sintomas diurnos. Geralmente, os sintomas noturnos de AOS são mais específicos do que os sintomas diurnos, sendo que a presença de ronco, apneias observadas, engasgos e sensação de sufocamento são comuns em pacientes com AOS. Outros sintomas possíveis incluem a noctúria, o refluxo gastroesofágico, a cefaleia matinal e a xerostomia. Quando da consulta de um paciente com suspeita de AOS é sempre desejável a consulta conjunta com o(a) companheiro(a) de quarto, o(a) qual pode fornecer informações baseadas na observação direta do indivíduo enquanto dorme. O ronco é um sintoma cardinal de AOS, refletindo o estreitamento da VAS. Um dos principais sintomas diurnos de AOS é a sonolência diurna excessiva (SDE) que frequentemente se associa com alterações cognitivas e funcionais (dificuldade de concentração, irritabilidade, prejuízo de memória e da capacidade laborativa). A SDE é avaliada subjetivamente através da Escala de Sonolência de Epworth.

Exame físico

Nos indivíduos com suspeita de AOS torna-se fundamental: a avaliação do IMC, a medição da CP, a medição da pressão arterial sistêmica (pela forte associação entre HAS e AOS), pesquisa de alterações craniofaciais que podem estar associadas à gênese de AOS (retrognatia, alterações do palato mole, hiperemia e estreitamento lateral de orofaringe, hipertrofia de tonsilas e macroglossia) e o índice de Mallampati.

Associação com comorbidades

Há evidências crescentes de que a AOS desempenhe um papel importante na patogênese das doenças cardiovasculares e metabólicas, além de forte associação com acidentes automobilísticos, piora da qualidade de vida, à SDE e prejuízo cognitivo.

Questionários

Os diversos instrumentos de triagem são baseados em dados clínicos, demográficos e/ou antropométricos notadamente caracterizados como fatores de risco para a AOS, objetivando encontrar os pacientes com alto risco para diagnóstico de AOS. Apesar de vários instrumentos de triagem já terem sido descritos (SACS, questionário de Berlin, STOP-BANG, NoSAS, No-Apnea e GOAL), possivelmente os mais dois mais amplamente citados sejam os questionários de Berlin e STOP-BANG.

Como investigar

Os instrumentos de triagem (avaliação clínica, questionários e algoritmos preditores) auxiliam na identificação dos casos suspeitos de AOS, porém têm baixa acurácia diagnóstica e não podem ser usados como métodos definidores da doença. Após suspeição clínica, o diagnóstico deve ser confirmado por estudo polissonográfico.

- Tipo I: considerado o padrão-ouro para diagnóstico de AOS, permitindo ainda identificar outros distúrbios do sono associados. Os canais estudados determi-

TABELA 1 Classificação dos tipos de polissonografia

Tipo I	Polissonografia completa e supervisionada no laboratório de sono	9 a 10 canais: EEG, EOG, EMG de mento, fluxo aéreo, esforço respiratório, SpO_2, ECG, posição corporal e EMG de MMII. Sensor de ronco opcional
Tipo II	Polissonografia completa não supervisionada	9 a 10 canais: EEG, EOG, EMG de mento, fluxo aéreo, esforço respiratório, SpO_2, ECG, posição corporal e EMG de MMII. Sensor de ronco opcional
Tipo III (HSAT)	Polissonografia cardiorrespiratória não supervisionada	4 a 7 canais: ≥ 2 respiratórios (2 de esforço respiratório ou 1 de esforço respiratório + 1 de fluxo aéreo), SpO_2 e ECG ou FC
Tipo IV (HSAT)	Registro contínuo de 1 ou 2 canais não supervisionado	1 a 2 canais: SpO_2 e FC ou apenas fluxo aéreo

ECG: eletrocardiograma; EEG: eletroencefalograma; EMG: eletromiograma; EOG: eletrooculograma; FC: frequência cardíaca; HSAT: *home sleep apnea testing*; MMII: membros inferiores; SpO_2: saturação periférica de oxigênio.

nam os estágios do sono, os tipos de eventos respiratórios (apneia obstrutiva/central/mista, hipopneia e despertar associado a um esforço respiratório [RERA]), a atividade elétrica cardíaca e os movimentos de membros inferiores. Alguns pacientes apresentam eventos respiratórios apenas em posição supina (apneia posicional) e podem receber estratégia terapêutica específica, justificando a importância do sensor de posição corporal.

- Tipo II: compreende as mesmas variáveis do exame padrão-ouro, mas por ser realizado em domicílio e sem supervisão, há maior chance de perda de dados.
- Tipo III: apresenta boa acurácia diagnóstica quando respeitados os critérios de indicação, isto é, pacientes com alto risco para AOS moderada ou grave e sem complicações presentes (Figura 1). A acurácia diagnóstica varia conforme o índice de apneia e hipopneia (IAH) estudado; em população de alto risco encontrou-se para IAH ≥ 5/h, IAH ≥ 15/h e IAH ≥ 30/h os respectivos valores de acurácia: 84 a 91%, 65 a 91% e 88%.
- Tipo IV: boa ferramenta de "*screening*" para AOS, mas ainda controverso como método diagnóstico. Há estudos que apontam bons resultados em apneicos moderados e graves.

Tonometria arterial periférica (TAP): estuda as alterações fisiológicas do sistema nervoso autonômico durante o sono, frequência cardíaca (FC), saturação de oxigênio (SpO_2) e actigrafia. O algoritmo automático identifica os eventos respiratórios através da análise da amplitude do sinal TAP associada às variações de FC e SpO_2. A acurácia diagnóstica é subótima (50-70%), mas aumenta quando conjugada com dados demográficos e antropométricos.

O exame *split-night* consiste em abordagem também restrita aos pacientes sem complicações, na qual o diagnóstico e a resposta terapêutica são estudados em uma mesma noite. A identificação de AOS moderada ou grave após período mínimo de 2 h de registro permite iniciar a titulação de pressão positiva contínua nas vias aéreas (CPAP) desde que ainda haja 3 h restantes para análise.

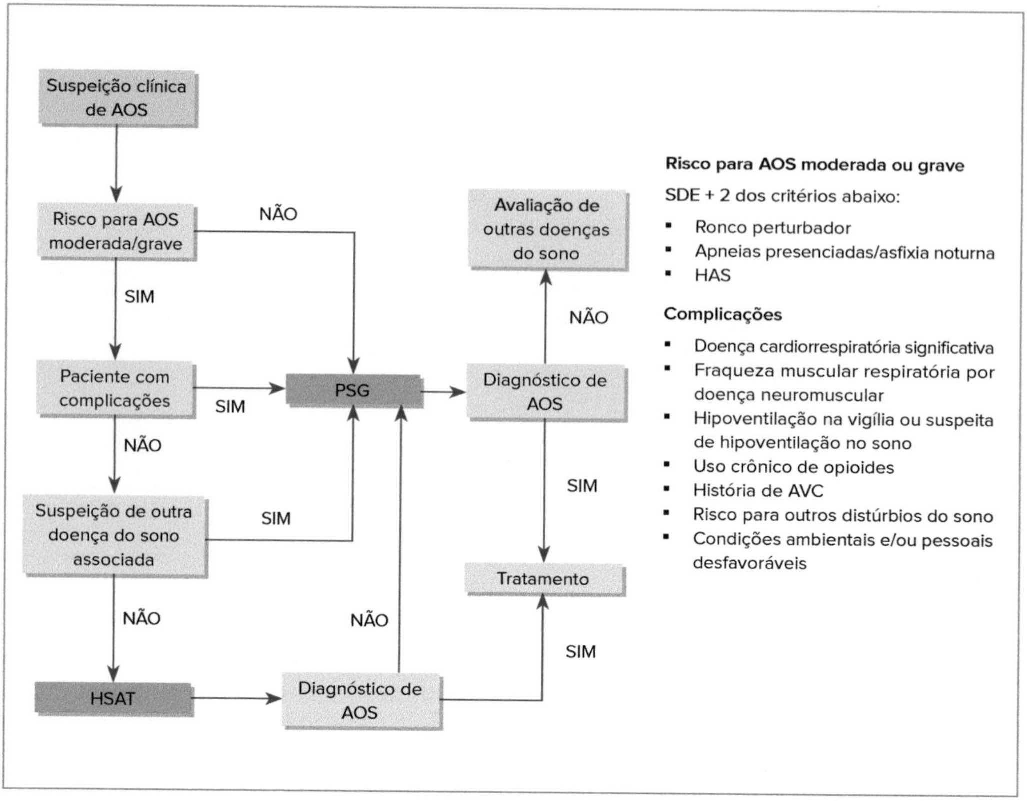

FIGURA 1 Adaptada de *Clinical Practice Guideline for Diagnostic Testing for Adult Obstructive Sleep Apnea: An AASM Clinical Practice Guideline*. AOS: apneia obstrutiva do sono; HSAT: home sleep apnea *testing*; PSG: polissonografia.

O *home sleep apnea testing* (HSAT) pode subdiagnosticar a AOS e por essa razão a Academia Americana de Medicina do Sono (AAMS) recomenda confirmação diagnóstica por polissonografia (PSG) quando este exame for negativo. A ausência de canais de estagiamento do sono pode ser a causa responsável por subdiagnóstico, pois não permitiria identificar alguns eventos respiratórios (hipopneias associadas ao despertar cortical e RERAs), e torna-se necessário utilizar o tempo total de registro ao invés do tempo total de sono para cálculo do índice de eventos respiratórios (IER) (Quadro 1).

O HSAT proporciona maior conforto, menor custo e maior agilidade no tempo de diagnóstico e tratamento. É importante, entretanto, respeitar os seus critérios de indicação, pois a escolha equivocada por métodos diagnósticos simplificados resultará em subdiagnóstico, erro na decisão terapêutica e prejuízo ao paciente.

QUADRO 1 IDR x IER

PSG →	IDR = (n. de apneias + n. de hipopneias + n. de RERAs) x 60/TTS
HSAT →	IER = (n. de apneias + n. de hipopneias) x 60/TTR
	IER: menor marcação de hipopneias; não identifica RERA; TTR > TTS

Apneia: queda da amplitude do registro de fluxo > 90% da linha de base por pelo menos 10 s; hipopneia: queda da amplitude do registro de fluxo ≥ 30% da linha de base por pelo menos 10 s associada a uma dessaturação ≥ 3% ou a um despertar cortical; IDR: índice de distúrbio respiratório; IER: índice de eventos respiratórios; RERA: despertar cortical relacionado a esforço respiratório; TTR: tempo total de registro; TTS: tempo total de sono.

TABELA 2 Diagnóstico de apneia obstrutiva do sono (AOS)

Critérios diagnósticos de síndrome da apneia obstrutiva do sono: A ou B
A. IDR ou IER ≥ 5/hora (predomínio de eventos obstrutivos) e pelo menos um: ▪ SDE, sono não reparador, fadiga ou insônia ▪ Despertares por engasgos ou sensação de sufocamento ▪ Pausas respiratórias presenciadas, roncos frequentes ▪ HAS, distúrbio do humor, disfunção cognitiva, doença coronariana, AVC, ICC, FA ou DM tipo 2
B. IDR ou IER ≥ 15/hora (predomínio de eventos obstrutivos)

AVC: acidente vascular cerebral; DM: *diabetes mellitus*; FA: fibrilação atrial; ICC: insuficiência cardíaca congestiva; IDR: índice de distúrbio respiratório; IER: índice de eventos respiratórios; HAS: hipertensão arterial sistêmica; SDE: sonolência diurna excessiva.

Consequências da AOS não tratada

A AOS moderada ou grave, quando não tratada, aumenta a mortalidade global, principalmente a mortalidade cardiovascular. Os mecanismos fisiopatológicos que relacionam a AOS às doenças cardiovasculares e metabólicas são principalmente a ativação simpática e a hipóxia intermitente decorrente dos eventos respiratórios, que levam ao aumento de catecolaminas, cortisol, estresse oxidativo e estado inflamatório. A fragmentação do sono leva também a privação crônica do sono, com consequências neurocognitivas e imunológicas, além das alterações decorrentes da desorganização dos estágios do sono (principalmente N3 e REM). Essas repercussões também contribuem para o maior risco de obesidade, síndrome metabólica, resistência à insulina e *diabetes mellitus* tipo 2. Há evidências de que o tratamento efetivo da AOS com pressão positiva possa reduzir os riscos do desenvolvimento das doenças relacionadas.

As principais consequências da AOS não tratada são resumidas na Tabela 3, e a fisiopatologia que leva a AOS a se correlacionar com aumento dos riscos cardiovasculares e metabólicos é mostrada na Figura 2.

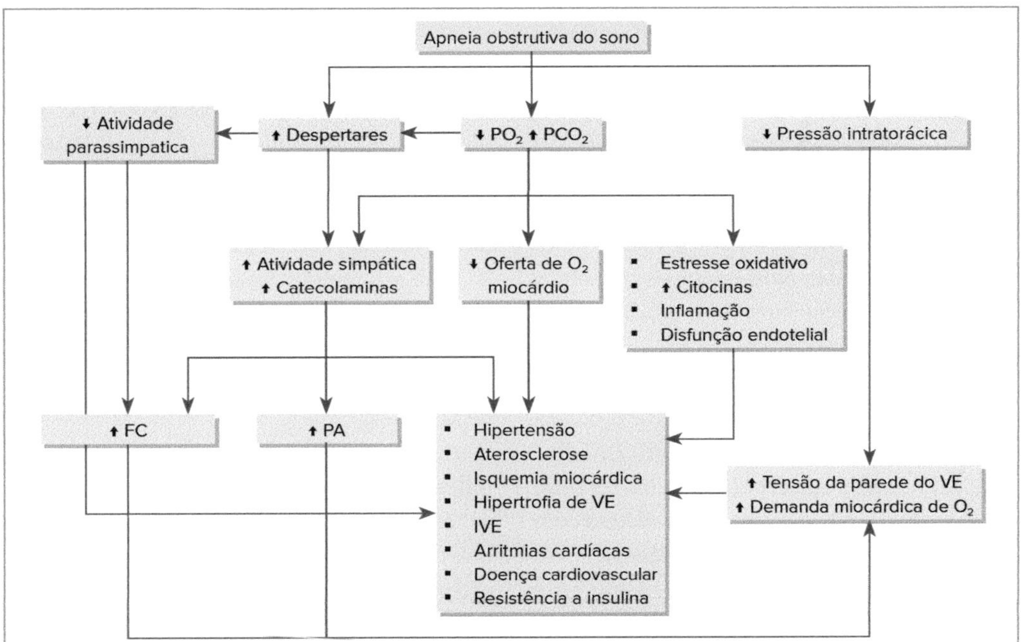

FIGURA 2 Fisiopatologia dos efeitos da apneia obstrutiva do sono sobre o sistema cardiovascular. Adaptada de Bradley & Floras, 2009. FC: frequência cardíaca; IVE: insuficiência de ventrículo esquerdo; PA: pressão arterial; VE: ventrículo esquerdo.

TABELA 3 Principais consequências da apneia obstrutiva do sono (AOS) não tratada

Neurocognitivas	Sonolência diurna excessiva (SDE) ↑ risco de acidentes de trânsito (2 a 7 x) e ↑ risco de acidentes de trabalho Alterações de humor (ansiedade, irritabilidade, depressão) Alterações de cognição e memória, redução do aprendizado Doença de Alzheimer
Cardiovasculares	↑ risco de HAS resistente ↑ mortalidade cardiovascular (*odds ratio* [OR] 2,73) ↑ risco de doença coronariana (OR 4,46) ↑ risco de AVC (*hazard ratio* [HR] 2,86) ↑ risco de IVE/ICC (OR 1,96, correlação com carga hipóxica) ↑ risco de arritmias (principalmente FA, OR 4,02), ↑ risco de recorrência
Metabólicas	↑ risco de obesidade (por alterações na leptina e grelina) ↑ risco de síndrome metabólica ↑ risco de resistência à insulina (OR 1,99) e *diabetes mellitus*
Outras	Noctúria, Disfunção erétil ↑ Mortalidade global na AOS grave (OR 2,13)

AVC: acidente vascular cerebral; FA: fibrilação atrial; HAS: hipertensão arterial sistêmica; ICC: insuficiência cardíaca congestiva; IVE: insuficiência de ventrículo esquerdo; OR: *odds ratio*.

Tratamento da apneia obstrutiva do sono

Para que o tratamento seja efetivo, é necessário que a abordagem do médico vá além da prescrição de uma terapia. O sucesso do tratamento a longo prazo depende da monitoração ativa da adesão, antecipando a solução de problemas e dificuldades. Deve-se ainda oferecer modalidades terapêuticas alternativas quando necessário, e tratar outros distúrbios do sono associados quando presentes.

Medidas comportamentais/gerais

Estão indicadas para todos os pacientes com AOS, porém o tipo de medida vai depender das características do paciente:

- Pacientes com sobrepeso ou obesos devem ser incentivados a perder peso. Porém, não se pode esperar a perda de peso para iniciar o tratamento mais efetivo com CPAP nos pacientes com AOS.
- Pacientes que apresentam AOS leve e/ou apneia posicional (com IAH normal em decúbito lateral) devem ser aconselhados a evitar dormir em posição supina, utilizando por vezes algum dispositivo para manter ou educar a posição não supina.
- Todos os pacientes com AOS não tratada devem evitar o consumo de álcool e de benzodiazepínicos, substâncias associadas ao aumento do número e duração de eventos respiratórios durante o sono.

Pressão positiva na via aérea (PAP)

O tratamento com CPAP permanece sendo a base do tratamento da AOS. Os geradores de fluxo, através de uma máscara nasal ou oronasal, promovem a manutenção de uma pressão positiva, impedindo o colapso da VAS. Há evidências de alta qualidade de que a PAP reduz o IAH, melhora a SDE e a qualidade de vida, melhora a tolerância à glicose e a disfunção erétil e diminui o risco de acidentes. Há também estudos demonstrando que o CPAP alivia os sintomas de refluxo gastroesofágico, melhora a função do ventrículo esquerdo em pacientes com insuficiência cardíaca e AOS e reduz o risco de recorrência de fibrilação atrial. Um grande estudo prospectivo recente com duração média de 14,8 anos, envolvendo 1.174 pacientes com AOS, demonstrou que o CPAP tem impacto significativo sobre a mortalidade em ambos os gêneros.

A PAP para o tratamento da AOS pode ser administrada dos seguintes modos:

1. CPAP (pressão positiva contínua na via aérea): fornece pressão de ar constante durante toda a noite;
2. BPAP (pressão positiva binivelada na via aérea): fornece dois níveis de pressão diferentes, uma pressão inspiratória (IPAP) maior e uma pressão expiratória (EPAP) menor.
3. APAP (pressão positiva automática na via aérea): a pressão de ar varia de acordo com um algoritmo interno do aparelho, dentro de uma faixa predeterminada por ajuste, dependendo das variações de pressão no circuito, reduções de fluxo aéreo ou roncos.

Como terapia inicial, pode-se utilizar o CPAP calibrado de acordo com a titulação ou pelo APAP naqueles pacientes sem comorbidades significativas, uma vez que já foi demonstrado que os desfechos são muito semelhantes, prescindindo da titulação de CPAP feita em laboratório.

Os pacientes em tratamento com CPAP devem ser avaliados periodicamente, especialmente nas primeiras semanas, a fim de corrigir eventuais problemas de adaptação e garantir a adesão. Os atuais sistemas com monitoramento remoto são de grande auxílio no acompanhamento.

Outros tratamentos

- **Aparelho intraoral (AIO):** o AIO pode ser indicado para pacientes com ronco primário (sem AOS) e para pacientes com AOS que recusaram o tratamento com CPAP, porém a indicação de CPAP deve ser reforçada nos pacientes com AOS grave. Embora com menor efetividade quando comparado à PAP, os benefícios do AIO superam o risco da ausência de tratamento. Um dentista qualificado deve moldar, confeccionar o AIO, titular o avanço e acompanhar o tratamento.
- **Cirurgias:** ainda não há consenso sobre o papel da cirurgia no tratamento primário da AOS e nem sobre o melhor método para selecionar os candidatos ao tratamento cirúrgico. De uma maneira geral, costuma-se indicar a cirurgia nos pacientes com lesões obstrutivas evidentes e passíveis de correção cirúrgica, como hipertrofia adenotonsilar ou anormalidades craniofaciais.
- **Estimulação elétrica do nervo hipoglosso:** feita através de um dispositivo implantável, é uma estratégia cirúrgica indisponível no Brasil, mas que tem benefício demonstrado em pacientes selecionados que não se adaptaram à PAP (IAH $\geq$ 15/h, IMC < 32 kg/m^2, sem padrão de colapso desfavorável na sonoendoscopia).
- **Terapia miofuncional orofacial (TMO):** a TMO reduz o IAH em cerca de 50% em pacientes selecionados, especialmente nos não obesos, e é capaz de melhorar a SDE, podendo ser utilizada isoladamente, mas principalmente em conjunto com outras modalidades de tratamento.

Espera-se que, no futuro próximo, a abordagem terapêutica possa ter como base a identificação de "fenótipos" de AOS para individualização do tratamento de acordo com as diferenças na fisiopatologia da AOS.

▶ APNEIA CENTRAL DO SONO

A apneia central do sono (ACS) é caracterizada pela cessação ou redução do fluxo aéreo, sem que haja esforço ventilatório concomitante. A condição pode ser primária ou secundária, ou alternativamente ser categorizada como relacionada à hipoventilação ou hiperventilação. As causas da ACS são resumidas na Tabela 4.

TABELA 4 Causas da apneia central do sono

Primária	Idiopática Relacionada ao envelhecimento, excluindo outras causas
Secundária	Secundária à condição clínica: ▪ Doença cardiovascular (p. ex.: insuficiência cardíaca e fibrilação atrial) ▪ Doença cerebrovascular (p. ex.: acidente vascular encefálico) ▪ Doença renal crônica ▪ Acromegalia ▪ Doenças neuromusculares, tetraplegia ▪ Doenças mitocondriais Abuso de substâncias (principalmente opiáceos) Respiração periódica da altitude Emergente com tratamento com pressão positiva

As síndromes de ACS podem ser classificadas conforme a sua relação com hiperventilação ou hipoventilação. Relacionadas à hiperventilação temos principalmente a ACS secundária a condições que cursam com respiração de Cheyne-Stokes (doenças cardiovasculares ou cerebrovasculares, respiração periódica da altitude) e relacionadas à hipoventilação temos principalmente a ACS por abuso de substâncias (principalmente opiáceos) e as síndromes de hipoventilação do sono neurológicas, neuromusculares e por doenças da caixa torácica.

A ACS é menos comum que a AOS. O grupo populacional mais afetado é o de homens acima de 40 anos com insuficiência cardíaca, sendo a prevalência global de 0,9%, com aproximadamente metade dos casos associados ao padrão de Cheyne-Stokes. A ACS também tem frequência elevada nos usuários crônicos de opiáceos.

A apresentação clínica inclui sintomas de sono não reparador, como SDE, fadiga, cefaleia matinal, desatenção, dificuldade de concentração, alterações de humor e/ou libido, angina noturna, dispneia paroxística noturna e insônia associada. Caso haja parceiro(a), este(a) pode relatar pausas respiratórias.

Critérios diagnósticos

O diagnóstico da ACS requer a demonstração na PSG de índice de apneia central (IAC) $\geq$ 5/h, com mais de 50% dos eventos totais sendo apneias ou hipopneias centrais (IAC/IAH total > 0,5). Além disso, o paciente deve apresentar sintomas relacionados à ACS e a desordem não deve ser explicada por outras causas. Além desses critérios fundamentais, alguns outros podem caracterizar o subtipo de ACS: para a ACS primária, não deve haver padrão tipo Cheyne-Stokes nos registros e não deve haver evidência de hipoventilação; para a ACS com Cheyne-Stokes devem ser evidenciadas ao menos três apneias ou hipopneias centrais consecutivas, com o padrão crescendo-decrescendo, com um ciclo de duração de ao menos 40 segundos, e deve haver associação com doença cardiovascular ou cerebrovascular; para a ACS devido à respiração periódica relacionada à altitude deve haver subida recente à altitude (ao menos 2.500 metros, no entanto alguns indivíduos podem apresentar aos 1.500 metros) e os eventos centrais são mais predominantes no sono NREM; para a ACS relacionada ao uso de substâncias deve existir o uso de medicação potencialmente implicada (frequentemente opiáceos) e não deve haver o padrão tipo Cheyne-Stokes.

Tratamento

O objetivo do tratamento é reduzir ou abolir as apneias centrais e as dessaturações, objetivando a melhora sintomática e da qualidade do sono. Pacientes com sintomas ou sequelas leves atribuídas à ACS devem priorizar o tratamento da condição de base causadora da ACS secundária. Os pacientes com consequências graves da ACS (p. ex.: dessaturação prolongada precipitando isquemia miocárdica ou arritmias noturnas) devem ser prontamente submetidos à terapia específica, além de otimizar tratamento de causa subjacente, se houver. O uso de CPAP é a primeira linha de tratamento, e seu mecanismo de ação no tratamento da ACS se relaciona à redução do estreitamento da VAS relacionada ao evento central. Suplementar oxigênio também constitui opção de tratamento, sendo seu mecanismo de ação incerto, apesar de estudos mostrarem redução do IAC. O tratamento da ACS é mostrado em linhas gerais na Tabela 5, e pode ser dividido conforme o mecanismo da ACS.

TABELA 5 Tratamentos possíveis da ACS conforme seu mecanismo.

ACS relacionada à hiperventilação (forma mais comum)	▪ CPAP é primeira linha de tratamento ▪ Servo-ventilação pode ser usada, exceto em pacientes com fração de ejeção ≤ 45% ▪ Oxigenoterapia suplementar, nos casos ACS com hipoxemia. Pode ser usada conjuntamente ao CPAP, ou naqueles que não toleram CPAP ▪ Acetazolamida, um diurético estimulante respiratório, nos refratários ou não aderentes à terapia de primeira linha ▪ Estimulação do nervo frênico
ACS relacionada à hipoventilação	▪ BPAP é primeira linha de tratamento, podendo ser usado com ou sem *backup* de frequência respiratória e ainda modo de volume garantido ▪ Acetazolamida pode ser usada neste grupo

ACS: apneia central do sono; BPAP: pressão positiva binivelada na via aérea; CPAP: pressão positiva contínua na via aérea.

▶ SÍNDROME DE OBESIDADE-HIPOVENTILAÇÃO

A síndrome de obesidade hipoventilação (SOH) é definida por uma combinação entre obesidade (IMC > 30 kg/m^2), hipercapnia ($PaCO_2$ ≥ 45 mmHg) e distúrbio respiratório do sono, excluídas outras causas que cursem com hipoventilação alveolar, como, por exemplo, doenças neuromusculares, mecânicas ou metabólicas.

Caracteristicamente, os pacientes são obesos e hipersonolentos e um percentual elevado tem AOS sobreposta à SOH, sendo 70% com IAH > 30/h. A dessaturação da oxi-hemoglobina em ar ambiente na vigília (≤ 94%) ou nadir de dessaturação noturna < 80% por tempo prolongado devem levar à suspeita de SOH. Obesos com IMC > 50 kg/m^2 e com obesidade centrípeta estão sob maior risco de SOH, assim como aqueles com redução da função pulmonar e da força muscular devido à obesidade. Prova de função pulmonar (PFP) com característica de restrição costuma estar presente, porém não faz parte do critério diagnóstico e PFP normal não excluiu SOH.

As manifestações clínicas, além da obesidade e da hipersonolência, são ronco alto, engasgos no sono, fadiga, comprometimento de memória e concentração, entre outros sintomas de interface com a AOS. Os pacientes também podem evoluir com hipertensão arterial pulmonar e disfunção ventricular direita, levando à dispneia aos esforços, edema de membros inferiores, hepatomegalia e turgência jugular; ou menos comumente, pletora por policitemia.

Quanto às manifestações laboratoriais, a hipercapnia em gasometria arterial é consistente com a hipoventilação, porém pode não estar presente nos casos de agudização que cursem com insuficiência respiratória e hiperventilação. Os níveis séricos elevados de bicarbonato (> 27 mEq/L) geralmente são um indício de hipercapnia crônica, no entanto níveis menores que 27 mEq/L não excluem a SOH, mas a tornam menos provável, e alertam para outras causas que cursem com redução de bicarbonato sérico. A presença de hipoxemia é comum, mas quando isolada, sem hipercapnia, deve levantar suspeita para diagnóstico alternativo. Por último, a policitemia é rara, mas pode ocorrer na doença em estágio avançado.

A SOH é um diagnóstico de exclusão, caracterizada por hipoventilação alveolar, tanto na vigília quanto no sono que leva à hipercapnia ($PaCO_2 \geq 45$ mmHg) em paciente obeso (IMC > 30 kg/m^2). A capnografia durante a PSG é considerada o padrão-ouro para o diagnóstico. A PSG é importante na avaliação da coexistência de AOS, assim como diagnóstico precoce da SOH relacionada ao sono (SOHRS), uma vez que autores advogam que a SOH, em estágios iniciais, ocorre primeiramente no sono, evoluindo, nos mais avançados, para hipoventilação na vigília. A hipercapnia em gasometria arterial é consistente com a hipoventilação, porém pode não estar presente nos casos de agudização que cursem com insuficiência respiratória e hiperventilação. Os níveis séricos elevados de bicarbonato (> 27 mEq/L) geralmente são um indício de hipercapnia crônica, no entanto níveis menores que 27 mEq/L não excluem a SOH, mas a tornam menos provável, e alertam para outras causas que cursem com redução de bicarbonato sérico. A presença de hipoxemia é comum, mas quando isolada, sem hipercapnia, deve levantar suspeita para diagnóstico alternativo. A presença de outras causas clínicas para hipercapnia não dificulta o diagnóstico de SOH. Embora o aumento do nível de $PaCO_2$ auxilie o diagnóstico, a gasometria arterial de rotina não é indicada. Os principais diagnósticos diferenciais a serem levantados são: doença pulmonar obstrutiva crônica, doença pulmonar intersticial, desordem neuromuscular, da parede torácica, hipotireoidismo e uso crônico de sedativos. A policitemia é rara, mas pode ocorrer na doença em estágio avançado.

O tratamento com PAP e a perda de peso são considerados primeira linha, e devem ser instituídos o quanto antes, uma vez que a SOH pode levar a graves consequências cardiovasculares e metabólicas, como a hipertensão arterial pulmonar, hipertensão arterial sistêmica, insuficiência cardíaca congestiva e resistência insulínica. Tratar também previne a evolução para estágios avançados que se apresentam com insuficiência respiratória hipercápnica. A cirurgia bariátrica pode ser considerada em casos de obesidade refratária aos outros tratamentos.

O uso de CPAP é o método de primeira escolha nos pacientes com SOH associado à AOS, o que corresponde a 90% desses pacientes. O uso do BPAP é recomendado naqueles que apresentam falha ao CPAP ou naqueles que possuem SOH isolada sem AOS. O tratamento cirúrgico, outrora empregado, por meio de traqueostomia, atualmente é raro, dada a existência dos métodos não invasivos. As comorbidades metabólicas e pulmonares devem ser pesquisadas e tratadas.

O uso de oxigenoterapia suplementar isolada para SOH não é recomendado, uma vez que pode agravar a hipercapnia. A suplementação deve ser feita objetivando manter uma saturação ≥ 90% naqueles com presença de comorbidades que necessitem do uso de oxigenoterapia, devendo sempre ser reforçado o uso concomitante noturno de PAP, para não agravar a hipercapnia e ofertar tratamento a AOS, caso coexistente. Em caso de não aderência ao PAP e comorbidades que indiquem o uso de oxigenoterapia suplementar, o paciente deve ser monitorado para detecção precoce sinais de progressão da hipercapnia.

Medicamentos estimulantes do sistema respiratório, como a acetazolamida e os progestágenos, podem ser considerados última linha de tratamento, quando outras opções falharam.

REFERÊNCIAS

1. American Academy of Sleep Medicine. International Classification of Sleep Disorders. 3rd ed. Darien, IL: American Academy of Sleep Medicine; 2014.
2. Berry RB, Brooks R, Gamaldo C, Harding SM, Lloyd RM, Quan SF, et al. AASM Scoring Manual Updates for 2017 (Version 2.4). J Clin Sleep Med. 2017;13(5):665-666.
3. Bradley TD, Floras JS. Obstructive sleep apnoea and its cardiovascular consequences. Lancet. 2009;373(9657):82-93. DOI: 10.1016/S0140-6736(08)61622-0.
4. Dodds S, Williams LJ, Roguski A, et al. Mortality and morbidity in obstructive sleep apnoea-hypopnoea syndrome: results from a 30-year prospective cohort study. ERJ Open Res. 2020;6(3):00057-2020.
5. Donovan LM, et al., Prevalence and Characteristics of Central Compared to Obstructive Sleep Apnea: Analyses from the Sleep Heart Health Study Cohort., Sleep. 2016;39(7):1353.
6. Fu Y, Xia Y, Yi H, Xu H, Guan J, Yin S. Meta-analysis of all-cause and cardiovascular mortality in obstructive sleep apnea with or without continuous positive airway pressure treatment. Sleep Breath. 2017 Mar;21(1):181-189. DOI: 10.1007/s11325-016-1393-1.
7. George do Lago Pinheiro, Andrea Fonseca Cruz, Diego Munduruca Domingues, Pedro Rodrigues Genta, Luciano F. Drager, Patrick J. Strollo, Geraldo Lorenzi-Filho. Validation of an Overnight Wireless High-Resolution Oximeter plus Cloud-Based Algorithm for the Diagnosis of Obstructive Sleep Apnea. CLINICS 2020;75:e2414
8. Gottlieb DJ, Punjabi NM. Diagnosis and Management of Obstructive Sleep Apnea: A Review. JAMA. 2020;323(14):1389-400.
9. Hui DS, Ng SS, Tam WWS. Home-based Approach Noninferior to Hospital-based Approach in Managing Patients with Suspected Obstructive Sleep Apnea Syndrome. Am J Respir Crit Care Med. 2018;197(9):1233-1234.
10. Joachim A. Behar, Niclas Palmius, Qiao Li, Silverio Garbuio, Fabìola P.G. Rizzatti, Lia Bittencourt, Sergio Tufik, Gari D. Clifford. Feasibility of Single Channel Oximetry for Mass Screening of Obstructive Sleep Apnea. J.A. Behar et al. EClinicalMedicine 11 (2019) 81–88
11. Juan F. Masa, Jean-Louis Pépin, Jean-Christian Borel, Babak Mokhlesi, Patrick B. Murphy, Maria Ángeles Sánchez-Quiroga. Obesity Hypoventilation Syndrome, European Respiratory Review 2019 ;28: 180097; DOI: 10.1183/16000617.0097-2018
12. Kaneko Y, Floras JS, Usui K, et al. Cardiovascular effects of continuous positive airway pressure in patients with heart failure and obstructive sleep apnea. N Engl J Med. 2003;348(13):1233-1241.
13. Kapur VK, Auckley DH, Chowdhuri S, Kuhlmann DC, Mehra R, Ramar K, et al. Clinical Practice Guideline for Diagnostic Testing for Adult Obstructive Sleep Apnea: An American Academy of Sleep Medicine Clinical Practice Guideline. J Clin Sleep Med. 2017;13(3):479-504
14. Lyons MM, Bhatt NY, Pack AI, Magalang UJ. Global burden of sleep-disordered breathing and its implications. Respirology. 2020;25(7):690-702.
15. Mokhlesi B, Masa JF, Brozek JL, et al. Evaluation and Management of Obesity Hypoventilation Syndrome. An Official American Thoracic Society Clinical Practice Guideline. Am J Respir Crit Care Med 2019; 200:e6.
16. Myers KA, Mrkobrada M, Simel DL. Does this patient have obstructive sleep apnea?: The Rational Clinical Examination systematic review. JAMA. 2013;310(7):731-41.
17. Patel SR. Obstructive Sleep Apnea. Ann Intern Med. 2019;171(11):ITC81-ITC96.
18. Patil SP, Ayappa IA, Caples SM, Kimoff RJ, Patel SR, Harrod CG. Treatment of Adult Obstructive Sleep Apnea with Positive Airway Pressure: An American Academy of Sleep Medicine Clinical Practice Guideline. J Clin Sleep Med. 2019;15(2):335-343.
19. Randerath WJ, Verbraecken J, Andreas S, et al. Non-CPAP therapies in obstructive sleep apnoea. Eur Respir J. 2011;37(5):1000-1028.
20. Veasey SC, Rosen IM. Obstructive Sleep Apnea in Adults. N Engl J Med. 2019;380(15):1442-9.

36 Insuficiência respiratória aguda

Arthur Vianna

DESTAQUES

- Insuficiência respiratória aguda (IRA) é a incapacidade do sistema respiratório de desempenhar sua função principal, com a troca gasosa se traduzindo na dificuldade de manter os valores da PaO_2 e da $PaCO_2$.
- Deve ser considerada como síndrome.
- Constitui a principal causa de internação na UTI.

▶ INTRODUÇÃO

A respiração pode ser definida como os processos que envolvem a troca gasosa entre o organismo e o ambiente. A respiração normal necessita de uma integração funcional entre os vários componentes do sistema respiratório: vias aéreas, unidades alveolares, vascularização, sistema nervoso e musculatura respiratória. Uma disfunção de qualquer um dos quatro componentes pode levar a IRA. Assim, a IRA é a súbita incapacidade do sistema respiratório de desempenhar sua função principal, a troca gasosa. Tal processo gera impacto nos valores da paO_2 e da $paCO_2$ no sangue arterial. Assim, de maneira aguda, o sistema respiratório perde a capacidade de captação de oxigênio (O_2) e eliminação do gás carbônico (CO_2). Existe uma grande variabilidade de consumo de O_2 e a produção de CO_2 entre os indivíduos e nas diversas condições clínicas. O sistema respiratório normal pode se adaptar ao aumento de demandas como em uma situação de infecção, adequando sua função. Porém, o extremo desequilíbrio do sistema que leve pouco O_2 para os tecidos e/ou eliminação inadequada de CO_2 caracteriza a insuficiência respiratória.

É importante mencionar que outras condições que limitam o transporte de O_2 aos tecidos como a anemia e os estados de choque também caracterizam a IRA. Portanto, a IRA deve ser entendida com uma síndrome.

A IRA com necessidade de suporte ventilatório é uma das principais causas de internação nas Unidade de Terapia Intensiva (UTI). Cerca de 30% dos pacientes internados na UTI necessitam de suporte ventilatório invasivo, constituindo este o principal método de suporte de vida utilizado na unidade. Durante a pandemia de COVID-19, um estudo brasileiro que analisou 250 mil internações mostrou que 72% dos pacientes internados acometidos por essa doença receberam algum tipo de suporte ventilatório (não invasivo ou invasivo). Destes, 23% foram entubados e ventilados de forma invasiva.

▶ CLASSIFICAÇÃO

São três processos básicos envolvidos: a transferência de oxigênio para o alvéolo, o transporte de oxigênio para o tecido (através do débito cardíaco) e a remoção de gás carbônico do sangue para o alvéolo com consequente eliminação deste gás para o ambiente. A falência em qualquer dessas etapas pode levar à IRA. O consumo de oxigênio e a produção de gás carbônico variam bastante de acordo com o grau de atividades do indivíduo e das mais diversas condições clínicas. É importante lembrar que o conceito de IRA se refere ao consumo tecidual de oxigênio. Portanto, alterações na capacidade de transportar o oxigênio captado pelos pulmões até as células, como na anemia grave, as intoxicações por monóxido de carbono ou os choques também podem levar à IRA.

A IRA pode ser classificada em hipoxêmica e hipercápnica. A tradução na gasometria arterial da IRA é a dificuldade de manter os valores adequados da pressão parcial de O_2 no sangue arterial (paO_2) e da pressão parcial de CO_2 ($paCO_2$) para determinada demanda metabólica. No caso da IRA hipoxêmica, caracteriza-se por uma $paO_2 < 55$ mmHg quando se respira ar ambiente (FiO_2 21%) no nível do mar, na ausência de *shunt* intracardíaco direito/esquerdo. A IRA hipercápnica caracteriza-se por uma $paCO_2 > 45$ mmHg com acidemia, pH < 7,30.

A designação aguda caracteriza a instalação abrupta, de horas ou poucos dias, na qual o desenvolvimento da insuficiência é tão rápido que o organismo sequer tem tempo para realizar uma compensação. Isso leva a uma série de alterações do equilíbrio acidobásico. A IRA pode desenvolver-se em indivíduos com pulmões normais (p. ex., paciente jovem com traumatismo craniano grave com incapacidade de proteger as vias aéreas) ou sobrepor-se a uma insuficiência respiratória crônica (p. ex., paciente enfisematoso que apresenta quadro de pneumonia comunitária). É interessante ressaltar que a insuficiência respiratória crônica (IRpC) tem instalação lenta e pode progredir por meses ou anos. Gera poucos sintomas, já que o organismo desenvolve mecanismos compensatórios que minimizam as alterações.

▶ BASES FISIOPATOLÓGICAS

Teoricamente, a IRA pode advir de qualquer anormalidade dos componentes do sistema respiratório – sistema nervoso central (SNC), sistema nervoso periférico, musculatura respiratória e parede torácica, vias aéreas ou alvéolos. Uma alteração nos quatro primeiros componentes, que constituem a "bomba ventilatória", pode causar hipoxemia e hipercapnia concomitante. Pelo menos inicialmente, alterações alveolares causam apenas hipoxemia.

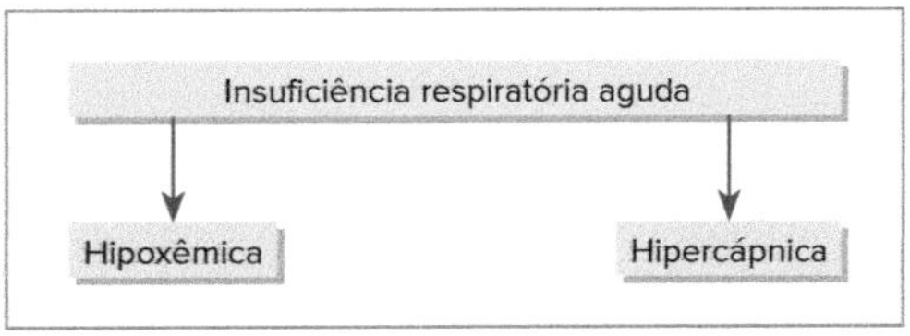

FIGURA 1 Tipos de insuficiência respiratória aguda (IRA).

Embora não consensual, o diagnóstico de IRA é realizado com base na história e achados no exame físico como a taquipneia, cianose e uso da musculatura acessória. Porém, como temos reserva funcional, o uso da gasometria arterial ou da oximetria de pulso permite um diagnóstico em fase mais precoce. A troca gasosa inadequada existe quando a paO_2 cai abaixo de 60 mmHg em indivíduos jovens respirando ar ambiente, no nível do mar. Isso implica em queda da saturação da hemoglobina em níveis abaixo de 91% na oximetria. Ou ainda quando a $paCO_2$ ultrapassa 45 mmHg, na presença de pH menor que 7,35. A gasometria é extremamente útil na IRA hipercápnica, pois permite a avaliação da $paCO_2$ e do pH sanguíneo. Este está baixo na falência respiratória aguda, uma vez que ainda não há retenção de bicarbonato pelos rins. Na insuficiência respiratória crônica ou subaguda, observa-se elevação da $paCO_2$ com bicarbonato elevado e pH normal. Para a avaliação da IRA tipo hipoxêmica, a gasometria mostra redução da paO_2 e da saturação de O_2, mas não mostra pistas do mecanismo causador e não permite avaliar o quanto está comprometida a troca gasosa, uma vez que a paO_2 varia de acordo com a FiO_2 ofertada.

Atualmente, alguns índices são utilizados na tentativa de avaliar a troca gasosa no paciente em ventilação mecânica invasiva:

- Relação entre a paO_2 e a FiO_2 (PaO_2/FiO_2): bastante utilizada na prática clínica. É necessário conhecer a FiO_2 oferecida, assim o uso de O_2 sob cateter ou máscara inviabiliza o cálculo.
- Diferença alvéolo-arterial de O_2 [$DAaO_2$ ou $P(A\text{-}a)O_2$]: é a diferença entre a pressão alveolar de O_2 (PAO_2) e a paO_2 observada na gasometria. O gradiente normal é inferior a 10 mmHg. Tem como vantagem ajudar a diferenciar a IRA hipoxêmica da hipercápnica. É necessário calcular a PAO_2:

$$PAO_2 = FiO_2 \text{ ¥ } (Pbar - PH_2O) - \frac{PACO_2}{R}$$

Sendo: PAO_2 = pressão alveolar de O_2; FiO_2 = fração inspirada de O_2; Pbar = pressão barométrica; PH_2O = pressão de vapor d'água; $PACO_2$ = pressão alveolar de CO_2 (assume-se que esta seja próxima da $PaCO_2$); R = coeficiente respiratório (0,8).

Quando o distúrbio primário que gera a hipoxemia é a hipercapnia, a diferença é normal. No tipo hipoxêmico, a diferença está aumentada. Como a $P(A\text{-}a)O_2$ varia com a FiO_2, seu cálculo só é confiável com FiO_2 de 21%, ou seja, em ar ambiente.

Para avaliar o *shunt* é necessário ter uma gasometria arterial e uma gasometria de sangue venoso misto, obtida a partir de um cateter posicionado preferencialmente na artéria pulmonar ou pelo menos no átrio direito. É necessário também calcular os conteúdos arterial, venoso e capilar de O_2, por meio da fórmula do conteúdo de O_2.

$$CaO_2 = 1{,}34 \times Hb \times SatO_2 + 0{,}0031 \times paO_2$$

$$CvO_2 = 1{,}34 \times Hb \ x \ SatvO_2 + 0{,}0031 \times PvO_2$$

$$CcO_2 = 1{,}34 \times Hb \times 1 + 0{,}0031 \times PAO_2$$

Sendo: CaO_2 = conteúdo arterial de O_2; Hb = taxa de hemoglobina em g%; $SatO_2$ = saturação arterial de hemoglobina; paO_2 = pressão parcial de O_2 no sangue arterial; CvO_2 = conteúdo venoso de O_2; $SatvO_2$ = saturação venosa de O_2; PvO_2 = pressão venosa central de O_2; CcO_2 = conteúdo capilar de O_2; PAO_2 = pressão alveolar de O_2.

O *shunt* deve ser calculado com o paciente respirando O_2 puro a 100%, evitando assim que as alterações da difusão interfiram no cálculo e garantindo-se, assim, uma saturação capilar de hemoglobina a 100%. Obtidas as gasometrias arterial e venosa mista, o cálculo é feito por meio da equação:

$$\frac{QS}{QT} = \frac{(CcO_2 - CaO_2)}{(CcO_2 - CvO_2)}$$

Sendo: QS = quantidade de sangue desviado; QT = débito cardíaco; CcO_2 = conteúdo capilar de O_2; CaO_2 = conteúdo de O_2 no sangue arterial; CvO_2 = conteúdo de O_2 no sangue venoso.

Os achados clínicos dependem da repercussão gasométrica. A hipercapnia aguda deprime o sistema nervoso central (Tabela 1), em função da queda do pH no liquor. Devido à difusão rápida do CO_2 no liquor, o pH cai rapidamente na hipercapnia aguda. Na elevação crônica do pH, porém, o aumento da $paCO_2$ está presente por um tempo suficiente para permitir compensação com aumento do bicarbonato sérico e liquórico. Isso explica por que um pH baixo e não $paCO_2$ elevada se correlaciona melhor com as alterações do SNC e outros achados clínicos.

TABELA 1 Manifestações clínicas da hipercapnia e hipoxemia

Hipercapnia	Hipoxemia
Sonolência, letargia, coma	Ansiedade, taquicardia, taquipneia
Tremor, fala arrastada	Diaforese, arritmias, confusão
Cefaleia, papiledema	Cianose, hipertensão, convulsões
	Acidose lática

Os exames de imagem fornecem informações valiosas na abordagem de um paciente com hipoxemia. Na pandemia por COVID-19, a tomografia computadorizada de tórax e a oximetria de pulso constituem ferramentas importantes para avaliação do grau de hipoxemia nesta população. A Figura 2 mostra um corte de tomografia de tórax em paciente que evoluiu com insuficiência respiratória aguda hipoxêmica por COVID-19.

Outros pacientes se apresentam com hipoxemia e radiografia de tórax normal. Nesses casos, é mais provável a presença de exacerbação aguda de DPOC ou asma e tromboembolismo pulmonar. Outras causas são as microatelectasias e redução do débito cardíaco. No caso da DPOC ou asma agudizada, deve-se atentar para a $paCO_2$ e, se esta não estiver muito elevada, a presença de hipoxemia nestes pacientes deve dirigir o diagnóstico para um processo secundário como pneumonia, tromboembolismo pulmonar ou redução do débito cardíaco. A embolia pulmonar deve ser investigada em todo caso de hipoxemia e radiografia de tórax normal, especialmente em pacientes com fatores de risco (neoplasias, imobilização prolongada e pós-operatório de cirurgias de grande porte). Pode ser necessário realizar angiotomografia de tórax (Figuras 3 e 4) para elucidar o diagnóstico. Os pacientes com fístulas arteriovenosas ou defeitos cardíacos intracavitários com *shunt* direito-esquerdo também apresentam hipoxemia com radiografias de tórax preservadas. O ecocardiograma pode ser útil para esse diagnóstico. Geralmente, a redução do débito cardíaco é um mecanismo que pode causar hipoxemia com radiografia normal, mas esse fator geralmente é adjuvante.

▶ INCIDÊNCIA E DESFECHO

A incidência de IRA varia conforme a definição utilizada e a população estudada. Dois estudos europeus estimam incidência semelhante com 88,6 e 77,6 casos por 100.00 pessoas/ano. Ambos os trabalhos usaram os mesmos critérios, como necessidade de intubação e ventilação mecânica (VM) > 24

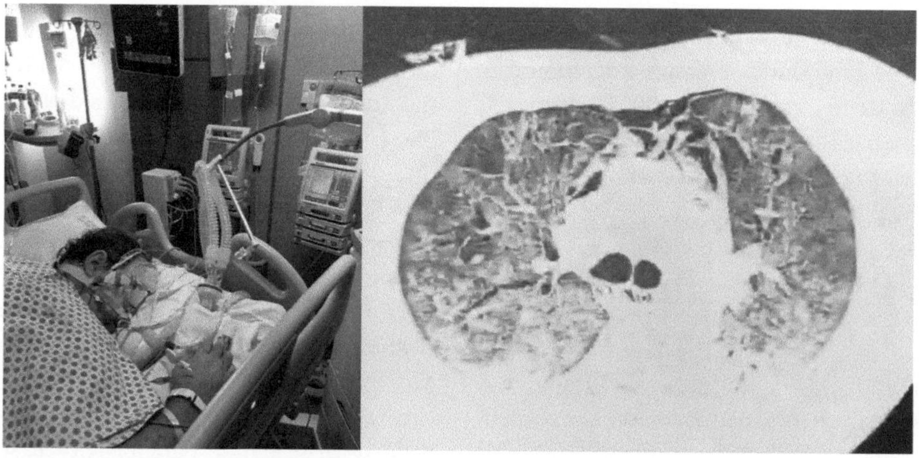

FIGURA 2 Paciente com infecção por COVID-19 com evolução para síndrome de angústia respiratória aguda (SARA). Presença de pneumomediastino. Uso da ventilação prona no tratamento do paciente.

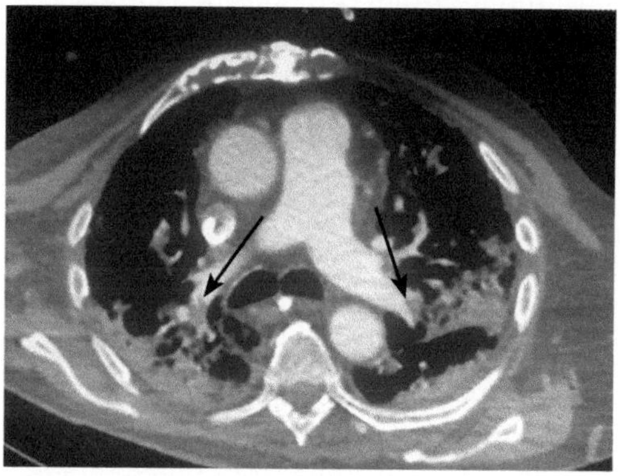

FIGURA 3 Paciente portador de pneumonia por COVID-19 com síndrome de angústia respiratória aguda (SARA) evoluindo com dispneia e queda da saturação de O_2. A angiotomografia mostra tromboembolismo pulmonar (TEP) bilateral, além dos achados de consolidações basais.

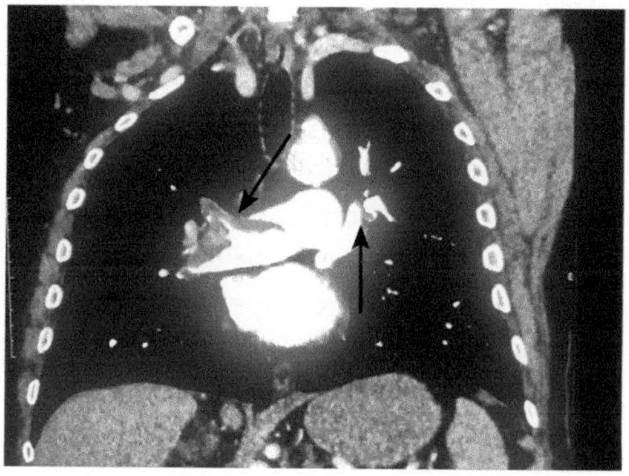

FIGURA 4 Paciente em pós-operatório (PO) de cirurgia abdominal com hipoxemia no PO tardio. Angiotomografia mostrando tromboembolismo pulmonar (TEP) bilateral.

horas apesar dos achados gasométricos. Nos EUA, a incidência parece maior, com 137.1 por 100.00 pessoas/ano. A IRA por vezes é acompanhada ou seguida por falência de outros órgãos vitais e o óbito é geralmente causado por falência orgânica múltipla (FOM). A taxa de mortalidade é surpreendentemente similar, com cerca de 40% dos casos apesar dos diferentes estudos com metodologia diferente. A mortalidade aumenta nos casos mais severos de IRA, como a síndrome de angústia respiratória aguda (SARA), ou quando estão associadas condições como sepse, choque e cirrose hepática. É importante mencionar que a mortalidade é bem menor quando a IRA fica restrita somente aos pulmões. Na pandemia por COVID-19, a taxa de mortalidade dos pacientes em IRA hipoxêmica foi de 55%, embora a taxa de mortalidade do paciente em ventilação mecânica invasiva no Brasil tenha sido de 80%.

▶ MANEJO DE SÍNDROMES CLÍNICAS ESPECÍFICAS

O manejo de pacientes com IRA inclui medidas genéricas e específicas: triagem do paciente no ambiente adequado, manejo e manutenção da permeabilidade da via aérea, correção da hipoxemia e hipercapnia e tratamento da causa de base. A primeira etapa é definir o ambiente apropriado para o tratamento de acordo com a complexidade do paciente. O passo seguinte é a avaliação da necessidade de internação na UTI ou em unidades de menor complexidade. Esse julgamento deve ter como base a avaliação correta da IRA, bem como a presença de comorbidades, cardíacas, renais e neurológicas.

Síndrome de angústia respiratória aguda (SARA)

A SARA é uma síndrome clínica descrita em 1969 em uma casuística de 13 pacientes que apresentavam infiltrado pulmonar bilateral na radiografia de tórax, hipoxemia de instalação aguda e ausência de sinais de congestão pulmonar de causa cardíaca. De acordo com o último consenso, é classificada em leve, moderada e grave de acordo com o grau de acometimento das trocas gasosas. Está associada a alta morbidade e mortalidade. É dividida em lesão direta (p. ex., pneumonia, inalação de fumaça) ou indireta (sepse, pancreatite) do parênquima pulmonar. Recentemente, a lesão pulmonar associada à transfusão de hemoderivados e a infecções virais (H1N1, COVID-19) emergiu como causa de SARA. A mortalidade da SARA era em torno de 50-70% dos casos. Atualmente, com a melhora da qualidade do suporte oferecido ao paciente crítico, caiu para 30-50% dos casos. Porém, a taxa de mortalidade é proporcional à causa da IRA. Tanto a incidência como a mortalidade da SARA aumentam bastante com a idade elevada, presença de falência orgânica, cirrose hepática, infecções adquiridas na UTI e neoplasia maligna. A causa de óbito nesses pacientes é a falência orgânica múltipla. Na pandemia por COVID-19, o uso do cateter nasal de alto fluxo (CNAF) e ventilação não invasiva permitiram tratar a SARA neste grupo de pacientes sem intubação, reduzindo a taxa de complicações associadas à ventilação mecânica invasiva (Figura 5).

Com a redução da mortalidade na SARA, os pacientes sobreviventes apresentam mor-

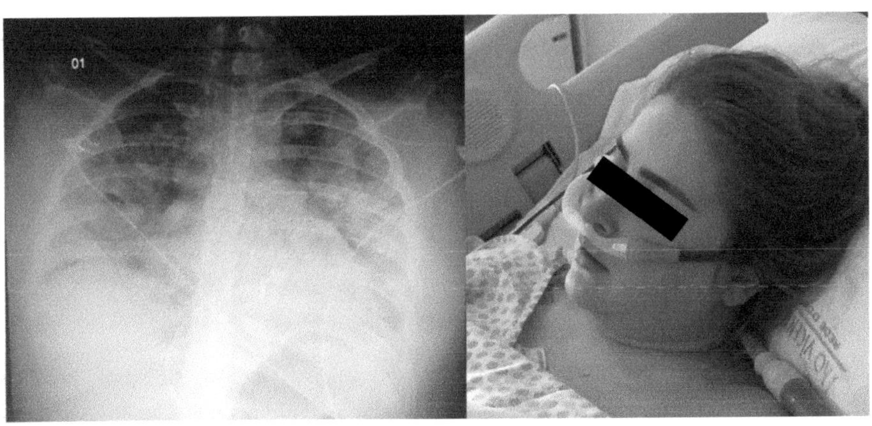

FIGURA 5 Paciente em uso de cateter nasal de alto fluxo (CNAF) por pneumonia por COVID-19 e síndrome de angústia respiratória aguda (SARA).

bidade elevada, levando ao quadro de pacientes cronicamente enfermos, gerando impacto elevado nos recursos financeiros na saúde.

Edema pulmonar cardiogênico

É uma causa comum de IRA. Corresponde a 10% de pacientes ventilados observados em coorte internacional, com mortalidade variando entre 28-48%. O uso da ventilação não invasiva (VNI) com pressão positiva tem sido utilizada para tratamento do edema pulmonar cardiogênico com redução da necessidade de intubação e ventilação mecânica invasiva, com melhora do prognóstico destes pacientes.

Exacerbação aguda da DPOC

De acordo com a Organização Mundial da Saúde (OMS), a DPOC é a quarta causa de mortalidade dentre todas as doenças. Sua taxa de mortalidade ajustada pela idade é de 39,9 pacientes por 100.000 pacientes/ano. O alto consumo de cigarros no século XX é o grande responsável, causando aumento da taxa de hospitalização de 9,7 para 24,4% no período entre 1988 e 2005. A DPOC exacerbada contribui para 13% dos casos de IRA com necessidade de ventilação mecânica. A taxa de mortalidade é variável, entre 28 e 47%, dependendo da série estudada. O uso da VNI tem contribuído para reduzir a taxa de mortalidade nesses pacientes e deve ser utilizada como primeira linha de suporte ventilatório, desde que não haja depressão significativa do sensório (Figura 6).

Asma

O estado de mal asmático é uma causa rara de IRA com necessidade de ventilação mecânica, com incidência de 1,5% em coorte internacional. Porém, esses pacientes apresentam alta taxa de mortalidade devido à presença de complicações como pneumotórax e parada cardíaca.

Pneumonia comunitária

A pneumonia comunitária grave é uma causa comum de IRA e SARA. Cerca de 14 a 23% dos pacientes necessitam de VM e a mortalidade na UTI é elevada (37-44%). A pneumonia pode complicar com choque séptico e SARA, podendo ser uma condição associada à exacerbação aguda da DPOC.

Doenças intersticiais pulmonares

A maioria dos pacientes com doenças intersticiais pulmonares com IRA admitidos na UTI necessitam de ventilação mecânica invasiva. Porém, esse grupo de doenças é uma causa pouco frequente de IRA, com incidência em torno de 2%. Dentro do grupo das doenças intersticiais, a fibrose pulmonar idiopática tem uma taxa de mortalidade muito elevada. Estratégia protetora de ventilação mecânica com baixo volume corrente e PEEP elevada não altera o prognóstico desses pacientes. Em pacientes com fibrose pulmonar avançada ad-

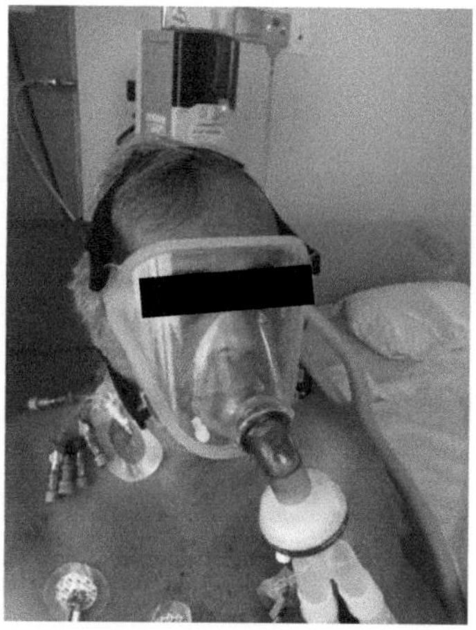

FIGURA 6 Paciente em uso de ventilação não invasiva (VNI) na UTI.

mitidos na UTI em IRA, o uso da VM é até questionado por não oferecer benefícios.

Doenças neuromusculares

Os pacientes portadores destas doenças recebem frequentemente suporte ventilatório agudo e crônico. Os pacientes agudos e não ventilados correspondem a 2% dos casos de IRA com necessidade de ventilação mecânica. Comparados a outros casos, esses pacientes permanecem por mais tempo na UTI e têm alta taxa de realização de traqueostomia. A taxa de mortalidade hospitalar é de 15%.

Trauma

O trauma é responsável por 7,3% dos casos de IRA com necessidade de ventilação mecânica. De acordo com estatísticas americanas, o paciente com trauma, jovem e sem falência de outros órgãos tem taxa de mortalidade baixa. Piora do quadro neurológico, pneumonia associada a ventilação mecânica e choque estão associados a pior prognóstico.

Coma

Coma é uma síndrome clínica não específica com redução do sistema nervoso central causada por etiologias estruturais e metabólicas. Trata-se de um tipo de IRA tipo II causada por disfunção da via aérea superior e hipoventilação. A intubação e a ventilação mecânica se fazem necessárias para proteger a via aérea e manter a troca gasosa. Cerca de 16% dos pacientes com coma necessitam de suporte ventilatório, com taxa de mortalidade de 35%.

▶ CONSIDERAÇÕES FINAIS

O tratamento da IRA é basicamente de suporte, além da busca ativa da causa básica. A primeira etapa do manejo é determinar o grau de hipoxemia, hipercapnia e acidemia; existência de comorbidades, necessidade de vigilância e do tipo de suporte ventilatório oferecido (invasivo ou não invasivo). O objetivo básico é a manutenção da oferta de O_2 através de suporte ventilatório ou de cateteres de oxigênio suplementar. Os avanços no suporte ventilatório invasivo e não invasivo mudaram o manejo e reduziram bastante a taxa de mortalidade dos pacientes com IRA. Porém, a falta de padronização de definições para IRA e para indicação do uso de ventilação mecânica representa um grande impedimento para melhor reconhecimento dessa síndrome. Estudos populacionais são necessários para determinar seus fatores de risco, prevalência e desfecho. Eles poderão ajudar a implantar estratégias de prevenção e tratamento da IRA.

REFERÊNCIAS

1. Carvalho CRR. Fisiopatologia respiratória. Editora Atheneu; 2005. p. 99-111.
2. Greene K, Peters J. Pathophisiology of acute respiratory failure. Clinics in Chest Medicine. 1994;15:1-12.
3. Grippi M. Respiratory failure: An overview. In: Fishman's pulmonary diseases and disorders. McGraw-Hill; 2015.
4. Ranzani OT, Bastos LSL, Gelli JGM, et al. Characterisation of the first 250 000 hospital admissions for COVID-19 in Brazil: A retrospective analysis of national data. Lancet Respir Med. 2021. Disponível em: https://doi.org/10.1016/S2213-2600(20)30560-9.
5. Suri HS, Li G, Gajic O. Epidemiology of acute respiratory failure and mechanical ventilation. Intensive Care Medicine Annual Update. Springer; 2008. p. 193-202.

SEÇÃO IV

Emergências respiratórias

37

Emergências respiratórias

Bernardo Massière
Bianca Abbud Camerano
Felipe C. Braga dos Santos
Fernanda Oliveira Baptista da Silva
Fernando Medeiros Anselmo
Paula Werneck Steimback

Sintomas como dispneia, dor torácica, tosse e sibilos são as principais queixas que levam os pacientes a procurar uma emergência médica. Esses sintomas são comuns a diversas patologias pulmonares e podem levar a desconforto respiratório, determinando insuficiência respiratória.

A insuficiência respiratória aguda ou crônica agudizada é caracterizada pela incapacidade do sistema respiratório em trocar oxigênio e gás carbônico no nível alveolar, resultando em hipoxemia (PaO_2 menor que 60 mmHg) e/ou hipercapnia ($PaCO_2$ maior que 50 mmHg).

Essa falência pode ser resultado do acometimento de qualquer estrutura que compõe o sistema respiratório desde o sistema nervoso central, passando pelas vias respiratórias, alvéolo e terminando na parede torácica e músculos.

Sistematizar a abordagem do paciente dispneico na emergência otimiza o tratamento antes mesmo que o diagnóstico causal final seja estabelecido:

- Posicione o paciente com a cabeceira elevada a pelo menos 30 graus.
- Observe os sinais vitais e principalmente a oximetria.
- Instale oxigênio suplementar imediatamente se saturação periférica de O_2 menor que 90%.
- Observe as vias aéreas e garanta que não haja obstrução (anafilaxia; vômito/sangue; trauma; massa; corpo estranho) – caso haja, proceda diretamente para desobstrução mecânica ou uso de adrenalina SC.
- Observe o nível de consciência; caso esteja rebaixado, sempre pensar em abuso de opioide/benzodiazepínico e levantar a possibilidade de reversão com naloxone/flumazenil; caso outras causas possam estar envolvidas e a patência de vias aéreas não possa ser garantida, proceda imediatamente a intubação orotraqueal.
- Observe os movimentos e ausculta respiratórios e disponha de eletrocardiograma, radiografia de tórax e ultrassonografia *point-of-care* (POCUS) para a elucidação diagnóstica.

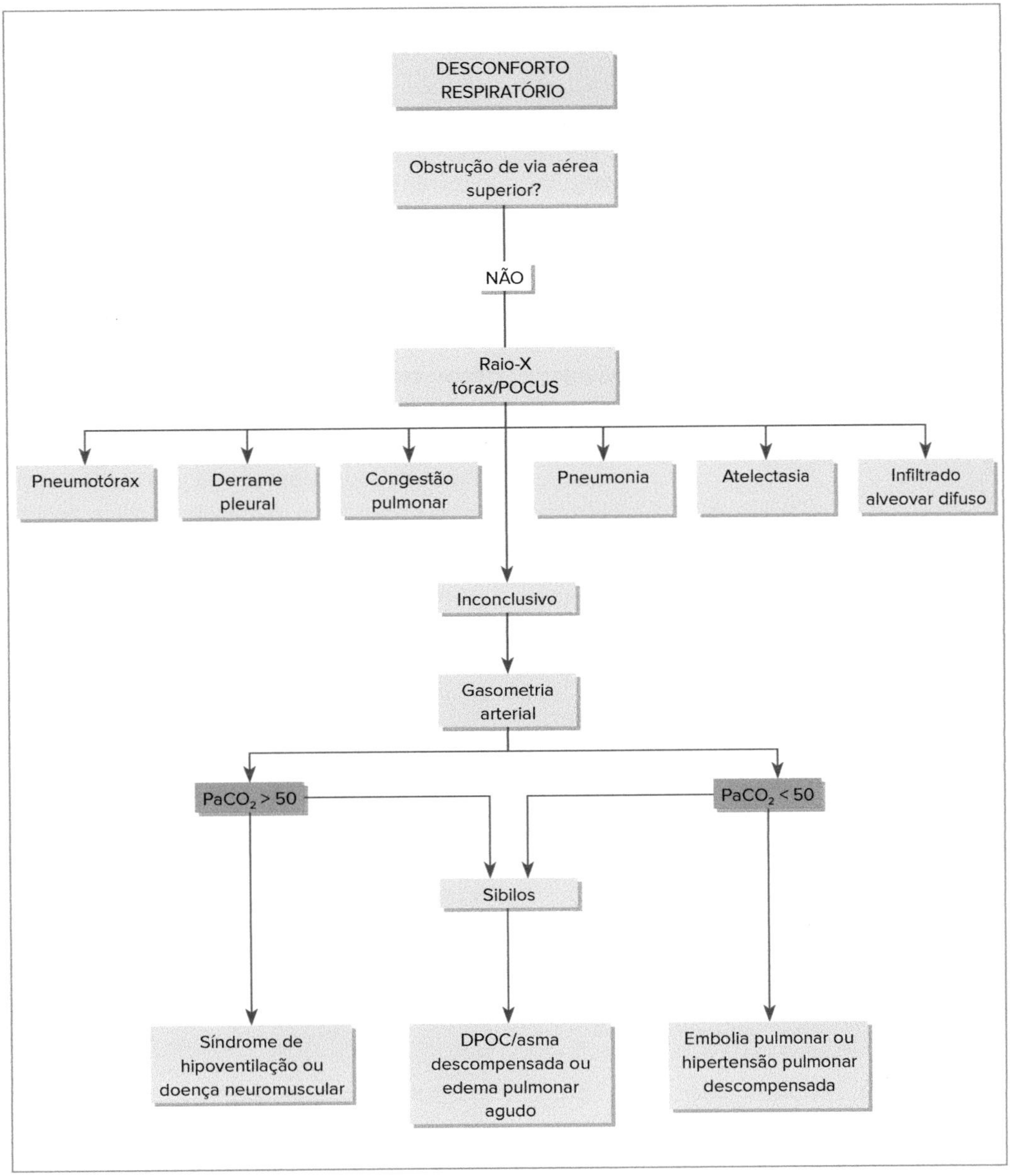

REFERÊNCIAS

1. Morgenstern J. Respiratory distress: An emergency medicine approach. First10EM blog. Disponível em: https://first10em.com/respiratory-distress/.
2. Palange P, Rohde G. ERS handbook: adult respiratory medicine. European Respiratory Society; 2019.

▶ ASMA EXACERBADA

A descompensação da asma ou asma aguda pode ocorrer em pacientes com diagnóstico prévio dessa condição ou tratar-se do evento inaugural dessa patologia.

Apresentação clínica

- Taquipneia
- Tosse
- Sibilos
- Dispneia progressiva
- Opressão torácica

Geralmente essa descompensação ocorre secundária a um gatilho, cuja definição é muito importante no manejo do paciente.

Principais gatilhos de descompensação

- Infecções respiratórias
- Exposições ambientais (p. ex., poeira, pólen, pelos de animais)
- Alimentos
- Medicamentos
- Falha na adesão a terapêutica

A palavra-chave no manejo da descompensação da asma é a antecipação. É fundamental o reconhecimento precoce dos indivíduos com maior risco de evoluírem para desfechos graves, principalmente os oligossintomáticos.

Fatores de risco para descompensação fatal

Na história	Internação em terapia intensiva Uso de ventilação invasiva
	Hospitalização, comparecimento à emergência por asma no último ano
	Alergia alimentar
	Asma lábil com variações acentuadas da função pulmonar (> 30% VEF_1 ou PFE)
No tratamento	Uso atual ou recente de corticoide oral
	Uso de mais de dois frascos de inalador pressurizado de beta-2 agonista por mês
	Terapia de manutenção sem uso de corticoide inalatórios

(continua)

Fatores de risco para descompensação fatal (*continuação*)

No comportamento	Má percepção do grau de obstrução por parte do paciente
	Baixa adesão ao tratamento
	História de doença psiquiátrica ou problemas psicossociais

A avaliação deve ser rápida e objetiva, focada nos critérios de gravidade, no pico de fluxo respiratório (PFE) e na oximetria de pulso (SpO_2).

Os exames complementares terão como objetivos a identificação da gravidade da crise e a exclusão de diagnósticos diferenciais.

Exames complementares na asma exacerbada

Medida do pico de fluxo expiratório (PFE)	Essencial para classificação da intensidade da obstrução
Raio-X de tórax	Não é essencial; deve ser realizado para descartar outros diagnósticos: pneumonia, pneumotórax e congestão pulmonar, por exemplo
Ultrassonografia pulmonar	Não é essencial; deve ser realizado para descartar outros diagnósticos: pneumonia, pneumotórax e congestão pulmonar, por exemplo
Gasometria arterial	Necessária: casos graves, PFE menor 30%, SpO_2 menor que 90%
Hemograma completo	Não essencial, porém ajuda na suspeita de infecção; lembrar que o uso de corticosteroides sistêmicos causa neutrofilia
Eletrólitos	Não é essencial; deve ser realizado na presença de uso de diuréticos e/ou altas doses de corticoides sistêmicos e broncodilatadores

A partir dos dados da avaliação inicial e dos exames complementares é possível graduar a gravidade da crise em leve a moderada, grave e muito grave.

Classificação da intensidade de exacerbação

	Leve a moderada	Grave	Muito grave (insuficiência respiratória)
Impressão	Sem alterações	Sem alterações	Cianose, sudorese, exaustão
Estado mental	Normal	Normal ou agitação	Agitação, confusão, sonolência
Dispneia	Ausente ou leve	Moderada	Intensa
Fala	Frases completas	Frases incompletas	Frases curtas ou monossilábicas
Musculatura acessória	Retrações leves/ausentes	Retrações acentuadas	Retrações acentuadas
Sibilância	Ausente, localizado ou difusos com MV normal	Localizados ou difusos	Ausentes com MV diminuído
FR (irpm)	Normal ou aumentada	Aumentada	Aumentada
FC (bpm)	≤ 110	> 110	> 140 ou bradicardia
PFE (% previsto)	> 50	30-50	< 30
SpO_2 (%)	> 95	91-95	≤ 90
PaO_2 (mmHg)	Normal	Ao redor de 60	< 60
$PaCO_2$ (mmHg)	< 40	< 45	≥ 45

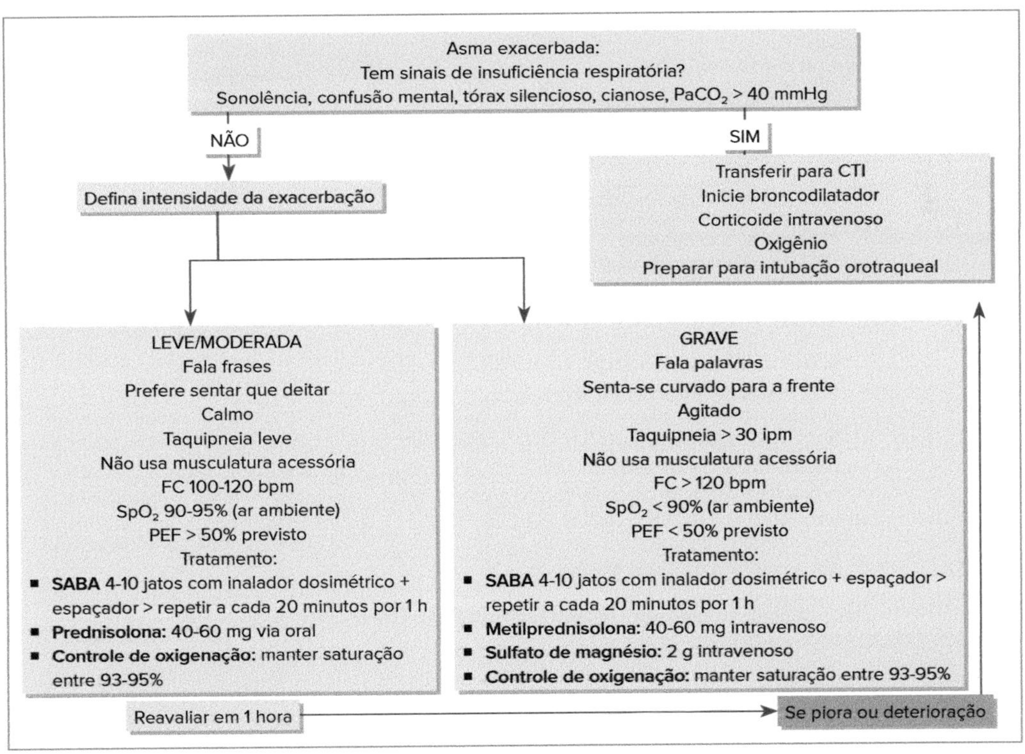

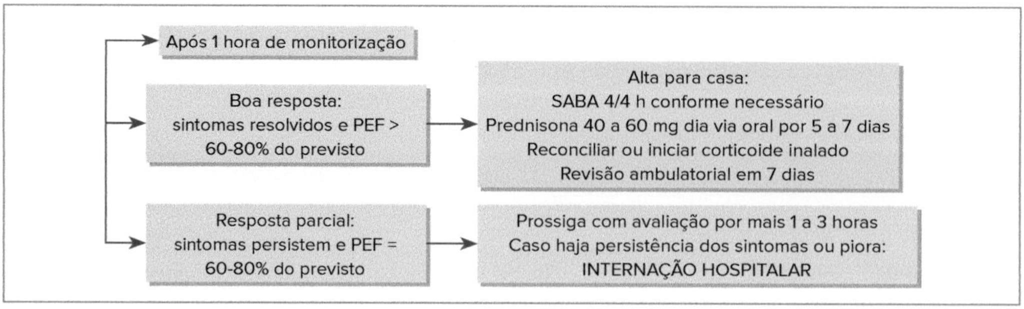

Além da primeira avaliação, uma reavaliação contínua da resposta ao tratamento e da evolução dos sintomas é fundamental para prever a falha da intervenção e a modificação precoce da conduta para evitar complicações graves.

Os grandes equívocos do manejo da asma exacerbada na emergência são a falta de adequada orientação na alta, fazendo com que o paciente que poderia ter sido tratado em domicílio acabe retornando à emergência, ou a inadequada definição da gravidade da doença e não internação. O cuidado individualizado e sistematizado pode reduzir esses erros.

Tratamento-padrão na asma exacerbada

Oxigenoterapia suplementar	Alvo na saturação periférica de O_2 maior que 92% (95% nas grávidas)
Beta-2 agonista de curta duração (SABA)	Agentes de primeira linha devem ser usados em altas doses e precocemente, preferencialmente por via inalatória e nebulização Dose: salbutamol spray 100 mcg – 2 jatos consecutivos por inalador dosimetrado (MDI) com espaçador a cada 20 min por 3 doses e depois a cada 3 ou 4 h conforme resposta e necessidade do paciente; salbutamol solução para nebulização 5 mg/mL – 5 a 10 gotas (0,5 a 1 mL) diluídos em 3 mL de cloreto de sódio 0,9% a cada 20 min por 3 vezes consecutivas e depois a cada 3 a 4 h conforme a resposta e necessidade do paciente
Corticosteroides sistêmicos	Recomenda-se o uso precoce, sendo vias oral ou intravenosa equivalentes Dose: prednisolona 40 a 60 mg via oral por dia nos casos leves e moderados; metilprednisolona 1 a 2 mg/kg de peso intravenoso a cada 6 h
Brometo de ipratrópio	Administrado concomitante ao beta-2 agonista para tratamento de asma aguda grave ou com risco à vida ou resposta insatisfatória inicial Dose: brometo de ipratrópio spray 20 mcg – 4 a 8 jatos consecutivos por inalador dosimetrado (MDI) com espaçador a cada 20 min por 3 doses e depois a cada 3 ou 4 h conforme resposta e necessidade do paciente; brometo de ipratrópio solução para nebulização 0,25 mg/1 mL – 40 gotas (2 mL) diluídas em 3 mL de cloreto de sódio 0,9% a cada 20 min por 3 vezes consecutivas e depois a cada 3 a 4 h conforme a resposta e necessidade do paciente
Sulfato de magnésio	Indicado para exacerbações muito graves (PFE < 50% do melhor ou previsto) que não respondeu à terapia inalatória inicial Dose: 2 g IV em 20 minutos

(continua)

Tratamento-padrão na asma exacerbada (*continuação*)

Aminofilina	Não tem indicação como tratamento médico inicial, podendo ser considerada adjuvante em casos muito graves e refratários Dose: 5 mg/kg ao longo de 20 minutos IV; 0,5-0,7 mg/kg/h de manutenção
Adrenalina	Para pacientes com suspeita de reação anafilática ou incapazes de usar broncodilatadores inalatórios para exacerbação grave da asma Dose: adrenalina ampola 1 mg/mL – administrar 0,01 mg/kg de peso via subcutânea ou intramuscular
Ventilação não invasiva	Sem evidência de benefício na asma aguda
Leucotrienos	Sem evidência de benefício na asma aguda
Antibiótico	Não é indicado seu uso rotineiro
Heliox	Não é recomendado na prática clínica

REFERÊNCIAS

1. Global Initiative for Asthma. Global Strategy for Asthma Management and Prevention (2020 update). Disponível em: https://ginasthma.org/wp-content/uploads/2020/06/GINA-2020-report_20_06_04-1-wms.pdf.
2. Sociedade Brasileira de Pneumologia e Tisiologia. Consensos e diretrizes da SBPT. Disponível em: https://sbpt.org.br/portal/consensos-e-diretrizes-da-sbpt/.

▶ DOENÇA PULMONAR OBSTRUTIVA CRÔNICA EXACERBADA

A exacerbação da doença pulmonar obstrutiva crônica (DPOC) é caracterizada pela piora dos sintomas respiratórios, resultado do aumento da inflamação das vias aéreas, aumento da produção de muco e obstrução ao fluxo aéreo contribuindo para o aumento da dispneia.

Apresentação clínica

- Dispneia
- Piora da tosse
- Aumento do volume da secreção
- Mudança no aspecto da secreção

A principal causa de exacerbação são infecções respiratórias virais, sendo a mais comum causada por rinovírus, e estando relacionada a exacerbações mais graves, embora outros fatores possam estar envolvidos, a saber: infecções bacterianas e fatores ambientais.

Outras comorbidades que podem piorar sintomas respiratórios são comuns em pacientes com DPOC, por isso a avaliação clínica para descartar diagnósticos diferenciais deve ser considerada antes do diagnóstico de uma exacerbação da DPOC.

Diagnóstico diferencial

- Edema agudo de pulmão
- Embolia pulmonar
- Pneumonia
- Infarto agudo do miocárdio
- Arritmias
- Pneumotórax

No ambiente de emergência é importante definir quais pacientes são candidatos à internação hospitalar.

Indicadores de necessidade de hospitalização

- Dispneia em repouso, dessaturação e confusão mental
- Insuficiência respiratória
- Surgimento de cianose e edema de membros inferiores

(*continua*)

Indicadores de necessidade de hospitalização (*continuação*)

- Falência em responder ao tratamento inicial
- Presença de comorbidades
- Suporte domiciliar insuficiente

Dos pacientes com sinais de deterioração clínica e indicação de hospitalização, o GOLD recomenda que sejam estratificados em três categoriais com base nos sinais clínicos, necessidade de suplementação de O_2 e gasometria arterial.

	Sem insuficiência respiratória (IRep)	Com IRep sem risco de morte	Com IRep com risco de morte
Frequência respiratória	20-30 irpm	> 30 irpm	> 30 irpm
Uso de musculatura acessória	Não	Sim	Sim
Alteração do estado mental	Não	Não	Sim
Uso de O_2 suplementar (FIO_2 máx)	25-35%	25-35%	> 40%
Hipercapnia	Não	Sim (ou basal elevado)	Sim (ou acidose)

Os exames complementares ajudam na definição da causa da descompensação, principalmente infeciosa, e no diagnóstico diferencial.

Exames complementares na DPOC exacerbada

Hemograma	Avaliar infecção viral ou bacteriana
Proteína C-reativa	Apesar de pouco específica, pode auxiliar na decisão de início de terapia antimicrobiana

(continua)

Exames complementares na DPOC exacerbada (*continuação*)

Procalcitonina	Marcador mais específico de infecção bacteriana
BNP – peptídeo atrial natriurético	Marcador de congestão pulmonar
D-dímero	Marcador de degradação do coágulo – alto valor preditivo negativo para embolia pulmonar
Troponina	Marcador de necrose miocárdica
Ecocardiograma transtorácico	Avaliação da função do ventrículo esquerdo, do estado volêmico e da pressão da artéria pulmonar
Doppler venoso de membros inferiores	Avaliação da presença de trombose venosa profunda
Radiografia de tórax	Avaliar motivos da descompensação ou diagnósticos diferenciais
Gasometria arterial	Avaliação de PO_2 e PCO_2 e risco ventilatório
Eletrocardiograma	Avaliar arritmias cardíacas ou sinais de TEP

O manejo farmacológico da exacerbação do DPOC se baseia em uma tríade: broncodilatador, corticosteroide e antibióticos. Seus usos e doses serão manejados a depender da gravidade e dos sintomas do quadro apresentado.

Tratamento-padrão na DPOC exacerbada

Beta-adrenérgico de curta ação	Base da terapia, sendo preferencial o uso de inalador com dosímetro Dose: salbutamol spray 200 mcg – 2 jatos consecutivos a cada hora por 2-3 doses e, em seguida, a cada 2-4 h

(continua)

Tratamento-padrão na DPOC exacerbada (*continuação*)

Agonistas muscarínicos de curta ação	Geralmente não recomendados como monoterapia, mas fortemente recomendados em combinação com SABAs Dose: brometo de ipratrópio spray 20 mcg – 2 jatos a cada 4-6 h
Corticosteroides sistêmicos	Recomendados pela redução da taxa de recidiva, o fracasso no tratamento e o tempo de hospitalização Dose: 40-60 mg por dia ou metilprednisolona 40-60 mg 6/6 h, ambos por 5 a 7 dias
Antimicrobianos	Recomendados apenas para pacientes com maior probabilidade de infecção bacteriana, ou seja, aumento da purulência ou volume do escarro, necessidade de hospitalização ou ventilação (invasiva ou não invasiva) Qual? Avaliar risco de colonização por *Pseudomonas*: ▪ Aminopenicilina + acido clavulânico ▪ Macrolídeos ou tetraciclinas
Agentes virais	Indicados nos casos de suspeita de *Influenzae* Dose: oseltamivir 75 mg via oral de 12/12 h por 5 dias
Metilxantinas	Uso não recomendado

Além do tratamento farmacológico, outro pilar do manejo da exacerbação é o uso da suplementação de O_2 com alvo entre 88-92% da SpO_2. A forma de oferta vai variar com a necessidade/quadro clínico do paciente, disponibilidade hospitalar e treinamento da equipe de saúde.

A cânula nasal ou máscara de Venturi costuma ser recomendada como primeira linha, pois permite uma quantificação mais precisa da fração inspirada de oxigênio ofertada. Outra alternativa é o uso de cânulas nasais de alto fluxo (CNAF) que fornecem oxigênio a uma taxa de fluxo alta, umidificado e aquecido e resulta em um baixo nível de pressão positiva nas vias aéreas.

Entretanto, pacientes com DPOC exacerbada têm excelente resposta à ventilação não invasiva (VNI), reconhecida em diversos trabalhos e nas diretrizes das sociedades nacionais e internacionais. Sendo assim, se disponível, a VNI não deve ser postergada e prontamente implementada.

Ventilação mecânica

Não invasiva	Invasiva
Pelo menos um dos seguintes: ▪ Acidose respiratória ($PaCO_2 \geq 45mmHg$ e $pH \leq 7{,}35$) ▪ Dispneia grave com sinais de fadiga muscular, aumento do trabalho respiratório, uso de musculatura acessória, respiração paradoxal ou abdominal, tiragem intercostal ▪ Persistência de hipoxemia a despeito da suplementação de O_2	▪ Incapaz de tolerar VNI ou falha da VNI ▪ Instabilidade hemodinâmica ou respiratória ▪ Rebaixamento do nível de conciência, agitação psicomotora incontrolável com sedação ▪ Broncoaspiração maciça ou vômitos persistentes ▪ Instabilidade hemodinâmica refratária a fluido e aminas vasoativas ▪ Arritmia ventricular ou supraventricular severa ▪ Hipoxemia ameaçadora à vida em pacientes que não toleram VNI

Algoritmo de abordagem inicial à DPOC descompensada

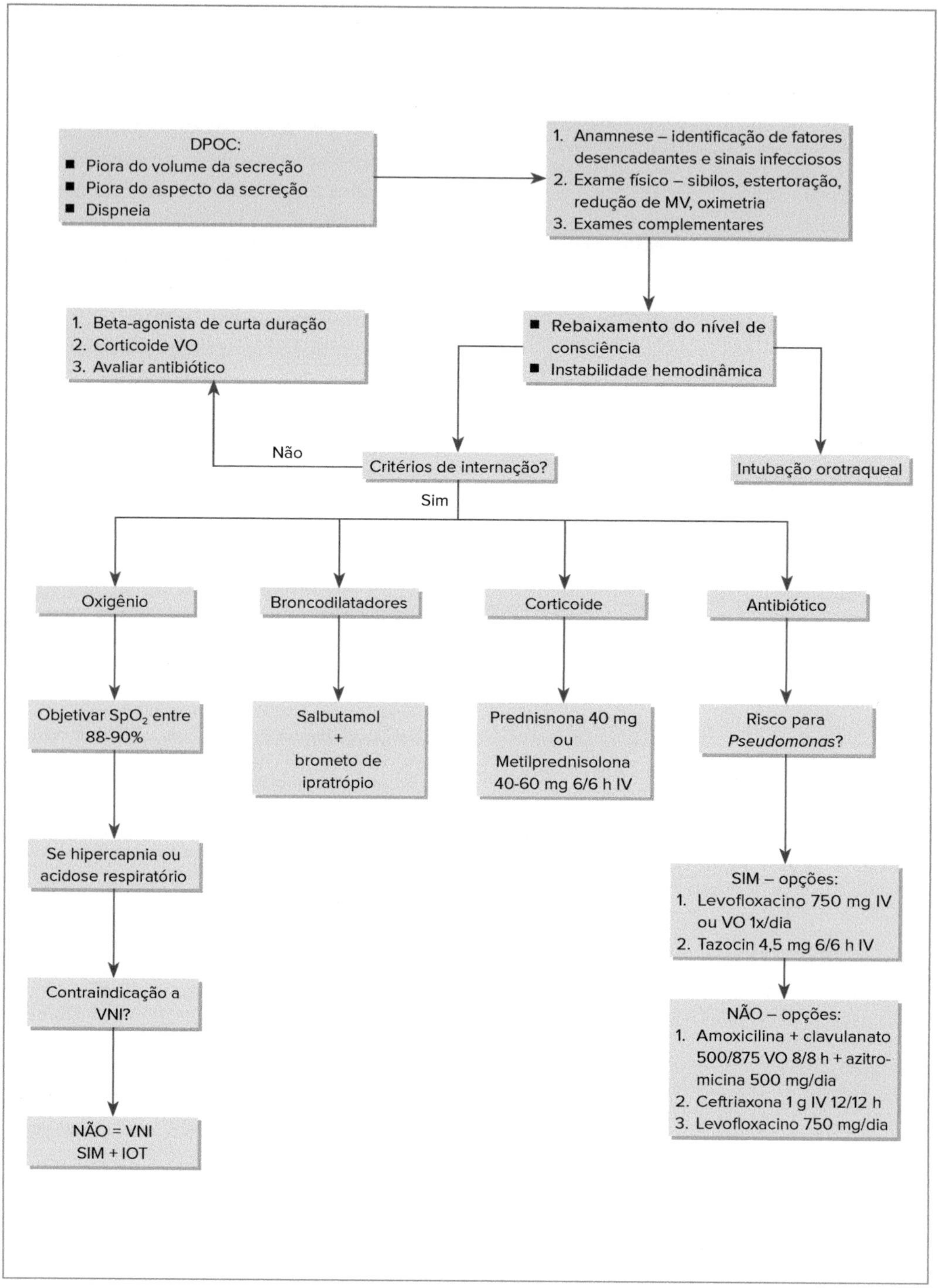

REFERÊNCIAS

1. Global Initiative for Chronic Obstructive Lung Disease. 2020 GOLD reports. Disponível em: https://goldcopd.org/gold-reports/.

▶ HEMOPTISE

O termo hemoptise se refere à expectoração de sangue oriundo do trato respiratório inferior (abaixo das cordas vocais).

Classificação da hemoptise

Maciça	> 150 mL de escarro ou taxa de sangramento maior que 100 mL/hora
Hemoptoicos	Escarro com raias de sangue – não mensuráveis
Pseudo-hemoptise	Sangramento oriundo da via aérea superior ou trato gastrointestinal

As hemoptises maciças são as ameaçadoras à vida e têm uma mortalidade associada de 30 a 50%. É importante salientar que em pacientes já com comprometimento pulmonar prévio ou se houver uma obstrução importante da via aérea, menores quantidades de sangue já podem ser suficientes para colocar a vida em perigo. Logo, o critério de volume de sangramento não deve ser avaliado isoladamente. O termo "hemoptise ameaçadora de vida" deve ser empregado quando o sangramento resulta em um evento que determina importante obstrução nas vias aéreas, deterioração na troca de gases e/ou instabilidade hemodinâmica, independentemente do volume de sangue relatado.

Origem das hemoptises

Artérias brônquicas	Sistema de alta pressão, responsável por 90% das hemoptises maciças
Circulação arterial pulmonar	Sistema de baixa pressão, responsável por 5% das hemoptises maciças
Circulação sistêmica não brônquica	Sistema de baixa pressão, responsável por 5% das hemoptises maciças

Ferramentas no diagnóstico e tratamento

Tomografia de tórax com angiotomografia de artérias pulmonares	▪ Ajuda a localizar o sangramento e na investigação diagnóstica ▪ Pode fechar o diagnóstico sem precisar de broncoscopia (bronquiectasias, doença vascular) ▪ Útil para guiar o local/procedimento a ser feito na broncoscopia
Broncoscopia flexível	▪ Auxilia no manejo agudo para controlar sangramento – lavagem salina gelada/epinefrina ▪ Localiza a origem do sangramento para posterior arteriografia com embolização ▪ Permite adquirir amostras para microbiologia, citologia e histopatologia ▪ Permite também intervenções (p. ex. laser, eletrocauterização, plasma de argônio, crioterapia) ▪ Identifica pequenos tumores, lesões endobrônquicas e alterações sutis na mucosa ▪ Permite visualização de vias aéreas mais distais
Broncoscopia rígida	▪ Melhor sucção de sangue e maior visualização ▪ Requer terapia específica

(continua)

Ferramentas no diagnóstico e tratamento (*continuação*)

Arteriografia pulmonar	▪ Quando sangramento não cessa apesar das medidas iniciais ▪ Localiza o sítio preciso do sangramento potencial e o tratamento com embolização ▪ Abordagem inicial: arteriografia brônquica (90% das hemoptises maciças), posteriormente arteriografia pulmonar e, por último, artérias sistêmicas

(continua)

Ferramentas no diagnóstico e tratamento (*continuação*)

Embolização por radiointervenção	▪ Feita após localização do sangramento pela arteriografia ▪ Uso de micropartículas, promovendo oclusão do vaso e controle do sangramento
Cirurgia de urgência	▪ Ruptura de aneurisma de aorta/artéria pulmonar ▪ Fístulas/trauma torácico

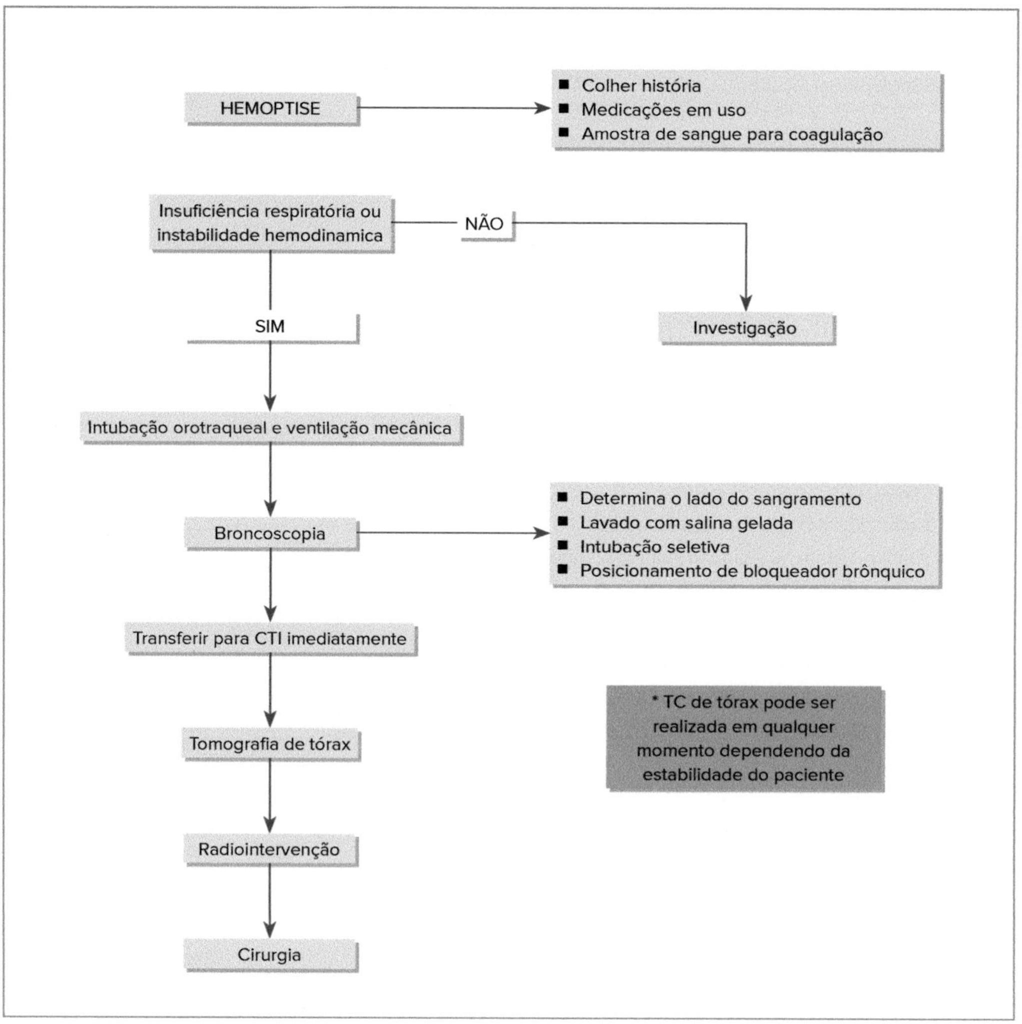

O tratamento definitivo, após as medidas a serem tomadas no momento do sangramento agudo para salvar a vida, é direcionado para a causa-base da hemoptise, como por exemplo bronquiectasia, tuberculose, carcinoma broncogênico e outras causas citadas anteriormente.

REFERÊNCIAS

1. Davidson K, Shojaee S. Managing massive hemoptysis. Chest. 2020 Jan;157(1):77-88.

▶ DOENÇAS NEUROMUSCULARES

Doenças neuromusculares podem levar a insuficiência respiratória secundária ao acometimento muscular respiratório.

Apresentação clínica	
Ventilação insuficiente	▪ Dispneia ▪ Ortopneia ▪ Respirações breves e rápidas ▪ Uso da musculatura acessória ▪ Hipercapnia ▪ Hipoxemia
Hipoventilação noturna	▪ Asfixia ▪ Insônia ▪ Hipersonolência diurna ▪ Cefaleias matinais ▪ Fadiga ▪ Coordenação motora prejudicada
Tosse inefetiva	▪ Aspiração ▪ Retenção de secreções ▪ Pneumonias

(continua)

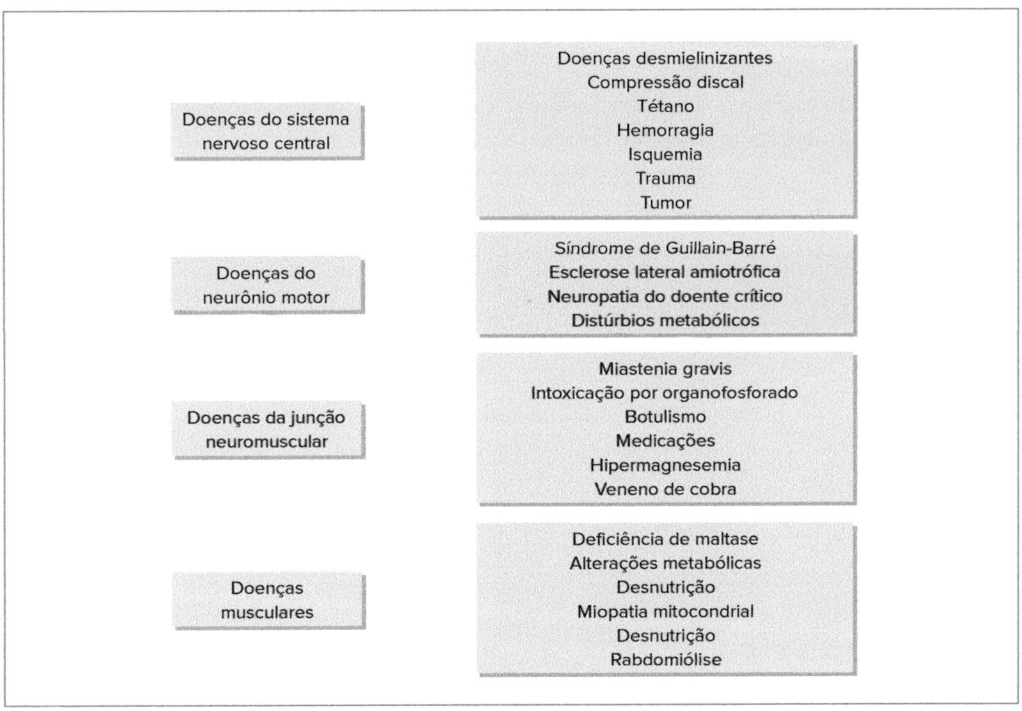

Apresentação clínica (*continuação*)

Disfunção bulbar	▪ Dificuldade na deglutição ▪ Disartria ▪ Disfagia ▪ Fraqueza na musculatura da mastigação, língua protrusa ▪ Fala anasalada

Diversas doenças, em diferentes níveis, podem acometer a bomba muscular ventilatória e levar à disfunção respiratória. Alto nível de suspeição faz-se necessário para o reconhecimento e manejo de pacientes em falência respiratória por acometimento neuromuscular. Podem apresentar-se como quadros agudos, como na síndrome de Guillain-Barré, ou quadros crônicos, recorrentes ou progressivos, como na esclerose múltipla, *miastenia gravis* ou esclerose lateral amiotrófica, respectivamente.

A avaliação do paciente com doença neuromuscular na emergência depende da aferição de parâmetros diretos da função da musculatura respiratória, a saber: capacidade vital (CV), pressão inspiraria máxima (PImáx) e pressão expiratória máxima (PEmáx). A parametrização dessas variáveis vai determinar o nível de suporte ventilatório nesses pacientes: ventilação mecânica **invasiva** ou **não invasiva**.

O uso da ventilação não invasiva está bem estabelecido na apresentação aguda das doenças neuromusculares na emergência, devendo-se garantir que haja:

1. nível de consciência;
2. patência de vias aéreas; e
3. estabilidade hemodinâmica.

A vigilância intensiva é necessária para garantir que não haja evolução para deterioração do quadro e necessidade de ventilação mecânica invasiva. A regra mnemônica 20,30,40 é um método rápido e eficiente para decidir pelo suporte ventilatório invasivo na avaliação e seguimento neste cenário.

Parâmetros diretos para avaliação da musculatura respiratória

Capacidade vital (CV)	Reflete a função mecânica da força muscular inspiratória e expiratória	Fácil execução à beira do leito	Valores normais: maior que 60 mL/kg de peso
Pressão inspiratória máxima (PImáx)	Reflete a função mecânica da força muscular inspiratória	Depende do esforço e colaboração do paciente	Valores normais: menor que –45 cmH_2O
Pressão expiratória máxima (PEmáx)	Reflete a função mecânica da força muscular expiratória	Depende do esforço e colaboração do paciente	Valores normais: maior que + 60 cmH_2O
Gasometria arterial	Demonstra diretamente a ventilação alveolar	Fácil execução à beira do leito	$paO_2 > 60$ mmHg e $paCO_2 < 45$ mmHg

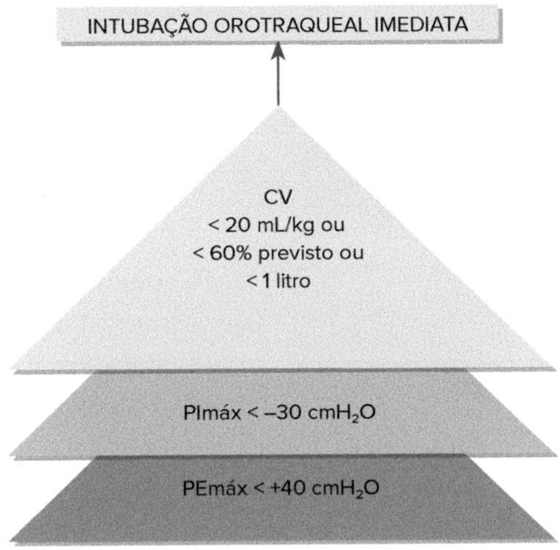

REFERÊNCIAS

1. Epstein SK. Respiratory muscle weakness due to neuromuscular disease: Clinical manifestations and evaluation. UpToDate. Disponível em: https://www.uptodate.com/contents/respiratory-muscle-weakness-due-to-neuromuscular-disease-clinical-manifestations-and-evaluation.
2. Epstein SK. Respiratory muscle weakness due to neuromuscular disease: Management. UpToDate. Disponível em: https://www.uptodate.com/contents/respiratory-muscle-weakness-due-to-neuromuscular-disease-management.

▶ EMBOLIA PULMONAR

A embolia pulmonar pode manifestar-se por espectro clínico diverso, variando da ausência de sintomas com achado incidental à embolia maçica com morte súbita. Sua gravidade está relacionada ao tamanho e à localização do êmbolo, doença cardiopulmonar preexistente e o consequente comprometimento circulatório e da troca gasosa.

Na maioria dos pacientes, o diagnóstico é suspeito na presença de dispneia, dor torácica, síncope e/ou hemoptise. A embolia periférica manifesta-se por dor pleurítica, enquanto a embolia central pode manifestar-se por dor de caráter anginoso. Os sinais comumente presentes são: taquipneia, taquicardia, estertores crepitantes e dilatação de veias jugulares.

O uso do escore de probabilidade pré-teste de Wells em pacientes com estabilidade hemodinâmica é recomendado.

Probabilidade pré-teste na embolia pulmonar: critérios de Wells e critérios de Wells modificados

Sintomas clínicos de TVP (inchaço nas pernas, dor à palpação)	3,0
Outro diagnóstico menos provável do que embolia pulmonar	3,0
Frequência cardíaca > 100 bpm	1,5
Imobilização (≥ 3 dias) ou cirurgia nas últimas quatro semanas	1,5
Embolia pulmonar ou trombose venosa profunda prévia	1,5

(continua)

Probabilidade pré-teste na embolia pulmonar: critérios de Wells e critérios de Wells modificados (*continuação*)

Hemoptise	1,0
Diagnóstico de câncer	1,0
Probabilidade	**Escore**
Avaliação de probabilidade clínica tradicional (critérios de Wells)	
Alta	> 6,0
Moderada	> 2,0 e < 6,0
Baixa	< 2,0

(continua)

Probabilidade pré-teste na embolia pulmonar: critérios de Wells e critérios de Wells modificados (*continuação*)

Avaliação de probabilidade clínica simplificada (critérios de Wells modificados)	
Embolia pulmonar provável	> 4,0
Embolia pulmonar improvável	≤ 4,0

Para realizar o diagnóstico é necessário elevado nível de suspeição, uma vez que a sintomatologia é não específica e sobrepõe-se a outros diagnósticos diferenciais.

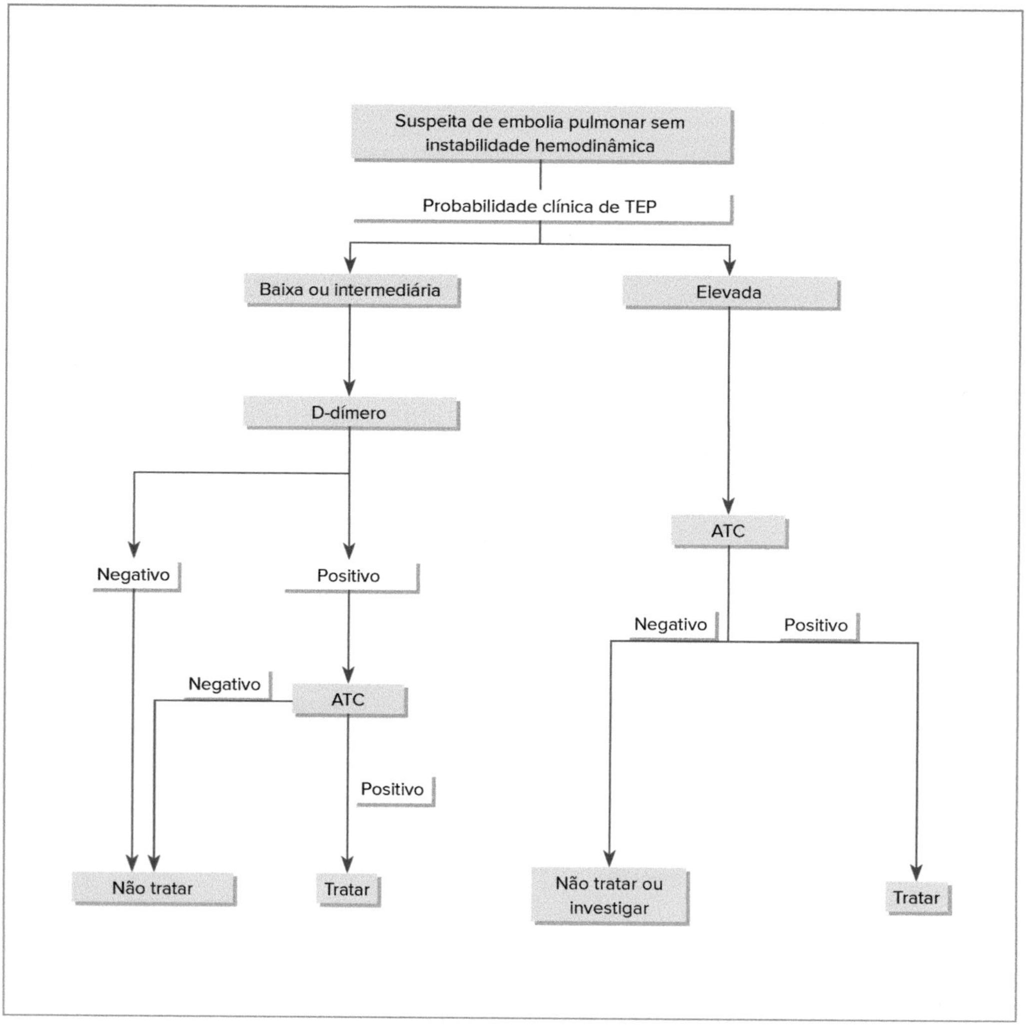

Ferramentas no diagnóstico

Eletrocardiograma	▪ Não é sensível nem específico ▪ S1Q3T3 (onda s profunda em D1, ondas q e t negativas em D3): sinal de sobrecarga atrial direita ▪ Taquicardia sinusal
Raio-X de tórax	▪ Não é sensível nem específico ▪ Pode representar atelectasia, derrame pleural, infiltrado pulmonar e elevação de hemicúpula diafragmática ▪ Exclui diagnóstico diferencial (p. ex., pneumotórax)
D-dímero sérico	▪ Valor preditivo negativo elevado – exclui o diagnóstico de embolia pulmonar
Ecocardiograma e Doppler venoso de membros inferiores	▪ Sinal de McConnell: diminuição da contratilidade da parede ventricular comparada ao ápice ▪ Trombo em trânsito: observação do trombo no átrio ▪ Dilatação e disfunção do ventrículo direito ▪ Insuficiência tricúspide ▪ Trombose venosa profunda recente
Cintilografia ventilação/perfusão	▪ Raramente utilizada ▪ Alta sensibilidade e baixa especifcidade

(continua)

Ferramentas no diagnóstico (*continuação*)

Angiotomografia computadorizada	▪ Método de escolha ▪ Elevada sensibilidade e especificidade

O tratamento da embolia pulmonar sem instabilidade hemodinâmica na emergência consiste na implementação da anticoagulação.

Anticoagulação na embolia pulmonar na emergência

Enoxaparina	Dose: 1 mg/kg de peso 12/12 h por via subcutânea; ajustar para 1 mg/kg de peso 1 vez ao dia em caso de disfunção renal com *clearance* menor que 30 mL/min
Heparina não fracionada	80 unidades/kg em *bolus* (dose máxima: 10.000 unidades) intravenoso e então 18 unidades/kg/hora (infusão inicial máxima: 2.000 unidades/hora) intravenoso em bomba infusora; colher PTT a cada 6/6 h e ajustar para alvo 70 a 110 segundos de PTT
Fondaparinux	5 mg uma vez ao dia (< 50 kg), 7,5 mg uma vez ao dia (50 a 100 kg) e 10 mg (> 100 kg) por via subcutânea
Anticoagulantes orais	Não recomendados na emergência

No caso de pacientes com embolia pulmonar e instabilidade hemodinâmica, disfunção do ventrículo direito e/ou com marcadores séricos de lesão miocárdica está indicado o uso de trombólise sistêmica ou percutânea. É de sumária importância a verificação de contraindicações absolutas ou relativas ao uso de trombolíticos sistêmicos.

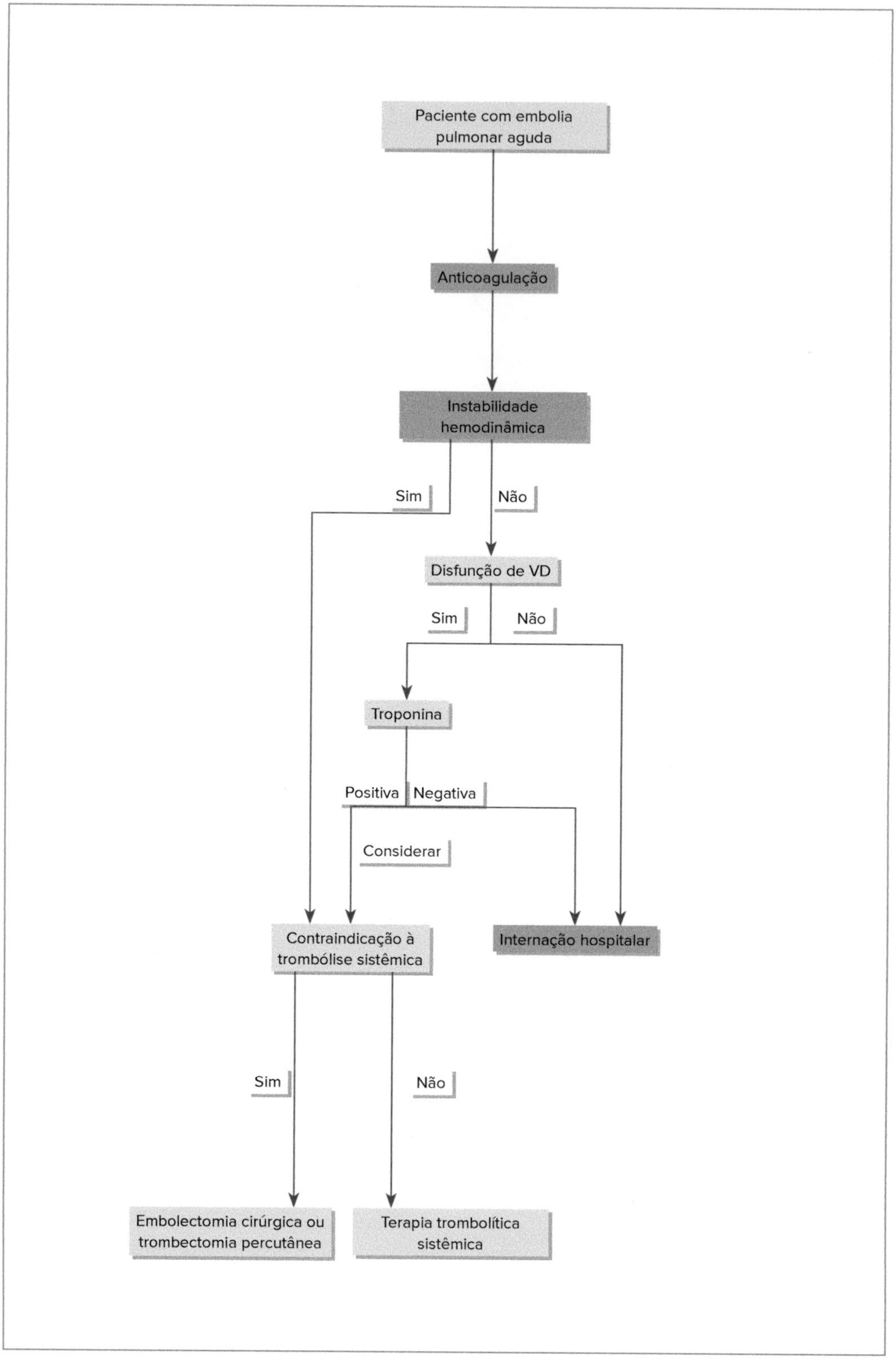
Paciente com embolia pulmonar aguda
Anticoagulação
Instabilidade hemodinâmica
Sim
Não
Disfunção de VD
Sim
Não
Troponina
Positiva
Negativa
Considerar
Contraindicação à trombólise sistêmica
Internação hospitalar
Sim
Não
Embolectomia cirúrgica ou trombectomia percutânea
Terapia trombolítica sistêmica

Contraindicações absolutas à trombólise sistêmica

- Hemorragia intracraniana prévia
- Lesão vascular cerebral estrutural conhecida
- Neoplasia intracraniana
- Acidente vascular cerebral isquêmico nos últimos 3 meses (excluir eventos nas últimas 3 horas)
- Suspeita de dissecção aórtica
- Sangramento ativo ou discrasia sanguínea (excluindo menstruação)
- Traumatismo cranioencefálico significativo ou trauma facial dentro de 3 meses

Contraindicações relativas à trombólise sistêmica

- História de hipertensão arterial sistêmica crônica, grave e mal controlada
- Hipertensão grave não controlada na apresentação (PAS > 180 mmHg ou PAD > 110 mmHg)
- História de acidente vascular cerebral isquêmico há mais de 3 meses
- Ressuscitação cardiorrespiratória traumática ou prolongada (> 10 minutos)
- Cirurgia de grande porte com menos de 3 semanas
- Hemorragia interna recente (dentro de 2 a 4 semanas)
- Punções vasculares não compressíveis
- Procedimento invasivo recente
- Para estreptoquinase/anistreplase – exposição anterior (mais de 5 dias atrás) ou reação alérgica anterior a esses agentes
- Idade > 75 anos
- Gravidez
- Úlcera séptica
- Periacardite
- Retinopatia diabética
- Uso atual de anticoagulante (p. ex., warfarina sódica) com INR > 1,7 ou tempo de protrombina (TP) > 15 segundos

Uma vez definida a segurança do uso de trombolíticos sistêmicos, deverão ser realizados sob monitorização intensiva.

Check-list para infusão sistêmica de trombolíticos na embolia pulmonar aguda na emergência

- Garantir todos os procedimentos invasivos antes do início da terapia
- Não é necessário acesso venoso profundo para infusão da droga
- Recomenda-se a interrupção da anticoagulação durante a infusão para minimizar sangramento
- rTPA alteplase 100 mg, infundir intravenoso em bomba infusora em 2 horas
- Durante a infusão, o paciente deve ser monitorado de perto quanto à estabilidade ou melhora dos sinais vitais e oxigenação, desenvolvimento de sinais neurológicos e sinais hemodinâmicos ou óbvios de sangramento
- A infusão deverá ser imediatamente interrompida caso haja suspeita de sangramento em sistema nervoso central
- Recomenda-se anticoagulação com heparina não fracionada 24 a 48 horas após a trombólise para melhor controle caso ocorra sangramento grave

REFERÊNCIAS

1. Konstantinides SV, Meyer G, Becattini C, Bueno H, Geersing GJ, Harjola VP, et al. 2019 ESC Guidelines for the diagnosis and management of acute pulmonary embolism developed in collaboration with the European Respiratory Society (ERS). Eur Heart J. 2020;41(4):543-603.
2. Tritschler T, Kraaijpoel N, Le Gal G, Wells PS. Venous thromboembolism: Advances in diagnosis and treatment. JAMA. 2018;320(15):1583-94.

▶ PNEUMOTÓRAX

Apresentação clínica

- Taquicardia
- Dispneia de início súbito
- Dor torácica unilateral tipo pleurítica
- Hipoxemia
- Redução ou ausência de murmúrio vesicular
- Percussão torácica hipertimpânica

Pneumotórax é definido como o acúmulo de ar no espaço virtual entre a pleura parietal e visceral. Pode acometer indivíduos de qualquer faixa etária. Sua apresentação pode variar de uma dor tipo pleurítica de início súbito a um quadro de colapso cardiorrespiratório.

O acúmulo progressivo de ar no espaço pleural pode evoluir com atelectasia do pulmão ipsilateral, desvio da traqueia e do mediastino, determinando compressão das câmaras cardíacas e choque obstrutivo. Em última análise, parada cardiorrespiratória em atividade elétrica sem pulso (AESP). Portanto, a suspeição diagnóstica rápida e a pronta intervenção são salvadoras da vida.

Principais causas de pneumotórax

Primário	*Blebs* subpleurais, tabagismo, síndrome de Marfan, sexo masculino, mergulhadores, viagem de avião
Secundário	Doença pulmonar obstrutiva cônica, doença intersticial pulmonar, pneumocistose
Trauma	Trauma torácico fechado ou penetrante
Iatrogênico	Pós-punção venosa profunda, barotrauma (ventilação mecânica), toracocentese ou biópsia de pulmão

O principal diagnóstico diferencial do ponto de vista clínico é o derrame pleural/hemotórax que pode ser confirmado através

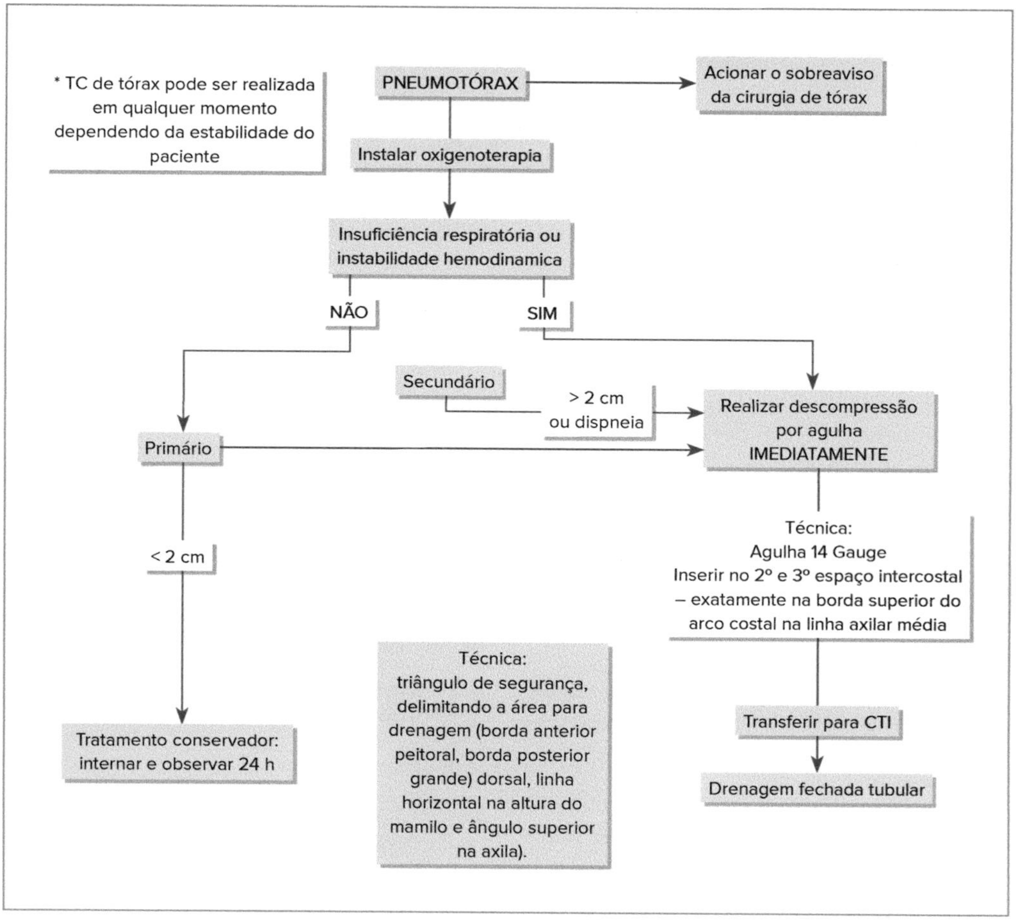

do raio X de tórax ou do ultrassom à beira do leito (POCUS – *point of care ultrasound*).

Pontos de atenção

- Os sintomas no pneumotórax **primário** podem ser mínimos ou ausentes. Em contraste, os sintomas são maiores no pneumotórax **secundário**, mesmo se o volume de ar for relativamente pequeno
- A presença de dispneia influencia a estratégia de tratamento
- Sinais e sintomas graves de dificuldade respiratória sugerem a presença de pneumotórax hipertensivo

Definição do tamanho do pneumotórax

- O tamanho de um pneumotórax é menos importante do que o grau de comprometimento clínico, na definição de uma estratégia de tratamento
- A diferenciação de um pneumotórax "grande" de um "pequeno" continua a ser a presença de uma borda visível > 2 cm entre a margem do pulmão e a parede torácica (no nível do hilo) no raio-X de tórax
- Cálculos precisos do tamanho do pneumotórax são mais bem obtidos por tomografia computadorizada, não há consenso sobre protocolo a ser utilizado

A conduta inicial pode ser o tratamento conservador, a depender do volume acumulado no exame inicial e da ausência de repercussão clínica. A oxigenoterapia suplementar contribui na absorção do pneumotórax mesmo em pacientes não hipoxêmicos, devendo ser mantida por 24 a 48 horas principalmente no tratamento conservador. Nos casos de urgência com instabilidade respiratória e/ou hemodinâmica, recomenda-se a descompressão/aspiração com agulha 14 gauge seguida de drenagem fechada e internação em unidade com monitorização intensiva por pelo menos 24 a 48 horas. O tratamento definitivo dependerá da doença pulmonar subjacente.

REFERÊNCIAS

1. MacDuff A, Arnold A, Harvey J; BTS Pleural Disease Guideline Group. Management of spontaneous pneumothorax: British Thoracic Society Pleural Disease Guideline 2010. Thorax. 2010 Aug;65 Suppl 2:ii18-31.

Índice remissivo

D

E

F

U

V

Imagens coloridas

▶ CAPÍTULO 1 – ANATOMIA DO APARELHO RESPIRATÓRIO

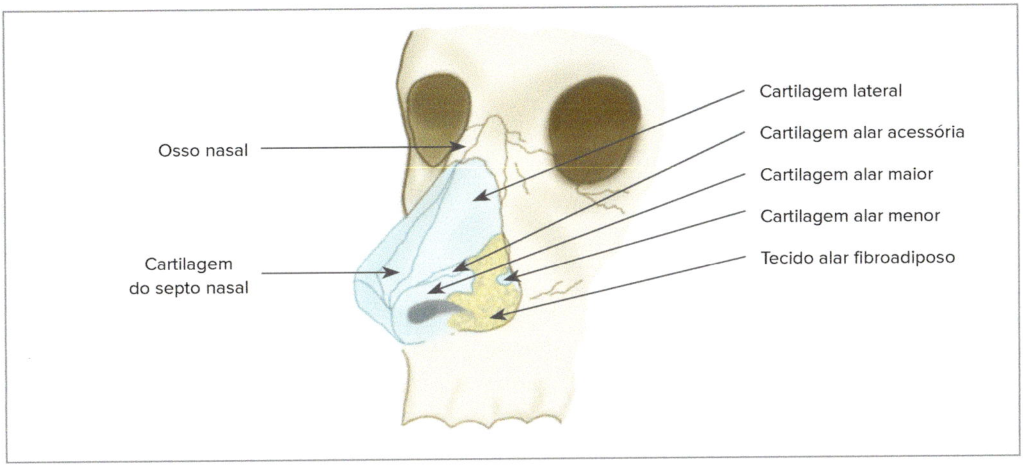

FIGURA 1 Esqueleto da parte externa do nariz, formado por ossos, cartilagens elásticas e tecido fibroadiposo. Fonte: elaborada pelo autor.

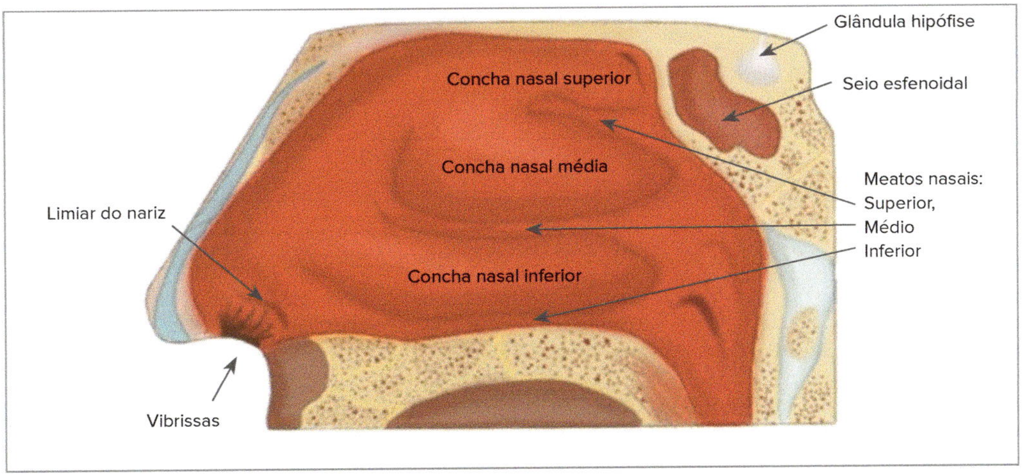

FIGURA 2 Cavidade nasal. Fonte: elaborada pelo autor.

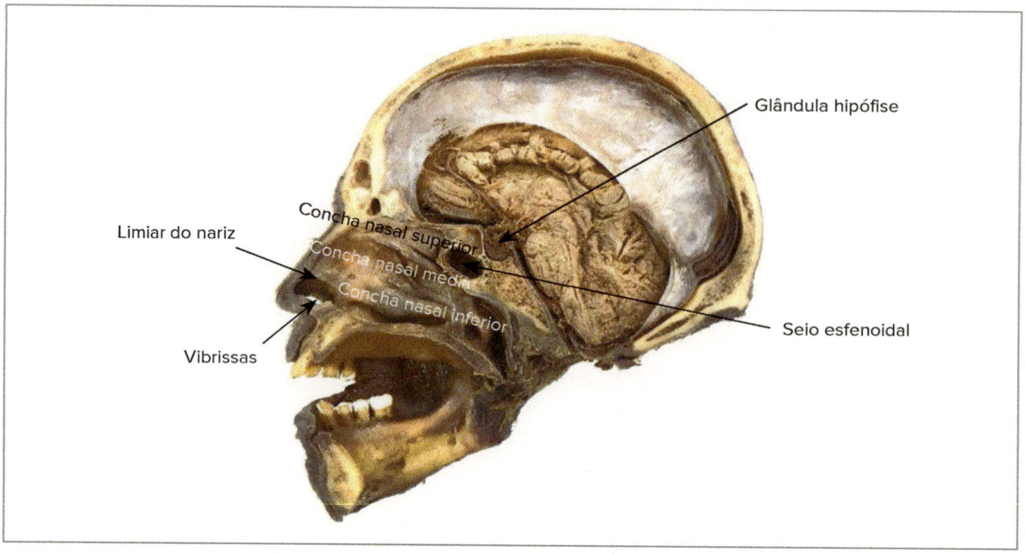

FIGURA 3 Peça cadavérica. Cavidade nasal. Fonte: elaborada pelo autor.

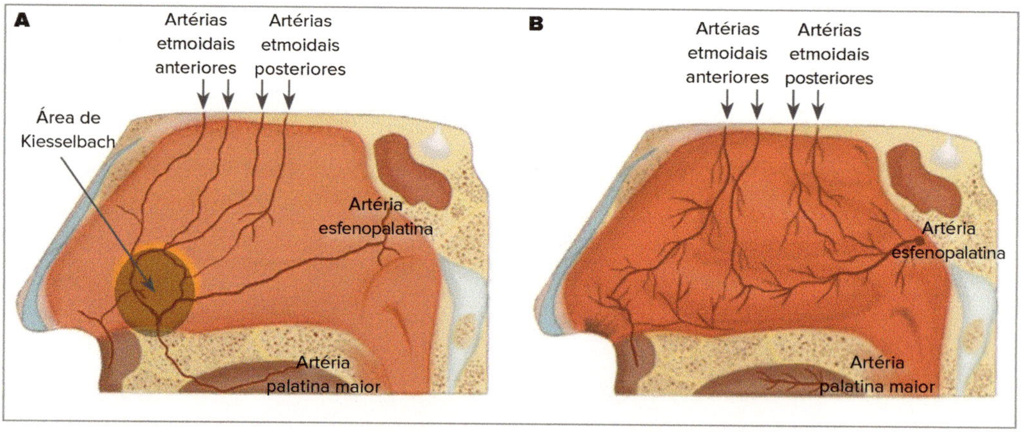

FIGURA 4 Vascularização arterial da cavidade nasal. Imagem da direita com o septo e a da esquerda sem o septo nasal. Fonte: elaborada pelo autor.

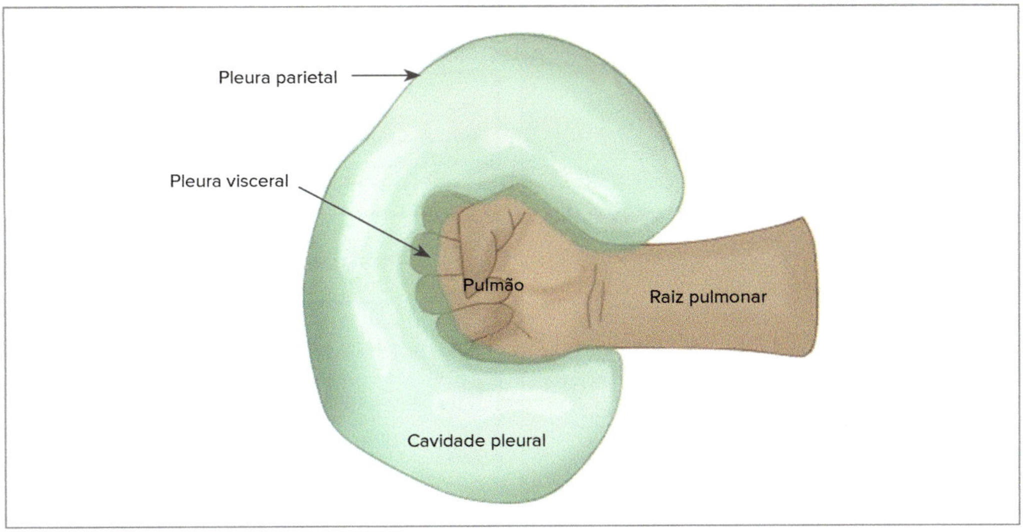

FIGURA 6 Ilustração didática do saco pleural e sua diferenciação em pleura parietal e visceral. Fonte: elaborada pelo autor.

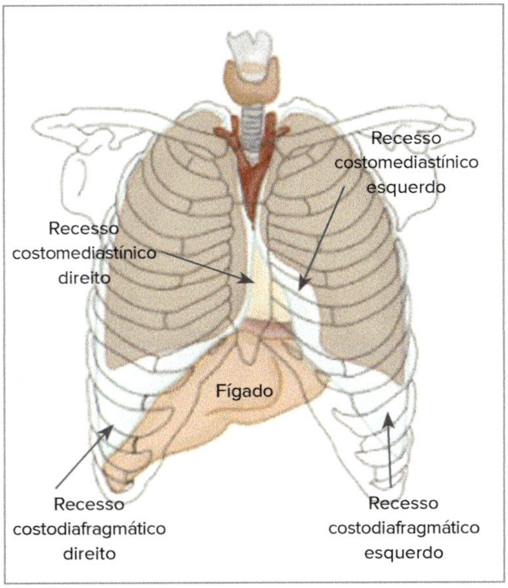

FIGURA 7 Recessos pleurais. Fonte: elaborada pelo autor.

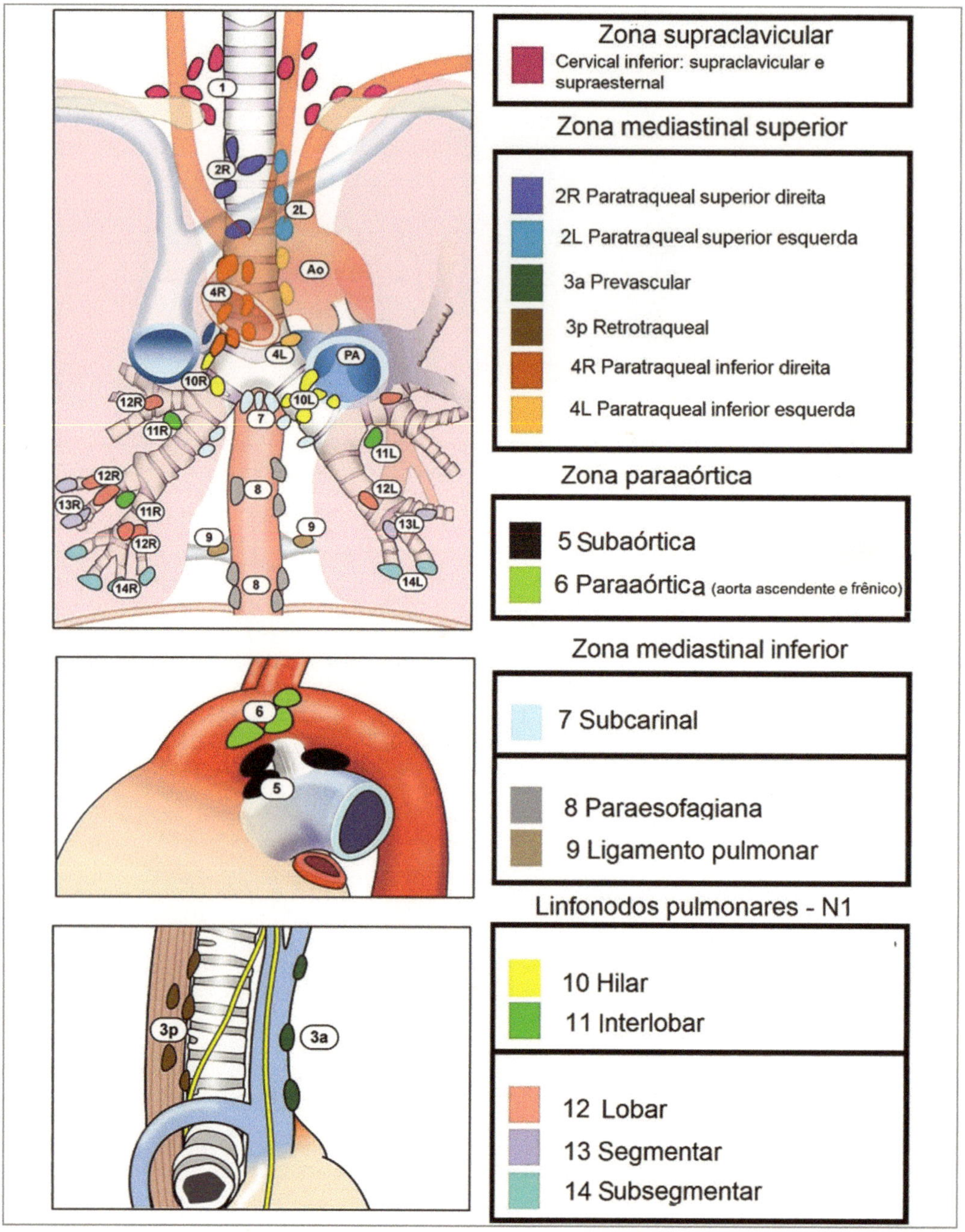

FIGURA 8 Nominação dos linfonodos mediastinais e intrapulmonares como proposto pela IASLC. [*Translated and reprinted with approval by the International Association for the Study of Lung Cancer and permission by Memorial Sloan-Kettering Cancer Center (© 2009 Memorial Sloan-Kettering Cancer Center)*].

▶ CAPÍTULO 7 – ENDOSCOPIA RESPIRATÓRIA

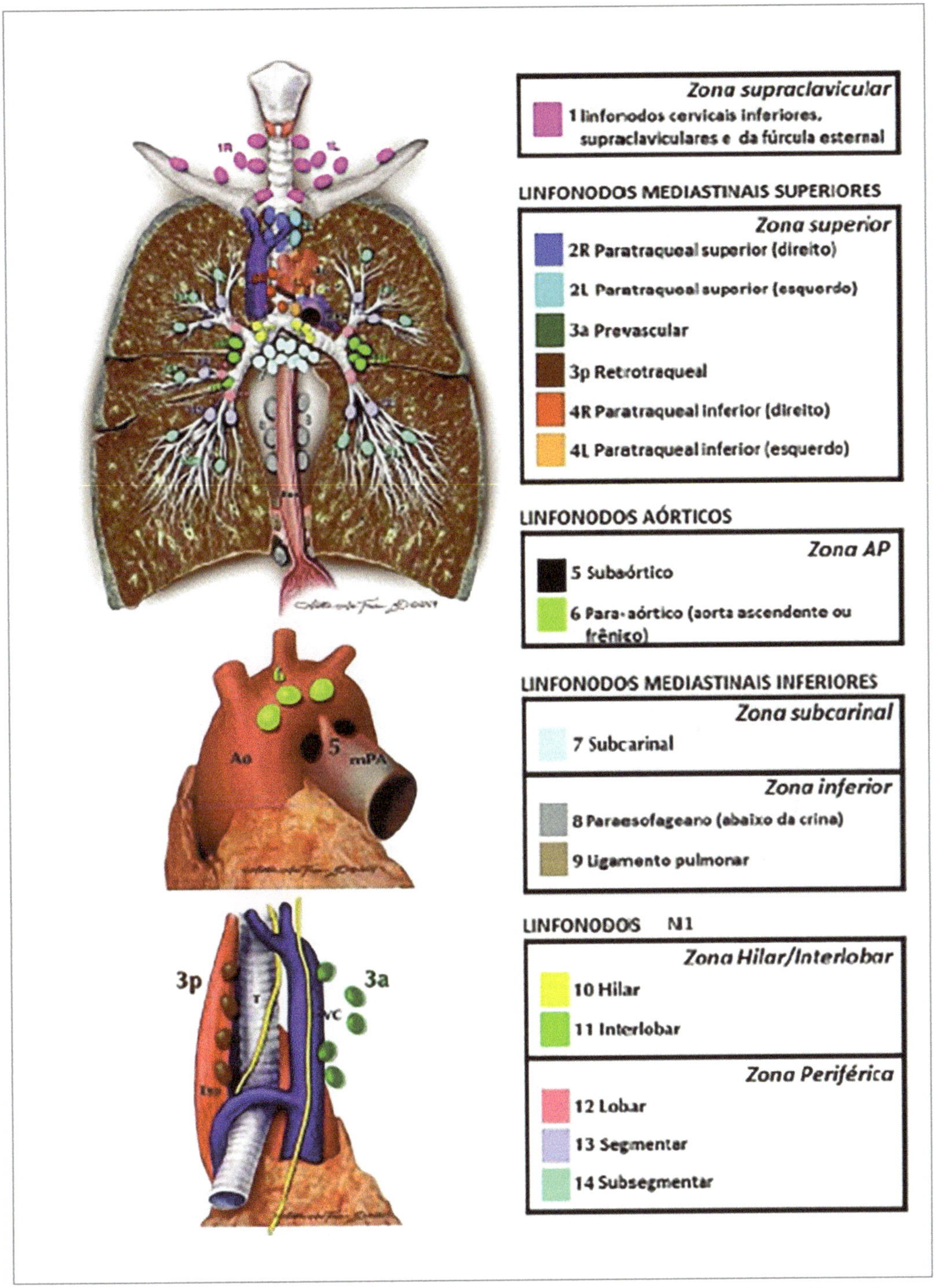

FIGURA 3 Mapa linfonodal. Fonte: adaptada de International *Association of Study of Lung Cancer* (IASLC).

▶ CAPÍTULO 10 – TOMOGRAFIA COMPUTADORIZADA DO TÓRAX

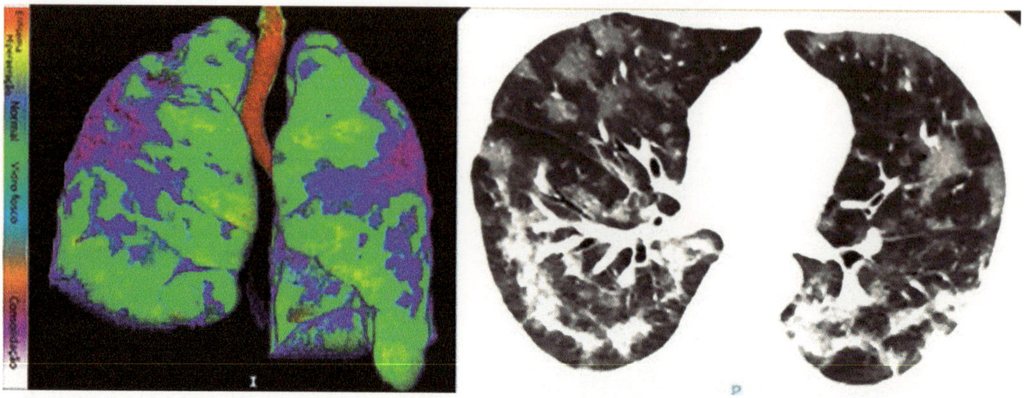

FIGURA 1 Tomografia computadorizada em paciente com COVID-19, mostrando múltiplos focos de consolidação parenquimatosa e de opacidades em vidro fosco disseminados bilateralmente. Reconstrução 3D semiquantitativa das áreas comprometidas mostradas com diferentes cores, de acordo com a escala lateral.

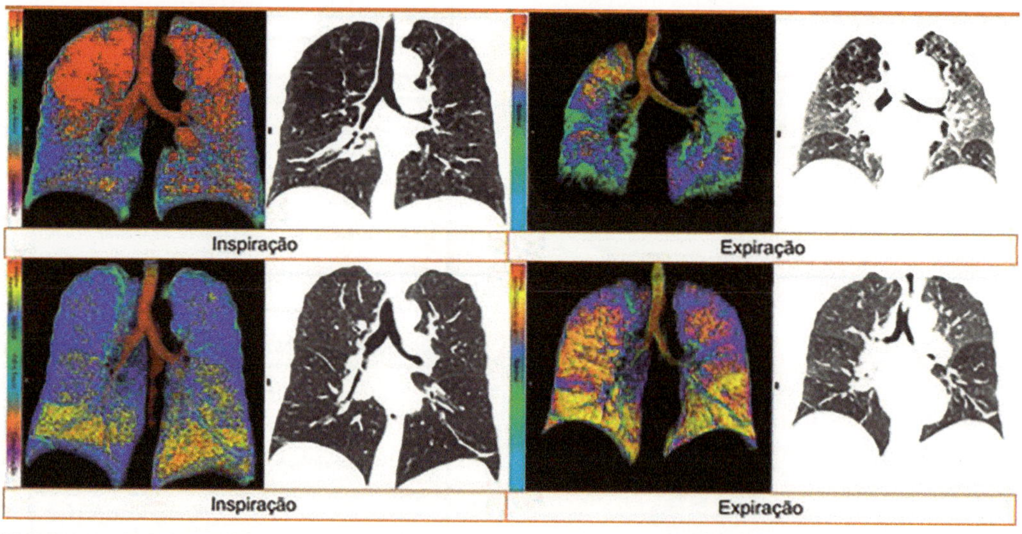

FIGURA 3 Manifestações fenotípicas distintas da doença pulmonar obstrutiva crônica (DPOC) demonstradas por tomografia computadorizada em pacientes com 60 anos (primeiro caso) e 70 anos (segundo caso) e carga tabágica de 60 maços-ano. A primeira fileira de imagem mostra um caso típico de enfisema pulmonar centrolobular, predominando nos lobos superiores e representado pelas áreas escuras na reconstrução coronal e vermelhas no mapa colorido de densidade em inspiração. O segundo caso mostra áreas de hiperaeração nos lobos inferiores, sem sinais de enfisema, representadas pelas áreas amarelas e vermelhas no mapa colorido de densidade em inspiração, sugerindo comprometimento maior de vias aéreas. As imagens obtidas em expiração mostram maior componente obstrutivo (aprisionamento de ar) no segundo caso, observado pelas regiões amarelas nos mapas coloridos em expiração.

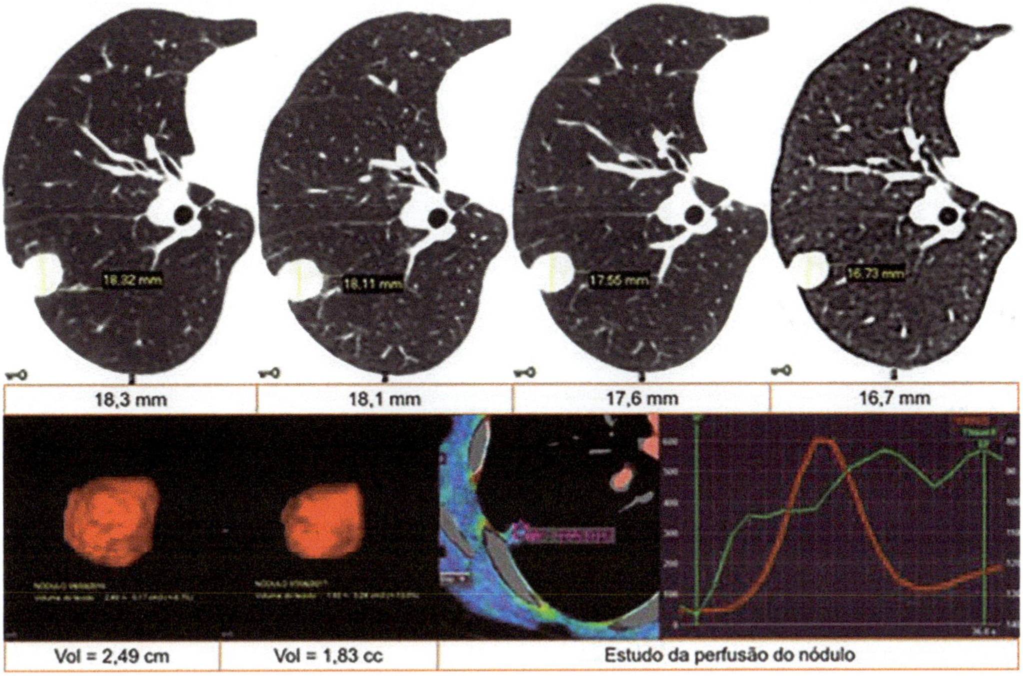

FIGURA 5 Ilustração de análise evolutiva de nódulo pulmonar em quatro exames consecutivos com intervalo de 6 meses mostra aparente involução do nódulo com diferença nos limites da variabilidade intraobservador. A medida do volume do nódulo mostra diferença de 27%, mostrando a involução inequívoca do nódulo. A perfusão do nódulo mostra fluxo arterial de 27 mL/100 mg/min com curva de captação progressiva, sugerindo lesão benigna.

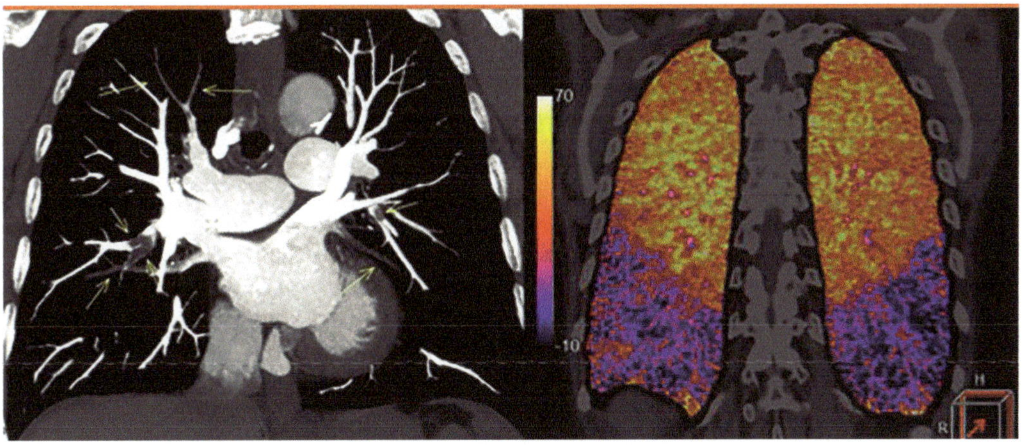

FIGURA 6 Angiotomografia das artérias pulmonares mostrando múltiplos focos de tromboembolismo pulmonar (falhas de enchimento) nos ramos segmentares e subsegmentares bilateralmente. O mapa de iodo obtido pela técnica de subtração mostra extensas áreas de hipoperfusão nas bases pulmonares (áreas escuras).

▶ CAPÍTULO 11 – TOMOGRAFIA POR EMISSÃO DE PÓSITRONS (PET)

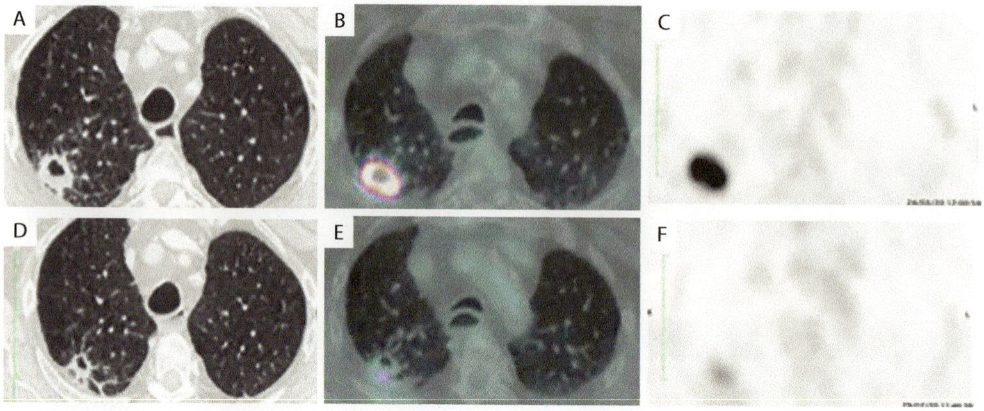

FIGURA 1 Imagens de TC, PET/TC e PET de paciente com neoplasia de pulmão antes (A, B e C, respectivamente) e após (D, E e F, respectivamente) quimioterapia neoadjuvante demonstrando redução da captação em lesão no pulmão direito.

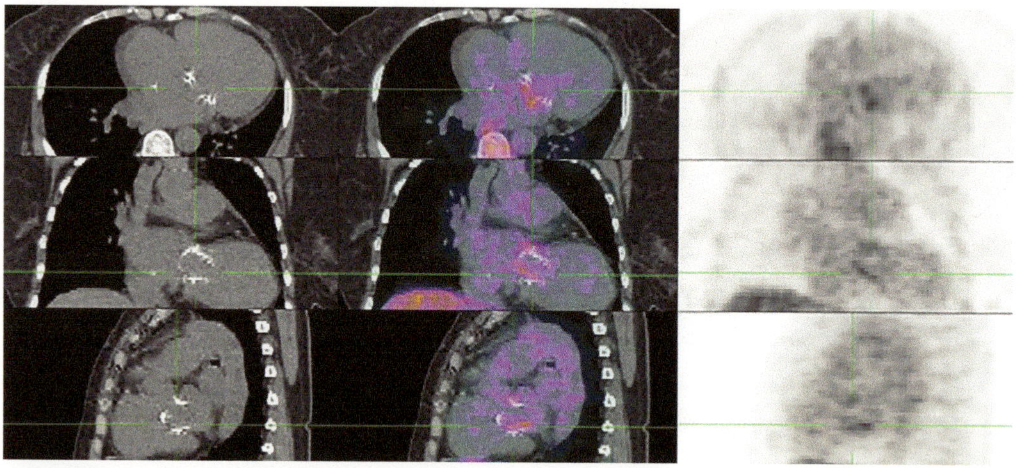

FIGURA 4 Imagens de MIP de paciente com suspeita de endocardite indicaram hipercaptação do FDG-18F em válvula mitral, consistente com a hipótese.

▶ CAPÍTULO 16 – DOENÇA PULMONAR OBSTRUTIVA CRÔNICA – DIAGNÓSTICO POR IMAGEM E TRATAMENTO

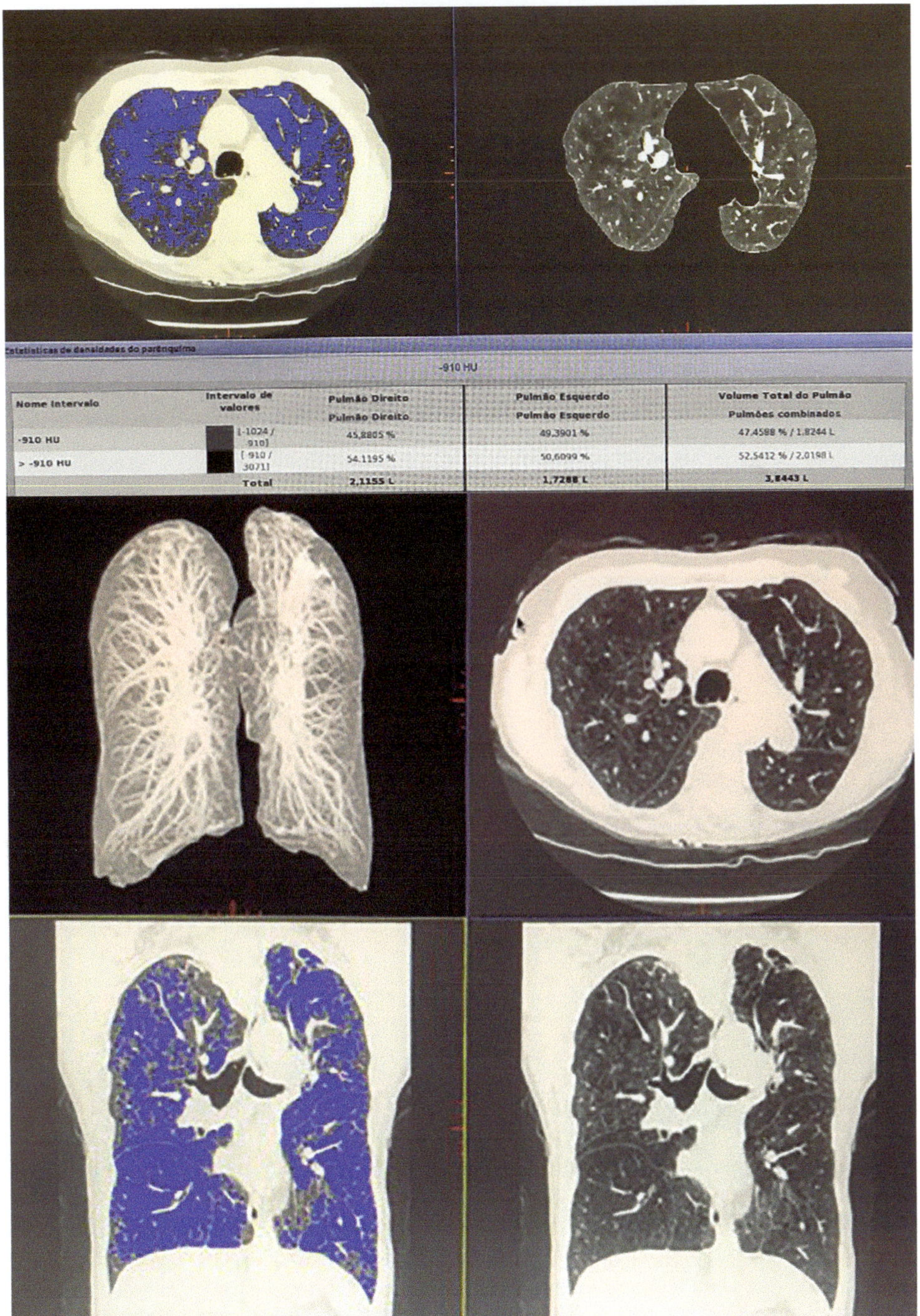

FIGURA 7 Enfisema centrolobular confluente. Análise quantitativa. A análise quantitativa fornece dados numéricos, além de mapas visuais, e combinada à análise visual é ferramenta importante para a análise complementar em pacientes com doença pulmonar obstrutiva crônica (DPOC).

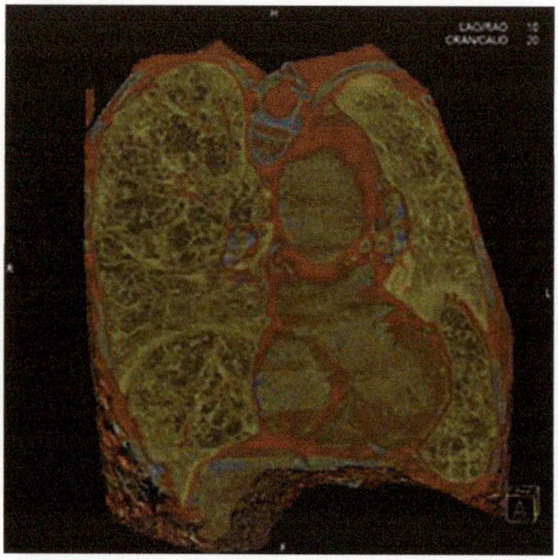

FIGURA 9 Análise visual através de reconstruções tridimensionais, permitindo melhor visualização das áreas de enfisema.

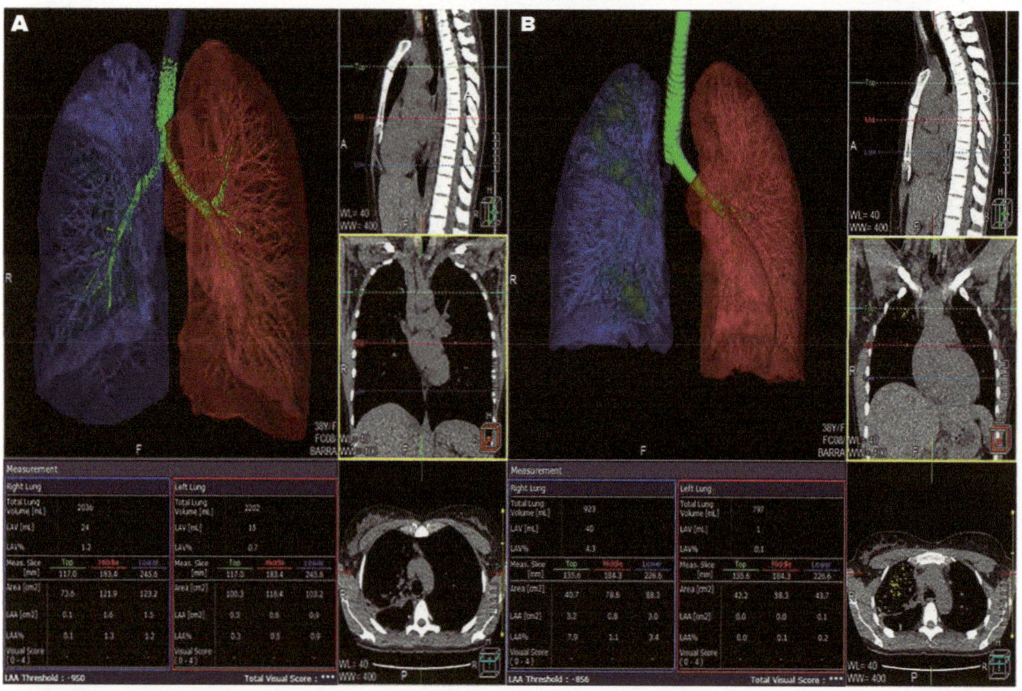

FIGURA 11 Mesma paciente da Figura 10. (A) Análise quantitativa obtida através de cortes de inspiração expiração forçada que permitem uma melhor análise com um olhar através de mapas visuais e estimativa do volume pulmonar em litros. (B) Análise quantitativa obtida através de cortes em expiração forçada volumétrica, que permitem uma melhor análise por meio de mapas visuais e estimativa do volume pulmonar, o que permite afirmar, além da análise visual em inspiração, que há de fato redução do volume pulmonar medido em litros.

▶ CAPÍTULO 23 – PRINCIPAIS MICOSES PULMONARES – PARACOCCIDIOIDOMICOSE, HISTOPLASMOSE, COCCIDIOIDOMICOSE, CRIPTOCOCOSE

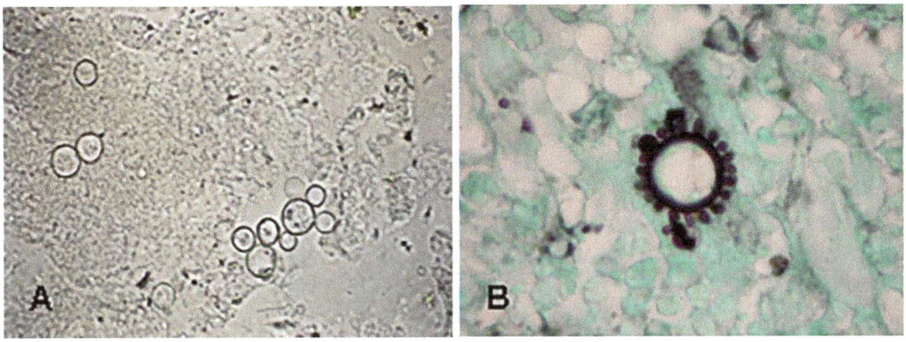

FIGURA 1 O agente com as formas clássicas: roda de leme e Mickey Mouse em exame direto com hidróxido de potássio e corado pela prata pelo método de Grocott.

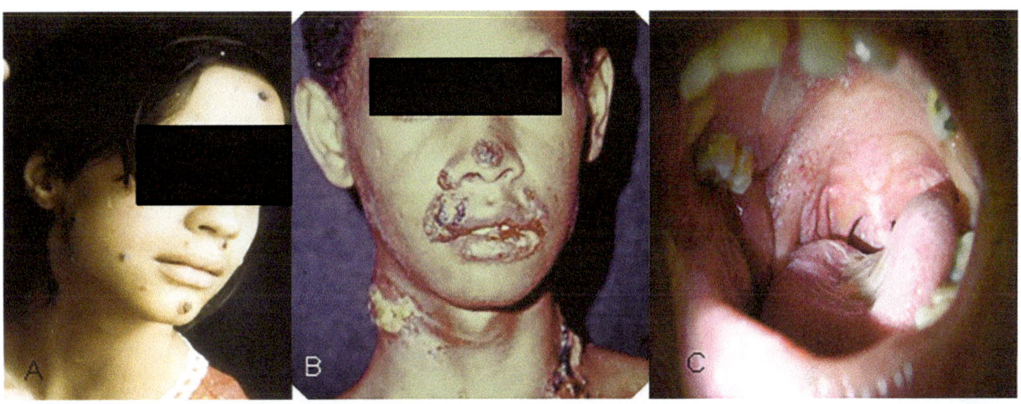

FIGURA 2 Lesões cutâneas na criança e no adulto. Em A e B, lesões ulceradas na face. Notar linfonodos fistulizados na cadeia cervical direita em B. Em C, lesão com aspecto moriforme na mucosa oral (caso cedido pela Dra. Alessandra Costa).

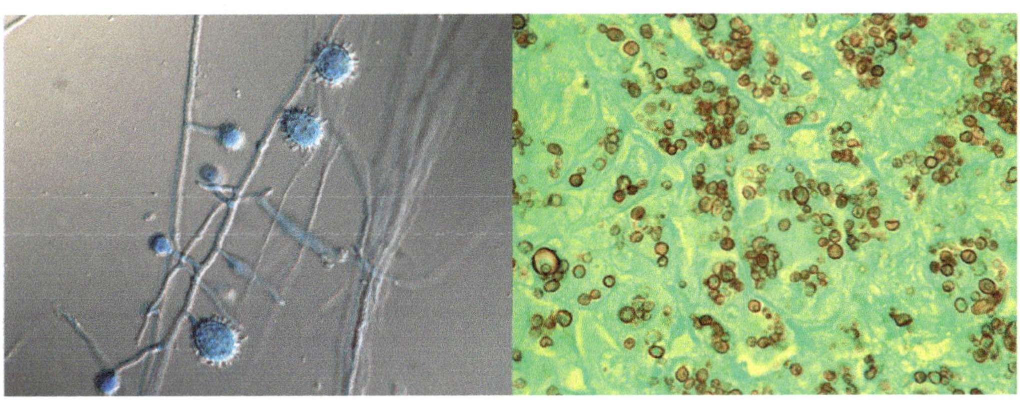

FIGURA 11 Macroconídeo em cultura (azul algodão) e levedura (Gomori e Grocott).

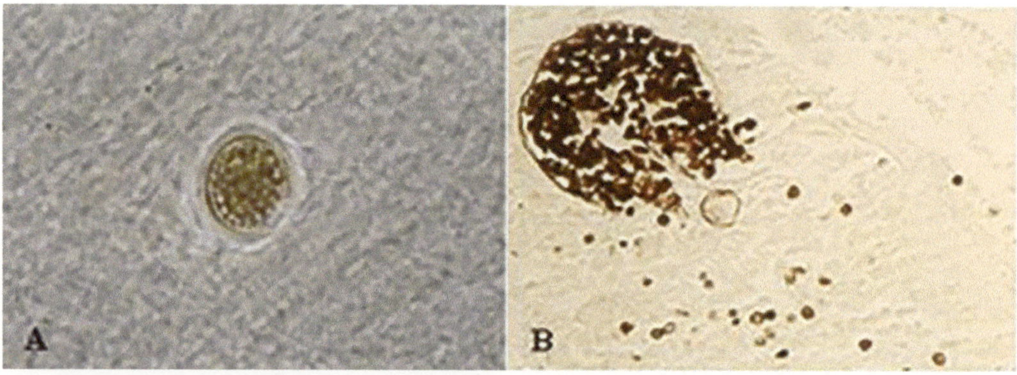

FIGURA 12 Em A, exame direto em hidróxido de potássio a 10% demonstrando esférulas típicas de *Coccidioides*, repletas de endósporos. Em B, esférula madura liberando endósporos em coloração de prata metenamina de Grocott (400x).

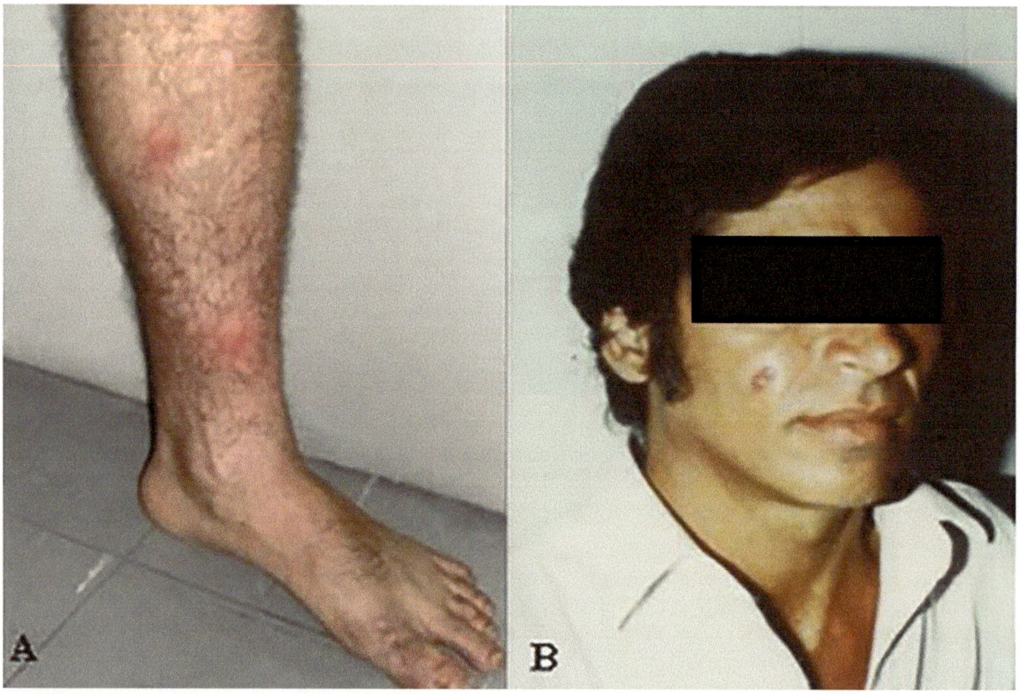

FIGURA 13 Manifestações cutâneas da coccidioidomicose. Em A, eritema multiforme no membro inferior. Em B, lesão cutânea ulcerada na face.

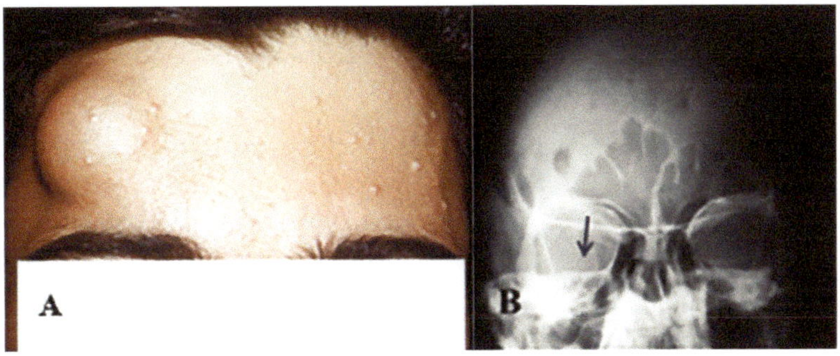

FIGURA 17 Criptococose disseminada em paciente vivendo com HIV/AIDS. Em A, região frontal exibindo tumoração associada a pequenas pápulas semelhantes a molusco contagioso. Em B, radiografia de crânio com lesão lítica no osso frontal (seta).

▶ CAPÍTULO 25 – PNEUMOTÓRAX

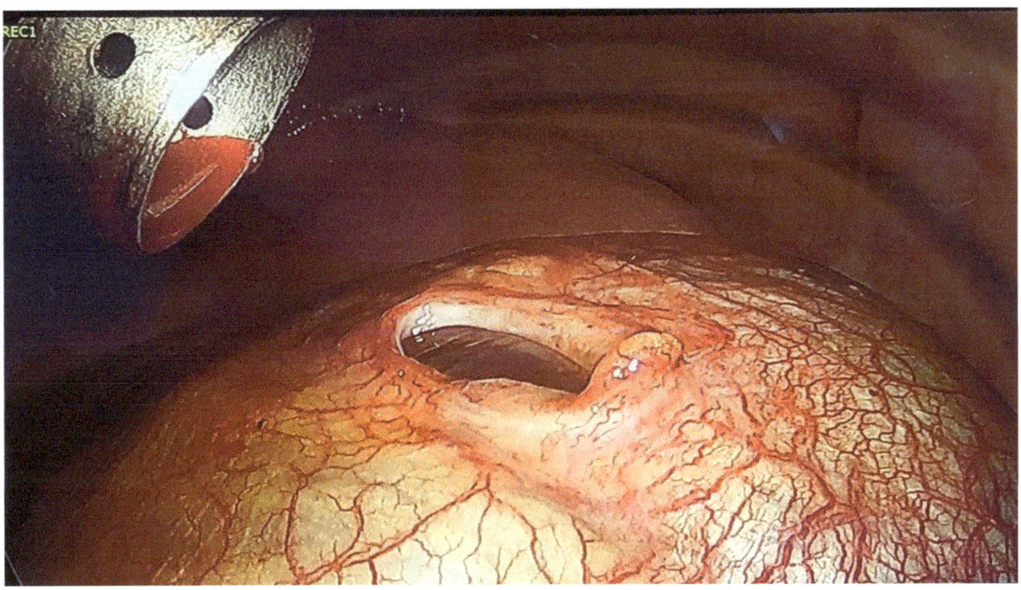

FIGURA 3 Paciente com pneumotórax catamenial. Durante videotoracoscopia observou-se grande defeito diafragmático que foi fechado por sutura endoscópica. Foi associada extensa abrasão pleural no tratamento desta paciente.

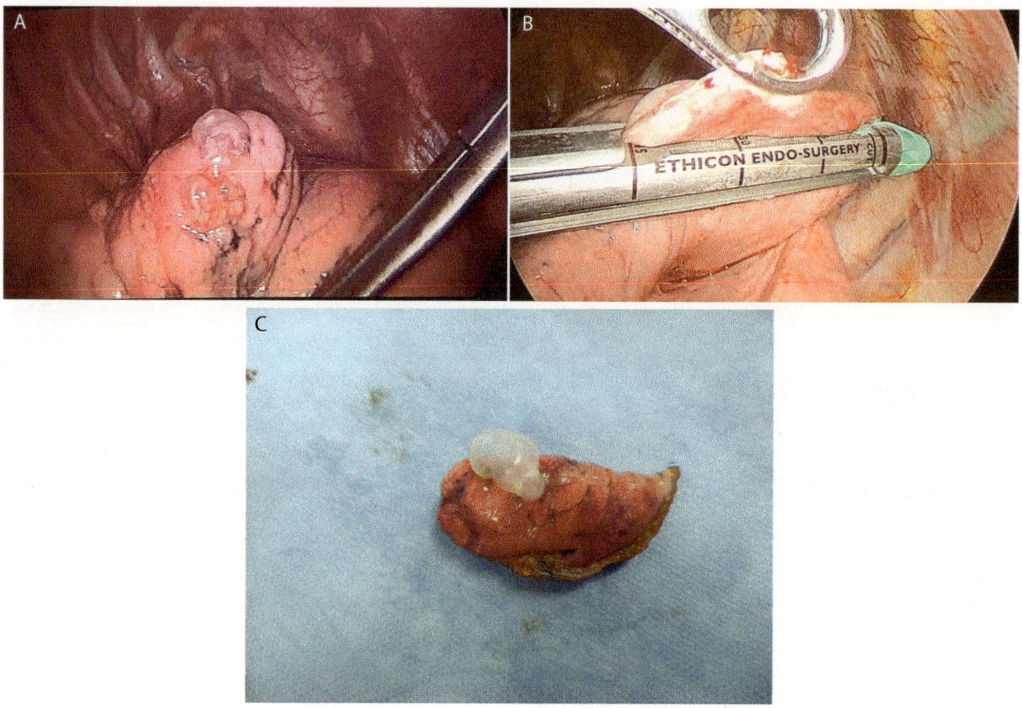

FIGURA 7 (A) *Bleb* localizada no segmento apical do lobo superior direito em paciente com pneumotórax espontâneo primário. As blebs geralmente estão localizadas no ápice do pulmão e nas bordas. (B) Aplicação do grampeador endoscópico para ressecção da *bleb* apical. Em pulmões com enfisema é recomendado o uso de cargas com reforço da linha de grampos, geralmente pericárdio bovino ou PTFE. (C) Segmento pulmonar apical direito ressecado, com *bleb* subpleural e linha de grampeamento.

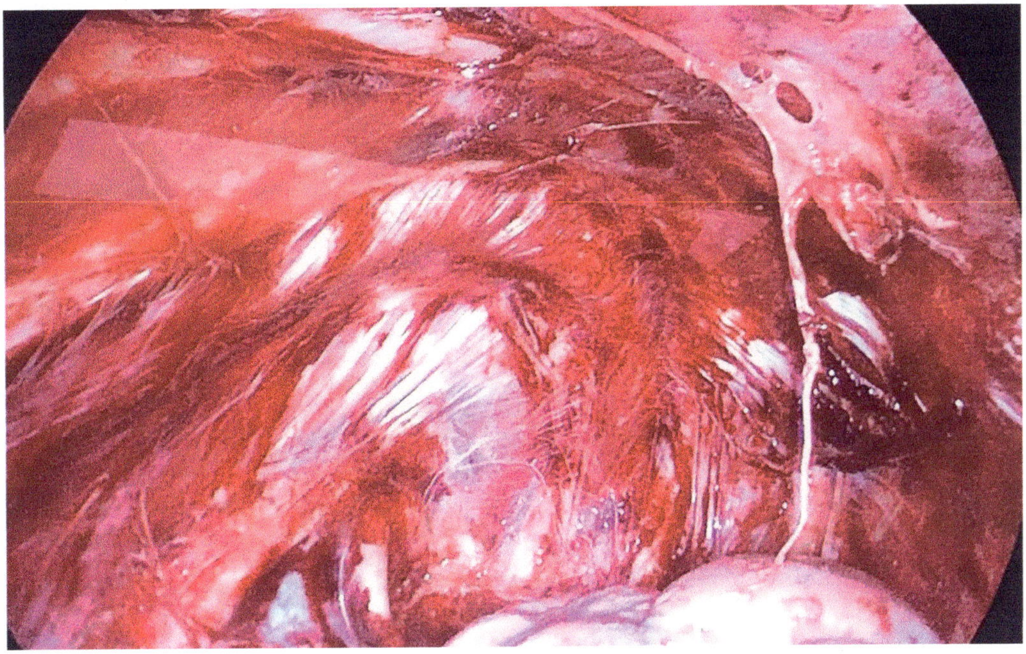

FIGURA 8 Aspecto final pós-abrasão pleural com gaze. Conforme a intensidade da abrasão, pode-se obter uma verdadeira e ampla pleurectomia, como na figura, reduzindo a taxa de recorrência do pneumotórax.

▶ CAPÍTULO 27 – CÂNCER DE PULMÃO

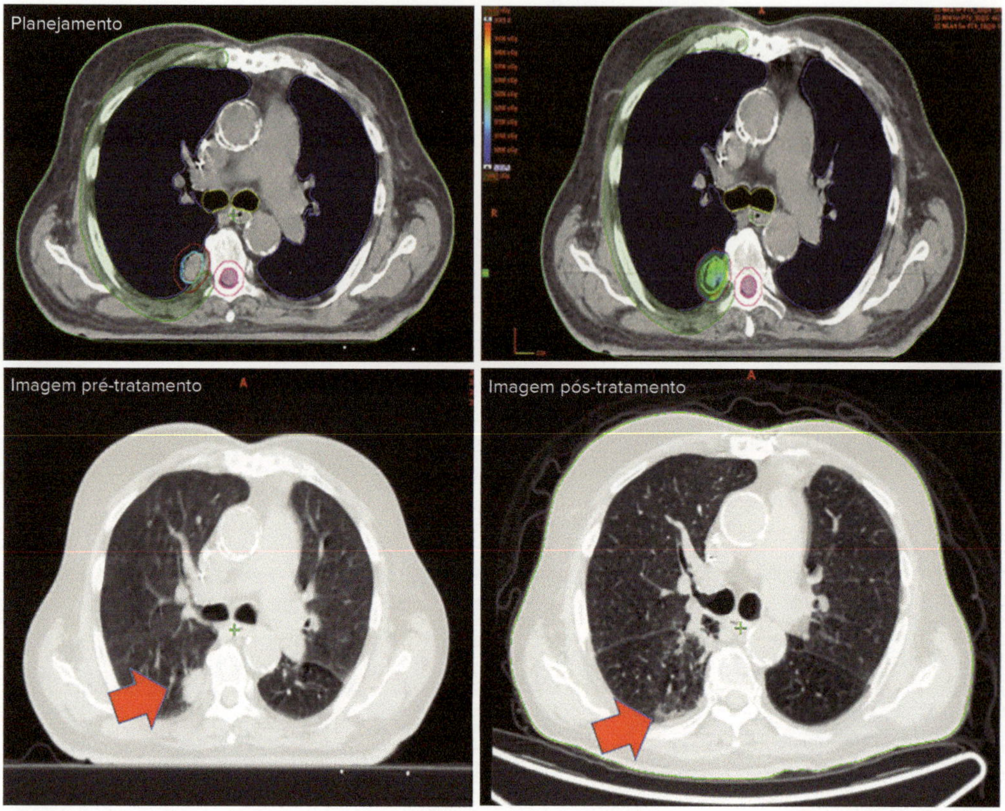

FIGURA 1 Exemplo de SBRT (radioterapia estereotática corporal) para câncer de pulmão não pequenas células, doença inicial. Fonte: acervo dos autores.

▶ CAPÍTULO 33 – SARCOIDOSE PULMONAR

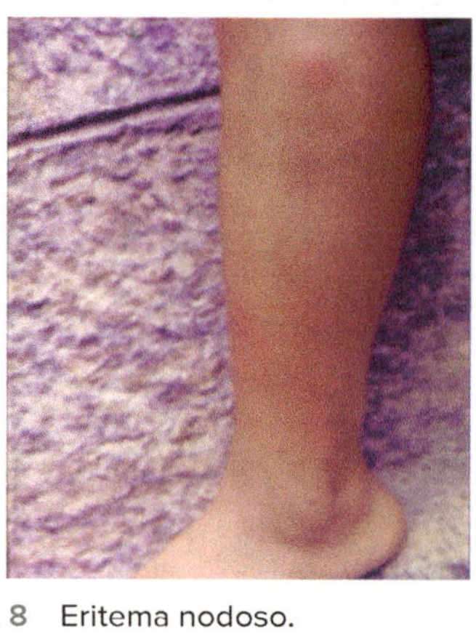

FIGURA 8 Eritema nodoso.